AF577475

T. Lücke, S. Costard, S. Illsinger (Hrsg.)

Neuropädiatrie für Sprachtherapeuten

Thomas Lücke, Sylvia Costard, Sabine Illsinger (Hrsg.)

Neuropädiatrie für Sprachtherapeuten

Mit Beiträgen von: Maren Aktas, Hilden; Marieluise Bartels, Bochum; Uta Diebold, Hannover; Friedrich Ebinger, Paderborn; Nina Gawehn, Bochum; Claudia Herhold, Witten; Cornelia Köhler, Bochum; Marec von Lehe, Bochum; Susanne Morlot, Hannover; Horst M. Müller, Bielefeld; Katrin Neumann, Bochum; Tilman Polster, Bielefeld; Joachim Riedel, Celle; Tobias Rothoeft, Bochum; Rainer Georg Siefen, Bochum; Sabine Weiss, Bielefeld; Almut Weitkämper, Bochum

ELSEVIER

ELSEVIER
Hackerbrücke 6, 80335 München, Deutschland
Wir freuen uns über Ihr Feedback und Ihre Anregungen an books.cs.muc@elsevier.com

ISBN: 978-3-437-45283-3
eISBN: 978-3-437-29636-9

1. Auflage 2017

Wichtiger Hinweis für den Benutzer
Die Erkenntnisse in der Sprachtherapie und Medizin unterliegen laufendem Wandel durch Forschung und klinische Erfahrungen. Herausgeber und Autoren dieses Werkes haben große Sorgfalt darauf verwendet, dass die in diesem Werk gemachten therapeutischen Angaben (insbesondere hinsichtlich Indikation, Dosierung und unerwünschter Wirkungen) dem derzeitigen Wissensstand entsprechen. Das entbindet den Nutzer dieses Werkes aber nicht von der Verpflichtung, anhand weiterer schriftlicher Informationsquellen zu überprüfen, ob die dort gemachten Angaben von denen in diesem Werk abweichen und seine Verordnung in eigener Verantwortung zu treffen.

Für die Vollständigkeit und Auswahl der aufgeführten Medikamente übernimmt der Verlag keine Gewähr.
Geschützte Warennamen (Warenzeichen) werden in der Regel besonders kenntlich gemacht (®). Aus dem Fehlen eines solchen Hinweises kann jedoch nicht automatisch geschlossen werden, dass es sich um einen freien Warennamen handelt.

Bibliografische Information der Deutschen Nationalbibliothek
Die Deutsche Nationalbibliothek verzeichnet diese Publikation in der Deutschen Nationalbibliografie; detaillierte bibliografische Daten sind im Internet über http://www.d-nb.de/ abrufbar.

17 18 19 20 21 5 4 3 2 1

Um den Textfluss nicht zu stören, wurde bei Patienten und Berufsbezeichnungen die grammatikalisch maskuline Form gewählt. Selbstverständlich sind in diesen Fällen immer Frauen und Männer gemeint.

Planung: Anne Wiehage, Fröndenberg
Projektmanagement und Herstellung: Christine Kosel und Julia Stängle, München
Redaktion: Walburga Rempe, München
Satz: abavo GmbH, Buchloe
Druck und Bindung: Drukarnia Dimograf, Bielsko-Biała, Polen
Umschlaggestaltung: SpieszDesign, Neu-Ulm
Titelfotografie: colourbox.com; Institut für Neuroradiologie, Medizinische Hochschule Hannover

Aktuelle Informationen finden Sie im Internet unter **www.elsevier.de** und **www.elsevier.com**.

Vorwort

Frei nach dem Sprachphilosophen Wittgenstein nehmen unsere Gedanken über die Welt erst in Form einer Sprache Gestalt an. Die Entwicklung der Sprache und ihrer Störungen steht damit in engem Zusammenhang mit der Entwicklung und den Störungen des Denkens. Die Neuropädiatrie beschäftigt sich intensiv mit der altersgemäßen psychomotorischen Entwicklung und ihren Abweichungen. Grundlegende Kenntnisse der Neuropädiatrie sind für Sprachtherapeutinnen / Sprachtherapeuten wesentlich, da neurologische Erkrankungen und prä-, peri- und postnatale Komplikationen zu Sprach- und Sprechauffälligkeiten führen können.
In der Sprachtherapie ist bisher zu wenig bekannt, wie groß die Bandbreite dieser Erkrankungen ist.

Der Bereich Neuropädiatrie umfasst Kinder mit erworbenen oder angeborenen Störungen, die z.B. aufgrund von Stoffwechselerkrankungen oder genetischen Störungen bereits in frühem Alter an schweren Beeinträchtigungen der Sprache bzw. des Sprechens leiden, und die kaum oder vorwiegend über eine elektronische Kommunikationshilfe kommunizieren können. Er umschließt aber ebenso Kinder mit kaum auffallenden Sprach- bzw. Schriftsprachstörungen, so z.B. Kinder, die unter einer relativ leichten Form der Epilepsie leiden. Diese Kinder bilden z.T. im Verlauf milde bis deutliche Sprach- und Schriftsprachstörungen aus. Die meisten Krankheitsbilder bewegen sich zwischen diesen beiden Extremen.

Allen Kindern, die dem Bereich Neuropädiatrie zugeordnet sind, ist trotz aller Unterschiedlichkeit gemeinsam, dass bei ihnen medizinisch erkennbare Erkrankungen des Gehirns und des zentralen Nervensystems vorliegen. Eine klare Vorstellung vom Aufbau des Gehirns, seiner Entwicklung, seiner Funktionen und Fehlfunktionen helfen Sprachtherapeutinnen / Sprachtherapeuten, Bezüge zwischen der Hirnentwicklung und dem Sprach- und Spracherwerb herzustellen. Dieses Wissen ist notwendig, um diese Erkrankungen zu verstehen und Entwicklungsverläufe besser einschätzen zu können, die Kinder sprachtherapeutisch kompetent zu behandeln und um die Eltern angemessen beraten zu können.

Mit dem vorliegenden Buch wollen wir nun eine Lücke schließen. Neurologische Bücher für Sprachtherapeutinnen / Sprachtherapeuten liegen bereits vor, jedoch fehlt bei ihnen zum einen der Entwicklungsaspekt, zum anderen die systematische Beschreibung von neurologischen Krankheitsbildern, die besonders für die Kindersprachtherapie relevant sind. Beide Aspekte sind in dem vorliegenden Buch zentral, und wir hoffen nun, das Gebiet der Neuropädiatrie stärker in das Bewusstsein von Sprachtherapeutinnen / Sprachtherapeuten lenken zu können und die Sprachtherapieforschung in diesem Bereich weiter anzuregen.

Um dieses Ziel zu erreichen, ist das Buch praxisorientiert aufgebaut. Es ermöglicht, sich schnell und systematisch einen Einblick über für die Sprachtherapie wesentliche Gebiete der Neuropädiatrie zu verschaffen. In vielen Kapiteln finden sich Fallbeispiele zu den jeweiligen Erkrankungen. Damit wird zum einen die Brücke zwischen Theorie und Praxis geschlagen, zum anderen kann der Leser damit relativ leicht sein erworbenes Wissen überprüfen und sich aktiv ein tiefergehendes Verständnis zu den verschiedenen Krankheitsbilder aneignen. Das Buch ist aber auch wissenschaftsorientiert und geht auf neue Erkenntnisse zu den vorgestellten Krankheitsbildern ein. Literaturhinweise ermöglichen, dass sich auch theoretisch interessierte Sprachtherapeutinnen / Sprachtherapeuten schnell und tiefgehend einen Überblick über den aktuellen Stand in diesem Lehr- und Forschungsgebiet verschaffen können. Nicht zuletzt handelt es sich bei dem vorliegenden Buch aber um ein Lehrbuch, das mit dem Anspruch verbunden ist, dass die Informationen für den Leser didaktisch sinnvoll aufbereitet sind. Der Leser kann z.B. durch die Verwendung von Merkkästen schnell und unkompliziert wichtige Informationen aus den einzelnen Kapiteln herausfiltern. Zahlreiche Abbildungen veranschaulichen diese Ausführungen, und Fragen mit Lösungen dienen der Wissenskontrolle und -vertiefung.

Zum Schluss möchten wir noch einmal ausdrücken, dass es uns ein großes Anliegen ist, den Bedarf an spezifischer Sprachtherapie im Bereich der Neuropädiatrie im deutschsprachigen Raum viel stärker wahrnehmbar zu machen. Wir hoffen, dass wir mit diesem Buch einen kleinen Beitrag dazu leisten können.

Thomas Lücke, Sylvia Costard, Sabine Illsinger

Herausgeber

Univ.-Prof. Dr. med. Thomas Lücke ist Facharzt für Kinder- und Jugendmedizin mit Schwerpunkt Neuropädiatrie und Ernährungsmedizin. Das Studium der Humanmedizin absolvierte er an den Universitäten Göttingen, Hannover und Würzburg (1988–94). Einen Auslandaufenthalt verbrachte er beim Dept. of Neurology an der Cornell University, New York (1994). Die Promotion zum Dr. med. (summa cum laude) schrieb er am Institut für Neurophysiologie (Prof. Dr. R.F. Schmidt und Prof. Dr. H.G. Schaible) der Universität Würzburg (1991–1996). Er war Post-Doc im Zentrum für Pharmakologie und Toxikologie (Prof. Dr. H.H. Wellhöner) der Medizinischen Hochschule Hannover (1995–1996), Assistenzarzt der Kinderklinik der Universität Hamburg (1997–2000), Facharzt und Oberarzt an der Kinderklinik der Medizinischen Hochschule Hannover (2001–2010). Seine Habilitation erfolgte 2008, ein Ruf auf die Professur für Neuropädiatrie der Ruhr-Universität Bochum 2009. Seit 2010 ist er Leiter der Abteilung für Neuropädiatrie mit Sozialpädiatrie der Kinderklinik der Ruhr-Universität Bochum und seit 2014 Direktor (komm.) der Universitätskinderklinik Bochum. Seine Forschungsschwerpunkte sind Entwicklungsstörungen, Stoffwechsel bei neuropädiatrischen Erkrankungen und metabolische Epilepsien. Er verfasste über 100 Originalarbeiten (peer reviewed). Er ist Rubrikherausgeber (Originalia) „Monatsschrift Kinderheilkunde“ sowie Herausgeber von „Neuropädiatrie in Klinik und Praxis“. Ebenfalls ist er Mitglied des engeren Vorstandes der Gesellschaft für Neuropädiatrie mit Präsidentschaft der Jahrestagung der Gesellschaft in 2016. Er gehört zur Leitungsgruppe des Centrums für Seltene Erkrankungen Ruhr (CeSER), deren Sprecher er ist.

Prof. Dr. phil. Sylvia Costard ist Akademische Sprachtherapeutin mit dem Schwerpunkt auf dem Gebiet der kindlichen Sprach- und Schriftsprachstörungen.

Sie studierte an der Albertus-Magnus-Universität zu Köln und schloss mit dem Magister in Germanistik, Phonetik und Allgemeiner Sprachwissenschaft sowie mit dem Diplom in Sprachheilpädagogik ab. Von 1996 bis 2001 arbeitete sie als Wissenschaftliche Mitarbeiterin in der Abteilung Neurolinguistik des Universitätsklinikums Aachen. Unterstützt durch ein Stipendium der „Graduiertenförderung des Landes NRW“ erlangte sie Anfang 2002 den Doktorgrad an der Philosophischen Fakultät der Universität Köln. Der Titel ihrer Dissertation lautet: „Neurolinguistische Untersuchungen zur Repräsentation von Nominalkomposita im mentalen Lexikon“. Von 2002 bis 2009 arbeitete sie als Wissenschaftliche Assistentin am Lehrstuhl der Sprachheilpädagogik in Gießen und 2010 als Wissenschaftliche Mitarbeiterin am Lehrstuhl für Sprachbehindertenpädagogik an der Universität zu Köln. Seit Oktober 2010 ist sie als Professorin im Studienbereich Logopädie an der „Hochschule für Gesundheit“ (hsg) in Bochum im Bereich der kindlichen Sprach- und Schriftsprachstörungen tätig.

PD Dr. med. Sabine Illsinger ist Kinderärztin mit Schwerpunkt Neuropädiatrie. Sie studierte in Heidelberg und Mannheim und ist von Juni 2001 an als Assistenzärztin in der Kinderklinik der Medizinischen Hochschule tätig. Seit November 2006 ist sie Fachärztin für Kinder- und Jugendmedizin, im April 2009 hat sie die zusätzliche Weiterbildung Ernährungsmedizin in dem Gebiet Kinder- und Jugendmedizin erhalten. Im Juni 2010 hat sie den Schwerpunkt Neuropädiatrie erworben. Bereits während der Facharztweiterbildungszeit stellten die Neuropädiatrie und das Gebiet der angeborenen Stoffwechelstörungen Schwerpunkte ihrer Arbeit dar. 2003–2004 konnte sie sich im Rahmen eines Stipendiums am Academisch Medisch Centrum (AMC) in Amsterdam umfassend auf dem Gebiet der angeborenen Stoffwechselerkrankungen weiterbilden. 2012 folgte die Habilitation mit dem Themenschwerpunkt zu fetalen Reifungsprozessen des Energiestoffwechsels in vivo als auch in vitro. Sie unterrichtet im Fach Pädiatrie als auch Neuropädiatrie inkl. Neurometabolik seit mehreren Jahren, sowohl für Studenten als auch Logopäden und in der Krankenpflege.

Autoren

Dr. phil. Maren Aktas
Diplom-Psychologin
Bielefelder Institut für frühkindliche Entwicklung e. V., Hilden

Marieluise Bartels
Hochschule für Gesundheit,
Department für Angewandte Gesundheitswissenschaften, Studienbereich Logopädie, Bochum

Dr. med. Uta Diebold
Fachärztin für Kinder- und Jugendmedizin
Leitende Oberärztin SPZ
Schwerpunkt Neuropädiatrie
AUF DER BULT
Sozialpädiatrisches Zentrum Hannover

PD Dr. med. Friedrich Ebinger
Chefarzt der Klinik für Kinder- und Jugendmedizin, Frauen- und Kinderklinik St. Louise, St. Vincenz-Krankenhaus GmbH, Paderborn

Prof. Dr. phil. Nina Gawehn
Professorin für Psychologie
Entwicklungs- und Sozialpsychologie
Hochschule für Gesundheit,
Department für Angewandte Gesundheitswissenschaften, Bochum

Claudia Herhold
Dipl.-Sprachheilpädagogin
UK-Coach
Gemeinschaftspraxis „Der Kreisel“ Herhold & Kirchner, Witten & Dortmund

Dr. med. Cornelia Köhler
Fachärztin für Kinder- und Jugendmedizin
Schwerpunkt Neuropädiatrie
Abteilung für Neuropädiatrie mit Sozialpädiatrie, Klinik für Kinder- und Jugendmedizin der Ruhr-Universität Bochum im St. Josef-Hospital

PD Dr. med. Marec von Lehe
Oberarzt der Neurochirurgischen Klinik
Universitätsklinikum Knappschaftskrankenhaus Bochum GmbH

Dr. med. Susanne Morlot
Fachärztin für Humangenetik und Kinderheilkunde
Oberärztin
Institut für Humangenetik, Medizinische Hochschule Hannover

apl. Prof. Dr. rer. nat. Dr. phil. Horst M. Müller
Neurobiologe (Dipl.-Biol.) und Linguist (M. A.)
AG Experimentelle Neurolinguistik
Fakultät für Linguistik und Literaturwissenschaft, Universität Bielefeld

Prof. Dr. med. Katrin Neumann
der Abt. für Phoniatrie und Pädaudiologie und des Hörkompetenzzentrums und CI-Zentrums Ruhrgebiet, Klinik für Hals-, Nasen- und Ohrenheilkunde, Kopf- und Halschirurgie der St. Josef- und St. Elisabeth-Hospital gGmbH Bochum, Ruhr-Universität Bochum

Dr. med. Tilman Polster
Leitender Arzt Kinderepileptologie
Kidron & Päd. Prächirurgische Diagnostik
Krankenhaus Mara gGmbH
Epilepsiezentrum Bethel, Bielefeld

Dr. med. Joachim Riedel
Facharzt für Kinder- und Jugendmedizin
Schwerpunkt Neuropädiatrie
Ärztlicher Leiter
Sozialpädiatrisches Zentrum (SPZ)
AKH-Gruppe, Allgemeines Krankenhaus Celle

Dr. med. Tobias Rothoeft
Facharzt für Kinder- und Jugendmedizin,
Kinderpneumologie und Intensivmedizin
Oberarzt pädiatrische Intensivmedizin
Klinik für Kinder- und Jugendmedizin der
Ruhr-Universität Bochum im St. Josef-Hospital

Prof. Dr. med. Dipl.-Psych. Rainer Georg Siefen
Facharzt für Kinder- und Jugendpsychiatrie und
Psychotherapie, Rehabilitationswesen
Facharzt für Neurologie und Psychiatrie
Klinik für Kinder- und Jungendmedizin der
Ruhr-Universität Bochum im St. Josef-Hospital

apl. Prof. Dr. rer. nat. Sabine Weiss
Humanbiologin und Neurolinguistin
AG Experimentelle Neurolinguistik
Fakultät für Linguistik und Literaturwissenschaft
Universität Bielefeld

Dr. med. Almut Weitkämper
Fachärztin für Kinder- und Jugendmedizin
Schwerpunkt Neonatologie
Abteilung Neuropädiatrie mit Sozialpädiatrie
Klinik für Kinder- und Jugendmedizin der
Ruhr-Universität Bochum im St. Josef-Hospital

Inhaltsverzeichnis

KAPITEL

1 Einführung in die Neuropädiatrie und in die neuropädiatrische Diagnostik

1.1 Einführung in die Neuropädiatrie

Thomas Lücke, Sylvia Costard und Sabine Illsinger

Die Neuropädiatrie ist neben der Kinderonkologie, der Neonatologie, der Kardiologie und der Intensivmedizin eines der vier Schwerpunktfächer innerhalb der Kinder- und Jugendmedizin.

Synonyme

Pädiatrische Neurologie, Kinderneurologie, Kinder- und Jugendneurologie, Neuromedizin des Kindes- und Jugendalters und andere (Syllabus der Gesellschaft für Neuropädiatrie)

Die Spezialisierung zum Kinderneurologen erfolgt nach der Facharztausbildung zum Kinder- und Jugendarzt in einer mindestens dreijährigen Zusatzausbildung.

1.1.1 Definition und Teilgebiete der Neuropädiatrie

Die Neuropädiatrie befasst sich mit der normalen Entwicklung des zentralen und peripheren Nervensystems von der Fetalzeit bis zur Adoleszenz sowie mit Abweichungen, Entwicklungsstörungen, Funktionsstörungen und definierten Erkrankungen. Die Neuropädiatrie beinhaltet sowohl Diagnostik, Behandlung, Erforschung und Lehre der betreffenden Erkrankungen und Funktionsstörungen als auch die qualitätsgesicherte Versorgung und Betreuung von Patienten im Hinblick auf die resultierenden Störungen und Behinderungen (Syllabus Gesellschaft für Neuropädiatrie).

Neben Diagnostik und Therapie zählen Prävention, Rehabilitation und Begutachtung von Krankheiten des zentralen, peripheren und vegetativen Nervensystems sowie der Muskulatur zu den Aufgaben von Neuropädiatern.

Inhaltlich beschäftigt sich die Neuropädiatrie mit folgenden Teilgebieten:

- Spezielle Entwicklungsneurologie (Entwicklungsstörungen kognitiver, motorischer, feinmotorischer, kommunikativer, sozialer, psychischer Funktionen inkl. Verhaltensstörung von Säuglingen und Kleinkindern)
- Neonatale Neurologie
- Zerebralparesen
- Fehlbildungen des zentralen Nervensystems (ZNS)
- Erworbene/traumabedingte ZNS-Erkrankungen
- (Neuro)genetische Erkrankungen
- Entzündliche Erkrankungen, akut und chronisch, des ZNS und peripheren Nervensystems, z. B. autoimmun-entzündlich, neuroimmunologisch, infektiös
- Neurometabolische und neurodegenerative Erkrankungen
- Neuromuskuläre Erkrankungen und Erkrankungen des peripheren Nervensystems
- Neuroonkologie
- Epileptologie
- Bewegungsstörungen
- Neuropsychologische Störungen (Verhalten und Befinden, funktionelle Störungen)
- Schmerzerkrankungen
- Schlafstörungen
- Neurovaskuläre Erkrankungen
- Neurointensivmedizin inkl. Hirntoddiagnostik
- Neurorehabilitation (in Anlehnung an den Syllabus der Gesellschaft für Neuropädiatrie)

Ein häufig durch Neuropädiater mit abgedecktes Nachbargebiet ist die **Sozialpädiatrie:** Sie umfasst im Rahmen der Kinder- und Jugendmedizin das wissenschaftliche Fachgebiet, das sich für den Erhalt und die Förderung von Gesundheit bei Kindern und

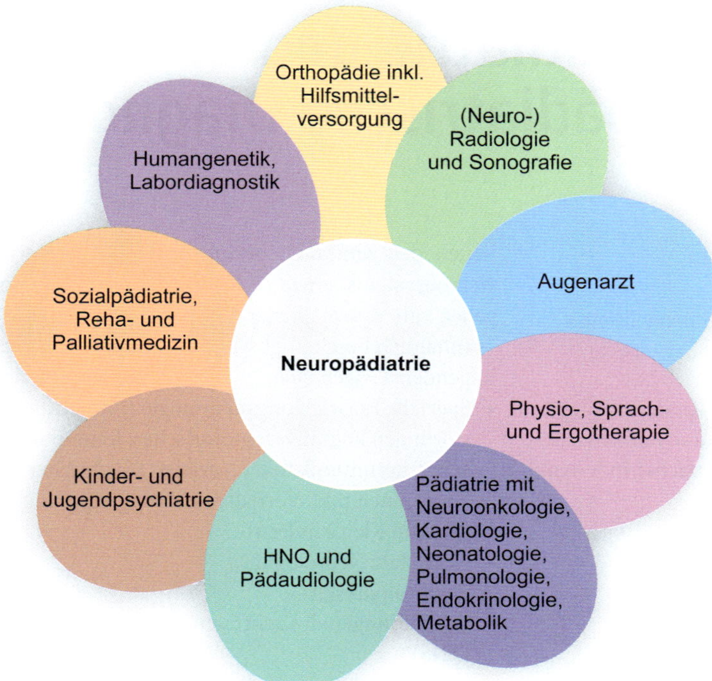

Abb. 1.1 Zusammenarbeit verschiedener Fachdisziplinen in der Neuropädiatrie [L231]

Jugendlichen und für die Prävention und Behandlung von Entwicklungsstörungen in Verbindung mit dem Gemeinwesen unter besonderer Berücksichtigung der Partizipation einsetzt. Das bedeutet, dass frühzeitig, schon bei der stationären Aufnahme von chronisch kranken Kindern und Kindern mit Behinderung, auf deren besondere sozialpädiatrische Bedürfnisse eingegangen werden muss.

Aus den oben genannten Aspekten geht hervor, dass in der Neuropädiatrie eine interdisziplinäre Zusammenarbeit unterschiedlicher Fachgebiete erforderlich ist (➤ Abb. 1.1). Dabei haben Neuropädiater die oft nicht einfache Aufgabe, alle erhobenen Aspekte/Befunde zusammenzuführen und der individuellen Situation entsprechend anzupassen.

1.1.2 Neuropädiatrische Diagnostik und ergänzende Untersuchungen

Für den Neuropädiater ist es wesentlich, alle seine Sinne zu benutzen und gut beobachten zu können. Ein guter neuropädiatrischer Diagnostiker beherrscht die Motoskopie, die Bewegungsbeobachtung. Lähmungen, Koordinationsstörungen oder Reflexausfälle können auf diese Weise frühzeitig erkannt werden. Auch der Muskeltonus, Muskelzuckungen oder ein auffälliger Körpergeruch (➤ Kap. 3.4) können zur Diagnose führen. Der Neuropädiater achtet darauf, wie ein Kind auf Farben, Geräusche, Mitmenschen etc. reagiert. Gerade bei Kindern ist es besonders wichtig, ein Gefühl dafür zu entwickeln, wie man sich ihnen – dem jeweiligen Alter und der Entwicklungsstufe entsprechend – am besten nähert, um die Kooperationsbereitschaft eines oft primär skeptischen und vielleicht sogar ängstlichen Kindes für die weitere Untersuchung zu gewinnen. Das Einbeziehen der Eltern in die Untersuchung kann dabei hilfreich sein.

Krankengeschichte (Anamnese)

Um eine neuropädiatrische Diagnose stellen zu können, ist zunächst die Durchführung einer sorgfältigen Anamnese erforderlich. Auch wenn oft die

Eltern des Kindes befragt werden, kann es bei Jugendlichen sinnvoll sein, sich mit diesen alleine zu unterhalten. Die Anamnese beinhaltet neben der genauen Befragung zu den akuten Problemen auch eine detaillierte **Familienanamnese** (z. B. familiäre Erkrankungen? Blutsverwandtschaft? Totgeburten? Fehlgeburten?). Wesentlich sind zudem Details zur **Schwangerschaft** (z. B. Infektionen? Noxen wie Nikotin oder Alkohol? Medikamente? Spezialdiäten? Verminderte Kindsbewegung? Zu viel oder zu wenig Fruchtwasser? Vorzeitige Blutungen? Wachstumsstörung des Kindes?). Wichtig sind ebenfalls **Fragen zur Geburt** (z. B. Geburtsmaße? Apgar-Index = postpartale Anpassung und Kreislauffunktion? Nabelschnur-pH? Geburtsmodus? Schwangerschaftswoche? Geburtskomplikationen?). Schließlich sind detaillierte Informationen zur **postpartalen Entwicklung** und zum Erreichen wichtiger Grenzsteine einzuholen. Von besonderem Interesse ist der **Entwicklungsverlauf** für die Frage, ob es sich um ein klassisches Residualsyndrom mit von Beginn an verzögerter Entwicklung handelt oder um einen neurodegenerativen Verlauf mit anfänglich oft noch normaler Entwicklung, bis es zum Entwicklungsstillstand und schließlich zum Verlust bereits erworbener Fähigkeiten kommt. Auch kann die Entwicklung z. B. bei Störungen des Energiestoffwechsels durch einen zickzackartigen Verlauf gekennzeichnet sein (➤ Kap. 3.4). Schließlich sind Fragen zu etwaigen **Begleit- oder Vorerkrankungen** (wie Multisystemerkrankungen, Störungen der Seh- und Hörfunktion), zum **Impfstatus** und zur **Ernährungssituation** (Unverträglichkeiten, spezielle Diäten, Mangelernährung) wesentlich.

Internistische Befunde

Der Neuropädiater erhebt auch einen internistischen Untersuchungsbefund. Hierbei wird auf auffällige **Körperformen** und Proportionen, auf **körperliche Stigmata** und kleine Auffälligkeiten (z. B. der Ohrmuschel, der Haut) sowie auf Auffälligkeiten an den Ausscheidungs- und Geschlechtsorganen geachtet. **Herzfehler** können z. B. auf genetische Störungen (z. B. Dysmorphiesyndrome) hindeuten, während **Organvergrößerungen** der Leber und der Milz Hinweise auf sog. Speichererkrankungen geben können.

Reflexprüfung

Der **Reflexhammer** dient als Hilfsmittel zur Erhebung des Reflexstatus. Hierbei werden die sog. Muskeleigenreflexe untersucht. Gesteigerte Muskeleigenreflexe mit Reflexzonenverbreiterung deuten auf eine Schädigung der Pyramidenbahn, d. h. von Nervenzellfortsätzen zentraler Motoneurone, oberhalb des Rückenmarks hin. Auch Rückenmarkschädigungen können zu einer Spastik führen. Eine Reflexabschwächung oder Ausfälle können für eine neuromuskuläre Störung sprechen.

MERKE

Monosynaptischer Reflex

Der Schlag mit dem Reflexhammer auf die Sehne setzt einen Dehnungsreiz, der über die Hinterwurzel des Rückenmarks als Afferenz auf das Motoneuron im Rückenmark übertragen und von dort an die Muskulatur weitergeleitet wird, die dann kontrahiert.

Eine **Vibrationsstimmgabel** dient zur Untersuchung der Vibrationsempfindung. Es handelt sich um eine skalierte Stimmgabel, die meist auf den Außenknöchel des Fußes gesetzt wird. Der Patient muss angeben, wann er die Vibration nicht mehr spürt. Ein fehlendes Vibrationsempfinden kann auf eine Störung der sensiblen Bahnen (Hinterstränge bzw. lange Bahnen) im Rückenmark hindeuten.

Augenspiegelung

Mit dem sog. Brückner-Test können Sehstörungen bei Kindern frühzeitig erfasst werden. Es handelt sich um einen Durchleuchtungstest, der auf einfache und rasche Weise eine Früherkennung unterschiedlicher Augenerkrankungen bereits im Säuglings- und Kindesalter ermöglicht. Begutachtet wird hierbei der rote Lichtreflex auf dem Augenhintergrund; jede Seitenungleichheit oder Verschattung ist abklärungsbedürftig.

Zudem kann mit dem Augenspiegel der Augenhintergrund detailliert inspiziert werden, um Hinweise auf einen erhöhten Hirndruck oder z. B. auf Speicherphänomene bei Stoffwechselerkrankungen zu erhalten.

1.2 Klinisch-neuropädiatrische Aspekte und allgemeine Vorsorgeuntersuchungen im Kindesalter

Sabine Illsinger und Thomas Lücke

1.2.1 Neuropädiatrische Untersuchung

Durch die neuropädiatrische Untersuchung und die Prüfung der psychomotorischen Entwicklung sollen Störungen im Erwerb motorischer und kognitiver Fertigkeiten erfasst werden, um bei Bedarf weitere diagnostische und therapeutische Maßnahmen einzuleiten. Im Folgenden soll praxisnah ein Überblick über diese Untersuchungen und deren Ziele vermittelt werden. Einzelne Testverfahren zur standardisierten Entwicklungsdiagnostik werden hier nicht besprochen.

Der klinischen Untersuchung vorangestellt ist die **Anamneseerhebung.** Zunächst sollte nach dem Grund der Vorstellung und nach akuten Problemen gefragt werden. Es folgt die Fremd- bzw. Eigenanamnese mit Fragen zur Perinatalperiode, zur bisherigen Entwicklung des Kindes inkl. Beschulung, zu etwaigen Fördermaßnahmen, chronischen Erkrankungen und Medikamenteneinnahme. Das Vorsorgeheft wird eingesehen. Die vegetative Anamnese umfasst neben dem Schlaf- und Essverhalten die Sauberkeitsentwicklung. Die Familienanamnese sollte, wenn möglich, anhand eines Stammbaums erhoben werden, um sich einen schnellen Überblick verschaffen zu können [5].

Beim Säugling und Kleinkind ist auf einen behutsamen Umgang und eine problemorientierte Untersuchung zu achten; erschreckende, verängstigende Manöver sind zu vermeiden, um die Untersucher-Kind-Eltern-Interaktion nicht zu stören. Mit der Anwendung von Hilfsmitteln wie z. B. dem Reflexhammer sollte man zunächst zurückhaltend sein, um keine unnötige Angst auszulösen.

Zur **klinischen neuropädiatrischen Untersuchung** gehört primär die Beurteilung des Gesamterscheinungsbilds. Dies kann zu Beginn der Untersuchung, je nach Alter des Kindes, auch auf dem Schoß eines Elternteils erfolgen. So kann der Untersucher bei „speziellem Aussehen" des Kindes (z. B. bei Trisomie 21) einen ersten Eindruck gewinnen, ob es seinen Eltern ähnlich sieht. Auch lässt sich dabei das Aufeinandereinwirken von Eltern und Kind beobachten. Wichtige Eindrücke über die Sprachentwicklung können bereits hier situativ gewonnen werden. Bei guter Beobachtung können u. U. Augenbewegungsstörungen spielerisch erkannt werden. Im Verlauf der körperlichen Untersuchung sollte das Kind jedoch entkleidet werden, um die Körperhaltung, das Muskelrelief (z. B. schmächtiger oder athletischer Aspekt), den Bewegungsapparat (z. B. Klumpfüße), die Haut und deren Anhangsgebilde (z. B. auffällige Flecken/Behaarung), Rumpf und Extremitäten genau ansehen zu können.

Die weitere Beurteilung des Kindes beginnt bereits beim Entkleiden. Bei kleinen Kindern sollte man dies, wenn möglich, selbst vornehmen, um einen ersten Eindruck zu gewinnen. Beurteilt werden z. B. bei Säuglingen die Spontanmotorik, bei älteren Kindern das Gangbild, Haltepositionen im Sitzen und Stehen, z. B. der Einbeinstand beim Hoseausziehen, und koordinative Fähigkeiten wie das Aufstehen vom Boden. Stets ist auf Anzeichen einer Kindesmisshandlung zu achten.

Untersuchung im Säuglings- und Kleinkindalter

Im Unterschied zur neurologischen Untersuchung bei Erwachsenen, die nach den jeweiligen anatomischen Systemen und Strukturen topisch gegliedert ist, erfolgt die neuropädiatrische Untersuchung insbesondere in den ersten beiden Lebensjahren auf funktioneller Basis. Dabei ist die Beobachtung des Untersuchers von besonderer Bedeutung. Das Verhalten des Kindes und seine Fähigkeiten zur Kontaktaufnahme stellen wesentliche Aspekte dar. Die Untersuchung ist gerade bei Kleinkindern bei Bedarf individuell anzupassen und kann meist nicht nach einem starren Schema durchgeführt werden. Trotzdem muss nach einer diagnostischen Systematik vorgegangen werden. Beim Säugling und Kleinkind sind folgende Aspekte und Qualitäten zu prüfen (modifiziert und ergänzt nach [1]):

- Verhalten und Stimmung, z. B. müde, hungrig, weinerlich
- Haltungskontrolle von Rumpf und Kopf, z. B. beim Aufrichten

- Spontanmotorik in Bauch- und Rückenlage
- Aktiver und passiver Muskeltonus
- Muskeleigenreflexe und Fremdreflexe, die z. B. Hinweise auf Asymmetrien oder eine Spastik geben
- Übermäßige Schreckhaftigkeit des Kindes
- Neonatale Reaktionen und Automatismen [5] (➤ Abb. 1.2)
- Testung der Hirnnerven
- Visuelle und auditive Wahrnehmung und Verarbeitung
- Kognition, einschließlich Kommunikation, Neugier, „Fremdeln", Habituation (Gewöhnung an Bedingungen) und Tröstbarkeit

Relevante klinische Befunde, die stets als auffällig einzustufen sind, können z. B. eine muskuläre Hyper- oder Hypotonie sein. Der Muskeltonus, also die Grundspannung der Muskulatur, wird im Gegensatz

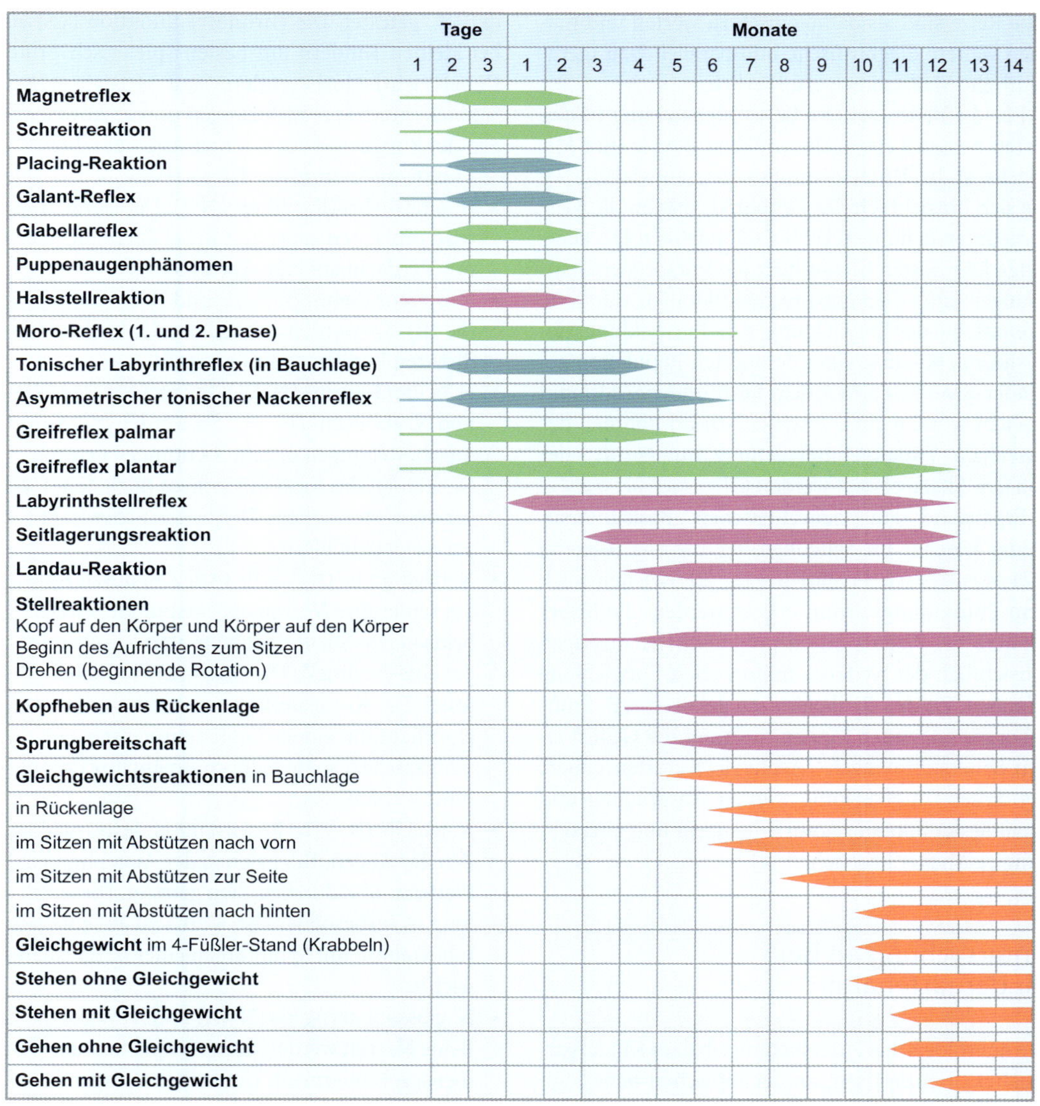

Abb. 1.2 Neonatale Reaktionen und Primitivreflexe (nach Flehmig [6]) [L231]

zum Bewegungsmuster passiv geprüft, d. h. der Untersucher achtet auf den Tonus, während er passive Bewegungen beim Kind durchführt. Der Muskeltonus kann normal („normoton"), zu niedrig („hypoton"), erkennbar an mangelnder Kopfkontrolle oder schlaffer Lähmung, oder zu hoch („hyperton") sein, z. B. bei einer Spastik. Des Weiteren gelten Asymmetrien, also Seitendifferenzen, stereotype Bewegungsmuster und ein Persistieren neonataler motorischer Reaktionen als auffällig [5] (➤ Abb. 1.2). Fehlender Blickkontakt und mangelnde Reaktionen auf akustische Reize sind als pathologisch zu werten und machen weitere diagnostische und parallel dazu therapeutische Maßnahmen erforderlich.

Für die neurologische Basisuntersuchung in den ersten beiden Lebensjahren haben Berger und Michaelis sechs Untersuchungsbögen entwickelt [1], die sich hinsichtlich des Zeitpunkts eng an die Vorsorgeuntersuchungen U2 bis U7 anlehnen [2], allerdings kein fester Bestandteil der Vorsorgeuntersuchungen sind. Dementsprechend können validierte Grenzsteine der Entwicklung, d. h. Entwicklungsziele, die von 90–95 % einer definierten Population gesunder Kinder bis zu einem bestimmten Zeitpunkt erreicht worden sind, systematisch im Rahmen der jeweiligen Vorsorgeuntersuchung mitgeprüft oder von den Eltern erfragt werden [3].

Ergänzend zur neurologischen Basisuntersuchung können im Säuglingsalter die sog. *General Movements* nach Prechtl bis ca. 20 Wochen nach dem Entbindungstermin erfasst werden, die insbesondere bei Risikokindern prognostische Aussagen hinsichtlich der weiteren motorischen Entwicklung erlauben. Zu den Risikokindern gehören z. B. Frühgeborene oder auch Kinder, die unter der Geburt einen Sauerstoffmangel („Asphyxie") erlitten haben. Bei dieser Untersuchung werden Ausprägung und Qualität der Spontanmotorik beurteilt und altersabhängige Muster beobachtet [4].

Untersuchung ab dem Kindergartenalter

Die neurologische Untersuchung ab dem Kindergartenalter orientiert sich an der topischen neurologischen Diagnostik im Erwachsenenalter. Natürlich ist auch hierbei eine altersgerechte Anpassung der Untersuchungsschritte erforderlich, um eine möglichst optimale Motivation und Kooperation des Kindes zu erreichen. Auch für die Altersgruppe von drei bis fünf Jahren haben Berger und Michaelis Untersuchungsbögen entwickelt, die sich an den Zeitpunkten der Vorsorgeuntersuchungen beim Kinderarzt orientieren (U7a bis U9; [1]).

Auf äußerliche Aspekte wie z. B. Dysmorphien und Asymmetrien wurde bereits zu Beginn hingewiesen. Neben der Augen- und Pupillomotorik wird die Funktion der übrigen Hirnnerven, soweit erforderlich, getestet. Die Hirnnervenfunktion lässt sich bei kleinen Kindern am besten spielerisch prüfen. Dabei wird insbesondere auf Fazialisparesen, Schluck- und Sprechstörungen sowie Abweichungen der Zunge und des Gaumensegels geachtet.

Funktionstestung der Hirnnerven:

- N. olfactorius (Riechnerv, N. I): Der Geruchssinn wird nur selten geprüft, z. B. bei älteren Kindern mit Verdacht auf eine Anosmie.
- N. opticus (Sehnerv, N. II) und N. oculomotorius (N. III): Sie werden anhand der direkten und indirekten Pupillenreaktion geprüft.
- N. oculomotorius (N. III), N. trochlearis (N. IV) und N. abducens (N. VI): Sie werden mit Augenfolgebewegungen in acht Richtungen getestet. Dabei folgt das Kind mit seinem Blick dem Finger des Untersuchers. Der Untersucher fragt z. B. nach Doppelbildern.
- N. trigeminus (N. V): Er wird z. B. durch Abtasten seiner drei Nervenaustrittspunkte jeweils beidseits im Stirn-, Jochbein- und Kinnbereich auf eine eventuelle Druckschmerzhaftigkeit getestet. Der Kornealreflex, ein durch Berühren der Hornhaut mit einem Tupfer ausgelöster Lidschlussreflex, sollte nicht routinemäßig durchgeführt werden.
- N. facialis (N. VII): Er wird durch festes Schließen der Augen, Hochziehen der Augenbrauen, Pfeifen und Zähnefletschen getestet. Diese Prüfung ist insbesondere bei Verdacht auf eine Neuroborreliose mit Symptomen einer Fazialisparese wichtig.
- N. glossopharyngeus (N. IX) und N. vagus (N. X): Beide Nerven werden durch Inspektion des Gaumensegels überprüft. Um keinen Würgereiz auszulösen, ist dabei Vorsicht geboten. Zur Überprüfung des N. hypoglossus (N. XII) kann man das

Kind bitten, seine Zunge herauszustrecken und sie hin und her zu bewegen.

- N. accessorius (N. XI): Um seine Funktion zu prüfen, kann der Kopf des Kindes in die offene Hand des Untersuchers gedrückt werden. Das führt zu einer Aktivierung des M. sternocleidomastoideus, der seitlich am Hals zum Schlüsselbein verläuft und bei der Testung gut zu tasten ist.

Danach folgt eine Beurteilung der Körperhaltung, der Gelenkbeweglichkeit und des Bewegungsapparats, wobei untersucht wird, ob Verformungen der Wirbelsäule oder der Füße vorliegen oder ob eine Beinlängendifferenz besteht.

Das Bewegungsmuster einschließlich der Hand- und Fingermotorik gibt Aufschluss darüber, ob eine Ataxie, Dyskinesie (z. B. nach einem Kernikterus), eine Spastik oder unspezifische Gangauffälligkeiten wie ein Zehenspitzengang vorhanden sind. Dieser kann habituell, aber z. B. auch neuromuskulär bedingt sein. Koordinationsstörungen sind bei der Prüfung durch erschwerte Gangarten wie z. B. Zehenspitzen- und Hackengang erkennbar, ein Seiltänzergang und eine eingeschränkte Gelenkbeweglichkeit können bei Kontrakturen oder rheumatischen Erkrankungen vorliegen.

Bei Muskelschwäche kann die Muskelkraft vermindert sein, hier ist auch die Beurteilung der Muskeleigenreflexe wichtig. Die Muskeleigenreflexe (➤ Kap. 1.1.2) können bei fehlender oder schwacher Reaktion Hinweise auf neuromuskuläre Erkrankungen bzw. bei überschießender Reaktion und verbreiterten Reflexzonen Hinweise auf zentrale Störungen der langen motorischen Bahnen geben. Am häufigsten werden die Achillessehnen-, Adduktoren-, Patellarsehnen-, Bizeps- und Trizepssehnenreflexe getestet. Pathologische Reflexe wie der Babinski-Reflex treten bei Läsionen der langen motorischen Bahnen, der sog. Pyramidenbahnen, auf [5].

Die Sensibilitätsprüfung erfolgt bei kleinen Kindern durch Bestreichen oder einfach durch Kitzeln. Die Diskriminationsfähigkeiten zwischen spitz oder stumpf, kalt oder warm, das Vibrationsempfinden mit der Stimmgabel sowie das Zahlenschreiben/-erkennen auf der Haut können erst bei älteren Kindern getestet werden.

Zudem werden allgemeinpädiatrische Parameter des Somatogramms erhoben. Es wird auch darauf geachtet, ob Organvergrößerungen der Leber und der Milz vorliegen, wie sie z. B. bei lysosomalen Speichererkrankungen auftreten.

MERKE

Die neurologische Untersuchung in den ersten beiden Lebensjahren orientiert sich mehr an funktionellen Leistungen und ist weniger topisch gegliedert. Die Beobachtung des Untersuchers ist hierbei von großer Bedeutung und steht stärker im Vordergrund als das „Klopfen von Reflexen". Ab dem Vorschulalter kann eine modifizierte neurologische Untersuchung nach topischer Gliederung versucht werden.

Dem Entwicklungsziel der Sprach- und Sprechentwicklung kommt sowohl bei der neuropädiatrischen Basisdiagnostik als auch bei den allgemeinpädiatrischen Vorsorgeuntersuchungen ebenfalls ein großer Stellenwert zu.

1.2.2 Vorsorgeuntersuchungen

Bei den Früherkennungsuntersuchungen für Kinder und Jugendliche untersucht der Arzt deren Gesundheits- und Entwicklungsstand. Die genauen Untersuchungszeitpunkte sind nachfolgend aufgeführt. Krankheiten oder Störungen, die eine normale körperliche, geistige und soziale Entwicklung des Kindes gefährden, sollen frühzeitig erkannt werden. Ziele der Vorsorgeuntersuchungen sind:

- Früherkennung von Auffälligkeiten jeglicher Art
- Prävention von Krankheiten inkl. psychischer Erkrankungen
- Unfallverhütung
- Förderung der kindlichen Gesundheit und Entwicklung
- Beratung der Eltern, Beratung der Kinder/Jugendlichen

In den letzten Jahren haben sich bestimmte Untersuchungstermine für die Vorsorgeuntersuchungen herauskristallisiert, die sowohl wichtige psychomotorische und sozioemotionale Entwicklungsschritte als auch Impftermine, das Neugeborenen-Screening auf angeborene Stoffwechselerkrankungen, die Hüftsonografie und eine Überprüfung der Sinnesorgane berücksichtigen (http://www.g-ba.de/downloads/62-492-506/RL_Kinder_2010-12-16.pdf).

Ergibt sich der Verdacht auf eine Erkrankung, wird eine weiterführende Diagnostik und ggf. eine entsprechende Therapie veranlasst. Die Untersuchungen werden vom Kinderarzt in den Vorsorge- bzw. Kinderuntersuchungsheften dokumentiert. Der gemeinsame Bundesausschuss der Ärzte und Krankenkassen hat in seinen „Kinderrichtlinien" die ärztlichen Maßnahmen zur Früherkennung von Krankheiten bei Kindern festgelegt (https://www.g-ba.de/informationen/richtlinien/15/). Rechtsgrundlage der Kindervorsorgeuntersuchungen ist §26 SGB V. Die Vorsorgeuntersuchungen gehören seit 1971 zu den Pflichtleistungen der Krankenkassen.

Auch die Beratung der Eltern ist Bestandteil der Früherkennungsuntersuchungen. Mit älteren Kindern spricht der Arzt bei den Untersuchungsterminen z. B. über soziale und psychische Aspekte (wie etwa Schwierigkeiten in der Schule) sowie über ihre Fernseh-, Computer- und Ernährungsgewohnheiten. Suchtmittel, Sport und Stress können ebenfalls ein Thema sein. Auch der Impfstatus wird überprüft. Die meisten Bundesländer haben eine Meldepflicht eingeführt, d. h. die Mehrzahl der Vorsorgeuntersuchungen ist verpflichtend, und versäumte Termine werden angemahnt. Unabhängig von diesen Vorsorgeuntersuchungen werden am Ende der Kindergartenzeit verpflichtende Schuleingangsuntersuchungen durchgeführt.

Als primäre Präventionsmaßnahmen, also Maßnahmen zum Verhindern von Krankheiten, sind im Rahmen der Vorsorgeuntersuchungen z. B. Impfungen (➤ Abb. 1.3) nach dem aktuellen Impfkalender der Ständigen Impfkommission des Robert-Koch-Instituts (www.rki.de) und verschiedene Beratungsthemen vorgesehen.

Sekundär-präventive Maßnahmen dienen dazu, Frühstadien einer Erkrankung zu erkennen, bevor der Patient Symptome entwickelt hat. Beispiele hierfür sind das Neugeborenen-, das Hör- und das Hüftsonografie-Screening im Rahmen der U2 und U3.

Im Folgenden beschreiben wir die einzelnen Vorsorgeuntersuchungen stichpunktartig mit den wichtigsten Beurteilungsaspekten.

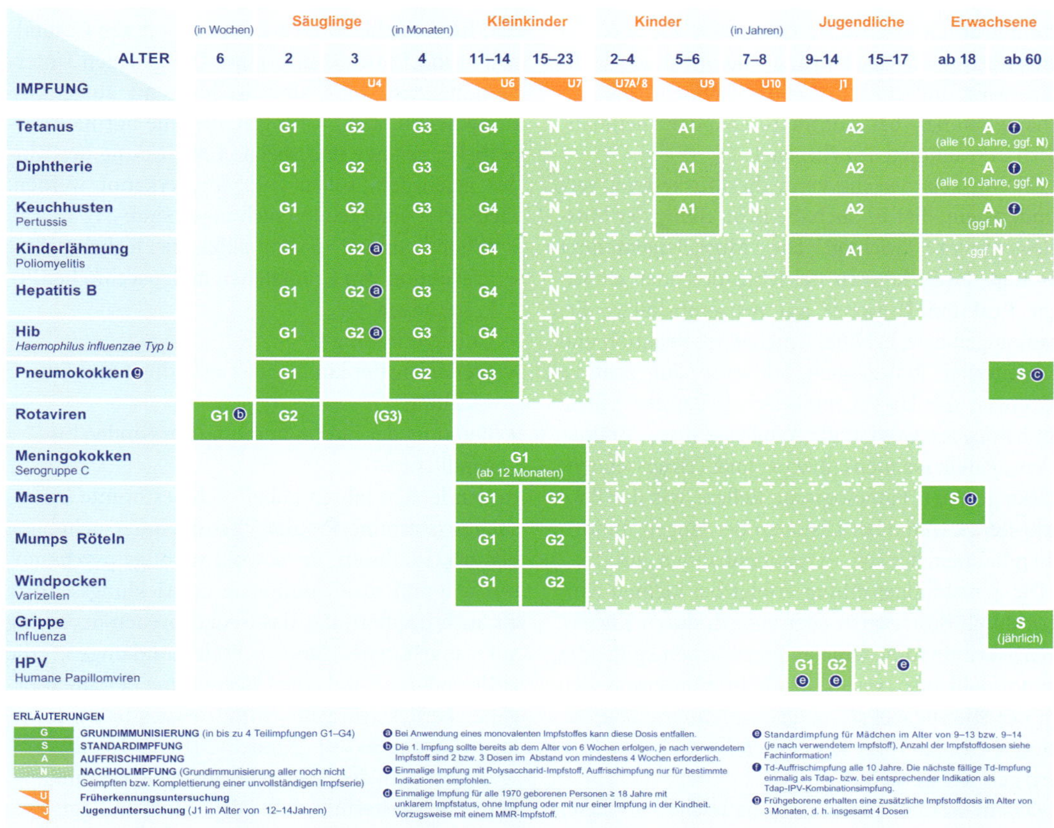

Abb. 1.3 Aktuelles Impfschema nach der STIKO (Ständigen Impfkommission) des RKI [X221–007]

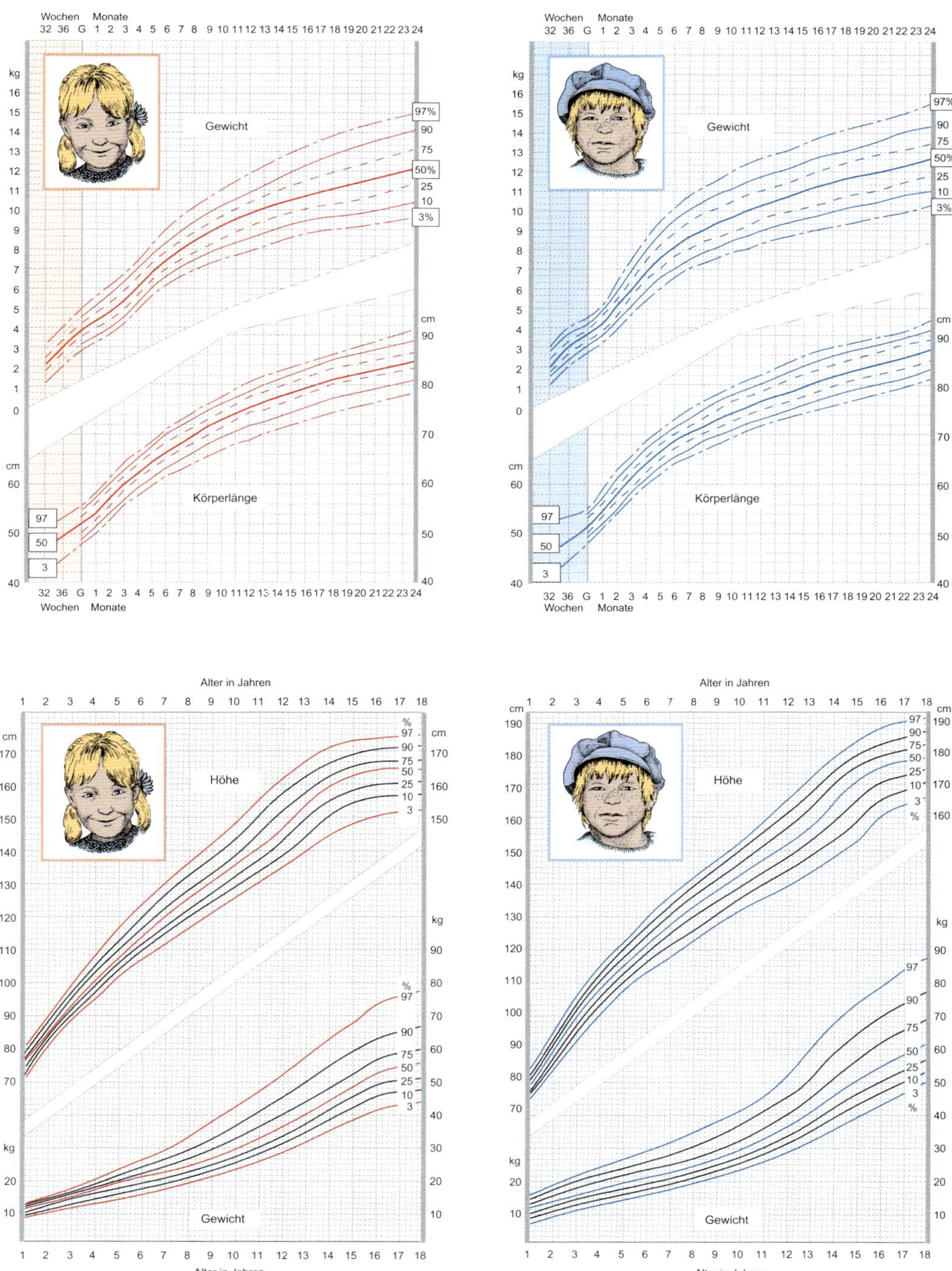

Abb. 1.4 Perzentilenkurven [L190]

U1 (Neugeborenen-Erstuntersuchung)

Die U1 wird unmittelbar nach der Geburt durchgeführt. Um vital bedrohliche Zustände zu erkennen, wird auf das Hautkolorit, die Atmung, den Muskeltonus, auf Abwehrreflexe beim Absaugen und auf die Herzschläge geachtet. Daraus lässt sich der sog. Apgar-Index ermitteln. Für jede einzelne Funktion (Hautfarbe, Atmung, Muskeltonus, Abwehr und Herzschlag) werden dabei 0 bis 2 Punkte vergeben. Bei einem Apgar-Wert zwischen 8 und 10 ist das Neugeborene gesund. Der Apgar-Test wird nach 5 und nach 10 Minuten wiederholt (➤ Kap. 3.1).

Auch die Reife des Kindes wird beurteilt und auf Fehlbildungen geachtet.

Bei der U1 erhält das Neugeborene Vitamin-K-Tropfen, um einem Vitamin-K-Mangel mit Blutungsgefahr vorzubeugen.

Erhoben werden auch die Geburtsmaße, zu denen das Körpergewicht, der Kopfumfang und die Körperlänge gehören, die in entsprechende Perzentilenkurven (Somatogramm, ➤ Abb. 1.4) eingetragen werden.

U2 (3.–10. Lebenstag)

Nach der Anamneseerhebung, bei der meist die Eltern über die Vorgeschichte berichten, wird das Kind sehr ausführlich körperlich untersucht (Körpermaße, Haut, Organe in Thorax und Abdomen, Skelett- und Nervensystem).

Nach Einwilligung der Eltern erfolgt zwischen der 36. und 72. Lebensstunde des Kindes eine Blutentnahme zur Durchführung des Neugeborenen-Screenings auf angeborene Stoffwechselerkrankungen. Dadurch lassen sich z. B. eine Schilddrüsenunterfunktion, Eiweiß- und bestimmte Fettstoffwechselstörungen oder die Zuckerstoffwechselerkrankung Galaktosämie frühzeitig feststellen (➤ Kap. 3.4). Zudem findet eine Besprechung mit den Eltern zur Fluor- und Vitamin-D-Prophylaxe statt.

Durch die hüftsonografische Screening-Untersuchung soll sichergestellt werden, dass eine Fehlstellung der Hüfte frühzeitig therapiert und ein Auskugeln des Hüftgelenks verhindert wird.

Das Neugeborenen-Hörscreening, das zur Erkennung beidseitiger Hörstörungen dient, sollte möglichst bis zum 3. Lebenstag, spätestens aber bis zum Ende des 3. Lebensmonats durchgeführt werden. Bei einem auffälligen Befund ist eine umfassende pädaudiologische Bestätigungsdiagnostik erforderlich.

Bei der U2 erhält das Kind erneut Vitamin-K-Tropfen. Die Themen der Elternberatung sind die gleichen wie bei der U3.

U3 (4.–5. Lebenswoche)

Schwerpunkte der Untersuchung sind die Anamnese, eine somatische (körperliche) Untersuchung der Organsysteme inkl. der Körpermaße, eine entwicklungsneurologische Basisuntersuchung (wie oben beschrieben) sowie die Erfassung der Kontaktaufnahme und des Verhaltens z. B. im Wachen oder beim Füttern.

Jetzt erfolgt die dritte Vitamin-K-Gabe. Themen für die Beratung sind u. a. Stillen bzw. Säuglingsernährung und Verdauung, eine Vorbesprechung der anstehenden Grundimmunisierung, Tragen und Lagerung des Kindes inkl. der Schlafumgebung, auch im Hinblick auf den plötzlichen Kindstod. Die Unfallverhütung sollte ebenfalls thematisiert werden.

U4 (3.–4. Lebensmonat)

Bei der U4 werden die Zwischenanamnese seit der U3 und der somatische Status erhoben. Es folgt eine entwicklungs-neurologische Basisuntersuchung wie oben beschrieben inkl. Erfassung der Körpermaße. Nun wird auf die beginnende Kommunikation und erste Sprachlaute geachtet und spielerisch das Hörvermögen getestet. Es finden wieder Beratungsgespräche statt, u. a. zu Themen wie Unfallverhütung, Schlafen, Ernährung und Kariesprophylaxe. Zu diesem Zeitpunkt beginnt die Grundimmunisierung nach dem aktuellen Impfschema (➤ Abb. 1.3).

Im Rahmen dieses Lehrbuchs der Neuropädiatrie sind insbesondere folgende Impfungen zu erwähnen: die Immunisierungen gegen Poliomyelitis (Kinderlähmung), gegen Meningokokken Typ C, Pneumokokken und Haemophilus influenzae Typ B, die jeweils Meningitiden vorbeugen, sowie die Masernimpfung, die diverse Komplikationen inkl. einer Meningoenzephalitis verhindern kann.

U5 (6.–7. Lebensmonat)

Bei der U5 werden die Zwischenanamnese seit der U4 und der somatische Status mit den Körpermaßen erhoben. Sie beinhaltet auch eine entwicklungsneurologische Basisuntersuchung wie oben beschrieben.

Das Kind zeigt nun bereits ein starkes Interesse an seiner Umwelt, es lacht laut und bildet Lalllaute. Fehlende Reaktionen auf akustische Reize deuten auf eine Hörstörung hin und sollten zu einer weiterführenden Diagnostik veranlassen.

Entsprechend dem Alter geht es in den Beratungsgesprächen z. B. um gesunde Ernährung und Unfallverhütung, auch das beginnende Fremdeln wird thematisiert.

U6 (10.–12. Lebensmonat)

Bei der 1-Jahres-Untersuchung werden die Zwischenanamnese seit der U5 und der somatische Status erhoben. Hinzu kommt die entwicklungs-neurologische Basisuntersuchung wie oben beschrieben und die Eintragung von Gewicht, Größe und Kopfumfang in das Somatogramm.

Das Spielverhalten sowie die orale, manuelle und visuelle Erkundung werden beobachtet. Die sog. Objektpermanenz (das Wissen, dass ein Gegenstand weiterhin existiert, auch wenn er gerade nicht wahrgenommen werden kann) ist ein wichtiger Anhaltspunkt hinsichtlich der kognitiven Entwicklung. Im Bereich von Kommunikation und Sprache sollte darauf geachtet werden, ob das Kind einfache Silbenwiederholungen oder variierende Silbenfolgen aneinanderreiht (kindliches Lallen), ob es sich Geräuschquellen zuwendet und auf seinen Namen reagiert. Bezüglich der Sprachentwicklung sollten die Eltern darauf hingewiesen werden, dass gemeinsames Anschauen von Bilderbüchern und Vorlesen sich im frühen Kindesalter gut zur Sprachanregung eignen. Weitere beratende Gespräche thematisieren altersentsprechende Inhalte.

U7 (21.–24. Lebensmonat)

Bei der 2-Jahres-Untersuchung werden die Zwischenanamnese seit der U6 und der somatische Status erhoben. Hinzu kommt die entwicklungsneurologische Basisuntersuchung wie oben beschrieben und eine Eintragung von Gewicht, Länge und Kopfumfang in das Somatogramm.

Es erfolgt eine Beurteilung des Spielverhaltens, z. B. ob das Kind Haushaltstätigkeiten nachahmt, vertikal und horizontal baut, gerne Bilderbücher anschaut, und des Kommunikationsverhaltens, z. B. ob das Kind sich selbst beim Namen nennt, einfache Aufforderungen versteht und eigene Absichten mit Zweiwortsätzen zum Ausdruck bringen kann. Das Kleinkind sollte die sog. „50-Wort-Schwelle" erreicht haben. Zur Orientierung dienen hier Elternfragebögen (z. B. SBE-2-KT oder ELFRA-2). Bei Hinweisen auf eine Sprachentwicklungsverzögerung wird das Hörvermögen getestet. Wichtig ist auch, HNO-ärztliche Probleme wie das Vorliegen von Adenoiden oder Paukenergüssen auszuschließen. Sozioemotional sollte nach Trotzphasen gefragt werden und danach, ob sich das Kind im Spiegel schon selbst erkennt.

Beratungsthemen sind u. a. Unfallverhütung, Ernährung und Kariesprophylaxe, Sauberkeitserziehung sowie Medienumgang.

U7a (34.–36. Lebensmonat)

Erhoben werden die Zwischenanamnese seit der U7 und der somatische Status. Dann erfolgt die neuropädiatrische (Entwicklungs-)Basisuntersuchung wie oben beschrieben und eine Eintragung von Gewicht, Länge und Kopfumfang in das Somatogramm.

Im Spielverhalten zeigt das Kind nun schon Symbolspiele (so tun als ob), es sucht Kontakt zu anderen Kindern und kann teilen. Hierauf gilt es besonders zu achten, damit Sozialverhaltensstörungen frühzeitig erkannt werden. Das Kind stellt Warum- und Wo-Fragen und führt erste kleine Gespräche am Telefon. Sein Wortschatz wird differenzierter, und es erkennt Grundfarben. Schon in diesem Alter sollten Sprach- oder Sprechstörungen zu weiterführender Diagnostik und bei Bedarf auch zu einer Sprachtherapie Anlass geben.

Beratungsthemen sind Ernährung (z. B. ob das Kind normalgewichtig ist), Unfallverhütung im Straßenverkehr, Besuch des Kindergartens, Sauberkeitsentwicklung und Medienkonsum.

U8 (46.–48. Lebensmonat)

Bei der U8 erfolgt eine altersangepasste Zwischenanamnese, eine somatische Untersuchung inkl. Bestimmung der Körpermaße und eine orientierende entwicklungsneurologische Testung wie oben beschrieben. Zudem wird der Blutdruck gemessen, der Urin untersucht sowie das Seh- und Hörvermögen überprüft. Neben Tests für räumliches Sehen und Farbensehen kommen auch Ton- und Sprachaudiometrie zur Anwendung.

Das Kind kann nun Spielregeln befolgen. Die Untersuchung vermittelt Eindrücke von der geistigen Reife und vom sozialen Verhalten des Kindes. Hinsichtlich der Sprachentwicklung zeigt sich meist ein komplexer Satzbau mit Haupt- und Nebensätzen, das Kind kann kurze Geschichten verstehen und nacherzählen und es verwendet die Ich-Form.

In diesem Alter ist auf Redeflussstörungen zu achten. Die Kinder fangen an zu verhandeln und zu diskutieren, sie machen Rollenspiele.

In den Beratungsgesprächen sollte zum gemeinsamen Lesen von Büchern und zu körperlicher Aktivität animiert werden. Weitere Themen sind bei der U7a genannt.

U9 (60.–64. Lebensmonat)

Nach einer altersangepassten Zwischenanamnese erfolgt eine somatische Untersuchung mit Ermittlung der Körpermaße, Blutdruckmessung und Urinanalyse. Bei der entwicklungsneurologischen Testung (wie oben beschrieben) werden auch die grob- und feinmotorische Entwicklung sowie das Seh- und Hörvermögen überprüft. Zur Anwendung kommen u. a. Tests für räumliches Sehen und Farbensehen sowie Ton- und Sprachaudiometrie.

Der Schuleintritt wird zum Thema, hinsichtlich der Sprachentwicklung bildet das Kind nun grammatikalisch korrekte ganze Sätze mit Nebensätzen.

In der Beratung wird u. a. auf die familiäre Situation, die Ernährung und die Freizeitgestaltung eingegangen sowie auf Auffrischimpfungen hingewiesen.

1.2.3 Weitere Untersuchungen: U10, U11, J1 und J2

Ab der U9 sollte das Kind vermehrt in die Gespräche einbezogen werden, auch um seine aktive Kommunikationsfähigkeit besser erfassen zu können. Ab dem 14. Lebensjahr kann die Untersuchung auch ohne die Eltern stattfinden.

Die Schwerpunkte der Folgeuntersuchungen U10 bis J2 sind entsprechend dem Altersprofil zu adaptieren. Zur rein somatischen Untersuchung und Entwicklungsbeurteilung gehören dann auch Themen wie Schule, Mobbing, Pubertät inkl. Sexualaufklärung und Ernährung. Verhaltensstörungen wie ein ADHS treten oft erst im Schulalltag relevant zutage und müssen entsprechende Berücksichtigung finden, ebenso Teilleistungsstörungen wie eine Lese-Recht-schreib-Schwäche. Je nach individueller Indikation kann eine Bestimmung der Blutfette durchgeführt werden. Auch Blutdruckmessungen und eine Urinanalyse gehören dazu. Die Beratungsgespräche können Themen wie Adipositas, Essstörungen, Medienkonsum, Nikotin- und Alkoholkonsum, Sexualität, Sport und ausstehende Impfungen beinhalten.

- U10 7 bis 8 Jahren
- U11 9 bis 10 Jahren
- J1 12 bis 14 Jahren (Dokumentation auf Extrabogen)
- J2 16 bis 17 Jahren (Dokumentation auf Extrabogen)

Bei jeder Vorsorgeuntersuchung werden die Körpermaße in altersangepasste Perzentilenkurven eingetragen. Initiale Abweichungen oder ein Ausscheren der Kurve im weiteren Verlauf, wie dies z. B. bei der sekundären Makrozephalie der Fall ist, machen weitere Untersuchungen erforderlich.

Bei Verdacht auf eine Funktionsstörung der Sinnesorgane ist zu jeder Zeit eine augenärztliche bzw. HNO-ärztliche Abklärung und auch eine pädaudiologische Untersuchung zu veranlassen.

MERKE

Im Rahmen der allgemeinen pädiatrischen Vorsorgeuntersuchungen sollen Störungen der kindlichen Gesundheit und psychomotorischen Entwicklung frühzeitig erkannt und entsprechende Interventionen veranlasst werden.

Bereits im Neugeborenenalter wird die Hörfunktion überprüft. Durch das Neugeborenen-Hörscreening werden Hörstörungen frühzeitig erfasst, sodass weiterführende diagnostische und ggf. auch therapeutische Maßnahmen eingeleitet werden können. Das dient dazu, dass Sprachentwicklungsstörungen, die auf einer spät erkannten Hörminderung basieren, verhindert werden.

1.3 Weiterführende diagnostische Aspekte in der Neuropädiatrie

Thomas Lücke, Sylvia Costard und Sabine Illsinger

Neben der neuropädiatrischen und internistischen Untersuchung des Kindes (➤ Kap. 1.2) kann zur Diagnosefindung ggf. eine erweiterte Diagnostik erforderlich sein. Hier können z. B. apparative, aber auch laborchemische Untersuchungen – wie im Folgenden beschrieben – weiterführen.

1.3.1 Apparative Untersuchungen

Elektroenzephalogramm (EEG)

Bei der Elektroenzephalografie wird die bioelektrische Aktivität des Gehirns (Potenzialschwankungen) mittels Oberflächenelektroden und Verstärker in standardisierter Anordnung erfasst. Beurteilt wird insbesondere die sog. **Grundaktivität,** die sich am wachen Kind bei geschlossenen Augen ableiten lässt. Zudem wird nach Seitendifferenzen zwischen den beiden Hirnhälften oder nach Herdstörungen gesucht. Um epilepsietypische Potenziale aufzuspüren, werden oftmals Provokationsmethoden herangezogen:

- Hyperventilation
- Fotostimulation mit Lichtblitzen von 1–25 Hz
- Schlafentzug

Indikationen für die Durchführung eines EEG sind Bewusstseinsstörungen, der Verdacht auf zerebrale Anfallsleiden, die Differenzierung verschiedener Epilepsieformen, die Abschätzung des Schweregrads und der Prognose bei einem Schädel-Hirn-Trauma oder bei Sauerstoffmangel, die Untersuchung von Herdstörungen bei Tumoren und Migräne sowie die Beurteilung der Narkosetiefe.

Evozierte Potenziale

Visuell evozierte Potenziale (VEP): Hierbei wird die Reizweiterleitung innerhalb der Sehbahn nach Vorgaben von Schachbrettmustern (mit alternierender Kontrastumkehr; ca. 46 bis 128 Reizdurchgänge) oder bei kleineren Kindern mittels Blitzlichtbrille untersucht. Dieses Verfahren wird bei Verdacht auf eine chronisch entzündliche Erkrankung (z. B. Multiple Sklerose) oder eine tumorbedingte Druckschädigung herangezogen.

Akustisch evozierte Potenziale (AEP): Es handelt sich um eine objektive Audiometrie, bei der die Reizweiterleitung innerhalb der Hörbahn mit ca. 1 024 bis 2 048 Reizdurchgängen untersucht wird. Das Verfahren dient zur Erfassung von Hörschädigungen oder zur Differenzierung einer psychogenen Hörstörung. Es kann bei der Beurteilung eines Komas hilfreich sein, da bewusstseinsverändernde Medikamente das Ergebnis nicht beeinflussen. Die AEP-Untersuchung kann auch Hinweise auf das Vorliegen eines Kleinhirnbrückenwinkeltumors geben.

Elektroneurografie (ENG)

Sie dient zur Ableitung der Leitungsgeschwindigkeit motorischer und sensibler Nerven mittels Oberflächenelektroden. Damit lässt sich eine periphere Nervenläsion oder eine Polyneuropathie erkennen.

Elektromyografie (EMG)

Die EMG-Untersuchung hat im Kindesalter keinen großen Stellenwert, da es sich um ein schmerzhaftes Verfahren handelt, bei dem mittels Nadelelektroden Muskelaktionspotenziale abgeleitet werden. Mit diesem Verfahren können Nerven- von Muskelschädigungen unterschieden werden.

1.3.2 Bildgebungsverfahren

Sonografie

Technisch gesehen werden dabei gebündelte und gerichtete Impulse vom Schallkopf gesendet (Frequenz der Schallwellen 1–10 MHz) und die reflektierten Impulse vom Schallkopf empfangen. Diagnostisch macht man sich die unterschiedliche Reflektion der Schallwellen an Weichteilgrenzen verschiedener Dichte zunutze. Das Verfahren hat in der Neuropädiatrie einen hohen Stellenwert bei der Beurteilung des Säuglingsschädels. An der großen Fontanelle (einer rautenförmigen Knochenlücke an der Schnittstelle von Kranz- und Pfeilnaht) kann das Gehirn des Säuglings sonografisch untersucht werden. Bei kleinen Kindern ist auch eine Darstellung des Rückenmarks möglich. Abgesehen von einer Schädigung durch Energieabsorption ist die Sonografie ein nebenwirkungsarmes und röntgenstrahlenfreies Verfahren. Eine Sedierung ist in der Regel nicht notwendig.

Doppler-Sonografie: Mit ihr können die Strömungssignale der großen Arterien an der Hirnbasis beurteilt werden. Das Verfahren dient zur Detektion von Hirndruckzeichen, Fehlbildungen und Verengungen der Blutgefäße.

Computertomografie (CT)

Mittels Computertechnik werden hierbei die Röntgenabsorptionswerte gemessen, digital gespeichert und sichtbar gemacht. Dichteunterschiede führen zu abgestuften Grauwerten in verschiedenen Schichten. Durch die Zugabe von Kontrastmitteln ist eine zusätzliche Abstufung möglich. Mit der CT können Hirntumoren, entzündliche Prozesse, Hirnblutungen, Hirninfarkte oder eine Hirnatrophie dargestellt werden. Als breit verfügbares und relativ schnell durchführbares Verfahren geht die CT jedoch mit einer nicht unerheblichen Strahlenbelastung einher.

Kernspintomografie/ Magnetresonanztomografie (MRT)

Technisch gesehen werden bei diesem Verfahren elektromagnetische Wellen aufgezeichnet, die bei der Protonenauslenkung im Magnetfeld frei werden. Durch unterschiedliche technische Wichtungen (z. B. T1- und T2-Gewichtung) ergeben sich Variationsmöglichkeiten bei der Kontrastauflösung einzelner Gewebe. Durch Kontrastmittelgabe können zusätzliche Informationen gewonnen werden. Das Verfahren hat ein hohes Auflösungsvermögen, sodass sich mit hoher Empfindlichkeit Kontusionen, Blutungen, Tumore, Fehlbildungen, Schlaganfälle und disseminierte Prozesse (etwa bei der Multiplen Sklerose) darstellen lassen. Zudem erlaubt das Verfahren eine gute Differenzierung zwischen der grauen und der weißen Hirnsubstanz sowie eine Einschätzung des Hirnreifungsgrades (Myelinisierung). Doch ein Kernspintomogramm ist nicht überall verfügbar. Da die Untersuchung länger dauert und das Gerät laut ist, benötigen die meisten Kindern für die Untersuchung eine Narkose. Kontraindikationen sind magnetisches Material im Körper oder implantierte Schrittmacher. Das Verfahren ist röntgenstrahlenfrei. Ergänzend können mit der sog. MRT-Spektroskopie verschiedene Stoffwechselprodukte bzw. Metaboliten (z. B. Milchsäure) im ZNS gemessen werden, wobei sowohl erhöhte als auch erniedrigte Werte bestimmter Stoffe diagnostisch wegweisend für Erkrankungen sein können.

1.3.3 Laboruntersuchungen

Blutuntersuchung: Im Blut können die Blutzellen und zahlreiche Organparameter wie Leber-, Bauchspeicheldrüsen-, Nierenwerte bestimmt werden. Zudem sind im Blut Muskelenzyme (Kreatinkinase) und Stoffwechselparameter messbar (➤ Kap. 3.4). Auch molekulargenetische Untersuchungen können an Blutproben durchgeführt werden. Ferner können Infektionen, immunologische Störungen und Allergien durch Blutuntersuchungen entdeckt werden.

Urinuntersuchungen dienen nicht nur zur Diagnostik von Erkrankungen der Nieren und der ableitenden Harnwege. Im Urin lassen sich auch toxische Substanzen wie Medikamente, Drogen und Umweltgifte nachweisen sowie organische Säuren; Guanidinazetatverbindungen und andere Metaboliten als Anzeichen einer Stoffwechselerkrankung erfassen.

Auch die Anzahl der im **Nervenwasser (Liquor)** vorhandenen Zellen, der Zuckergehalt, der Proteingehalt und der Milchsäuregehalt können zur Diagnosefindung beitragen. Die Liquoruntersuchung hilft, infektiöse Erkrankungen des ZNS und des peripheren Nervensystems zu differenzieren. Mit Liquorkulturen oder Blutkulturen kann gezielt nach Erregern oder bei Verdacht auf immunologische Erkrankungen nach speziellen Antikörpern gesucht werden. Ferner lassen sich Stoffwechseldefekte durch Messung der Aminosäuren oder Botenstoffe aufdecken. Bei Verdacht auf eine krankhafte Erhöhung des Liquordrucks (Pseudotumor cerebri), ist eine Hirnwasserdruckmessung mit Hilfe eines Steigrohrs möglich.

Muskel- oder Hautbiopsie: Durch eine Muskelprobe ist insbesondere bei Verdacht auf Muskel-, selten auch Nervenerkrankungen eine Differenzierung unterschiedlicher Störungen möglich. Muskelproben werden feingeweblich oder elektronenmikroskopisch untersucht. Für spezielle Fragestellungen wie das Vorliegen einer Energiestoffwechselstörung können auch Untersuchungen am frischen Muskelgewebe oder aus kultivierten Hautzellen durchgeführt werden.

Fragen zur Wissensprüfung

1. Nennen Sie 3 Synonyme zum Begriff der Neuropädiatrie.
2. Nennen Sie 5 inhaltliche Teilgebiete der Neuropädiatrie.
3. Welche Fachgebiete sind zur interdisziplinären Zusammenarbeit in der Neuropädiatrie essenziell?
4. Welche Punkte sind bei der neuropädiatrischen Anamneseerhebung wichtig?
5. Welche sensorische Funktion wird mittels akustisch evozierter Potenziale erfasst?
6. Welches Organ wird insbesondere in der Neuropädiatrie mittels Ultraschall untersucht?
7. Bei welchen Fragestellungen kann die Untersuchung von Muskelgewebe sinnvoll sein?
8. Welche Aspekte und Qualitäten sollten bei der neurologischen Untersuchung des Säuglings nicht fehlen?
9. Nennen Sie 4 Untersuchungsbefunde im 1. Lebensjahr, die bei der neuropädiatrischen Beurteilung stets als auffällig zu werten sind.
10. Was raten Sie Eltern zur Förderung der Sprachentwicklung ihres Kindes im häuslichen Alltag?
11. Welche Screening-Untersuchungen kennen Sie, die im Rahmen der U2 und U3 durchgeführt werden?
12. Warum ist das Neugeborenen-Hörscreening so wichtig?

LITERATUR

1. Michaelis R, Niemann G. Entwicklungsneurologie und Neuropädiatrie. 4. Aufl. Stuttgart, New York: Georg Thieme Verlag; 2010.
2. Berger R, Michaelis R. Neurologische Basisuntersuchung für das Alter von 0–2 Jahren: die Items. Monatsschrift Kinderheilkunde 2009; 157: 1103–1112.
3. Michaelis R, Berger R, Nennstiel-Ratzel U, Krägelo-Mann I. Validierte und teilvalidierte Grenzsteine der Entwicklung. Monatsschrift Kinderheilkunde 2013; 161: 898–910.
4. Prechtl HF, Einspieler C, Cioni G, et al. An early marker for neurological deficits after perinatal brain lesions. Lancet 1997; 349: 1361–1363.
5. Aksu F. (Hrsg.). Neuropädiatrie: Diagnostik und Therapie neurologischer Erkrankungen im Kindes- und Jugendalter. Bremen: Uni-Med, 2011.
6. Flehmig I. Normale Entwicklung des Säuglings und ihre Abweichungen. 7. Aufl. Stuttgart: Thieme, 2007.

KAPITEL

2 Entwicklung von Nervensystem und Sprache sowie mögliche Störungen

2.1 Entwicklung des Nervensystems[1]

Sabine Weiss und Horst M. Müller

2.1.1 Einleitung

Das Nervensystem des Menschen besteht aus zwei Teilen, dem zentralen Nervensystem (ZNS) und dem peripheren Nervensystem (PNS), die funktionell eng miteinander verbunden sind. Das ZNS ist in Gehirn und Rückenmark gegliedert und umfasst auch noch diejenigen Abschnitte der Hirn- und Spinalnerven, die von Hirn- und Rückenmarkshäuten umgeben sind. Das PNS umfasst die peripheren Nervenbahnen, wobei eine strikte Trennung zwischen ZNS und PNS aus physiologischer Sicht nicht sinnvoll ist.

Das Nervensystem sorgt für die Koordination von Abläufen im Körper. Es reguliert unter anderem die Körpertemperatur, analysiert Informationen über den Zustand des eigenen Körpers (z. B. Gliedmaßenstellung und Organfunktionen) und steuert über motorische Nerven Bewegungsabläufe. Es verarbeitet zudem sensorische Wahrnehmungen (Seh-, Hör-, Geruchs-, Geschmacks- und Tastempfindungen) und konstruiert einen inneren Eindruck der Umwelt. Diese sehr komplexe Integrationsleistung des Nervensystems ermöglicht es dem aus ca. 90 Billionen Zellen bestehenden Körper eines Menschen sowohl Umwelteigenschaften wahrzunehmen als auch sich zielgerichtet in einer komplexen Umwelt zu bewegen.

In diesem Kapitel besprechen wir nach einer Darstellung der Embryogenese und einem Überblick über die makroskopische Gliederung des Gehirns die wesentlichen Vorgänge der Hirndifferenzierung: die Entstehung, Wanderung und Vernetzung von Nervenzellen (Neuronen) sowie die Strukturoptimierung durch den systematischen Abbau verzichtbarer Neuronen. Diese auch als Hirnreifung bezeichneten Vorgänge werden in ihrer Entwicklung bis zur Geburt (pränatal) und nach der Geburt (postnatal) vorgestellt. So ist das Gehirn eines Neugeborenen noch lange nicht voll einsatzfähig. Es folgt vielmehr ein Reifungsprozess, der Jahre andauert und letztlich erst im Alter von 20 bis 22 Jahren abgeschlossen ist.

2.1.2 Embryogenese des Nervensystems

Bei der Entwicklung des menschlichen Nervensystems werden drei Zeitabschnitte vor der Geburt unterschieden:

- 1. Pränatalphase (1. Trimenon/Schwangerschaftsdrittel): 15. postkonzeptioneller Entwicklungstag (ET) bis 12. Schwangerschaftswoche (SSW)
- 2. Pränatalphase (2. Trimenon): 13. SSW bis Ende 28. SSW
- 3. Pränatalphase (3. Trimenon): 29. SSW bis Ende 40. SSW

Nach der Geburt schließt sich die postnatale Phase an (➤ Tab. 2.1).

Nach der Befruchtung der Eizelle beginnen Zellteilung und Differenzierung, die dazu führen, dass der Körper von Neugeborenen aus etwa 5 Billionen Zellen aufgebaut ist. Während die Zeit der Embryogenese die ersten acht Wochen umfasst, wird die Entwicklung ab der 9. SSW als Fetogenese bezeichnet. Am 18. Entwicklungstag (ET) entsteht durch Auffaltung der Randbereiche der Neuralplatte die Neuralrinne, die sich im weiteren Verlauf zum Neuralrohr schließt (Neurulation). Am 25. ET schließt sich die vordere Öffnung (Neuroporus) des Neural-

[1] Auf ausdrücklichen Wunsch der Kapitelautoren werden die Begriffe „Cerebellum“, „Aquaeductus“ und „fronto-temporal“ in dieser Schreibweise für Kapitel 2.1 verwendet.

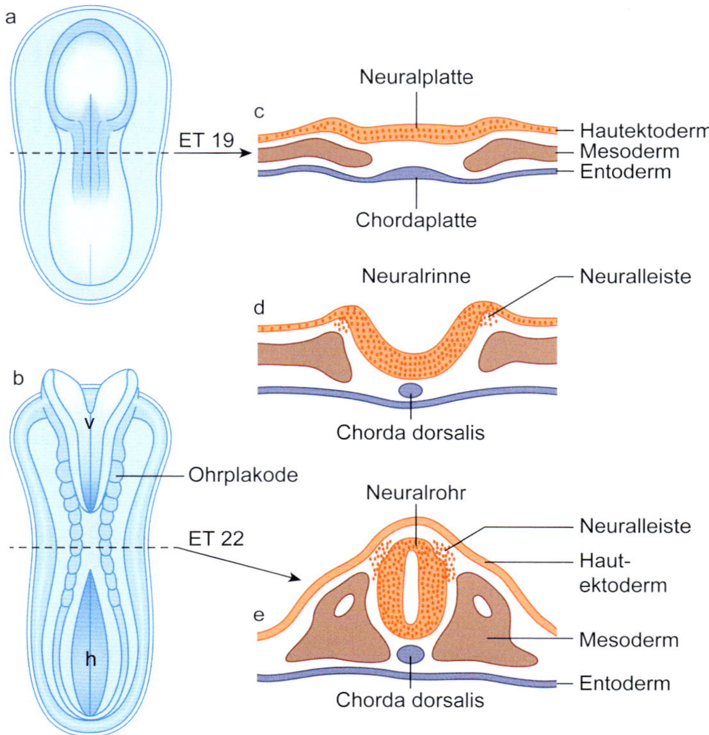

Abb. 2.1 Aufsichten (A, B) und Querschnitte (C–E) eines Embryos zwischen dem 19. und 22. Entwicklungstag (ET). Dargestellt ist die durch Botenstoffe der Chorda dorsalis ausgelöste Entwicklung von der Neuralplatte über die Neuralrinne zum Neuralrohr. Aus den Zellen der Neuralleiste entwickeln sich u. a. die Spinalganglien und die Schwann-Zellen. Eine Verschlussstörung des vorderen Neuralrohrs (v) führt zur Anenzephalie, eine Verschlussstörung des hinteren Neuralrohrs (h) zur Spina bifida (verändert nach [1, 2]). [L231]

rohrs, am 28. ET die hintere Öffnung. Anschließend wird das Neuralrohr von Hautektoderm überzogen und wandert dadurch nach innen. Wenn es hierbei zu Neuralrohrfehlbildungen kommt, ist eine Anenzephalie (Fehlen der Schädelkalotte und von Teilen des Endhirns) oder eine Spina bifida (➤ Kap. 2.2.4) die Folge (➤ Abb. 2.1).

In der maßstabsgerechten Darstellung der embryonalen bzw. fetalen Hirnentwicklung bis zum Zeitpunkt der Geburt (➤ Abb. 2.2) fallen neben dem allgemeinen Größenzuwachs vor allem die Abknickung des Neuralrohrs sowie die starke Vergrößerung des Endhirns (Telenzephalon) auf, dessen Furchung die Oberfläche noch weiter vergrößert.

In der 4. SSW kommt es durch eine unterschiedlich starke Zellteilung am Kopfende des Neuralrohrs zu Wandverdickungen und systematischen Knickbewegungen (Scheitel-, Nacken- und Brückenbeuge; ➤ Abb. 2.3, links). Zunächst bilden sich die drei primären Hirnbläschen aus: das Prosenzephalon (Vorderhirn), das Mesenzephalon (Mittelhirn) und das Rhombenzephalon (Rautenhirn). In der 5. SSW sind bereits fünf Hirnbläschen vorhanden: Aus dem Prosenzephalon entstehen als sekundäre Hirnbläschen das Telenzephalon (Endhirn) und das Dienzephalon (Zwischenhirn), aus dem Rhombenzephalon die sekundären Hirnbläschen: Metenzephalon (Hinterhirn) und Myelenzephalon (Markhirn). Durch systematische Abknickungen bzw. Krümmungen während der Hirnentwicklung verändert sich die ursprünglich gestreckte Hirnanlage so, dass die Anordnung den späteren Hirnaufbau erkennen lässt, bei dem das Endhirn letztlich alle anderen Hirnteile überformt hat (➤ Abb. 2.3, rechts).

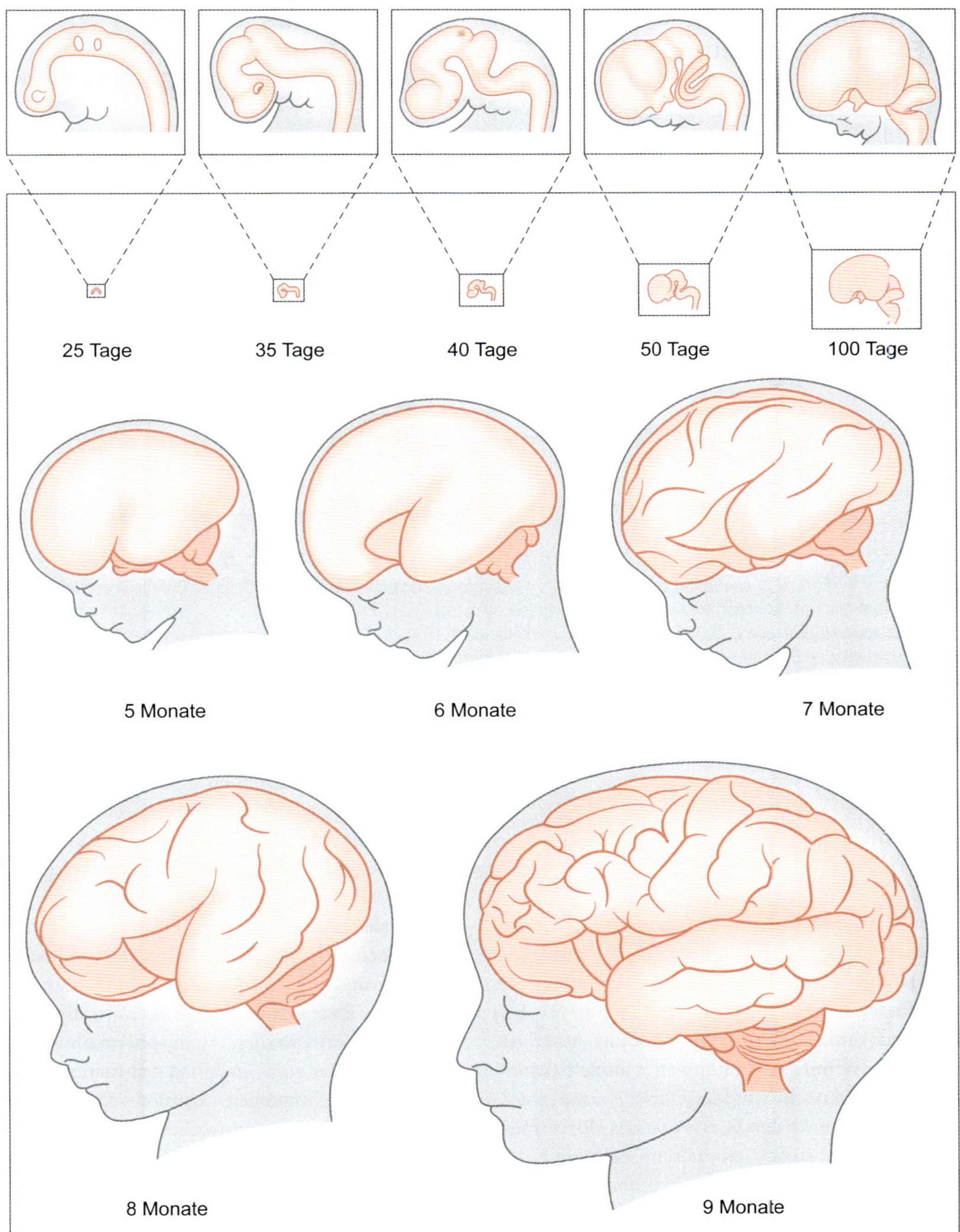

Abb. 2.2 Die vorgeburtliche Entwicklung des Gehirns in maßstabsgerechter Darstellung (Kasten). Zur besseren Sichtbarkeit sind die ersten fünf Entwicklungsstadien zusätzlich vergrößert dargestellt (vgl. [3], verändert aus [4]). [L231]

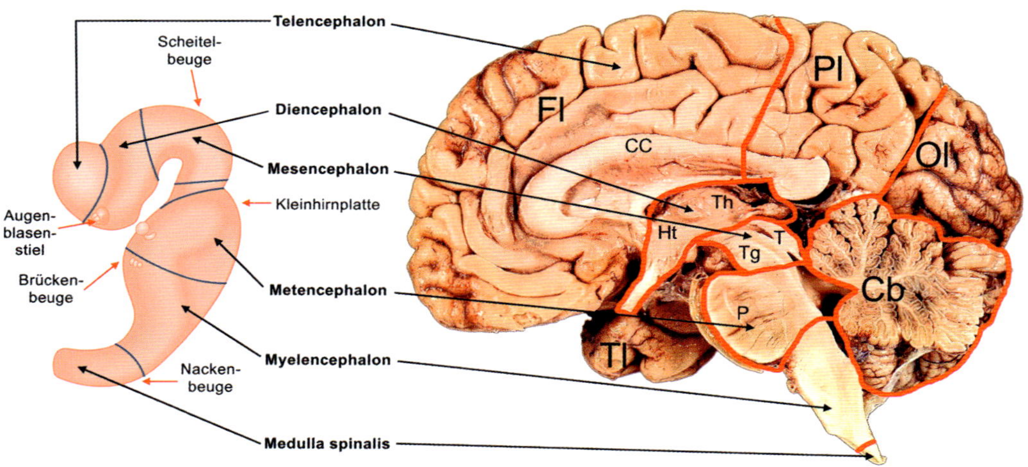

Abb. 2.3 Links: Krümmung und Wandverdickung des Neuralrohrs bei der Entwicklung der fünf sekundären Hirnbläschen eines Embryos in der 4. bis 5. SSW (verändert nach [1]). Rechts: Mediansagittalschnitt eines adulten Gehirns. Die Pfeile verweisen auf Anteile, die auf die fünf Hirnbläschen zurückgehen (verändert nach [5]). [L231/E406–04]
Fl = Frontallappen (Stirnlappen), Pl = Parietallappen (Scheitellappen), Ol = Okzipitallappen (Hinterhauptslappen), Tl = Temporallappen (Schläfenlappen), sichtbarer Teil; Cb = Cerebellum (Kleinhirn), CC = Corpus callosum (Balken), Th = Thalamus, Ht = Hypothalamus, T = Tectum, Tg = Tegmentum, P = Pons (Brücke)

MERKE

Bei Störungen des Neuralrohrverschlusses in der Frühschwangerschaft kommt es zur Anenzephalie oder Spina bifida.

Am 20. ET entstehen, noch vor dem Verschluss des Neuralrohrs, die Innenohranlagen (Ohrplakoden) als linsenförmige Verdickung des Ektoderms. Die „Hörschnecke" (Cochlea) verfügt am 50. ET über eine ½, am 56. ET über 1½ Windungen und ist in der 12. SSW mit 2½ Windungen komplett ausgebildet. Die Verknöcherung der Ohrkapsel ist in der 20. SSW beendet. Ab der 24. SSW ist das Hörvermögen vorhanden, sodass ab diesem Zeitpunkt die mütterliche Stimme dumpf wahrgenommen (Frequenzen bis etwa 500 Hz) und nach der Geburt auch als solche erkannt wird [6]. Ab der 29. SSW können Ungeborene zwei unterschiedliche Lautfolgen [7] und Stimmen unterscheiden, was sich bereits im Mutterleib anhand messbarer Pulsänderungen und Änderungen der Kindsbewegungen feststellen lässt [8]. Neugeborene erkennen eine ihnen ab der 33. SSW zweimal täglich präsentierte Geschichte wieder, wie Pulsmessungen sowie Veränderungen der Nuckelrate und der Gehirndurchblutung belegen [9, 10]. Die bei Erwachsenen ausgebildete Hemisphärenspezialisation für Sprache ist bis zum Alter von 5 Jahren noch nicht vorhanden. So kann bei Kleinkindern aufgrund einer medizinischen Indikation (z. B. Rasmussen-Enzephalitis) die linke Großhirnrinde komplett entfernt werden (Hemisphärektomie), ohne dass es später zu – im Alltag wahrnehmbaren – Sprachbeeinträchtigungen kommt. Die enorme Plastizität des Gehirns ermöglicht in diesen Fällen eine Sprachfähigkeit mit der verbleibenden rechten Hemisphäre.

MERKE

Ab der 24. SSW ist das Hörvermögen vorhanden, ab der 29. SSW können bereits Lautfolgen unterschieden werden.

Tab. 2.1 Wichtige Meilensteine der Gehirnentwicklung in der 1. bis 3. Pränatalphase und der Postnatalphase
ET = Entwicklungstag; SSW = Schwangerschaftswoche; Lj = Lebensjahr

Zeit	Mikrostrukturen	Makrostrukturen
a) 1. Pränatalphase		
18. ET		Bildung von Neuralplatte und Neuralrinne
20. ET		Bildung des Neuralrohrs
25. ET		Verschluss des vorderen Neuroporus
28. ET		Verschluss des hinteren Neuroporus
4. bis 6. SSW		Bildung von Hirnbläschen (5. SSW), Ohr-, Linsen- und Riechplakoden; Kerne der 12 Hirnnervenpaare vorhanden
5. SSW		Fünf Hirnbläschen sichtbar, beginnende Kortexbildung
42. ET	Beginn der Bildung „richtiger" Neuronen	
50. ET		Anlage des Cerebellums
8. bis 15. SSW	2 intensive Proliferationsphasen; Apoptose; Neuroblasten und Glioblasten unterscheidbar	Bildung von kortikaler Platte (7./8. SSW) und Subplatte (12. SSW); grober Aufbau von Zwischen- und Mittelhirn beendet
10. SSW		Rasche Größenzunahme des Kortex (ausgenommen Frontalhirn); Corpus callosum (Balken) sichtbar
12. SSW	Erste Synapsen und Myelinstrukturen; Astro- und Oligodendrozyten unterscheidbar	Äußere Hirngestalt und ZNS grob ausgebildet
b) 2. Pränatalphase		
13. SSW	Höhepunkt der Proliferation und Migration von Neuronen (12.–20. SSW)	
14. SSW	Beginn der Myelinisierung im Rückenmark	
15. SSW	Glia im gesamten ZNS nachweisbar	Primäre Hirnwindungen und -furchen (Gyri und Sulci) im Kortex sichtbar
16. SSW	Neuronendifferenzierung nach Erreichen des Bestimmungsorts	
17. SSW	Neuronenproliferation im frontalen Kortex	Pons (Brücke) sichtbar
20. SSW	Starkes Dendritenwachstum; sichtbare Myelinisierung ab der 20.–28. SSW	Zuerst in subkortikalen, dann kortikalen Regionen; zuerst posterior, dann anterior
24. SSW	Ende der Proliferation und Migration (in bestimmten Hirnbereichen bis 30. SSW)	Vorwölbung der prä- und postzentralen Kortexregion; Kortexschichten ausgebildet
c) 3. Pränatalphase		
29. SSW	Massive Dendritendifferenzierung, maximale Neuronenzahl	Zunehmende Ausdifferenzierung der kortikalen Gyri und Sulci
31. SSW	Intensive Synapsenbildung und Myelinisierung; deutliche Eliminierung von Neuronen	Größenunterschiede der rechten und linken Heschl-Querwindungen; Kortexschichten mit Afferenzen sämtlicher Transmittersysteme
34. SSW	Höhepunkt der Synaptogenese	Myelinisierung sensorischer, dann primärer motorischer Regionen sichtbar

Tab. 2.1 Wichtige Meilensteine der Gehirnentwicklung in der 1. bis 3. Pränatalphase und der Postnatalphase
ET = Entwicklungstag; SSW = Schwangerschaftswoche; Lj = Lebensjahr *(Forts.)*

Zeit	Mikrostrukturen	Makrostrukturen
c) 3. Pränatalphase		
40. SSW	Neuronen am Bestimmungsort, wichtige Bahnen (z. B. thalamo-kortikale Verbindungen) ausgebildet	Balken vollständig; Inselregion verdeckt; alle Gyri und Sulci grob ausgebildet
29. bis 41. SSW		Anteil der grauen Substanz am Hirnvolumen steigt von 25 auf 50 %
d) Postnatalphase		
2. bis 4. Woche	Massive Zunahme der Gliazellen; okzipital und parietal Zunahme der grauen Substanz	36 % der Gehirngröße eines Erwachsenen; linke Hemisphäre jetzt größer als die rechte
3. Monat	Hörrinde: Höhepunkt der Synaptogenese	
4. Monat	Sehrinde: Höhepunkt der Synaptogenese	Myelinisierung der sekundären Assoziationsareale
8. Monat		Beginn der Myelinisierung im Frontallappen (7.–15. Monat)
15. Monat	Gyrus frontalis medius: Höhepunkt der Synaptogenese	
1. Lj.		Wachstum von Dendriten, Dornen, Axonen, Synapsen; sehr intensive Myelinisierung
3. Lj.		Ende des Wachstumsspurts
5. Lj.	Präfrontal: Höhepunkt der Synaptogenese (4–5 Jahre)	90 % der Gehirngröße eines Erwachsenen
12. Lj.	Hörrinde: Abschluss der Synapsenelimination	Frontal- und Parietalkortex erreichen maximale Dicke
15. Lj.		Höhepunkt der Myelinisierung parietaler und frontaler Areale
16. Lj.		Temporaler Kortex erreicht maximale Dicke
Jugendalter		Regionale Abnahme der grauen Substanz
bis 50. Lj.		Regionale Zunahme der weißen Substanz (besonders bis in die 3. Dekade)
lebenslang	Modifikation von Synapsen und Dendriten; adulte Neurogenese (in geringem Umfang)	

Makroskopische Gliederung des Gehirns

Ab der 12. SSW hat sich die adulte äußere Gestalt von Gehirn und Rückenmark grob ausgebildet. Um die 15. SSW vergrößert sich die Oberfläche der Großhirnrinde durch Auffaltung; dabei entstehen Gyri (Windungen) und Sulci (Furchen), die bis zur Geburt fast fertig ausgebildet sind und quasi einen individuellen Fingerabdruck des menschlichen Gehirns darstellen. Durch diese Gyri und Sulci erreicht die Hirnrinde eine Oberfläche von 0,2 m^2. Beim Neugeborenen ist die linke Hälfte des Gehirns etwas größer als die rechte, während sich das Verhältnis beim Erwachsenen umkehrt.

Die embryonalen Hirnbläschen bleiben als Hirnventrikel erhalten. Zunächst sind sie noch überproportional groß, nähern sich aber mit Reifung der Fasersysteme ihrem adulten Größenverhältnis an. Sie sind direkt mit dem Zentralkanal des Rückenmarks verbunden und mit Liquor (Zerebrospinalflüssigkeit, „Hirnwasser") gefüllt.

Das adulte Gehirn (Enzephalon) lässt sich entwicklungsgeschichtlich in drei Bereiche gliedern, die noch weiter unterteilt werden können (➤ Abb. 2.3).

1. **Prosenzephalon (Vorderhirn)**
   - Telenzephalon (End- oder Großhirn)
     - Großhirnhälften (Hemisphären)
     - Basalganglien
     - Limbisches System
   - Dienzephalon (Zwischenhirn)
     - Thalamus
     - Hypothalamus, Subthalamus, Epithalamus
2. **Mesenzephalon (Mittelhirn)**
     - Tectum*
     - Tegmentum*
3. **Rhombenzephalon (Rautenhirn)**
   - Metenzephalon (Hinterhirn)
     - Cerebellum (Kleinhirn)
     - Pons (Brücke)*
   - Myelenzephalon (Markhirn, Medulla oblongata)*

Die mit Sternchen gekennzeichneten Strukturen bilden den Hirnstamm (Truncus encephali), der eine direkte Fortsetzung des Rückenmarks (Medulla spinalis) ist. Mit zwei Ausnahmen – N. olfactorius (I) und N. opticus (II) – entspringen alle Hirnnervenpaare im Hirnstamm, die Hirnnervenkerne sind ab der 4. SSW vorhanden.

Im Rautenhirn ist das Neuralrohr aufgeklappt, sodass sich im IV. Ventrikel (rautenförmig) eine Grundplatte mit motorischen Kernarealen und eine Flügelplatte mit sensiblen und sensorischen Kernarealen unterscheiden lassen. Im Mesenzephalon wird der Zentralkanal des Neuralrohrs zum Aquaeductus cerebri, der den III. und den IV. Ventrikel verbindet.

Aus dem Metenzephalon gehen dorsal das Cerebellum (Kleinhirn) und ventral der Pons (Brücke; als Verbindungszone zwischen Rückenmark, Kleinhirn und Endhirn) hervor. Die Entwicklung des Kleinhirns verläuft im Vergleich zu den anderen Hirnbereichen zeitlich verzögert. Bei der Geburt ist das Cerebellum noch sehr klein und wiegt etwa 20 g, in den ersten sechs Lebensjahren wächst es dann etwa um das Siebenfache.

Das Telenzephalon entsteht durch Ausstülpung der Endhirnbläschen aus dem Prosenzephalon und breitet sich nach hinten über den Hirnstamm aus. Am Boden des Telenzephalons entstehen die Basalganglien. Während des embryonalen Hirnwachstums kommt es zu einer Rotationsbewegung der beiden Großhirnhemisphären, und die Hirnbläschen wachsen um eine horizontale Achse zu den Gehirnlappen aus (➤ Abb. 2.3). Dabei entstehen die Frontallappen durch ein Wachstum nach vorne-unten, die Parietal- bzw. Okzipitallappen durch ein Wachstum nach hinten-unten, die Temporallappen durch ein Wachstum nach hinten-unten und anschließend nach vorne. Da der Bereich um die Basalganglien langsamer wächst, bleibt dort schließlich eine Einsenkung (Insula) zurück, die nach der Geburt verdeckt bleibt. Die Rotationsbewegung führt darüber hinaus zu einer Form- und Lageveränderung innerer Hirnstrukturen, etwa des Ventrikelsystems, der Basalganglien oder des Hippokampus.

2.1.3 Reifung des ZNS

Die Zellbildung (Histogenese) des ZNS besteht aus einer Reihe von Vorgängen, die sich zeitlich teilweise überlappen, wie z. B. Neurogenese (Neuronenproliferation, -migration und -differenzierung), Gliazellentwicklung (Gliogenese), Synapsenbildung (Synaptogenese) und genetisch programmierter Zelltod (Apoptose). Die Entwicklungsprozesse im Rückenmark und Gehirn ähneln sich, wobei sie im Rückenmark zeitlich früher abgeschlossen sind. Im Folgenden wird die Histogenese des Gehirns erläutert.

Das Neuralrohr und die Neuralleiste bestehen aus teilungsfähigen Neuroepithelzellen (Stammzellen), auf die sowohl Nerven- als auch Gliazellen zurückgehen. Aus diesen Stammzellen entstehen Neuroblasten als Vorstufe der Nervenzellen und Glioblasten, aus denen sich Gliazellen entwickeln (außer Mikroglia). Das Neuralrohr liefert das Zellmaterial für das ZNS, die Neuralleiste die Zellen für das periphere Nervensystem.

Entscheidende Stufen der Neurogenese sind die neuronale Differenzierung und die neuronale Reifung. Die neuronale Differenzierung beinhaltet:

1. Zellteilung und Zellwachstum der Neuroblasten (Proliferation) und
2. Wanderung (Migration) der Nervenzellen zu vorbestimmten Positionen des Nervensystems (➤ Abb. 2.4).

2

Neurogenese: Proliferation, Migration und Differenzierung

Die meisten Nervenzellen entstehen zwischen der 5. und 30. SSW. In diesem Zeitraum werden im gesamten Gehirn im Mittel ca. 500 000 Neuronen pro Minute und etwa gleich viele Gliazellen gebildet. Ihr Maximum erreicht die Neuronenbildung je nach Hirnbereich zwischen der 12. und 20. SSW.

In den Spitzenzeiten der Neurogenese werden z. B. allein für den Aufbau der Hirnrinde ca. 250 000 Neuronen pro Minute gebildet, für das gesamte Gehirn sind es dann etwa dreimal so viel. Ein weiterer wichtiger Prozess ist die funktionsabhängige Elimination von Neuronen durch programmierten Zelltod (Apoptose), der sowohl im ersten Schwangerschaftsdrittel als auch zwischen der 19. und 23. SSW Höhepunkte aufweist. Etwa 50 % der Neuronen werden bis zum Ende der Adoleszenz wieder eliminiert (➤ Abb. 2.5). Welche eliminiert werden, hängt von ihrer funktionellen Integration ab („use it or loose it").

In einigen Bereichen des Gehirns entwickeln sich die Neuronen an ihren Ursprungsstellen weiter, sie senden zwar ihre Axone in entferntere Zielgebiete, doch ihre Zellsomata verbleiben an Ort und Stelle. In anderen Hirnbereichen müssen die Neuronen hingegen zunächst kurze, mit zunehmendem Wachstum aber beachtliche Distanzen überwinden, um an ihre Zielorte zu gelangen. So müssen z. B. kortikale Nervenzellen zunächst von ihrem Entstehungsort an der Außenseite der Seitenventrikel des Vorderhirns zu ihrer vorbestimmten Zielschicht in der Hirnrinde (Cortex cerebri) wandern, um sich dort über Zellausläufer zu vernetzen.

In der Wand des Neuralrohrs entstehen während des ersten Embryonalmonats zunächst vier mikroskopisch differenzierbare Zellschichten (➤ Abb. 2.4):

1. Ventrikulärzone (VZ, viele Zellkörper)
2. Subventrikulärzone (SVZ, viele Zellkörper)
3. Intermediärzone (IZ, wenige Zellkörper)
4. Marginalzone (MZ, keine Zellkörper)

Die Ventrikulärzone ist dem Inneren des Neuralrohrs zugewandt. In dieser Zone vollzieht sich die

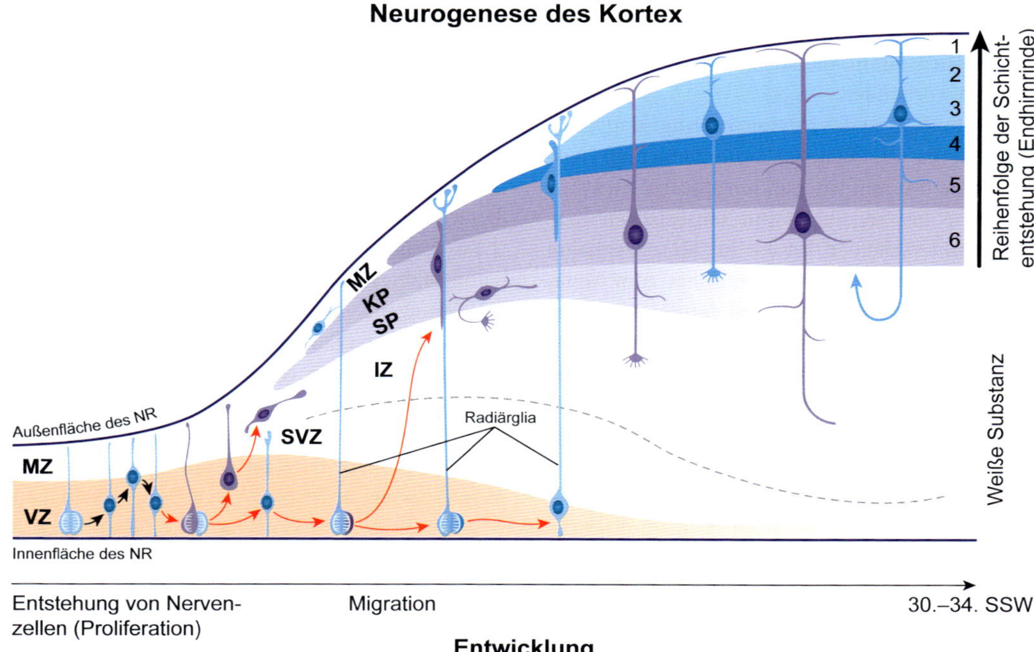

Abb. 2.4 Entstehung der Nervenzellen in der Hirnrinde im Laufe der pränatalen Entwicklung. NR = Neuralrohr; VZ = Ventrikulärzone; MZ = Marginalzone; SVZ = Subventrikulärzone, IZ = Intermediärzone; KP = kortikale Platte; SP = Subplatte (verändert nach [11]) [L231]

Proliferation (Zellentstehung), größtenteils vor der Geburt (➤ Tab. 2.1), obwohl selbst bei Erwachsenen noch in gewissem Umfang Neuronen in der Ventrikulärzone gebildet werden. Die Marginalzone liegt am äußeren Rand des Neuralrohrs. Durch eine Zellteilung in zunächst eher vertikaler Richtung entstehen viele neue Zellvorstufen. Später erfolgt die Zellteilung häufiger in horizontaler Richtung (etwa ab dem 33. ET). Diese Zellen wandern in die genetisch determinierte Kortexschicht (Migration), wo sie sich nie wieder teilen. Die Teilungsvorgänge wiederholen sich, bis sämtliche Neuronen und Gliazellen vorhanden sind. In der dorsal gelegenen Ventrikulärzone des Telenzephalons werden Pyramidenzellen und in der ventral gelegenen Ventrikulärzone Interneuronen und Gliazellen (Oligodendrozyten) gebildet.

Am Beispiel der Ausbildung der Kortexschichten soll die Neuronenmigration erläutert werden (➤ Abb. 2.4): Aus der Ventrikulärzone der Seitenventrikel des Telenzephalons wandern die meisten Neuronenvorstufen (Neuroblasten) in die Intermediärzone, und zwar an radiär ausgerichteten Gliafortsätzen (Radiärglia) entlang, die das Gerüst für die Kortexbildung darstellen (ab 5. SSW).

Die ersten Zellen, die aus der dorsalen Ventrikulärzone abwandern, gelangen in eine Schicht (Subplatte, SP), die im Laufe der Entwicklung wieder verschwindet. Später folgen Neuroblasten, die nach Durchqueren der SP eine weitere Zellschicht bilden, die sog. kortikale Platte (KP; 7. bis 8. SSW). Danach folgen Neuroblasten, die zu Neuronen der tiefsten (6.) Kortexschicht werden. Während die Kortexschichten 5, 4, 3 und 2 entstehen, müssen die neu ankommenden Neuronen die bereits gebildeten Schichten durchwandern. Die schon zuvor vorhandene Marginalzone (MZ) wird zur obersten (1.) Schicht des Kortex. Am Ende hat der Kortex sechs Schichten, die von innen nach außen aufgebaut wurden. Die Intermediärzone (IZ) wird zur weißen Substanz. In funktioneller Hinsicht lassen sich verschiedene spezialisierte Kortexareale unterscheiden. Diese funktionelle Spezialisierung entsteht, indem Subplattenneuronen die Axone, die aus dem Thalamus auswachsen, zu unterschiedlichen Kortexbereichen leiten. Um die 30. SSW stoppt die hohe Proliferationsrate und die Neuronenmigration bricht ab. In den primären sensorischen und motorischen Kortexarealen sind die Schichten des Erwachsenengehirns in der 25. SSW, in den übrigen Regionen etwa in der 31. bis 34. SSW fertig ausdifferenziert [12]. Das komplexe Migrationsmuster der Nervenzellen ist sehr störanfällig, so können Neuronen z. B. gelegentlich bestimmte Kortexschichten nicht überwinden, was in der Folge zu unterschiedlichen Krankheitsbildern führt (➤ Kap. 2.2). Solche Migrationsstörungen werden auch als mitverursachend für Autismus, Schizophrenie sowie für psychotische bzw. bipolare Störungsbilder diskutiert.

MERKE

Die Zellmigration ist sehr störanfällig; dadurch kann es zu unterschiedlich schweren neurologischen Beeinträchtigungen kommen.

Die Zelldifferenzierung beginnt bereits im Neuroblastenstadium, da hier der spätere Zelltyp bestimmt wird. Erst wenn die Neuroblasten die kortikale Platte erreicht haben, kommt ihre Differenzierung zum Abschluss. So haben sich z. B. die Neuronen der 6. Kortexschicht schon zu Pyramidenzellen ausdifferenziert, bevor die Zellen der 2. Schicht in die kortikale Platte einwandern. Zuerst erfolgt die Differenzierung der Neuronen, dann die der Astrozyten, mit einem Höhepunkt um die Geburt. Zuletzt differenzieren sich die Oligodendrozyten, die für die Myelinisierung sorgen. Bei der Zelldifferenzierung der Neuronen beginnen aus ihren Zellkörpern Neuriten zu sprießen (Neuritogenese), die zu Axonen oder zu Dendriten werden. In Abhängigkeit von chemischen Signalen aus der Umgebung erhalten die Neuronen in der kortikalen Platte dann ihre endgültige äußere Struktur, z. B. in Form von apikalen Dendriten und einem basalen Axon bei einer typischen Pyramidenzelle. Motorische Neuronen werden zeitlich vor den sensorischen gebildet, erst danach kommt es zur Bildung von Interneuronen. Gesteuert wird die Neurogenese und Differenzierung genetisch durch die Expression von Transkriptionsfaktoren.

Neuronale Reifung

Obwohl Zellbildung und -teilung noch nicht abgeschlossen sind, beginnen Neuronen nach der 12. SSW bereits mit der Kontaktaufnahme zu ande-

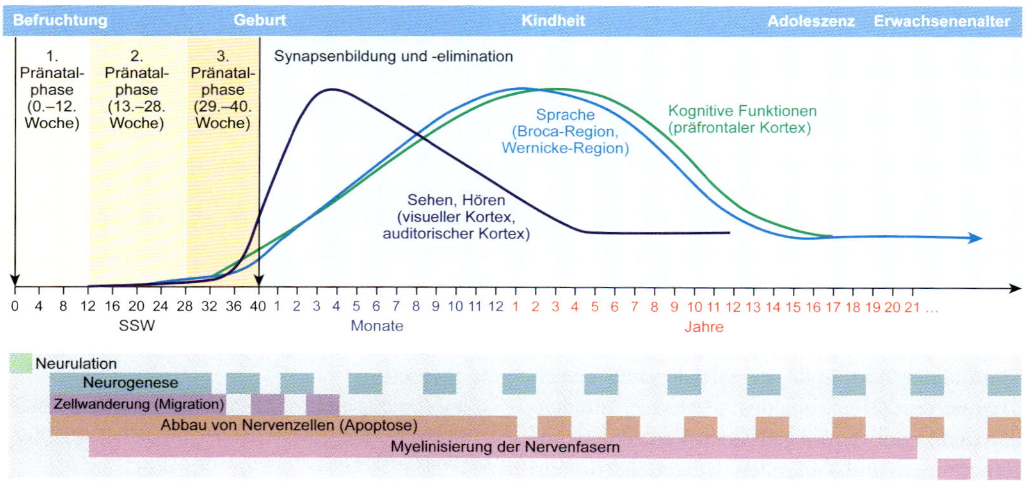

Abb. 2.5 Zeitlicher Ablauf der prä- und postnatalen Entwicklung von Nervenzellen, Synapsen und Nervenfasern. Die farbigen Kurven zeigen den Verlauf der Synaptogenese und Synapsenelimination für unterschiedliche Hirnbereiche. Die unterbrochenen Querbalken verdeutlichen, dass diese Prozesse in bestimmten Hirnregionen und in beschränktem Umfang auch weiterhin stattfinden. [P226/P227/L231]

ren Nerven- oder Muskelzellen. Bei dieser neuronalen Reifung tasten sich ihre Zellfortsätze (Neuriten) mit amöboid beweglichen Wachstumskegeln an der Spitze zu den Zielzellen vor. Zum Auffinden der Zielstrukturen kommunizieren die Wachstumskegel mit ihrer Umgebung über biochemische Signale. So werden die Neuriten chemisch „angezogen“ oder „abgestoßen“, bis sie ihre Zielzellen erreichen. Sobald die Rezeptoren der Wachstumskegel Signale ihrer Zielzellen erhalten, stoppen sie ihr Wachstum und stimulieren die Synapsenbildung (Synaptogenese, ➤ Abb. 2.5).

Synaptogenese

Damit sich die Hirnfunktion richtig entwickeln kann, bedarf es eines integrativen Zusammenspiels zwischen Neubildung und Elimination von Zellen und Synapsen (➤ Abb. 2.5). Während der Entwicklung des Gehirns werden nahezu doppelt so viele Neuronen und die 1,5-fache Anzahl an Synapsen gebildet (*blooming*), wie später im Gehirn vorhanden sind. In der Konkurrenz um lebenserhaltende Substanzen (z. B. *nerve growth factor, NGF*) kommt es zur Eliminierung von Nervenzellen (*pruning*). Überflüssige, nicht-integrierbare oder auch defekte Zellen beseitigen sich durch Apoptose, die eine unerlässliche Voraussetzung für intakte Hirnfunktionen sowie für die neuronale Plastizität und das Lernen darstellt. So wird vermutet, dass aufgrund einer *Pruning*-Störung z. B. bei Autismus zu viele Neuronen bzw. Axone im Gehirn vorhanden sind.

Je nach Hirnregion entstehen erste synaptische Verbindungen zwischen der 20. und 30. SSW. Um die 34. SSW werden bis zu 2,5 Millionen Synapsen pro Minute gebildet. Etwa vier Monate nach der Geburt erreicht die Synapsenbildung in der Sehrinde (visueller Kortex im Okzipitallappen) einen Höhepunkt, bei dem die synaptische Dichte fast doppelt so hoch ist wie im Erwachsenengehirn [13]. In den ersten zwei Lebensjahren geht die synaptische Dichte drastisch um fast 50 % zurück. Ein entsprechender Höhepunkt der Synaptogenese ist in der Hörrinde (auditorischer Kortex) etwa um den 3. Lebensmonat zu verzeichnen, in den präfrontalen Regionen aber nicht vor dem 15. Lebensmonat (➤ Abb. 2.5). Vor allem in den frontalen Hirnbereichen dauert die Synaptogenese etwa bis ins 6. Lebensjahr an.

Zellbildung und -elimination tragen schon vor der Geburt und noch während des gesamten Jugendalters dazu bei, dass sich die neuronalen Verbindungen ständig spezifischer und stärker an die jeweiligen funktionellen Erfordernisse anpassen. Postnatal wird dieser Prozess erheblich durch aktivitätsabhängige, sensorische und kognitive Erfahrungen sowie durch die Interaktion mit der Umwelt beeinflusst (epigenetischer Einfluss, ➤ Kap. 2.1.4). Die Qualität dieser Erfahrungen bestimmt sowohl im Kindesalter (sensible Phasen) als auch später in der Pubertät die Umorganisationsprozesse im Gehirn. Die gesunde Hirntätigkeit geht mit einem lebenslangen, ausgewogenen Zusammenspiel zwischen Synapsenbildung und -elimination bzw. der Aussprossung neuer Dendriten und Axone in Abhängigkeit von Lernprozessen einher. Man vermutet, dass das Gehirn lebenslang im Mittel eine Million neue synaptische Verbindungen pro Minute generiert.

Myelinisierung

Aus den neuroepithelialen Zellen der Neuralplatte entwickeln sich die Gliazellen. Ab der 12. SSW ist radiäre Glia nachweisbar, ab der 15. SSW ist Glia im gesamten ZNS vorhanden. Etwa ab der 14. SSW beginnt die Ummantelung der Axone durch Oligodendrozyten (Myelinisierung) im Rückenmark, die später auch im Gehirn (Großhirnhemisphären im 1. bis 2. Monat postnatal) stattfindet (➤ Abb. 2.5). Die Myelinisierung bewirkt eine 10-fach höhere Leitungsgeschwindigkeit der Aktionspotenziale. Im Laufe der Entwicklung werden die motorischen vor den sensorischen und den Assoziationsarealen myelinisiert.

Ein gutes Beispiel für den Zusammenhang zwischen Hirnreifung und -funktion ist die Entwicklung des Balkens (Corpus callosum), einer Kommissur, die etwa 200 Millionen Nervenfasern umfasst und größtenteils homologe Regionen der beiden Hemisphären miteinander verbindet (➤ Abb. 2.3). Dieses Faserbündel ermöglicht die Integration sämtlicher sensorischer und vor allem kognitiver Prozesse der beiden Hemisphären (wie etwa Sprache). Der Balken entsteht in der 10. SSW, und seine Myelinisierung beginnt in der 11. bis 12. SSW. Zwischen dem 3. und 6. Lebensjahr findet sich die höchste Wachstumsrate des Balkens in frontalen Bereichen, die z. B. für die Handlungsplanung notwendig sind. Bei älteren Grundschulkindern zeigt sich die höchste Wachstumsrate im hinteren Balken, der temporoparietale Regionen des Gehirns miteinander verbindet. Diese sind für sprachliche und assoziative Funktionen verantwortlich [14]. Die Myelinisierung des Balkens setzt sich vermutlich bis weit ins Jugendalter (ca. 18. Lj.) fort. Etwa ab dem 50. Lebensjahr nimmt sein Volumen dann kontinuierlich ab.

Myelinisierung und Synapsenbildung tragen entscheidend zum enormen Volumenzuwachs des Gehirns in den ersten beiden Lebensjahren bei. Die intensive Myelinisierungsphase kommt zwar mit etwa 20 Jahren zum Abschluss, doch die Myelinisierung geht lebenslang weiter und kann durch ein motorisches, sensorisches oder mentales Training (z. B. Sport, Musizieren, Gedächtnistraining, Kommunikation) verstärkt werden. Die Myelinisierung im ZNS hat allerdings den Nachteil, dass bestimmte Myelinmoleküle die Regenerierbarkeit verletzter Axone im Gehirn verhindern.

MERKE

Kognitive Anforderungen wie sensorische Reize, Kommunikation oder Gehirntraining fördern die Bildung und Entwicklung von Zellfortsätzen und Synapsen sowie die Myelinisierung.

2.1.4 Postnatale Entwicklung des Gehirns

Mit der Geburt ist die Entwicklung des Gehirns noch lange nicht abgeschlossen. So werden auch im Kindesalter und der anschließenden Adoleszenz weiterhin Zellen und Synapsen gebildet und eliminiert. Auch die Aussprossung von Zellfortsätzen und deren Myelinisierung sind bei weitem noch nicht abgeschlossen (➤ Abb. 2.5).

Die ersten drei Lebensjahre sind eine Periode massiver Veränderungen des Gehirns. Obwohl der Großteil der Neuronen vorhanden ist, vervierfacht sich das Hirngewicht von ca. 400 g beim Neugeborenen über ca. 850 g bei einjährigen und 1 100 g bei dreijährigen Kindern auf etwa 1 250 bis 1 410 g beim Erwachsenen. Bis zur Einschulung erreicht das Gehirn des Kindes etwa 90 % der Größe eines Erwachsenengehirns. Das Volumen der weißen Substanz (Fasersysteme) hat bis zum 10. Lebensjahr den stärksten Zuwachs und erreicht etwa im 50. Lebensjahr sein Maximum. Gleichzeitig nimmt das Volumen der grauen Substanz in der späten Kindheit und im Jugendalter ab (u.a. durch eine verminderte synaptische Dichte) [15]. Diese Prozesse steigern die Effizienz der Signalübertragung durch die Verfeinerung der Verbindungswege. Unterstützt wird diese Entwicklung durch Veränderungen des Hirnstoffwechsels, der nach einer Abnahme im 9. und 10. Lebensjahr mit etwa 16 bis 18 Jahren das Erwachsenenniveau erreicht.

Hinsichtlich der Sprachfähigkeit lassen sich in Regionen der linken Hemisphäre vom Kindes- bis zum Erwachsenenalter deutliche strukturelle Veränderungen nachweisen, z.B. bei der Entwicklung der sprachrelevanten Fasersysteme. Beim Erwachsenen gibt es zwei wichtige Fasersysteme für Sprache, die wiederum in je zwei funktionell und anatomisch getrennte dorsale (D1 und D2) und ventrale (V1 und V2) Fasersysteme unterteilt werden können (➤ Abb. 2.6).

Neugeborene haben noch kein voll entwickeltes dorsales Fasersystem. Nur der Teil des dorsalen Fasersystems (D1), der den oberen Temporallappen mit dem prämotorischen Kortex verbindet, scheint bereits voll entwickelt zu sein. Dieses Fasersystem sorgt für die Übertragung sensorischer sprachlicher Informationen (schriftsprachlich oder akustisch) in artikulatorische Muster, eine Funktion, die für die frühe Sprachentwicklung notwendig ist. Der zweite Teil des dorsalen Fasersystems (D2), der temporoparietale und linksfrontale Bereiche (Brodmann-Areal 44) verbindet, ist noch nicht voll ausgebildet. Diese Route dient vorwiegend zur Verarbeitung komplexer syntaktischer Informationen und wird erst später myelinisiert. Bei Siebenjährigen ist dieses Faserbündel bereits deutlicher erkennbar. Die ventralen Fasersysteme (V1 und V2) finden sich bereits bei Neugeborenen, wenn auch weniger differenziert als bei Siebenjährigen oder Erwachsenen. Als Verbindung zwischen temporalen und inferior-frontalen Regionen ist V1 die erste Route, die sich im Verlauf der Entwicklung ausbildet. Der ventralen Route wird eine wichtige Rolle bei der Verarbeitung semantischer und einfacher syntaktischer Funktionen zugeschrieben.

Daraus lässt sich schließen, dass das fronto-temporale Sprachnetzwerk bei zwei Tage alten Neugeborenen zwar größtenteils angelegt, seine strukturelle und funktionale Konnektivität jedoch noch unreif ist. So sind die Verbindungen zwischen beiden Hemisphären bereits gut ausgebildet, die bei Erwachsenen vorherrschenden Fasersysteme innerhalb der Hemisphären aber noch wenig entwickelt. Diese Fasersysteme entwickeln sich erst durch Sprachreize im Laufe der postnatalen Entwicklung (z.B. der Fasciculus arcuatus als wichtige Verbindung zwischen temporo-parietalen und frontalen Regionen ca. bis zum 30. Lj.). Darüber hinaus scheint auch die Lateralisierung bei Neugeborenen geringer ausgeprägt zu sein und eine leichte Dominanz der rechten Hörrinde für den Sprachinput vorzuliegen [17].

Während Hirnbereiche zur Kontrolle lebenswichtiger Funktionen wie Atmung oder Kreislauf nach einem strikten genetischen Programm etabliert werden, sind insbesondere kognitive Verbindungen im Gehirn eher epigenetisch determiniert. Das bedeutet, dass Aktivität und Ausprägung eines Gens (Genexpression) auch durch „externe" Einflüsse verändert werden kann. So zeigt sich zunehmend deutlicher, dass die Lebensweise bzw. Erlebnisse eines Individuums einen viel bedeutenderen Einfluss auf die

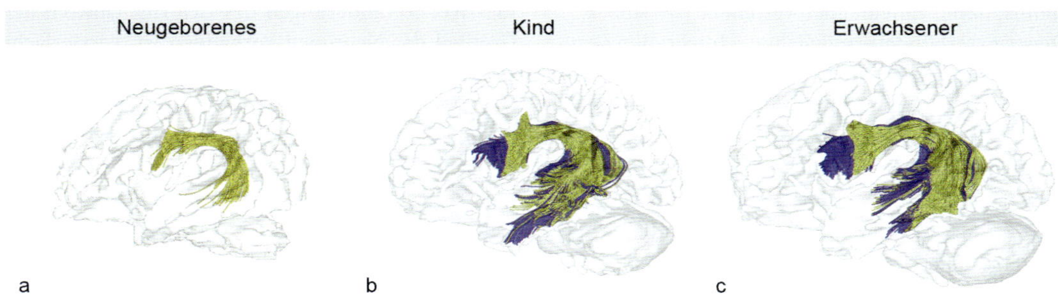

Abb. 2.6 Verlauf der dorsalen Routen (D1 und D2) des Sprachnetzwerks. D1 = gelb, D2 = violett. Erst etwa ab dem 7. Lebensjahr nähert sich die D2-Route in ihrem Verlauf dem Erwachsenengehirn an (verändert aus [16]). [F918–001]

Genausprägung haben als früher angenommen. Ob bestimmte krankheitsfördernde Gene aktiviert werden, hängt z. B. davon ab, wie viel negativen Stress ein Mensch kontinuierlich erlebt.

In diesem Zusammenhang wird diskutiert, inwieweit es in der kindlichen Entwicklung kritische Zeitfenster für eine förderliche Stimulation des Gehirns gibt. Lange Zeit wurde das Konzept der kritischen Phasen in der kindlichen Entwicklung sehr strikt gesehen und z. B. die Auffassung vertreten, ohne die Stimulation durch Sprache in den ersten fünf Lebensjahren würde sich das Fenster zum Erreichen phonologischer Kompetenzen für immer schließen und die neuronalen Grundlagen könnten nicht mehr gebildet werden. Dass dieses Konzept nicht mehr so eng gesehen werden darf, wurde vielfach gezeigt [18]. Daher sollte man vor allem bei höheren kognitiven Leistungen wie z. B. Sprache eher von sensiblen Phasen sprechen, in denen das Gehirn besonders empfänglich für bestimmte Reizkonstellationen ist. Das schließt aber nicht aus, dass es lebenslang möglich ist, eine fehlende Stimulation in der sensiblen Phase später durch geeignete Stimuli zu kompensieren. Solche sensiblen Phasen scheinen eher graduell zu verlaufen.

Die neuronale Plastizität des Nervensystems verringert sich jedoch im Laufe des Lebens. Eine fundamentale Umorganisation der Vernetzung findet im Erwachsenengehirn nicht mehr statt – hier sind strukturelle Veränderungen größtenteils auf lokale Modifikationen (z. B. zur Effizienzsteigerung von Synapsen) beschränkt. Allerdings weiß man seit einigen Jahren, dass die Bildung neuer Neuronen aus Vorläuferzellen nicht auf die frühe Gehirnentwicklung beschränkt ist [19]. Nach heutigen Erkenntnissen werden in begrenztem Umfang kontinuierlich neue Neuronen aus Vorläuferzellen gebildet, die die Ventrikel innen auskleiden (Ventrikulärzone). Möglicherweise wandern sie zu Assoziationsarealen des Kortex und differenzieren sich dort. Auch in anderen Hirnregionen (wie Hippokampus, Riechkolben, Basalganglien und Amygdala) ist eine Neubildung von Neuronen nachweisbar. In den primären sensorischen und motorischen Arealen finden sich hingegen keine neu gebildeten Neuronen. Im Hippokampus (genauer: Gyrus dentatus), einem für Lern- und Gedächtnisprozesse verantwortlichen Bereich des Gehirns, kommt es in Abhängigkeit von positiven emotionalen Erlebnissen bei Erwachsenen zu einer Neurogenese, die im Sinne einer Feinabstimmung *(fine-tuning)* zur Anpassung an die Umweltanforderungen dient. Durch ein Training anspruchsvoller Tätigkeiten kann der altersbedingte Abbau präfrontaler Regionen und sogar die Entstehung neurodegenerativer Krankheiten um einige Jahre hinausgezögert werden. Die lebenslange neuronale Plastizität gehört somit zu den grundlegenden Fähigkeiten des Gehirns und ermöglicht ein lebenslanges Lernen. Höhere kognitive und insbesondere sprachliche Fähigkeiten sind nicht genetisch determiniert und „fest verdrahtet“, sondern müssen sich erst in Abhängigkeit von der Hirnreifung über Jahre entwickeln, bis sie vollständig ausgebildet sind.

Fragen zur Wissensprüfung

1. Welche Zeitabschnitte werden bei der Entwicklung des Nervensystems vor der Geburt unterschieden?
2. Was versteht man unter Neurulation?
3. Ab welcher SSW ist das Hörvermögen ausgebildet?
4. Welche fünf Gehirnanteile werden makroanatomisch unterschieden?
5. Nennen Sie die wichtigsten Vorgänge der Neurogenese.
6. Welchen zeitlichen Verlauf nimmt die Synapsenbildung und -elimination in den unterschiedlichen Hirnregionen?
7. Wann erreicht das kindliche Gehirn 90 % der Größe eines Erwachsenengehirns?

LITERATUR

1. Fanghänel J, Pera F, Nitsch R (Hrsg.). Waldeyer Anatomie des Menschen: Lehrbuch und Atlas in einem Band (18. Aufl.). Berlin: de Gruyter, 2009.
2. Waldeyer A, Mayet A. Anatomie des Menschen, Bd. 2: Kopf und Hals, Auge, Ohr, Gehirn, Arm, Brust (16. Aufl.). Berlin: de Gruyter, 1993.
3. Cowan WM. The development oft the brain. Scientific American-The Brain 1979; 56–69.

4. Müller HM. Psycholinguistik – Neurolinguistik: Die Verarbeitung von Sprache im Gehirn. Stuttgart: UTB, 2013.
5. Valerius KP, Duncker HR. Fotoatlas Neuroanatomie. Marburg: Lehmann, 2004.
6. DeCasper AJ, Fifer WP. Of human bonding: newborns prefer their mothers' voices. Science 1980; 208: 1174–1176.
7. Mahmoudzadeh M, Dehaene-Lambertz G, Fournier M, Kongolo G, Goudjil S, Dubois J, Grebe R, Wallois F. Syllabic discrimination in premature human infants prior to complete formation of cortical layers. Proceedings of the National Academy of Sciences, USA 2013; 110: 4846–4851.
8. Kisilevsky BS, Hains SM, Brown CA, Lee CT, Cowperthwaite B, et al. Fetal sensitivity to properties of maternal speech and language. Infant Behavior and Development 2009; 32: 59–71.
9. DeCasper AJ, Spence MJ. Prenatal maternal speech influences newborns' perception of speech sounds. Infant Behavior and Development 1986; 9: 133–150.
10. May L, Byers-Heinlein K, Gervain J, Werker JF. Language and the newborn brain: does prenatal language experience shape the neonate neural response to speech? Frontiers of Psychology 2011; 2: 222.
11. Kwan KY, Sestan N, Anton ES. Transcriptional co-regulation of neuronal migration and laminar identity in the neocortex. Development 2012; 139: 1535–1546.
12. Tau GZ, Peterson BS. Normal development of brain circuits. Neuropsychopharmacology 2010; 35: 147–168.
13. Huttenlocher PR, Dabholkar AS. Regional differences in synaptogenesis in human cerebral cortex. Journal of Comparative Neurology 1997; 387: 167–178.
14. Thompson PM, Giedd JN, Woods RP, MacDonald D, Evans AC, Toga AW. Growth patterns in the developing brain detected by using continuum mechanical tensor maps. Nature 2000; 404: 190–193.
15. Paus T. Mapping brain maturation and cognitive development during adolescence. Trends in Cognitive Sciences 2005; 9: 60–68.
16. Brauer J, Anwander A, Perani D, Friederici AD. Dorsal and ventral pathways in language development. Brain and Language 2013; 127: 289–295.
17. Perani D, Saccuman MC, Scifo P, Anwander A, Spada D, et al. Neural language networks at birth. Proceedings of the National Academy of Sciences, USA 2011; 108: 16056–16061.
18. Thomas MSC, Johnson MH, New advances in understanding sensitive periods in brain development. Current Directions in Psychological Science 2008; 17: 1–5.
19. Gould E. How widespread is adult neurogenesis in mammals? Nature Review Neuroscience 2007; 8: 481–488.

WEITERFÜHRENDE LITERATUR

Bystron I, Blakemore C, Rakic P. Development of the human cerebral cortex: Boulder Committee revisited. Nature Reviews Neuroscience 2008; 9: 110–122.
Donkelaar HJ, Lammens M, Hori A. Clinical neuroembryology: development and developmental disorders of the human central nervous system. 2. ed. Heidelberg: Springer, 2014.
Hinrichsen KV, Beier HM, Breucker H, Christ B, Duncker HR, et al. Humanembryologie: Lehrbuch und Atlas der vorgeburtlichen Entwicklung des Menschen. Berlin: Springer, 2014.
Michaelis R, Niemann GW. Entwicklungsneurologie und Neuropädiatrie: Grundlagen und diagnostische Strategien. 4. Aufl. Stuttgart: Thieme, 2010.
Sadler TW. Taschenlehrbuch Embryologie. 12. Aufl. Stuttgart: Thieme, 2014.
Watson C, Kirkcaldie M, Paxinos G. The brain: an introduction to functional neuroanatomy. London: Academic Press, 2010.
Weiss-Croft LJ, Baldeweg T. Maturation of language networks in children: A systematic review of 22 years of functional MRI. NeuroImage 2015; 123: 269–281.

2.2 Pathologische Entwicklung des ZNS, Hydrozephalus und Spina bifida

Joachim Riedel

2.2.1 Einleitung

Das **Zentralnervensystem** (ZNS), also Gehirn und Rückenmark, entsteht während der Embryonalentwicklung aus einem Teil des Ektoderms, der Neuralplatte. Diese schließt sich ab dem 25. ET zum Neuralrohr (➤ Kap. 2.1). Wenn die Entwicklung des ZNS in diesem frühen Stadium gestört wird, kommt es zu schweren Anlagestörungen des Gehirns oder Rückenmarks, z. B. zum völligen Fehlen des Großhirns (sog. Anenzephalus) oder zur Spina bifida (➤ Kap. 2.2.3).

An der späteren **Entwicklung des menschlichen Gehirns** sind etwa 100 Milliarden Neurone beteiligt, die vor allem während der Embryonal-/Fetalzeit, aber auch nach der Geburt gebildet werden und an ihren richtigen Platz im Gehirn wandern. Dazu kommt eine etwa gleich große Zahl verschiedener

Gliazellen, die im ZNS wichtige Hilfsfunktionen erfüllen, z. B. die Myelinisierung vieler Axone.

Um bei der **Migration** den richtigen Weg vom Ort ihrer Entstehung zu ihrem endgültigen Platz im Gehirn zu finden, muss jede Zelle in der Lage sein, spezielle Signale auszusenden und zu empfangen, mit denen sie sich im entstehenden Netzwerk orientiert (➤ Kap. 2.1). Die Neurone differenzieren und spezialisieren sich, z. B. für eine Funktion im Großhirn oder Stammhirn, und bilden Zellfortsätze (Axone und Dendriten) aus, um miteinander zu kommunizieren. Werden Neurogenese, Anordnung oder Wanderung der Nervenzellen gestört, kommt es zu Anlagestörungen des Gehirns, die je nach Ursache und Zeitpunkt ihres Auftretens sehr unterschiedlich sein können.

Die hochkomplexe Entwicklung des Gehirns kann durch eine Vielzahl (überwiegend sehr seltener) genetischer Störungen beeinträchtigt werden, die zu einer fehlerhaften Anlage, Wanderung oder Vernetzung der Gehirnzellen führen. Doch auch äußere Einflüsse können die Hirnentwicklung stören, z. B. bestimmte Infektionen während der Schwangerschaft, Durchblutungsstörungen des fetalen Gehirns sowie die Einwirkung toxischer Substanzen wie z. B. Alkohol, Drogen und Medikamente oder radioaktive Strahlung.

Der **Entwicklungsprozess des Rückenmarks** läuft ähnlich ab wie der des Gehirns, ist aber in der Embryonalentwicklung deutlich früher abgeschlossen und daher nur in den ersten Schwangerschaftswochen besonders störanfällig.

2.2.2 Entwicklungsstörungen des ZNS

Pränatale Diagnostik

Deutlich ausgeprägte Entwicklungsstörungen des ZNS, z. B. Spina bifida und Hydrozephalus, fallen meist im Rahmen pränataler Routine-Ultraschalluntersuchungen auf. Weniger schwere Störungen werden dabei aber häufig nicht erkannt, sodass „normale" pränatale sonografische Befunde eine angeborene ZNS-Fehlbildung keinesfalls ausschließen. Dasselbe gilt für pränatale genetische Untersuchungen. Obwohl viele ZNS-Entwicklungsstörungen eine genetische Ursache haben, werden sie mit den üblichen vorgeburtlichen Untersuchungen, meist einfachen Chromosomenanalysen (➤ Kap. 3.2), nicht erkannt.

Besonders qualifizierte Untersucher können zwar mit hochauflösender Sonografie auch weniger schwere Fehlbildungen des ZNS, aber keine feinstrukturellen Veränderungen wie z. B. bestimmte Migrationsstörungen erkennen. In besonderen Fällen kann während der Schwangerschaft eine Untersuchung des kindlichen ZNS mittels Kernspintomografie (MRT) erfolgen. Auch die gezielte Suche nach einer bestimmten genetischen Veränderung ist vorgeburtlich möglich, z. B. wenn Eltern bereits ein erkranktes Kind haben, bei dem die genaue genetische Ursache bekannt ist.

Mit den größeren pränatalen diagnostischen Möglichkeiten nehmen aber auch die Probleme bei der Beratung der werdenden Eltern zu. Denn es handelt sich fast immer um „Zufallsbefunde", nach denen nicht gezielt auf Wunsch der Eltern gesucht wurde, deren Bedeutung und Konsequenzen die Eltern kaum ermessen können. Außerdem ist die prognostische Einschätzung – von Art und Schwere einer Behinderung bei dem Kind – häufig sehr schwierig. Während bei der äußerst seltenen Anenzephalie oder kompletten Lissenzephalie mit einer schweren Mehrfachbehinderung oder einem nicht lebensfähigen Kind zu rechnen ist, können kleinere Hirnfehlbildungen keine oder nur leichte Symptome bewirken. Im ungünstigen Fall können sie aber z. B. auch eine schwere, nicht behandelbare Epilepsie hervorrufen (➤ Kap. 3.9). Mit dem Befund einer schweren angeborenen ZNS-Fehlbildung konfrontiert, stehen werdende Eltern meist völlig unerwartet vor der Frage, ob das Kind überhaupt lebensfähig sein wird und ob ein Schwangerschaftsabbruch in Betracht zu ziehen ist. In diesen Fällen müssen Eltern daher nicht nur gynäkologisch, sondern auch durch einen spezialisierten Kinderarzt, möglichst einen Neuropädiater, beraten werden, der sich mit den langfristigen Folgen und Behandlungsmöglichkeiten derartiger Erkrankungen auskennt.

Diagnostik nach der Geburt

Nach der Geburt können Entwicklungsstörungen des ZNS mit bildgebenden Verfahren festgestellt werden. Bei Säuglingen kann man durch eine Sonografie des Gehirns einen Hydrozephalus oder größere Fehlbildungen darstellen. Die beste Darstellung des Gehirns und des Rückenmarks erlaubt in jedem Alter eine hochauflösende Kernspintomografie (MRT).

Viele Anlagestörungen des ZNS haben eine genetische Ursache. Nach einer möglichst genauen klinischen und radiologischen Diagnose sollte man daher versuchen, die Ursache der Störung molekulargenetisch aufzuklären, was mit den rasant steigenden genetischen Untersuchungsmöglichkeiten immer häufiger möglich ist.

Die genaue genetische Diagnose hat zwar in der Regel keine direkten therapeutischen Konsequenzen für die Patienten. Sie kann aber wichtig sein, um die Eltern hinsichtlich des Wiederholungsrisiko bei weiteren Kindern zu beraten.

Wenn bei einer ZNS-Anlagestörung eine genetische Ursache festgestellt wird, heißt das nicht immer, dass sie von den Eltern „vererbt" wurde, denn z. T. handelt es sich um sog. „Neumutationen". In diesen Fällen tritt eine genetische Störung bei dem Kind auf, obwohl beide Eltern klinisch und genetisch gesund sind. Um das Wiederholungsrisiko möglichst genau einzuschätzen, ist daher in der Regel auch eine genetische Untersuchung der Eltern erforderlich.

MERKE

Viele Anlagestörungen des ZNS entgehen der Routine-Pränataldiagnostik (Sonografie und Chromosomenanalyse). Einige können aber bei gezielter Suche mit speziellen Verfahren nachgewiesen werden.
Eine **genetische** Ursache ist nicht gleichbedeutend mit einer „vererbten" Ursache, da es sich häufig um Neumutationen handelt.

Symptome

Die Symptome bei Kindern mit Hirnanlagestörungen sind äußerst vielfältig und reichen – abhängig von der Ursache – von asymptomatischen Zufallsbefunden im MRT über leichte Störungen der psychomotorischen Entwicklung und der Intelligenz bis hin zu einer schweren Mehrfachbehinderung, z. B. bei Kindern mit einer schweren Zerebralparese (➤ Kap. 3.12). Epileptische Krampfanfälle treten bei vielen Betroffenen schon in den ersten Lebensjahren auf und sind oft besonders schwer zu behandeln (➤ Kap. 3.9).

Therapie

Für die meisten Kinder mit ZNS-Anlagestörungen gibt es keine ursächliche Behandlung. Sie profitieren aber sehr von einem interdisziplinären Therapie- und Förderkonzept, in dem eine spezielle sprachtherapeutische Behandlung oft von zentraler Bedeutung ist. Kinder mit Mehrfachbehinderung müssen häufig schon im Säuglingsalter wegen einer Dysphagie behandelt werden. Viele betroffene Kinder benötigen eine sprachtherapeutische Behandlung wegen Störungen, die meist alle Ebenen des Sprechens, der Sprechmotorik (z. B. Dysarthrie) oder der Sprachentwicklung betreffen, also die phonetisch-phonologische, die semantisch-lexikalische, die morphosyntaktische und die pragmatisch-kommunikative Ebene. Auch Patienten, bei denen die Hirnanlagestörung mit einer Intelligenzminderung einhergeht, können erheblich von einer sprachtherapeutischen Behandlung profitieren.

In vielen Fällen ist eine (gebärden-)**unterstützte Kommunikation** entweder zur Sprachanbahnung wichtig oder dauerhaft die einzige Möglichkeit für die Patienten, sich mit ihrer Umgebung zu verständigen (➤ Kap. 4.7).

Patienten mit besonders schweren Bewegungsstörungen und Störungen der Sprechfunktion profitieren häufig von **elektronischen Kommunikationshilfen.** In den letzten Jahren sind immer bessere Geräte und Programme entwickelt worden, oft auf der Basis von Tablets/Computern, mit denen die Betroffenen sehr umfassend kommunizieren können. Dies ermöglicht auch Kindern mit schweren Hirnanlagestörungen häufig eine wesentlich bessere Teilhabe am normalen Leben.

2.2.3 Neuronale Migrationsstörungen

Wie in der Einleitung beschrieben, wandern die Hirnnervenzellen (Neurone) während der Embryonalentwicklung vom Ort ihrer Entstehung zu ihrem Zielort. Diese Wanderung wird als Migration bezeichnet

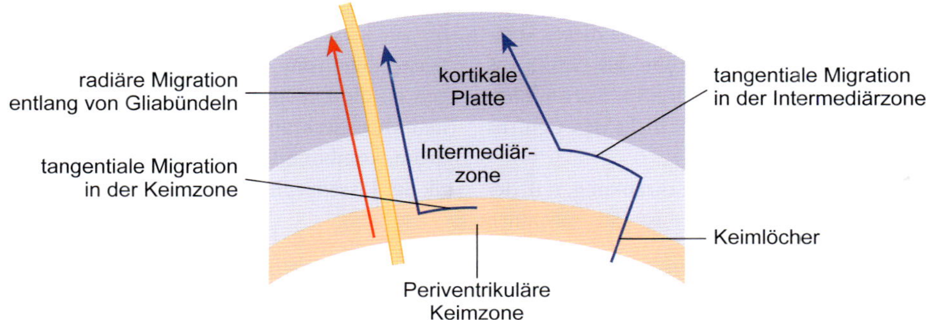

Abb. 2.7 Migration der Neurone im Gehirn. Die in der periventrikulären germinativen Zone gebildeten Neurone wandern auf unterschiedlichen Wegen zu ihrem Zielort. Von neuronalen Migrationsstörungen spricht man, wenn Hirnzellen nicht an ihrem Zielort ankommen. [L231]

(➤ Abb. 2.7). Von Migrationsstörungen spricht man, wenn eine größere Zahl von Neuronen nicht an ihrem Zielort ankommt. Diese Neurone sind fast immer deutlich in ihrer Funktion gestört und bilden in der Regel auch keine normalen Netzwerke mit ihrer Umgebung aus. Es gibt Migrationsstörungen, die nur umschriebene Teile des Gehirns betreffen, und andere, bei denen die gesamte Hirnanlage fehlerhaft ist.

Den unterschiedlichen Formen neuronaler Migrationsstörungen ist gemeinsam, dass sie sehr häufig zu Funktionsstörungen des Gehirns führen. Deren Ausprägung hängt unter anderem von Ort und Größe der Anlagestörung sowie vom Zeitpunkt ihrer Entstehung ab.

Am falschen Ort befindliche Nervenzellen können in der Regel keine sinnvolle Funktion übernehmen. Liegt die Störung z. B. in einer für die Sprache oder das Sprechen relevanten Hirnregion, kann die Sprachentwicklung erheblich beeinträchtigt sein. Neurone am „falschen Ort“ produzieren in vielen Fällen sogar eine pathologische epileptische Aktivität. Diese kann sich auf benachbarte gesunde Hirnregionen ausbreiten und dazu führen, dass die betroffenen Kinder schon ab dem frühen Säuglingsalter (oder sogar schon intrauterin) unter epileptischen Anfällen leiden. Diese Epilepsien lassen sich häufig nur schlecht oder gar nicht mit Medikamenten beeinflussen („therapierefraktäre Epilepsien“).

Wenn es sich um eine umschriebene Migrationsstörung und nicht um eine Anlagestörung des Gehirns handelt, kann in hochspezialisierten Epilepsiekliniken geprüft werden, ob ein epilepsiechirurgischer Eingriff infrage kommt. Dabei wird z. B. der krankhaft veränderte Teil des Gehirns entfernt oder die Verbindung zum gesunden Gehirn unterbrochen (➤ Kap. 3.9).

Welche Symptome bzw. Beeinträchtigungen sich bei einem Kind mit einer neuronalen Migrationsstörung zeigen, ist sehr unterschiedlich. Das Spektrum kann von einer geringen Beeinträchtigung bzw. einem Zufallsbefund im MRT bei einem weitgehend gesunden Kind bis zu schwersten Mehrfachbehinderungen reichen.

Neuronale Migrationsstörungen können als isolierte Störung der ZNS-Entwicklung, aber auch im Rahmen übergeordneter Syndrome mit Fehlbildungen an weiteren Organsystemen auftreten. Je nach Art und Schwere der Migrationsstörung können die betroffenen Kinder bei der Geburt zunächst völlig unauffällig sein, bis sich nach Monaten oder Jahren z. B. epileptische Anfälle oder Entwicklungsstörungen manifestieren. In anderen Fällen sieht man schon beim Neugeborenen deutliche Auffälligkeiten (z. B. einen Mikrozephalus) oder bereits kurz nach der Geburt erste Symptome wie z. B. Störungen der Augenbewegungen, des Schluckens oder der Atmung, abnorme Körperbewegungen oder wiederholte Krampfanfälle.

Die wichtigsten Arten neuronaler Migrationsstörungen sind nachfolgend beschrieben.

Lissenzephalie

Unter „Lissenzephalie“ (übersetzt „glattes Gehirn“) versteht man eine neuronale Migrationsstörung, die durch verminderte oder fehlende Ausprägung von

Windungen (Gyri) des Großhirns zu einem glatten Aussehen der Hirnoberfläche führt. Bei dieser Fehlbildung wandern fast alle Neurone des Großhirns nicht zu ihrer endgültigen Position im Kortex, sondern bleiben in einer tieferen Schicht des Gehirns liegen.

Bei leichteren Formen dieser Erkrankung, z. B. der subkortikalen Bandheterotopie, ist im Großhirn (meist nur in einer Region) unterhalb der normalen Hirnrinde eine zweite Schicht grauer Substanz vorhanden. Diese Veränderung kann zu epileptischen Anfällen führen, sie kann aber auch symptomlos bleiben und als Zufallsbefund bei einer MRT-Untersuchung entdeckt werden. Dagegen handelt es sich bei der klassischen Lissenzephalie um eine schwere Form der Erkrankung, da das komplette Großhirn die o. g. pathologische Struktur aufweist. Bei dieser Form der Erkrankung kommt es regelhaft zu schweren Bewegungs- und allgemeinen Entwicklungsstörungen sowie häufig zu kaum behandelbaren epileptischen Anfällen. Auch die orale Ernährung der Kinder kann beeinträchtigt sein. In diesen Fällen gestaltet sich die sprachtherapeutische Behandlung entsprechend langwierig und schwierig.

Eine spezielle Form der Lissenzephalie ist das Miller-Dieker-Syndrom, bei dem eine sehr ausgeprägte Hirnfehlbildung mit äußerlichen Kennzeichen wie hohe Stirn, prominenter Hinterkopf, schmale Nase, schmales Kinn und mit weiteren Organfehlbildungen (z. B. Herzfehler, hypoplastisches männliches Genitale) einhergeht.

Je nach Typ der Lissenzephalie können die Kinder bei der Geburt einen normal großen Kopf haben, der dann in den ersten Lebensmonaten nicht mehr wächst. Die Säuglinge können zunächst unauffällig erscheinen und erst im weiteren Verlauf neurologische Störungen entwickeln. Andere Patienten haben primär einen zu kleinen Kopf und schon bei der Geburt z. B. Dysmorphien des Gesichts, Fehlbildungen der Extremitäten, Bewegungs-, Schluck- und Gedeihstörungen.

Lissenzephalien sind **genetisch bedingte Störungen,** die durch Veränderungen in unterschiedlichen Genen entstehen können. Die Ursache ist besonders häufig in einer bestimmten Region auf dem Chromosom 17 zu suchen, in der u. a. das LIS1-Gen liegt. Genetische Veränderungen in dieser Region können zu unterschiedlich schweren Formen der Lissenzephalie führen, angefangen von der Bandheterotopie bis zur klassischen Lissenzephalie und zum Miller-Dieker-Syndrom. Bei anderen genetischen Störungen ist die Lissenzephalie z. B. mit einer angeborenen Muskelerkrankung, dem Walker-Warburg-Syndrom, kombiniert (als aktuelle Übersicht zur Genetik der Lissenzephalien vgl. Fry et al. 2014).

Fallbeispiel 2.1

Lissenzephalie (Miller-Dieker-Syndrom)

Jonas ist das erste Kind gesunder Eltern nach einer unauffälligen Schwangerschaft. Bei den routinemäßigen pränatalen Ultraschalluntersuchungen war kein pathologischer Befund erkennbar, es wurde aber auch kein spezieller „Fehlbildungsultraschall" durchgeführt.

Nach der Geburt fiel der äußerlich gesund erscheinende Säugling jedoch durch spärliche Spontanbewegungen und einen geringen Muskeltonus auf. Er trank zu wenig und musste ab dem 2. Lebenstag zusätzlich über eine Magensonde ernährt werden. Am 4. Lebenstag traten epileptische Anfälle auf, zunächst in Form kurzer Myoklonien von Gesicht und Extremitäten, die in den Tagen darauf an Häufigkeit und Stärke zunahmen. Sonografisch ergab sich der Verdacht auf eine Lissenzephalie, eine MRT des Gehirns bestätigte die Diagnose. Molekulargenetisch wurde eine typische Mutation im LIS1 Gen nachgewiesen.

Der inzwischen vierjährige Junge hat sich psychomotorisch kaum entwickelt. Er kann weder gezielt greifen noch frei sitzen oder sich fortbewegen. Trotz intensiver medikamentöser Therapie treten bis heute mehrere epileptische Anfälle pro Tag auf. Wegen einer erheblichen Dysphagie wurde bei Jonas schon frühzeitig eine PEG-Sonde zur Ernährung gelegt. Durch eine langfristige spezielle Mundtherapie (➤ Kap. 4.3) hat er gelernt, ein wenig zu kauen und kleine Nahrungsmengen oral aufzunehmen, was er offensichtlich genießt und wodurch sich seine Lebensqualität deutlich verbessert hat.

Jonas reagiert zwar auf vertraute Stimmen, hat aber kein Sprachverständnis entwickelt und bildet selbst nur wenige einfache Laute. Ein Spracherwerb ist auch bei intensiver sprachtherapeutischer Behandlung kaum zu erwarten, je nach allgemeiner Entwicklung könnte er evtl. lernen, eine einfache elektronische Kommunikationshilfe zu verwenden.

Heterotopie

Eine Heterotopie liegt vor, wenn eine größere Gruppe von Neuronen während der Migration nicht zu ihrem richtigen Zielort in der Großhirnrinde gelangt, sondern in einer anderen Region verbleibt. Eine Form der Heterotopie ist die oben beschriebene Bandheterotopie. Andere Formen sind z. B. die subependymalen (periventrikulären) nodulären Heterotopien und die subkortikalen fokalen Heterotopien.

Bei der periventrikulären nodulären Heterotopie bilden sich Ansammlungen von Neuronen entlang der Hirnventrikel (periventrikulär), die im MRT wie eine „knotige" (noduläre) Struktur aussehen. Es gibt unterschiedliche genetische Ursachen für diese Anlagestörungen. So führt z. B. die X-chromosomal dominant erbliche Heterotopie bei den betroffenen Mädchen meist zu schwer behandelbaren epileptischen Anfällen und einer eher leichten mentalen Retardierung. Männliche Kinder mit dieser Störung sind nicht lebensfähig.

Polymikrogyrie

Polymikrogyrien sind Veränderungen, bei denen die Gyri in Teilen oder der gesamten Großhirnrinde deutlich kleiner und unvollständiger ausgebildet, aber zahlreicher als im Normalfall sind. Dies führt zu einer „pflastersteinartigen" Oberfläche des Gehirns. Die Ausprägung der oben beschriebenen Symptome hängt von der Ausdehnung der Fehlbildung ab. Viele Betroffene haben relativ schwere neurologische Störungen bzw. eine Mehrfachbehinderung und häufig schwer behandelbare epileptische Anfälle.

Fokale kortikale Dysplasie

Bei einer fokalen kortikalen Dysplasie (FCD) kommt es in umschriebenen Bereichen des Großhirns zu Ansammlungen abnormer Neurone, die nicht der üblichen Architektur des Großhirns entsprechend geschichtet und fehlerhaft verknüpft sind. Da diese pathologischen Zellverbände häufig eine intensive epileptische Aktivität produzieren, kann selbst eine kleine FCD in einem ansonsten gesunden Gehirn schwere Epilepsien auslösen, die kaum auf eine medikamentöse Behandlung ansprechen. Wenn sich der epileptische Herd (Fokus) bzw. die FCD erfolgreich operativ entfernen lässt, können die Patienten aber vollständig anfallsfrei werden. Bei allen Patienten mit einer therapierefraktären Epilepsie sollte daher wiederholt nach einer FCD gesucht werden. Deren Nachweis erfordert neben hochauflösenden MRT-Geräten vor allem eine Befundung durch einen epileptologisch besonders erfahrenen Neuroradiologen. Wiederholt „unauffällige" Standard-MRTs schließen daher das Vorliegen einer FCD keinesfalls aus. Im Zweifelsfall muss die entsprechende Diagnostik in einem Epilepsiezentrum stattfinden bzw. wiederholt werden.

Fallbeispiel 2.2

Fokale kortikale Dysplasie

Bei der zuvor völlig gesunden Rebecca trat im Alter von 8 Jahren ein erster epileptischer Anfall auf, der mit Missempfindungen in der rechten Gesichtshälfte und einer Sprechstörung begann und in einen generalisierten tonisch-klonischen „Grand-Mal"-Anfall überging (➤ Kap. 3.9). Im EEG sah man eine linksseitig betonte epileptische Aktivität, ein MRT-Befund des Gehirns war unauffällig. Nach einem weiteren ähnlichen Anfall wurde eine medikamentöse Dauertherapie verordnet. Trotz Behandlung mit verschiedenen Antiepileptika traten über viele Jahre wiederholt Anfälle in Abständen von 2–6 Wochen auf, die das Leben des Mädchens erheblich beeinträchtigten. Erst im Alter von 18 Jahren wurde mit einem hochauflösenden MRT eine kleine fokale kortikale Dysplasie bei Rebecca nachgewiesen. Diese wurde als Ausgangspunkt der epileptischen Anfälle identifiziert und konnte operativ entfernt werden. Seitdem ist die Patientin ohne Medikamente anfallsfrei, hat eine Ausbildung zur Floristin abgeschlossen und einen Führerschein erworben.

2

2.2.4 Mikro- und Makrozephalus, Hydrozephalus

Ein Mikrozephalus liegt vor, wenn der Kopfumfang eines Kindes unterhalb der 3. Perzentile liegt. Bei einem Kopfumfang oberhalb der 97. Perzentile besteht ein Makrozephalus. Da je 3 % aller gesunden Kinder einen Kopfumfang unter der 3. bzw. über der 97. Perzentile haben, gibt der Wachstumsverlauf des Kopfes wichtige Hinweise auf mögliche krankhafte Ursachen. Normalerweise wächst der Kopf eines Kindes sehr gleichmäßig entlang einer Perzentile (perzentilenparallel; vgl. ➤ Abb. 1.4). Daher sind deutliche Abweichungen von der ursprünglichen Perzentile nach unten oder oben sehr häufig pathologisch und erfordern eine Klärung der Ursache.

Man unterscheidet einen primären Mikrozephalus, bei dem der Kopfumfang schon bei der Geburt (also auch bereits intrauterin) unter der 3. Perzentile liegt, von einem sekundären Mikrozephalus, bei dem ein zunächst normal großer Kopf nicht normal weiter wächst. Analog werden auch beim Makrozephalus primäre und sekundäre Formen unterschieden. Ob und wann ein Mikro- oder Makrozephalus eine Abklärung erfordert, hängt u. a. davon ab, ob er mit einer Entwicklungsstörung oder neurologischen Symptomen einhergeht.

Solange die Schädelnähte noch nicht komplett verschlossen sind, d. h. in der Regel im Säuglingsalter, können viele Erkrankungen des Gehirns mittels Sonografie dargestellt werden, z. B. ein Hydrozephalus, Blutungen, Hirninfarkte oder größere Anlagestörungen. Bei älteren Kindern und in allen Fällen von Entwicklungsstörungen oder neurologischen Symptomen ist eine MRT des Gehirns erforderlich, die in der Regel in Kurznarkose erfolgt. Für spezielle Fragestellungen (z. B. ob ein vorzeitiger Verschluss von Schädelnähten vorliegt) bedarf es einer CT- oder Röntgenuntersuchung des Schädels. Je nach Untersuchungsbefund wird dann ggf. mit speziellen Laboruntersuchungen z. B. nach Stoffwechselerkrankungen oder genetischen Erkrankungen gesucht.

MERKE

In einem kleinen Kopf befindet sich immer ein kleines Gehirn. In einem – zu – großen Kopf kann das Gehirn in seltenen Fällen auch normal groß sein. **Je 3 % der gesunden Kinder** haben einen Kopfumfang unter der 3. Perzentile oder über der 97. Perzentile. Aber je größer die Abweichung von der Norm, desto häufiger sind neurologische Symptome und psychomotorische Entwicklungsstörungen. Es ist immer ein **Warnzeichen** und dringend abklärungsbedürftig, wenn der Kopfumfang im Wachstumsverlauf deutlich von seiner ursprünglichen Perzentile nach oben oder unten abweicht!

Mikrozephalus

Die Ursachen für einen Mikrozephalus sind sehr vielfältig. Wenn der Kopfumfang eines Kindes schon pränatal bzw. bei der Geburt deutlich zu klein ist, ist die Ursache häufig eine genetisch bedingte Anlagestörung des Gehirns oder eine intrauterine Schädigung (z. B. durch Infektion oder Durchblutungsstörung). In einem zu kleinen Kopf kann sich sowohl ein strukturell weitgehend normal aufgebautes, nur insgesamt zu kleines Gehirn befinden als auch ein Gehirn mit starken strukturellen Anomalien bis hin zum Fehlen wesentlicher Hirnstrukturen (z. B. beider Großhirnhemisphären). Dementsprechend reicht das Spektrum der Symptome bei Kindern mit Mikrozephalus – abhängig von der Ursache – von leichten psychomotorischen Entwicklungsstörungen bis hin zur schweren Mehrfachbehinderung. Bei Kindern mit Mikrozephalus gibt es kein „Aufholwachstum", d. h. ein zu kleiner Kopf bleibt immer unterhalb der Norm, auch wenn er weiter wächst. Die einzige Ausnahme sind vorzeitige Verknöcherungen der Schädelnähte (Nahtsynostosen), bei denen das Gehirn nicht größer werden kann, weil die Schädelknochen nicht mehr wachsen. Werden Nahtsynostosen rechtzeitig operiert, können Schädel und Gehirn wieder normal (weiter-)wachsen. Viele dieser Kinder holen dann innerhalb kürzester Zeit Entwicklungsrückstände auf und entwickeln sich oft normal.

Ursachen einer Mikrozephalie (Kopfumfang unterhalb der 3. Perzentile):

- familiäre Formen (ohne Symptome)
- Chromosomenanomalien (z. B. Trisomie 21, ➤ Kap. 3.2.1)
- andere genetische Störungen (z. B. Rett-Syndrom, ➤ Kap. 3.2.7)
- Hirnanlagestörungen (z. B. ausgedehnte Migrationsstörungen, Holoprosenzephalie, Anenzephalus)

- intrauterine Infektionen (z. B. Zytomegalie, Toxoplasmose)
- intrauterine Toxine (z. B. fetales Alkoholsyndrom, unerkannte Phenylketonurie der Mutter)
- intrauterine Durchblutungsstörungen
- perinatale Hirnschädigung (z. B. Hypoxie, Infektion, Durchblutungsstörung)
- postnatale schwere Hirnschädigung (z. B. schwere angeborene Herzfehler, Beinahe-Ertrinken)
- schwere chronische Erkrankungen (z. B. Herz-, Leber-, Nieren- und Stoffwechselerkrankungen)
- schwere Mangelernährung

Sonderfall: Eine prämature Nahtsynostose (vorzeitige Verknöcherung der Schädelnähte) ist als einzige Form des Mikrozephalus ursächlich (operativ) behandelbar. Hierbei ist eine rechtzeitige Diagnosestellung und Behandlung extrem wichtig!

Makrozephalus

Auch ein Makrozephalus kann isoliert oder in Kombination mit anderen Fehlbildungen auftreten und ganz unterschiedliche Ursachen haben. Man unterscheidet Formen, bei denen das Gehirn selbst zu groß ist (Megalenzephalie), und Formen mit einem normal großen oder sogar zu kleinen Gehirn in einem zu großen Schädel (z. B. bei Hydrozephalus und anderen Anlagestörungen).

Ursachen einer Makrozephalie (Kopfumfang oberhalb der 97. Perzentile):

- familiäre Formen (ohne Symptome)
- Hydrozephalus (diverse Formen, ➤ Kap. 3.11)
- genetische Störungen und Syndrome (z. B. Sotos-Syndrom)
- Stoffwechselerkrankungen (z. B. Mukopolysaccharidosen, ➤ Kap. 3.4)
- Leukodystrophien (z. B. Morbus Alexander)
- intrakranielle Blutungen (z. B. chronische Subduralhämatome, ➤ Kap. 3.11)
- Skelettdysplasien (z. B. Osteopetrose)

Hydrozephalus

Gehirn und Rückenmark sind allseits von äußeren Liquorräumen umgeben, die mit den vier Hirnventrikeln verbunden sind. Der überwiegend in den Hirnventrikeln (innere Räume) gebildete Liquor kann normalerweise frei zirkulieren und wird ins Blut aufgenommen, wobei ein Gleichgewicht zwischen Produktion und Resorption des Liquors besteht. Wenn einzelne oder mehrere Liquorräume gegenüber der Norm deutlich erweitert sind, spricht man von einem Hydrozephalus. Man unterscheidet den **Hydrocephalus internus,** bei dem die inneren Liquorräume erweitert sind, vom **Hydrocephalus externus** mit erweiterten äußeren Liquorräumen und kombinierte Formen. Beim Hydrocephalus internus lässt sich ein **nicht-kommunizierender,** bei dem es durch einen gestörten Liquorfluss zwischen den Ventrikeln zum Liquorstau kommt, von einem **kommunizierenden** Hydrocephalus internus unterscheiden, bei dem die Liquorresorption gestört ist.

Die Symptome sind – abhängig von Ursache und Ausprägung des Hydrozephalus – sehr unterschiedlich. Wenn ein Hydrocephalus internus schon **prä- oder perinatal** entsteht (z. B. durch Einblutung ins Ventrikelsystem mit Verlegung der Abflusswege), erhöht sich der Liquordruck in den Hirnventrikeln. Dies führt dazu, dass sich die Ventrikel erweitern und das umgebende Hirngewebe komprimieren. Da die Schädelnähte noch offen sind, geben sie dem inneren Druck nach, wodurch er zumindest teilweise kompensiert werden kann. Ein **abnorm schnelles Schädelwachstum** kann in den ersten Lebensmonaten das einzige Symptom eines Hydrozephalus sein. Daher sind **regelmäßige Messungen des Kopfumfangs** bei allen Säuglingen wichtig und fester Bestandteil der Vorsorgeuntersuchungen.

Das Nachgeben der Schädelnähte bringt aber keine vollständige Entlastung. Daher treten früher oder später typische **Hirndrucksymptome** auf: Unruhe, Irritabilität, häufiges schrilles Weinen, Schlafstörungen, Trinkstörungen, häufiges Erbrechen und Bewusstseinsstörungen. Im fortgeschrittenen Stadium kommen weitere neurologische Symptome hinzu, z. B. das „Sonnenuntergangsphänomen" (ständiger Blick nach unten), Schielen, Pupillenerweiterung mit gestörter Lichtreaktion, abnorme Bewegungen, Spastik und epileptische Anfälle. Ohne Therapie führt der steigende Hirndruck zu einer „Einklemmung" des Hirnstamms mit Koma, schwerer Atem- und Kreislaufstörung und schließlich zum Tod. Eine möglichst frühzeitige Diagnose und Therapie ist daher oft lebenswichtig und kann außerdem verhindern, dass ein länger bestehender Hirndruckanstieg das Hirngewebe nachhaltig schädigt.

Die **Therapie** eines Hydrocephalus internus erfolgt in der Regel **operativ.** Meist wird ein **ventrikuloperitonealer Shunt** angelegt, über den der Liquor aus einem oder mehreren der Hirnventrikel in die Bauchhöhle abgeleitet und dort vom Peritoneum resorbiert wird. Ein Ventil in diesem System sorgt dafür, dass nicht zu viel Liquor abfließt. Denn sonst könnte der Liquor-Unterdruck zu Kopfschmerzen und anderen neurologischen Symptomen führen.

Bei einem zunächst gut funktionierenden Shunt kann es jederzeit zu einer Fehlfunktion kommen, z. B. wegen einer Verlegung durch Blut bzw. Eiweiß oder durch andere mechanische Ursachen. Daher müssen alle neuen neurologischen Symptome bei Kindern mit einem Shunt äußerst ernst genommen werden. Dies gilt neben den o. g. Hirndrucksymptomen auch für chronische Müdigkeit, Appetitstörungen, zunehmende Verhaltens- und Konzentrationsstörungen oder eine Verschlechterung z. B. des Sprechens und der Sprache.

Eine weitere operative Methode ist die **endoskopische Ventrikulostomie,** bei der eine künstliche Verbindung zwischen dem dritten Ventrikel und den äußeren Liquorräumen geschaffen und so für einen Druckausgleich gesorgt wird (➤ Kap. 3.10).

Bei rechtzeitiger operativer Therapie ist die Prognose für die Lebenserwartung und die psychomotorische Entwicklung der meisten Kinder mit einem „einfachen“ Hydrozephalus, bei denen keine schwere Hirnfehlbildung vorliegt, heutzutage gut.

Die meisten Betroffenen haben aber zumindest leichte Entwicklungsstörungen in mehreren Bereichen, darunter häufig Sprachentwicklungsstörungen. Viele Patienten benötigen daher eine sprachtherapeutische Behandlung, einige von ihnen auch über mehrere Jahre.

MERKE

Bei Kindern mit einem ventrikuloperitonealen Shunt müssen alle (neuen) neurologischen Symptome und Verschlechterungen des Allgemeinbefindens äußerst ernst genommen und abgeklärt werden, da sie Zeichen einer **Shuntdysfunktion** sein können. Im Zweifelsfall ist auch bei einem scheinbar normalen/unveränderten CT eine Shuntrevision indiziert.

Ursachen für einen Hydrozephalus (Auswahl)

- Hirnanlagestörungen (z. B. Chiari-Malformation, angeborene Aquäduktstenose)
- intrakranielle Tumoren
- pränatale Infektionen (z. B. Zytomegalie)
- postnatale intrakranielle Infektionen (z. B. bakterielle Meningitis, Tuberkulose)
- angeborene Gefäßfehlbildungen
- intraventikuläre Hämorrhagie (IVH) bei Frühgeborenen
- andere intrakranielle Blutungen (durch Trauma)
- Stoffwechselerkrankungen
- genetische Syndrome

2.2.5 Spina bifida und Neuralrohrdefekte

Die Spina bifida (sog. „offener Rücken“) gehört zu den Neuralrohrdefekten oder Dysrhaphien, also Fehlbildungen des ZNS, bei denen sich das Neuralrohr (➤ Kap. 2.1) am kaudalen oder kranialen Ende nicht richtig schließt. Ein mangelhafter Verschluss am kaudalen Ende verhindert, dass dort das Rückenmark richtig angelegt wird und die Wirbelbögen sich richtig schließen. Neuralrohrdefekte treten in Europa bei ca. 1 von 1 000 Neugeborenen auf.

Die Ursachen für Neuralrohrdefekte sind vielfältig und nicht vollständig geklärt. Sowohl genetische Faktoren als auch äußere Einflüsse (wie ein Folsäuremangel) spielen eine Rolle. Es gibt auch einige chromosomale und andere spezifische genetische Ursachen, die aber nur für einen kleinen Teil der Fälle verantwortlich sind.

Bei der leichteren Form, der **Meningozele,** besteht im unteren Rückenbereich eine liquorgefüllte Aussackung, die meist von normaler Haut bedeckt ist. Neurologische Symptome können in dem Fall nur schwach ausgeprägt sein oder ganz fehlen. Bei der eigentlichen Spina bifida, der **Myelomeningozele (MMC),** befinden sich in der Aussackung fehlgebildete unteren Rückenmarkanteile, deren Funktion erheblich gestört ist. Daher haben die Kinder schwere neurologische Symptome, die denen einer Querschnittslähmung im betroffenen Bereich ähneln. Fast immer liegen Störungen der Blasen- und Mastdarmfunktion (Harn- und Stuhlinkontinenz) und je nach Schweregrad geringe bis starke schlaffe

Lähmungen und Sensibilitätsstörungen der unteren Extremitäten vor.

Hinzu kommt bei mehr als 80 % der Patienten eine **Arnold-Chiari-Malformation Typ II,** bei der nach unten in das Foramen magnum der Schädelbasis verlagerte Kleinhirnteile zu einer lebensbedrohlichen Einklemmung des Hirnstamms führen können. Bei ca. 70 % der Patienten mit MMC entwickelt sich ein **Hydrozephalus,** der häufig schon in den ersten Lebenstagen mit einem ventrikuloperitonealen Shunt (wie oben beschrieben) entlastet werden muss.

Patienten mit einer MMC benötigen eine lebenslange interdisziplinäre Behandlung. Wenn die Erkrankung schon pränatal bekannt ist, sollte die Entbindung per Kaiserschnitt in einem spezialisierten Zentrum erfolgen. Die MMC wird nach der Geburt möglichst **umgehend operativ gedeckt,** um ZNS-Infektionen zu verhindern. Die Operation bewirkt aber keine Verbesserung der neurologischen Funktionen. Kinder mit Hydrozephalus erhalten zeitgleich einen Shunt. Bei anderen wird eine Shunt-Anlage erst nötig, wenn es zu einem Liquorstau kommt. In den nächsten Lebensjahren können weitere Operationen erforderlich werden, z. B. zur Revision des Shunts bei Fehlfunktion, zum Lösen von Verwachsungen am unteren Rückenmark („tethered cord") oder orthopädische Operationen bei Muskelverkürzungen und Gelenkkontrakturen.

Wegen der schweren motorischen und sensiblen Störungen an den unteren Extremitäten benötigen die meisten Patienten lebenslang eine **physiotherapeutische Behandlung,** um eine möglichst gute Mobilität (im Idealfall selbstständiges Stehen und Gehen) aufzubauen bzw. zu erhalten und Kontrakturen vorzubeugen. Fast immer sind **orthopädische Hilfsmittel** erforderlich, z. B. spezielle Lagerungs- und Gehorthesen. Viele Patienten sind dauerhaft auf Gehhilfen oder einen Rollstuhl angewiesen. Da fast alle Patienten Blasen- und Darmentleerungsstörungen haben, benötigen sie deswegen ebenfalls therapeutische Hilfe.

Bei Kindern mit einer MMC und besonders mit einer Arnold-Chiari-Malformation Typ II treten häufig Funktionsstörungen **des Hirnstamms bzw. der unteren Hirnnerven** auf. Typische Symptome sind Atemstörungen, z. T. schwere Dysphagien, Dysphonien (durch Dysfunktion der Stimmbänder) und andere Sprechstörungen. Diese Patienten benötigen oft eine langjährige sprachtherapeutische Behandlung, bei der gelegentlich auch der Einsatz von unterstützter Kommunikation und elektronischen Kommunikationshilfen erforderlich ist.

Alle MMC-Patienten haben ein hohes Risiko, eine potenziell lebensgefährliche **Latexallergie** zu entwickeln. Bei allen diagnostischen und therapeutischen Maßnahmen ist daher streng darauf zu achten, dass **keine latexhaltigen Produkte** wie z. B. Handschuhe oder Sauger verwendet werden.

Die **kognitiven Fähigkeiten** von Kindern mit MMC/Hydrozephalus können unterschiedlich stark gestört sein; in manchen Fällen sind sie aber auch kaum beeinträchtigt oder normal. Die Patienten profitieren daher in jedem Fall von einer engagierten, interdisziplinären Förderung und Therapie.

MERKE

Bei Kindern mit MMC/Hydrozephalus muss jeder Kontakt mit **latexhaltigen Produkten** (z. B. Handschuhe oder Sauger) streng vermieden werden!

Neuralrohrdefekte

Neuralrohrdefekte treten gehäuft bei Kindern auf, bei deren Müttern zum Zeitpunkt der **Empfängnis** (perikonzeptionell) ein Folsäuremangel besteht. In einigen Ländern werden daher die Grundnahrungsmittel mit Folsäure angereichert, in Deutschland aber nicht. Hier wird allen Frauen, die eine Schwangerschaft planen, eine prophylaktische Einnahme von **täglich 0,4 mg Folsäure** (mindestens 4 Wochen vor und nach der Empfängnis) empfohlen. Bei Kinderwunsch ist also eine dauerhafte Einnahme empfehlenswert. Im Fall eines Wiederholungsrisikos, z. B. nach einer vorausgegangenen Schwangerschaft mit Neuralrohrdefekt, sollten täglich sogar **4 mg Folsäure** eingenommen werden.

Die meisten Neuralrohrdefekte (MMC bzw. Hydrozephalus) werden bei den pränatalen Ultraschalluntersuchungen im 1. Trimenon der Schwangerschaft erkannt. Eine genaue Prognose hinsichtlich der später zu erwartenden neurologischen Störungen und Behinderungen lässt sich oft nicht stellen. Mittels der fetalen Chirurgie besteht aber die Möglichkeit, eine MMC schon intrauterin zu verschließen. Dadurch kann in einigen Fällen das Ausmaß der neurologischen Störungen und Behinderungen vermindert, aber keinesfalls eine vollständige Korrektur bewirkt werden (➤ Kap. 3.1 zu weiteren Aspekten der pränatalen Diagnostik).

MERKE

Da die Häufigkeit von Neuralrohrdefekten bei einem Folsäuremangel der Schwangeren deutlich ansteigt, wird allen Frauen mit Kinderwunsch die **tägliche Einnahme von Folsäure** (mindestens 4 Wochen vor einer möglichen Konzeption) empfohlen.

2

Fragen zur Wissensprüfung

1. Zu den Entwicklungsstörungen des ZNS rechnet man z. B.
   a. Migrationsstörungen (z. B. fokale kortikale Dysplasie)
   b. Makro- und Mikrozephalus
   c. Hydrozephalus und Spina bifida
2. Mit den üblichen pränatalen Untersuchungen (Sonografie, ggf. Chromosomenanalyse) erkennt man in der Regel
   a. alle Entwicklungsstörungen des ZNS
   b. Hydrozephalus und Spina bifida
   c. größere Hirnanlagestörungen (z. B. Lissenzephalie)
3. Typische Symptome bei einem Kind mit einer Lissenzephalie sind
   a. schwer behandelbare epileptische Anfälle
   b. schwere allgemeine Entwicklungsstörung
   c. isolierte Lese-Rechtschreib-Störung bei normaler Intelligenz
4. Typische Symptome eines Kindes mit einer *kleinen* fokalen kortikalen Dysplasie sind
   a. epileptische Anfälle, die schlecht auf Medikamente ansprechen
   b. schwere allgemeine Entwicklungsstörung
   c. normale Intelligenz
5. Neuralrohrdefekte (z. B. Spina bifida) entstehen
   a. im letzten Drittel der Schwangerschaft
   b. während der gesamten Schwangerschaft vor allem durch äußere Einflüsse, z. B. bakterielle Infektionen
   c. in den ersten Schwangerschaftswochen
6. Eine Frau, die eine Schwangerschaft plant, kann das Risiko eines Neuralrohrdefekts bei ihrem Kind senken, indem sie
   a. ihren Zigarettenkonsum reduziert, am besten ganz beendet
   b. mindestens 4 Wochen vor und nach der Empfängnis täglich 0,4 mg Folsäure und bei erhöhtem Risiko sogar 4 mg Folsäure täglich einnimmt
   c. absolute Alkoholkarenz einhält
7. Bei Kindern mit Spina bifida (MMC) ist bei allen therapeutischen und diagnostischen Maßnahmen besonders wichtig
   a. verschlechtertes Allgemeinbefinden, Kopfschmerzen und neue neurologische Symptome sehr ernst zu nehmen und ggf. die Vorstellung beim Facharzt bzw. in der Klinik empfehlen. Denn die Ursache kann z. B. eine Shuntdysfunktion mit Hirndrucksymptomen sein, die potenziell lebensgefährlich ist.
   b. keine Händedesinfektion durchführen, wegen möglicher Hautreizung beim Kind.
   c. jeden Kontakt mit latexhaltigen Produkten strengstens zu vermeiden.
8. Besondere therapeutische Optionen für die sprachtherapeutische Behandlung bei Kindern mit – neurologisch oder anatomisch – stark eingeschränkter Sprechfunktion sind
   a. gebärdenunterstützte Kommunikation
   b. elektronische Kommunikationshilfen mit spezieller Tastatur und Sprachausgabe (z. B. auf Tablet-Basis)
   c. blickgesteuerte Kommunikationshilfen

WEITERFÜHRENDE LITERATUR

Normale und pathologische Entwicklung des ZNS, allgemein

Aicardi J. Diseases of the Nervous System in Childhood. Cambridge: University Press, 1998.

Piña-Garza JE: Fenichel's Clinical Pediatric Neurology, a Signs and Symptoms Approach. 7th ed. Philadelphia: Saunders, 2013.

ten Donkelaar HJ, Lammens M, Hori A: Clinical Neuroembryology, Development and Developmental Disorders of the Human Central Nervous System. Heidelberg, New York: Springer, 2006.

Volpe JJ. Neurology of the Newborn. 3rd ed. Philadelphia: Saunders, 1995.

Migrationsstörungen

Barkovich AJ et al. Band heterotopia: correlation of outcome with magnetic resonance imaging parameters. Ann Neurol. 1994; 36(4): 609–617.

Fry AE et al. The genetics of lissencephaly. Am J Med Genet C Semin Med Genet. 2014; 166C(2): 198–210.

Prayson RA. Classification and pathological characteristics of the cortical dysplasias. Child Nerv Syst. 2014; 30(11): 1805–1812. doi: 10.1007/s00381-014-2482-8. Epub 2014 Oct 9.

Rosendahl M, Wolff G. Klinik, Genetik und Pathogenese der Lissenzephalien. Dtsch Arztebl 2003; 100(19): A-1269/B-1064/C-996.

Schulze-Bonhage A et al. Long-term seizure outcome in 211 patients with focal cortical dysplasia. Epilepsia, doi: 10.1111/epi.12876; 2015.

Neuralrohrdefekte, Spina bifida und Hydrozephalus

Frey L, Hauser WA. Epidemiology of neural tube defects. Epilepsia 2003; 44 (Suppl 3): 4–13.

Keller BA, Farmer DL. Fetal surgery for myelomeningocele: history, research, clinical trials, and future directions. Minerva Pediatr. 2015 (Epub ahead of print).

McDonnell R et al. Neural tube defects in the Republic of Ireland in 2009–2011. J Public Health (Oxf) 2015; 37(1): 57–63. doi: 10.1093/pubmed/fdu016. Epub 2014 Mar 18.

Ovaere C. Prenatal diagnosis and patient preferences in patients with neural tube defects around the advent of fetal surgery in Belgium and Holland. Fetal Diagn Ther. 2015; 37(3): 226–234. doi: 10.1159/000365214. Epub 2014 Oct 3.

2.3 Altersgemäße Sprachentwicklung und Sprachentwicklungsstörungen sowie weitere sprachassoziierte Störungen unter besonderer Berücksichtigung neuropädiatrischer Krankheitsbilder

Katrin Neumann

2.3.1 Normaler Spracherwerb

Die Diagnose einer Sprachentwicklungsstörung (SES) bemisst sich an der normalen Sprachentwicklung von Kindern. Diese läuft als vorwiegend genetisch determinierter und von vielen äußeren Faktoren beeinflusster Entwicklungsprozess ab. Ein Kind ist sprachlich normal entwickelt, wenn es sich bis zum vierten Geburtstag muttersprachlich in korrekten, grammatisch geordneten Strukturen, gut verstehbarer, altersgemäßer Aussprache aller Laute und mit altersgemäßem Wortschatz ausdrücken und situationsangemessen kommunizieren kann [1, 2]. Die normale Sprachentwicklung ist interindividuell sehr variabel, abhängig von Geschlecht, anlagebedingter Disposition und Lebensumfeld.

Sie vollzieht sich expressiv (Sprachproduktion) und rezeptiv (Sprachverständnis) in folgenden linguistischen Dimensionen:

- prosodisch (Sprechmelodie, -dynamik)
- phonetisch-phonologisch (Aussprache, Produktion von Lauten und Gebrauch von Sprachlauten im Sprachsystem)
- semantisch-lexikalisch (Wortbedeutung, Wortschatz)
- morphologisch-syntaktisch (Wort- und Satzgrammatik)
- pragmatisch (situationsangemessener Gebrauch der Sprache während der Kommunikation) [3]

Im ersten Lebensjahr laufen wichtige Vorläuferprozesse der normalen Lautsprachentwicklung ab. Sie scheinen vorwiegend genetisch determiniert zu sein, offensichtlich als evolutionär sinnvolle Anpassungsprozesse, um die Kommunikation mit anderen zu unterstützen. Dazu zählen die Fähigkeiten, bereits als Neugeborenes menschliche Stimmen von anderen Schallreizen und die Muttersprache von anderen Sprachen unterscheiden zu können, die Stimme der Mutter zu bevorzugen, auf *Motherese* (Ammensprache, *Baby Talk* – hohe Tonlage der Bezugsperson bei der Kommunikation mit dem Baby sowie deutliches und langsames Sprechen, übertriebene Satzmelodie, Pausen zwischen den einzelnen Phrasen, Betonung besonders wichtiger Wörter, Wiederholungen und Vermeidung komplizierter Sätze) zu reagieren, an menschlichen Gesichtern interessiert zu sein und bestimmte mimische Muster zu zeigen, z. B. für Unbehagen, Schmerz oder Trauer. Entsprechend der nativistischen Theorie von Noam Chomsky [4] ist Kindern die grundlegende formale und sprachuniverselle Fähigkeit angeboren, aus der gehörten Sprache Regeln abzuleiten und Sprache intuitiv-unbewusst zu erwerben, wozu sie rein kognitiv noch nicht in der Lage sein dürften. Auch Lernbereitschaft und Lernfähigkeit sowie nicht-modalitätenspezifische Wahrnehmungsfähigkeiten scheinen angeboren zu sein [5].

Wichtige sprachrelevante Vorläuferprozesse sind:

- kognitive Anpassung an die Laute der Muttersprache und Bevorzugung ihrer Prosodie
- gemeinsame Aufmerksamkeitsausrichtung (*shared focus of attention*) und Triangulieren (Benennung des Objekts durch die Mutter, nachdem das Kind mit seinem Blick ihre Aufmerksamkeit darauf gelenkt hat)
- eine partiell entwickelte sensomotorische Intelligenz (Üben angeborener Reflexmechanismen im ersten Lebensjahr, Differenzierung angeborener Handlungsschemata, Erkennen von Zweck-Mittel-Zusammenhängen, Imitation von Verhaltensweisen der Bezugspersonen, Herstellung konstanter innerer Objektvorstellungen)
- Reziprozität (wechselseitige Bezogenheit während der Kommunikation)
- Gebrauchen und Verstehen referentieller und symbolischer Gesten (wie winke-winke, nein-nein)
- Intentionalität (mentale Ausrichtung auf Objekte oder Personen in kommunikativer Absicht)
- Grundunterscheidung in „selbst" und „andere"
- Fähigkeit, Ereignisse zu segmentieren und Objekte, Handlungen und Zustände zu klassifizieren [1]

Fehlende Vorläuferfähigkeiten sind oft ein erster Hinweis auf eine gestörte Sprachentwicklung.

Die Beurteilung der Sprachleistungen orientiert sich an der normalen Sprachentwicklung. Daher ist es unumgänglich, die altersentsprechenden Entwicklungsziele einer spezifischen Sprache zu kennen. Hierfür hat sich das Prinzip der Meilensteine und Grenzsteine bewährt, das wichtige Schritte des Mutterspracherwerbs für einzelne linguistische Ebenen charakterisiert [6]. Meilensteine geben an, in welchem durchschnittlichen Alter normal entwickelte Kinder bestimmte Fähigkeiten erreichen, Grenzsteine hingegen Entwicklungsziele, die von etwa 90 bis 95 % aller normal entwickelten Kinder in einem bestimmten Alter erreicht werden [7]. Eine Übersicht zum normalen Deutschspracherwerb findet sich in der folgenden Tabelle (➤ Tab. 2.2).

2.3.2 Late Talker

Kinder mit ansonsten altersgerechtem Entwicklungsstand, die bis zum zweiten Geburtstag noch keine 50 Wörter oder Zweiwortkombinationen bilden, werden als „späte Sprecher" (*Late Talker* [9]) bezeichnet. Prävalenzangaben liegen im angelsächsischen Sprachraum bei 2,0–17,5 % [10, 11], im deutschen bei 13–20 % [12]. Etwa 35–50 % [13] der betroffenen Kinder holen den Rückstand ohne Intervention zwischen dem zweiten und dritten Geburtstag auf (*Late Bloomer*), der Rest zeigt eine Sprachentwicklungsstörung.

2.3.3 Sprachentwicklungsstörungen

Als Sprachentwicklungsstörungen (SES) werden wesentliche zeitliche und inhaltliche Abweichungen von der normalen kindlichen Sprachentwicklung bezeichnet. Hierbei unterschreiten Sprachproduktion und/oder -perzeption auf einer, mehreren oder allen linguistischen Ebenen (phonetisch-phonologisch, lexikalisch-semantisch, morphologisch-syntaktisch, pragmatisch) signifikant die Altersnorm. Die Internationale Klassifikation der Erkrankungen (ICD-10) der Weltgesundheitsorganisation unterscheidet isoliert auftretende **umschriebene Sprachentwicklungsstörungen** (USES, Synonyme: umschriebene Entwicklungsstörungen des Sprechens und der Sprache [UESS] bzw. spezifische Sprachentwicklungsstörungen [SSES]) von **Sprachentwicklungsstörungen beim Vorliegen sprachassoziierter Komorbiditäten,** d. h. weiterer Erkrankungen oder Entwicklungsstörungen, die (Mit-)Ursache der SES sein könnten (Synonyme: unspezifische bzw. sekundäre SES) [14]. USES sind eine Ausschlussdiagnose, d. h. ihre Annahme ist erst nach Ausschluss sprachassoziierter Komorbiditäten gerechtfertigt. Die ICD-10 unterscheidet weiterhin rezeptive von expressiven Störungen, eine umstrittene Klassifikation, denn häufig weisen Kinder mit vorwiegend expressiver SES bei genauer Diagnostik zumindest geringe Defizite auch im Sprachverständnis auf [15].

Tab. 2.2 Abfolge der normalen Sprachentwicklung
(gekürzte Fassung von Tab. 1 aus de Langen-Müller, Kauschke, Kiese-Himmel, Neumann & Noterdaeme (2012), S. 22–24. [8])

Bereich	Entwicklungsschritt	Meilensteine	Grenzsteine 90. Perzentile
Frühe Sprachwahrnehmung	Interesse an der menschlichen Stimme („Lauschen“)	Pränatal, erste Lebenswochen	
	Erkennen rhythmischer und prosodischer Merkmale (Betonungsmuster) der Muttersprache	Pränatal, erste Lebenswochen	
Vokalisations-Entwicklung	Neugeborenschrei, Säuglingsschreien	Geburt	
	Gurren (Rachen-, Gaumen-, Kehllaute)	6.–8. Woche	
	Marginales Lallen/Babbeln (Erproben der Lautbildung)	4. Monat	
	Kanonisches Lallen/Babbeln (Silben aus Konsonanten und Vokalen, z. B. *ba*)	6. Monat	8.–10. Monat
	Redupliziercndes Babbeln (Silbenverdopplungen, z. B. *baba*)	8.–10. Monat	11.–15. Monat
	Variierendes (buntes) Lallen/Babbeln (z. B. *bada*)	8.–10. Monat	
Phonologie-Erwerb	Elementares Lautinventar Einfache Silbenstrukturen (meist offene Silben)	12. Monat	
	Beginnende Organisation des phonologischen Systems (Einsatz von Lauten in der Zielsprache)	18. Monat	
	Beginnende Überwindung phonologischer Prozesse (regelhafte entwicklungsbedingte Veränderungen der Aussprache gegenüber der Zielsprache, z. B. *Papa tommt*)	mit 2;6 bis 4;6 Jahren	
	Entwicklung phonologischer Bewusstheit: Silben erkennen, Silben klatschen, Reime erkennen und bilden, Anfangslaut erkennen	Kindergartenbeginn, mit ca. 3 Jahren	
	Entwicklung phonologischer Bewusstheit: Phoneme (kleinste bedeutungsunterscheidende lautliche Einheiten) erkennen und lokalisieren, Segmentation, Analyse und Synthese von Lauten, Silben und Wörtern	Vorschulalter, mit ca. 5 Jahren	
Lexikon-Erwerb	Beginn des Wortverstehens	9. Monat	
	Verstehen von ca. 50 Wörtern	16. Monat	
	Vorformen des Benennens (situationsgebundene Protowörter)	10. Monat	
	Gezielte Verwendung von *Mama, Papa*	10.–15. Monat	18.–20. Monat
	Produktion erster Wörter (Einwortäußerungen)	13. bis spätestens 20. Monat	18.–20. Monat
	Produktion von mindestens 50 Wörtern	18. bis spätestens 24. Monat	24. Monat
	Wortschatzspurt/Wortschatzexplosion	18.–21. Monat	

2

Tab. 2.2 Abfolge der normalen Sprachentwicklung
(gekürzte Fassung von Tab. 1 aus de Langen-Müller, Kauschke, Kiese-Himmel, Neumann & Noterdaeme (2012), S. 22–24. [8]) *(Forts.)*

Bereich	Entwicklungsschritt	Meilensteine	Grenzsteine 90. Perzentile
Lexikon-Erwerb	1. Phase: personal-soziale Wörter (*ja, hallo*), relationale Wörter (*da, auf*), Lautmalereien, Eigennamen, einige Nomen	12.–18. Monat	
	2. Phase: Nomenwachstum, Beginn des Verberwerbs	19.–30. Monat	
	3. Phase: Verbzuwachs, Funktionswörter (*der, weil*), Pronomen	30.–36. Monat	
	Über- und Untergeneralisierungen (z. B. *Hund/wauwau* als Bezeichnung für alle Tiere)	im 2. Lj.	
	Erwerb hierarchischer Organisation des mentalen Lexikons, Verstehen von semantischen Relationen (z. B. Ober- und Unterbegriffe)	3. Lj. bis Schulalter	
	Erwerb der Wortbildung: Komposition (Zusammensetzung, z. B. *Haustür*) + Derivation (Ableitung, z. B. *heizen* → *Heizung; Sonne* → *sonnig*)	2.–5. Lj.	
Grammatik-Erwerb	Produktion von Wortkombinationen (Zwei- bzw. Mehrwortäußerungen)	18. bis spätestens 24. Mon.	25.–26. Monat
	Anstieg der Äußerungslänge auf durchschnittlich ca. 3 Wörter pro Äußerung	3. Lj.	
	Produktion einfacher Satzstrukturen	3. Lj.	
	Rückgang von Auslassungen obligatorischer Satzteile (z. B. Subjekt)	3. Lj.	
	Rückgang von Auslassungen von Funktionswörtern	3.–4. Lj.	
	Erwerb der Verbzweitstellung (*Lisa Kuchen essen* → *Lisa isst Kuchen* oder *Was isst Lisa?*)	30.–36. Monat	
	Verwendung variabler Satzarten: Aussage-, Frage-, Ausrufesatz	30.–36. Monat	
	Auftreten von Nebensätzen	36. Monat	
	Verwendung des obligatorischen Artikels *(der, die, das)*	30.–36. Monat	
	Korrekte Subjekt-Verb-Kongruenz (Personalflexion des Verbs) Reihenfolge: nur Verbstamm, *-en,* → *-t* → *-e* → *-st*	ca. 2.–3. Lj.	
	Aufbau des Kasussystems: zunächst Akkusativ, später Beherrschung des Dativs	36. Monat bis Einschulung	
	Aufbau des Pluralsystems	2.–6. Lj.	
	Erwerb von Tempusmarkierungen, vorübergehende Überregularisierungen (z. B. *gegeht*)	3. Lj. 3.–4. Lj.	

Tab. 2.2 Abfolge der normalen Sprachentwicklung
(gekürzte Fassung von Tab. 1 aus de Langen-Müller, Kauschke, Kiese-Himmel, Neumann & Noterdaeme (2012), S. 22–24. [8]) *(Forts.)*

Bereich	Entwicklungsschritt	Meilensteine	Grenzsteine 90. Perzentile
Erwerb von Gesprächs- und Erzählfähigkeiten	Blickkontakt mit der Bezugsperson	3. Monat	
	Früher Ausdruck kommunikativer Intentionen durch Blick, Gesten, Vokalisierungen	1. Lj.	
	Triangulärer Blickkontakt Herstellen gemeinsamer Aufmerksamkeit	9. Monat	
	Einhalten von Turn-taking-Regeln (Sprecherwechsel)	2. Lj.	
	Bezugnahme auf Gesprächspartner im Dialog	18. Monat	
	Themenorganisation im Dialog	3. Lj.	
	Entwicklung der Erzählkompetenz, zunehmende Kohärenz (inhaltlicher Zusammenhang) und Kohäsion (formaler Zusammenhang von Textelementen) in Erzählungen	36. Monat bis frühes Schulalter	
	Verstehen von Ironie und Metaphern	6. Lj.	
Schriftspracherwerb	Logographische Phase (Wiedererkennen häufiger Wörter)	Vorschulalter, Beginn Grundschulalter	
	Alphabetische Phase (Verknüpfung von Lauten und Buchstaben)	Beginn Grundschulalter	
	Orthographische Phase (Erlernen von Rechtschreibregeln)	Grundschulalter	

Bei der Tabelle handelt es sich um eine leicht gekürzte Übernahme. Der Abdruck erfolgt mit freundlicher Genehmigung der Autorinnen.

Die für den angelsächsischen Sprachraum angegebenen SES-Prävalenzen liegen zwischen 2 % und 15 % (meist 6–8 %), wobei Jungen etwa doppelt so häufig betroffen sein sollen wie Mädchen [16]. Etwa 1 % der Kinder weist eine schwere Form von SES auf.

Umschriebene Sprachentwicklungsstörungen (USES)

Als Hauptursache für USES gelten genetische Faktoren. Angenommen wird ein polygener/multifaktorieller Vererbungsweg mit geschlechtsspezifischem Schwellenwert unter Beteiligung eines „Major"-Gens [17]. Umgebungsbedingungen haben einen weit geringeren Einfluss als landläufig angenommen [8, 18].

Für die Diagnose einer USES (F80.1 und F80.2) müssen folgende vier diagnostische Kriterien entsprechend der ICD-10 erfüllt sein (leicht modifiziert nach Dilling et al. [19] und de Langen-Müller et al. [8]). Sie basieren auf der Diskrepanz der Sprachkompetenzen eines Kindes, seinem Alter und auf der Normalitätsannahme.

Diagnostische Kriterien für eine USES (F80.1 und F80.2)

1. Die mit einem standardisierten und normierten Test erfassten Fähigkeiten der rezeptiven/expressiven Sprache liegen auf einer oder mehreren sprachlich-kommunikativen Ebenen 1,5 bis 2 Standardabweichungen unterhalb der Altersnorm des Kindes.

2a. Die mit Hilfe strukturierter Verhaltensbeobachtung und linguistischer Analysen erfassten Fähigkeiten der rezeptiven/expressiven Sprache liegen bedeutsam unterhalb der Fähigkeiten der Altersgruppe.

2b. Verwendung und Verständnis nonverbaler Kommunikation liegen innerhalb der Altersnorm

3. Normalitätsannahme: Es fehlen neurologische, sensorische, emotionale, soziale oder körperliche Störungen, die die Sprachproblematik erklären können. Eine Intelligenzminderung (IQ < 85, gemessen mit einem nonverbalen Intelligenztest) besteht nicht.

Die Prävalenz von USES wird für den angloamerikanischen Sprachraum nach den ICD-Kriterien mit 5–8 % angegeben [20] und ist für den deutschen Sprachraum als ähnlich hoch anzunehmen.

Mit Komorbiditäten assoziierte Sprachentwicklungsstörungen

Hier finden sich die Sprachentwicklungsstörungen bei neuropädiatrischen Krankheitsbildern wieder. Für die Diagnose trifft hier u. U. nur das erste für USES genannte Kriterium zu. Der Begriff „SES mit einer Komorbidität" wird dem früher verwendeten der „eingebetteten" SES vorgezogen, da z. B. bei Autismus außer einer autismustypischen Sprachstörung auch die ursächlichen Bedingungen für eine USES vorliegen könnten. Eine SES mit Komorbidität erhält die ICD-10-Kodierung F80.9 und die der Grunderkrankung. Folgende komorbiditätsassoziierten SES können vorliegen:

- SES bei Intelligenzminderung (F70–F79)
- SES bei Hörverlust (H90–H91) oder einer auditiven Verarbeitungs- und Wahrnehmungsstörung (AVWS) (F80.20); Letztere ist in der ICD-10 ungünstigerweise unter den USES subsummiert
- SES bei anderen Sinnes- und Mehrfachbehinderungen
- SES bei tiefgreifenden Entwicklungsstörungen wie Autismus (F84.0–F84.1)
- SES bei Störungen sozialer Funktionen mit Beginn in der Kindheit und Jugend wie (s)elektivem Mutismus (F94.0)
- SES assoziiert mit Syndromen
- SES bei Störungen motorischer Funktionen (F82.-) [1, 2].

Präzise Prävalenzangaben für SES bei sprachentwicklungsrelevanten Komorbiditäten liegen nicht vor. Konservative Schätzungen beziffern sie mit etwa 3 % [21].

Symptomatik von Sprachentwicklungsstörungen

Umschriebene Sprachentwicklungsstörungen (USES)

- Später Sprechbeginn
- Verlangsamter Spracherwerb, evtl. Plateaubildung
- Störungen von Syntax/Morphologie überwiegen Störungen von Semantik und Pragmatik: fehlende Mehrwortäußerungen im Alter von zwei Jahren

- Defizitäre Textrepräsentation: unstrukturierte und bruchstückhafte Reproduktion auch einfacher Texte
- Bruchstückhafte Sprachproduktion: selten Bildung von Sätzen, sondern eher von kurzen und häufig unvollständigen Phrasen
- Eingeschränkte Aufnahmekapazität des phonologischen Arbeitsgedächtnisses

Mit Komorbiditäten assoziierte SES

Hierbei addieren sich zu den typischen USES-Symptomen Spezifika der komorbiden Störung(en), die nachfolgend in Kürze umrissen werden.

- **SES bei Intelligenzminderung:** gestörte Entwicklung der Konzeptbildung und der kommunikativ-pragmatischen Kompetenz; gestörte oder fehlende sprachliche Kommunikation; oft Mischen von Sprache mit Zeichen oder Ersatz durch Zeichen und konkrete Symbole; stereotype Verhaltens- und Sprachmuster; mangelnder thematischer Bezug der Äußerung und unzureichende Mitteilung notwendiger Inhalte; mangelnde Strategien zur Auflösung von Missverständnissen; kompensatorischer Einsatz von Mitteln der unterstützten (nonverbalen) Kommunikation, z. B. Gebärden, Gesten, Zeichen, Symbolen oder technischen Hilfsmitteln
- **SES bei peripheren Hörstörungen:** variable Auswirkung von gestörter Sprachperzeption, fehlendem Feedback für Laute, Lautverbindungen und prosodischen Elementen auf die Sprachentwicklung; beidseitige Schwerhörigkeit von >35 dB HL: Sprachperzeption stärker betroffen als Sprachproduktion; besonders gravierende Auswirkungen auf die Sprachentwicklung bei frühkindlichen Hörstörungen; beeinträchtigte Sprachanbahnung bereits in der vorgeburtlichen Phase, insbesondere melodische, rhythmische und dynamische Akzententstellungen und Dysprosodien; evtl. auffälliges Schreien; gehörlose Kinder verstummen beim Übergang von der ersten in die zweite Lallperiode; gestörte Entwicklung von Begriffsbildung und Bedeutungsdifferenzierung, dadurch Semantikstörungen mit eingeschränktem passivem und aktivem Wortschatz [22, 23]; aktiver Wortschatz umfasst vor allem Substantive mit konkretem Inhalt; zögerlicher Erwerb von Verben, Adjektiven, Adverbien, vor allem aber von Funktionswörtern; Verharren bei Ein- und Zweiwortäußerungen oder einfachen Sätzen; fehlerhafte Grammatik, oft auch nach abgeschlossener Sprachentwicklung Unsicherheiten bei Satzstellung, Flexions- und Kasusmarkierungen, verwaschene Aussprache wegen reduzierter Konsonant-Konsonant-Verbindungen, Lautelisionen und -substitutionen und Verwechslung ähnlich klingender Laute; phonetisch-phonologisch bedingte Ausspracheströrungen wie addentale Bildung von Frikativen bei Hörminderung im Hochtonbereich [24]; widersprüchliche Studienergebnisse zur (Mit-)Verursachung von SES durch Schallleitungsschwerhörigkeit bei Mittelohrbelüftungsstörungen mit eventuellen Paukenergüssen; zwei methodisch umstrittene Metaanalysen zeigten keine [25] oder nur schwache [26] Effekte rekurrierender Mittelohrentzündungen mit Sekretbildung auf die Sprachentwicklung, was aber kaum generalisierbar für Kinder mit erhöhtem SES-Risiko oder sprachrelevanten Komorbiditäten erscheint [1, 2].
- **SES bei anderen Sinnesbehinderungen und Mehrfachbehinderungen:**
  - Blindheit oder Restsichtigkeit: gelegentlich verzögerte lexikalische und syntaktische Entwicklung, selten SES
  - Mehrfachbehinderungen: SES-Symptomatik von Art, Ausprägung, Schwere, Zahl und Kombination der Behinderungen abhängig – von leichteren SES bis zum ausbleibenden Spracherwerb, der nur unterstützte Kommunikation zulässt
- **SES bei tiefgreifenden Entwicklungsstörungen** (z. B. Autismus-Spektrum-Störungen), **Verhaltens- und emotionalen Störungen** mit Beginn in der Kindheit und Jugend (➤ Kap. 3.3.1): Die SES-Symptomatik ist von Art, Ausprägung, Schwere, Zahl und Kombination der Entwicklungsstörungen abhängig.
  Beispiele: Autismus-Spektrum-Störungen (Synonyme: Kanner-Syndrom, gelegentlich auch und weniger präzise „frühkindliche Psychose"), Rett-Syndrom (➤ Kap. 3.2.8), Heller-Syndrom (Synonyme: infantile Demenz, Dementia infantilis, desintegrative und symbiotische Psychose:

vor dem 10. Lebensjahr eintretender Verlust zuvor erworbener Fähigkeiten in verschiedenen Entwicklungsbereichen nach anfänglich normaler Entwicklung zumindest in den ersten beiden Lebensjahren; allgemeiner Interessenverlust an der Umgebung, Stereotypien und motorische Manierismen, autistoides Sozialverhalten), überaktive Störungen mit Intelligenzminderung und Bewegungsstereotypien: All diese Störungen sind durch qualitative Abweichungen in den sozialen Interaktionen und Kommunikationsmustern sowie durch ein eingeschränktes, stereotypes, repetitives Repertoire von Interessen und Aktivitäten charakterisiert [2].

- Autismus: Wahrnehmungs- und Informationsverarbeitungsstörung des Gehirns, vorwiegend angeboren; als ursächlich wird eine prä-, peri- oder postnatale Hirnschädigung angenommen, hereditäre Ursachen sind nicht ausgeschlossen. Kernsymptomatik: Defizite in sozialer Interaktion und Kommunikation sowie stereotype oder ritualisierende Verhaltensweisen, aber auch Stärken in den Bereichen Wahrnehmung, Aufmerksamkeit, Gedächtnis und Intelligenz möglich; Unterscheidung in frühkindlichen Autismus (Kanner-Syndrom) und Asperger-Syndrom (Erstmanifestation oft erst nach dem 3. Lebensjahr). Die Symptomatik reicht von leichten Verhaltensauffälligkeiten bis zu schwerer geistiger Behinderung.
  SES-Symptome bei Autismus-Spektrum-Störungen: Bei ca. 50 % der autistischen Kinder komplettes Ausbleiben der Lautsprachentwicklung, bei der anderen Hälfte starke Verzögerung und qualitative Abweichungen; Störungen des Sozial- und Kommunikationsverhaltens bis hin zur Unmöglichkeit, mit anderen Menschen (laut)sprachlich zu kommunizieren, Gesagtes richtig zu interpretieren, Mimik und Körpersprache einzusetzen; oft monotone, arrhythmische Prosodie; verzögerte und langsame Entwicklung von Wortschatz und Syntax; Echolalien und Mutismus, Probleme mit dem Konzept von Ja-/Nein-Antworten, Pronomenverwechslung und -vermeidung; Einsatz von Sprache eher zur Befriedigung eigener Bedürfnisse als zur Kommunikation; Vermeidung kommunikativer Turn-taking-Strategien; fehlende Reaktion auf *Baby Talk;* Ausnahme – Asperger-Syndrom: formell und pedantisch wirkende Sprache, merkwürdige Prosodie, ansonsten fast oder völlig regelrechte Sprachproduktion
- Überaktive Störungen mit Intelligenzminderung und Bewegungsstereotypien: Hyperaktivität, Sprach- und Aufmerksamkeitsstörungen, stereotype Verhaltensweisen, oft umschriebene oder globale Entwicklungsverzögerungen

- **SES bei Störungen sozialer Funktionen mit Beginn in der Kindheit und Jugend,** z. B. bei (s)elektivem Mutismus: Symptomatik und Schwere der SES sind, wenn überhaupt vorhanden, von Ausprägungsform und Grad der Entwicklungsstörung abhängig.
  Beispiel: Bei totalem oder (s)elektivem Mutismus keine Sprach- oder Sprechstörung, sondern Störung der sozialen Funktionen, d. h. Kommunikationsstörung aufgrund einer Redehemmung bei intakten Hör-, Sprach- und Sprechfähigkeiten; bei (s)elektivem Mutismus (nahezu) normale Kommunikation in bestimmten Personengruppen bzw. mit bestimmten Einzelpersonen; weniger als 25 % der betroffenen Kinder haben Ausspracheprobleme oder über das normale Maß hinausgehende Sprechunflüssigkeiten.
  - Totaler Mutismus: bei Kindern sehr selten; situationsunabhängige, vollständige Unmöglichkeit, mit anderen Personen verbal zu kommunizieren (Schweigen); Ursachen: Schockerlebnisse, Traumata, aber auch endogene Depression, Psychosen oder andere psychiatrische Erkrankungen; Mimik meist ausdrucksarm, Vermeidung von Blickkontakt. Die Patienten kommunizieren mitunter mit Hilfsmitteln (z. B. gestisch) und vermeiden öfter auch andere phonische Leistungen (Lachen, Weinen, Husten, Atemgeräusche).
  - (S)elektiver Mutismus: bei Kindern häufig. Die Kinder sprechen in bestimmten Situationen (vor allem mit Familienmitgliedern), während sie in anderen (Kindergarten, Schule) bzw. gegenüber anderen Personengruppen (Fremde) schweigen [27]. Ursachen: oft mit Sozialangst, Empfindsamkeit, Rückzug oder Widerständen verbunden; meist familiäre Disposition mit Häufungen von Gehemmtheit, kommunikati-

vem und sozialem Rückzug, eigenbrötlerischem Verhalten, Ängsten und Depressionen. In einer Studie von Kristensen hatten 72 % der untersuchten mutistischen Kinder auffällig schüchterne Familienangehörige, aber nur knapp 18 % der Kontrollgruppe [28]. Als aufrechterhaltende Bedingungen können verstärkte Aufmerksamkeit, Mittelpunktstellung in der Familie, Sonderrollen und Befreiung von Pflichten dazu beitragen, dass mutistische Kinder nicht mehr von selbst aus dem Teufelskreis des Schweigens herauskommen.
  - Akinetischer Mutismus: neurologisches Syndrom mit schwerer Antriebsstörung. Obwohl der Patient wach ist und keine Lähmungen hat, bewegt er sich nicht (Akinese), spricht nicht und zeigt aus der Antriebsarmut heraus auch keine Emotionen; Wahrnehmung und Gedächtnis sind meist, aber nicht immer unbeeinträchtigt. Ursachen im Kindesalter: Schädigungen des Frontalhirns oder des Gyrus cinguli, z. B. bei Schädel-Hirn-Trauma, beidseitigem Verschluss der vorderen Großhirnarterie (bei Apoplex) oder Druckeinwirkung auf das Zwischenhirn (z. B. durch Tumore wie Plexuspapillome) oder Hydrozephalus.
- **SES in Vergesellschaftung mit Syndromen:** Eine defizitäre Sprachproduktion ist Leitsymptom vieler Syndrome; meist hereditär bedingt; starke Variabilität der Schwere der Sprachstörungen, abhängig von Art, Ausprägungsform und Schweregrad des Syndroms – von diskreten Sprachauffälligkeiten bis zum ausbleibenden Spracherwerb, bedingt u. a. durch Intelligenzminderung und Schwerhörigkeit (z. B. beim Down-Syndrom), Anomalien im Artikulationsapparat und Problemen bei der Kontrolle der Artikulationsmotorik. Wortverstehen oder Anwendung einer Schlüsselwortstrategie beim Satzverständnis ist meist auch bei schwerer geistiger Behinderung möglich; Sprachperzeption entwickelt sich meist bis ins Schulalter hinein.
  - Down-Syndrom (➤ Kap. 3.2.1 und ➤ Kap. 4.4): später und langsamer Wortschatzerwerb, Stimmauffälligkeiten wie tiefe, raue Stimme, phonologische Merkmalsvertauschungen und Reduktionen von Merkmalsverbindungen; kurze Äußerungen (z. B. nach Rondal [29]: 1,9 Morpheme im Alter von 6,5 Jahren, 2,8 Morpheme pro Äußerung im Alter von 10 Jahren), die aber meist informativ und pragmatisch funktional sind, das Verhalten ist zuhörerorientiert. Weitere mögliche sprachrelevante Symptome neben kognitiven Einschränkungen sind häufig Schallleitungs- oder kombinierte Hörstörungen und Makroglossie.
  - Angelman-Syndrom (➤ Kap. 3.2.9): Sprachrelevante präverbale bzw. motorische Symptome sind auffällig lange Dauer der oralen Phase (Erkundung der Umwelt mit dem Mund), oft auffällige Mund- und Kaubewegungen und Hervorstrecken der Zunge wegen ungenügender Kontrolle der Mundmuskulatur; Hypersalivation; verzögerte motorische Entwicklung; sensorische Integrationsstörungen insbesondere bezüglich der Körperwahrnehmung. SES-bezogene Symptome: oft kein Babbeln und fehlende Sprechversuche im Säuglings- und Kleinkindalter, später nur sehr eingeschränkte Sprachproduktion, aber gewisse Fähigkeit zum Erlernen alternativer Kommunikationsformen, z. B. individuelle Gebärden entsprechend dem System der Gebärdenunterstützten Kommunikation (GuK), Gesten und Bildkommunikation; produktiver Wortschatz von durchschnittlich 1–6 Wörtern; oft völlig fehlende Sprachproduktion; semantisch unpräzise eingesetzte und phonologisch auffällige Wörter, aber gute sprachperzeptive Fähigkeiten, einfache Sätze und Aufforderungen werden verstanden.
  - Cornelia-de-Lange-Syndrom: SES-Symptome individuell unterschiedlich, vom Fehlen jeglicher Sprachproduktion bis zum möglichen Regelschulbesuch; Substitution oder Elision von Konsonanten; Sprachperzeption besser als Sprachproduktion, Wortschatzleistungen besser als Syntaxleistungen; sprechdyspraktische Symptome. Weitere mögliche sprachrelevante Symptome sind Gaumenspalte, Hörprobleme, schwere Ernährungsstörungen (Würgen, gehäuftes Erbrechen, Kau- und Schluckprobleme).
  - Cri-du-Chat-Syndrom (Katzenschreisyndrom; ➤ Kap. 3.2.7): Sprachentwicklung oft schwer beeinträchtigt oder völlig ausbleibend; mitunter werden durch Schlüsselwortstrategie eini-

2

ge Äußerungen verstanden. 25 % der Kinder können im Alter von 4,5 Jahren und 50 % im Alter von 5,5 Jahren kurze Sätze produzieren [30].

- Deletionssyndrom 22q11 (➤ Kap. 3.2.4; Synonyme: DiGeorge-Syndrom, velokardiofaziales Syndrom und Shprintzen-Syndrom): SES bis hin zu ausbleibender Sprachproduktion, näselnde Sprache bei velopharyngealer Insuffizienz; weitere mögliche sprachrelevante Symptome sind Gesichts- und Gaumenfehlbildungen (Gaumenspalten); bei Säuglingen oft Schwierigkeiten, zu trinken und zu schlucken; gehäuft Mittelohrbelüftungsstörungen und Paukenergüsse, die Schwerhörigkeit bedingen können.
- Fragiles-X-Syndrom (➤ Kap. 3.2.2): Ausgeprägte Intelligenzminderung, die mit variabler SES-Symptomatik einhergeht, von lediglich subtilen Kommunikationsdefiziten bis zum völligen Fehlen sprachlicher Strukturen; typisch sind Wortfindungsstörungen, Echolalien bzw. Perseverationen und Selbstgespräche; Grammatik und Artikulation stark beeinträchtigt, mitunter Poltersymptomatik. Weitere mögliche sprachrelevante Symptome sind Hyperaktivität und Aufmerksamkeitsdefizite.
- Prader-Willi-Syndrom (➤ Kap. 3.2.1): verzögerter Sprechbeginn, variable Sprachsymptomatik. Einige Kinder können zwei Sprachen erlernen und lesen gern, andere erwerben nur einige Wörter; eingeschränkter Wortschatz, vorwiegend Gebrauch von Inhaltswörtern bei Fehlen von Funktionswörtern und morphologischen Markierungen; einfache und oft fehlerhafte Syntax. Weitere mögliche sprachrelevante Symptome sind kognitive Einschränkungen.
- Opitz-Syndrom/BBB-Syndrom (BBB = Initialen der zuerst beschriebenen Patienten): verspäteter Spracherwerb oder nonverbale Kommunikation bis ins Erwachsenenalter, autistische Verhaltensweisen. Weitere mögliche sprachrelevante Symptome sind geistige Behinderung, Hirnfehlbildungen, Fehlbildungen von Larynx, Pharynx und/oder Trachea, die zu Schluck- und Atemproblemen führen und eine schwache, pfeifende oder heisere Stimme bedingen können.
- Smith-Lemli-Opitz-Syndrom: individuell variable SES-Symptome, vom Fehlen jeglicher Sprachproduktion bis zum möglichen Regelschulbesuch. Die sprachlichen Leistungen sind schlechter als vom Schweregrad der geistigen Behinderung zu erwarten wäre, Sprachproduktion auf dem Niveau von Zweiwortsätzen. Dennoch können einige Patienten komplexere verbal vermittelte Aufträge befolgen. Weitere mögliche sprachrelevante Symptome sind geistige Behinderung, Hirn- und kraniofaziale Fehlbildungen, Gaumenspalten, Saug- und Schluckschwierigkeiten, Ernährungs- und Verhaltensprobleme.
- Rett-Syndrom (➤ Kap. 3.2.8): Sprachliche (produktive und z. T. rezeptive), aber auch kognitive Fähigkeiten gehen zwischen 7. Lebensmonat und 2. Lebensjahr aufgrund einer X-chromosomal-dominant bedingten Enzephalopathie wieder verloren; autistische Symptome. Die Kinder können in der Regel nur wenige Wörter produzieren, manche gar keine Lautsprache; daher Neigung zu nonverbaler Kommunikation (Gesten, Berührung von Gegenständen und Blickbewegungen). Weitere mögliche sprachrelevante Symptome sind geistige Behinderung, Hirnfehlbildungen, Ataxie, Handstereotypien und Apraxie.
- Williams-Beuren-Syndrom (➤ Kap. 3.2.6): später Spracherwerb (erste Wörter mit 2–3 Jahren, wegen Aussprachestörungen teilweise schwer verständlich), langsame Wortschatzentwicklung bei Defiziten im sprachlichen Langzeitgedächtnis und gehäuften mittelohrbedingten Hörstörungen [31]; Echolalien im frühen Spracherwerb, anfangs gelegentlich Wortfindungsprobleme, später normaler Wortschatz; im Vorschulalter oft Auslassung von Funktionswörtern (Telegrammstil), Verwechslung des grammatischen Geschlechts. Die sprachlichen Defizite werden allmählich überwunden bis zur regelrechten Spontansprache im Erwachsenenalter. Ältere Kinder sprechen meist flüssig und gern, sie sind extrovertiert, freudig und meist sprachge-

wandt (z. B. Wortneuschöpfungen), wodurch ihre kognitiven Fähigkeiten öfter überschätzt werden. Weitere mögliche sprachrelevante Symptome sind Intelligenzminderung, gehäufte Mittelohrentzündungen, Hörstörungen, Geräuschempfindlichkeit, Hyperakusis und Konzentrationsschwierigkeiten.

- **SES bei Störungen motorischer Funktionen:** Störungen wie motorische Ungeschicklichkeiten (Syndrom des ungeschickten Kindes), Entwicklungsstörungen der Fein-, Stato- und Grobmotorik, somatosensorische Dysfunktionen (z. B. taktile Diskriminationsstörung, taktile Abwehr), vestibulär-propriozeptive Dysfunktionen und Entwicklungsdyspraxie können sich ungünstig auf die Entwicklung kognitiver und motorischer Funktionen und auch auf die Sprech- und Sprachentwicklung auswirken mit nachfolgenden Wahrnehmungs-, stato- und allgemeinmotorischen Störungen sowie Lern- und Verhaltensstörungen.

MERKE

Die Prävalenz der vorwiegend genetisch bedingten umschriebenen Sprachentwicklungsstörungen beträgt ca. 5–8 % ohne Tendenz einer Zunahme, die Prävalenz von Sprachentwicklungsstörungen mit sprachrelevanten Komorbiditäten mindestens 3 %.
Sprachentwicklungsstörungen müssen von umgebungsbedingten Sprachauffälligkeiten abgegrenzt werden, die z. B. durch ein sozial schwaches Umfeld oder unzureichenden Erwerb der Verkehrssprache bei Mehrsprachigkeit entstehen können. Sprachentwicklungsstörungen benötigen eine Therapie, umgebungsbedingte Sprachauffälligkeiten pädagogische Sprachfördermaßnahmen.

2.3.4 Verbale Entwicklungsdyspraxie

Die verbale Entwicklungsdyspraxie (VED) oder Sprechapraxie gilt als Entwicklungsstörung des kindlichen Sprechens (Sprechstörung), die durch eine gravierend beeinträchtigte Aussprache gekennzeichnet ist. Sie scheint – in Abgrenzung zur phonologischen Störung – auf eine gestörte Sprechbewegungsplanung und -programmierung zurückzugehen, wobei die Fähigkeit, die für Sprechproduktionen erforderlichen Bewegungen in ihre räumliche und zeitliche Beziehung zu setzen [32] und die Artikulationsorgane kontrolliert zielgerecht einzusetzen, beeinträchtigt ist. Zur eigentlichen Ätiologie des stark debattierten Störungsbildes gibt es in Fachkreisen keine einheitliche Meinung.

Von einem breiten Spektrum an Symptomen gelten nur folgende drei als diagnosesichernd:

1. inkonsistente Fehler bei der Bildung sowohl von Konsonanten als auch Vokalen während der wiederholten Äußerung von Silben oder Wörtern
2. verlängerte und koartikulatorisch gestörte Laut- und Silbenübergänge
3. unpassende Prosodie

2.3.5 Aphasie im Kindesalter

Eine Aphasie im Kindes- und Jugendalter (engl. *acquired childhood aphasia*) bedeutet den teilweisen oder völligen Verlust schon vorhandener Sprachkompetenzen, meist im Rahmen einer akuten Hirnerkrankung (➤ Kap. 4.6). Damit ist eine Aphasie abzugrenzen von einer Sprachentwicklungsstörung. Auch wenn sie erst etwa ab dem Alter von 2,5 Jahren feststellbar ist, kann die zugrundeliegende Hirnschädigung nicht nur kurz davor verursacht, sondern auch angeboren oder postnatal bzw. in der frühen Kindheit erworben sein, z. B. durch eine Infektion. Jährlich sind etwa 3 000 Kinder bis zum Alter von 15 Jahren im bundesdeutschen Raum betroffen. Die Symptomatik ähnelt der von Erwachsenen und umfasst einen anfänglichen Mutismus, Störungen der Spontansprache mit Wortfindungs- und Benennstörungen, Paraphasien (Laut- oder Wortverwechslungen), Agrammatismus (Wörter können z. B. nicht mehr flektiert werden) sowie Sprachperzeptionsprobleme. Auch Pragmatik- und Schriftsprachstörungen können auftreten.

MERKE

Subtile, zeitweilig verborgene sprachliche Schwierigkeiten können als Langzeitfolgen kindlicher Aphasien fortbestehen – auch lebenslang, z. B. im Bereich der Schriftsprache. Teilweise werden sie erst nach Jahren sichtbar, z. B. im Schulalltag, und behindern den Schulerfolg sowie die berufliche Entwicklung des Kindes. Dies beeinträchtigt häufig das sozioemotionale und familiäre Leben der Betroffenen und ihrer Angehörigen langfristig.

2.3.6 Neurogene Redeflussstörungen im Kindesalter

Bei Redeflussstörungen im Kindesalter werden Stottern und das weniger häufig auftretende Poltern unterschieden. Üblicherweise wird unter dem Begriff „Stottern" das originäre neurogene nichtsyndromale Stottern verstanden, das sich in der Kindheit ohne unmittelbar erkennbare Ursache entwickelt (Prävalenz etwa 5 %). Von diesem sind das originäre neurogene syndromale Stottern, z. B. beim Down-Syndrom, das erworbene neurogene Stottern, z. B. nach akuter Hirnschädigung, und das psychogene Stottern abzugegrenzen – alle vergleichsweise selten auftretend (➤ Abb. 2.8) [33].

Erworbenes neurogenes **Stottern** wird durch eine akute oder chronische Hirnschädigung verursacht. Diese betrifft in der Mehrzahl die linke Hemisphäre, kann aber prinzipiell in nahezu allen Hirnregionen ein- oder beidseitig vorliegen und umschrieben oder diffus sein [34].

Da auch für das originäre neurogene nichtsyndromale Stottern subtile hirnstrukturelle Veränderungen – allerdings vorwiegend genetischer Ursache – als ätiologisch bedeutsam beschrieben wurden, ist leitliniengemäß die traditionelle terminologische Abgrenzung zwischen „gewöhnlichem" (bzw. idiopathischem oder chronischem) und neurogenem Stottern nicht mehr gerechtfertigt [33].

Insbesondere wenn ein Stottern nach dem 12. Lebensjahr einsetzt, muss an erworbene neurogene oder psychogene Auslöser gedacht werden [35]. Erworbenes neurogenes Stottern kann aber auch früher auftreten. Erworbenes Stottern unterscheidet sich von originärem neurogenem nichtsyndromalem Stottern in der Regel durch Symptomatik, Manifestationsalter und therapeutische Beeinflussbarkeit (➤ Tab. 2.3).

Von erworbenem neurogenem Stottern wird berichtet, dass die Redeunflüssigkeiten, anders als bei originärem neurogenem nichtsyndromalem Stottern, nicht auf die Anfangssilben begrenzt sind, sondern sowohl bei Funktions- als auch Inhaltswörtern auftreten, keine Angstreaktionen hervorrufen und in jeder Sprechsituation vorkommen können [36]. Die Differenzialdiagnose wird durch eine symptomatische Ähnlichkeit und mögliche Überlappung beider Störungsbilder erschwert.

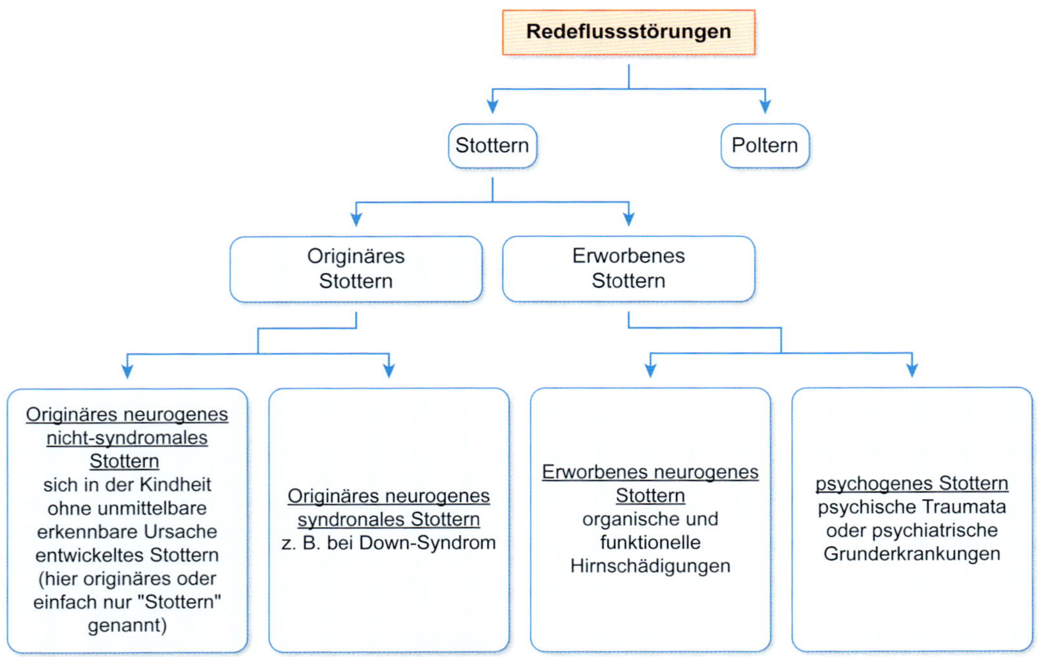

Abb. 2.8 Einteilung von Redeflussstörungen (Neumann et al. [33]) [W993]

Tab. 2.3 Merkmale der drei Typen von Stottern im Kindes- und Jugendalter (Neumann et al. [33])

	Originäres neurogenes nichtsyndromales Stottern	Erworbenes neurogenes Stottern	Psychogenes Stottern
Häufigkeit	Häufig	Selten	Selten
Beginn	In Kindheit oder Pubertät; plötzlich oder allmählich	In jedem Lebensalter, bei akuter oder chronischer Hirnschädigung	Plötzlich, meist nach der Pubertät, bei psychischem Störungsbild
Ursache	Vorwiegend genetisch; evtl. ungünstige, nicht von Geschwistern geteilte Umweltfaktoren	Akute oder chronische Hirnschädigung	Akutes psychisches Trauma oder psychiatrische Grunderkrankung
Symptome	Stottertypische Unflüssigkeiten, oft zu Beginn eines Wortes oder einer Phrase, in langen oder bedeutungsvollen Wörtern oder syntaktisch komplexen Äußerungen; oft Mitbewegungen und weitere Begleitsymptome	Stottertypische Unflüssigkeiten, durchgehend für alle Äußerungen, unabhängig von linguistischer Komplexität; seltener Mitbewegungen und weitere Begleitsymptome	Stottertypische Unflüssigkeiten, durchgehend für alle Äußerungen, z. T. auch beim Singen; schwer durch Sprachtherapie beeinflussbar
Behandlung	Sprachtherapie ab frühem Kindesalter; apparative Sprechhilfen	Behandlung der Grunderkrankung, ggf. medikamentös; evtl. zusätzlich Sprachtherapie	Psychotherapie, evtl. zusätzlich Sprachtherapie

Poltern kann ebenfalls neurogene Ursachen haben [37]. Diese Redeflussstörung ist durch ein zu hohes oder irreguläres Sprechtempo mit Spurts und Hängenbleiben gekennzeichnet. Zudem treten phonetisch-phonologische Auffälligkeiten und weitere Veränderungen wie Verschleifungen, Reduktionen, Ersetzungen und Verschmelzungen von Lautfolgen, Wortteilen, Wörtern und Satzteilen auf, die meist die Verständlichkeit des Gesprochenen einschränken [38]. Stotter-Polter-Mischformen kommen vor.

Erworbenes neurogenes Stottern im Kindes- und Jugendalter kann durch akute Hirnschädigungen (z. B. Schlaganfall, intrazerebrale Blutung, Asphyxie, Schädel-Hirn-Trauma) [39], selten auch durch Drogen oder Medikamente verursacht werden [40]. Hingegen geht das originäre neurogene syndromale Stottern, wie es beim Down-Syndrom, beim Fragilen-X-Syndrom, Prader-Willi-Syndrom, Tourette-Syndrom, Neurofibromatose Typ I oder beim Turner-Syndrom auftreten kann, mit chronischen Hirnveränderungen einher.

Ist ein Schlaganfall oder eine traumatische Schädigung die Ursache einer Redeflussstörung, treten die Symptome meist innerhalb einer Woche nach der zerebralen Schädigung auf, gelegentlich aber erst Wochen oder sogar Monate danach. Sie können plötzlich oder graduell einsetzen, auch bei chronischen und neurodegenerativen Schädigungen. Zudem kann sich durch die hinzukommende Hirnschädigung ein bereits bestehendes originäres Stottern verschlechtern oder nach vorheriger Remission wiederkehren [41]. Die Symptome können sich unter psychischer Belastung verstärken. Erworbene neurogene Redeflussstörungen gehen häufig mit weiteren neurologischen Symptomen und Kommunikationsstörungen einher, die die Sprechflüssigkeit erheblich beeinträchtigen können, z. B. Aphasien oder Dysarthrien [34]. Diese sollten bei der Diagnostik mit berücksichtigt werden. Die unterschiedliche Lokalisation und Ausdehnung der Läsionen und eventuell vorliegende weitere neurologische und psychische Symptome machen das Erscheinungsbild erworbener neurogener Redeflussstörungen sehr heterogen.

So sind aphasisch bedingte Unflüssigkeiten durch Laut- und Wortfindungsstörungen, aber auch durch Schwierigkeiten bei der Produktion von Lauten, Wörtern und Satzkonstruktionen mitunter nur schwer von Stottern zu unterscheiden. Auch bei Leitungsaphasien (Sprachstörungen durch Läsionen des Fasciculus arcuatus, der u. a. für die Weiterleitung der Information verstandener Sprachsequenzen vom Wernicke-Areal in das für die Sprachproduktion zuständige Broca-Areal zuständig ist) lassen sich krampfartige Versuche zur Wiederholung und Selbstkorrektur vor allem von Inhaltswörtern mit stotterähnlichen Lautwiederholungen beobachten [42]. Kombinierte aphasisch-sprechapraktische Störungen können ebenfalls Sprechunflüssigkeiten bedingen [43].

2

2.3.7 Kindliche Stimmstörungen bei neuropädiatrischen Krankheitsbildern

Die Prävalenzangaben zu kindlichen Stimmstörungen rangieren in der Literatur zwischen 0,2 % und 40 %, bewegen sich nach konservativen Angaben aber um 3 % [44]. Unbehandelt führen Stimmstörungen häufig zu chronischer Heiserkeit, nicht selten in Verbindung mit persistierenden Stimmlippenknötchen bei juvenilen hyperfunktionellen Dysphonien. Im neuropädiatrischen Bereich haben sie eher eine Indikatorfunktion. So können stimmliche Auffälligkeiten bereits im Säuglingsalter auf eine neurologische Erkrankung hinweisen.

Veränderungen des Säuglingsschreis finden sich z. B. bei:

- intrakraniellen Blutungen, Hirntumoren, Meningitis
- Hyperbilirubinämie mit Kernikterus
- Anoxie
- Hypoglykämie
- Myasthenie
- Hypothyreose und Down-Syndrom: tiefe, raue, gepresst-behauchte Stimme
- Cri-du-chat-Syndrom: katzenschreiartige, hohe und schrille Lautäußerungen im Säuglings- und frühen Kindesalter, die sich mit der Zeit verlieren, meist bedingt durch Laryngomalazie [30]

Neurogene Stimmstörungen im Kindesalter gehen meist bereits mit einer Veränderung des Säuglingsschreis (Schreitonhöhe, Klangfarbe und Modulationen) einher, daneben können Heiserkeit und Geräuschkomponenten auftreten. Auch wenn sich eher selten Therapieindikationen bzw. -zugänge zu einer behavioralen Stimmtherapie ergeben, führt die Indikatorfunktion der Stimmauffälligkeit mitunter zur Aufdeckung des zugrundeliegenden Störungsbildes.

MERKE

Kindliche Stimmstörungen können bereits im Säuglingsalter Hinweise auf ein neuropädiatrisches Krankheitsbild geben, z. B. durch eine tiefe und raue Stimme bei Hypothyreose oder ein hohes, schrilles Schreien beim Cri-du-chat-Syndrom.

Fragen zur Wissensprüfung

1. Welche familiären Auffälligkeiten finden sich bei (s)elektivem Mutismus?
2. Was ist ein Rett-Syndrom? Erläutern Sie Ätiologie und Symptomatik.
3. Wodurch werden kindliche erworbene neurogene Redeflussstörungen hervorgerufen, und wie unterscheiden sie sich vom originären neurogenen nichtsyndromalen Stottern?
4. Was sind umgebungsbedingte Sprachauffälligkeiten? Wie werden sie behoben?

LITERATUR

1. Neumann K, Keilmann A, Kiese-Himmel C, Rosenfeld J, Schönweiler R. Leitlinien der Deutschen Gesellschaft für Phoniatrie und Pädaudiologie zu Sprachentwicklungsstörungen bei Kindern. 2008 (http://www.dgpp.de/cms/media/download_gallery/SES%20lang.pdf).
2. Neumann K, Keilmann A, Rosenfeld J, Schönweiler R, Zaretsky Y, Kiese-Himmel C. Leitlinien der Deutschen Gesellschaft für Phoniatrie und Pädaudiologie zu Sprachentwicklungsstörungen bei Kindern (gekürzte und modifizierte Fassung). Kindheit und Entwicklung 2009; 18: 222–231.
3. Neumann K, de Langen-Müller U, Noterdaeme M, Kauschke C, Kiese-Himmel C. Diagnostik von (umschriebenen) Sprachentwicklungsstörungen. In: Wirth S, Creutzig U, Kiess W, et al. (Hrsg.), Leitlinien Kinder- und Jugendmedizin (Q21, S. 1–24). München: Elsevier, Urban & Fischer, 2013.
4. Chomsky N. Knowledge of language: Its nature, origin, and use. New York: Praeger, 1986.
5. Klann-Delius G. Spracherwerb. Stuttgart: Metzler, 2007.
6. Kliegman RM, Stanton BF, St. Geme JW, Schor NF, Behrman RE (eds.). Nelson Textbook of Pediatrics, 19th ed. Philadelphia (PA): Elsevier, 2011.
7. Michaelis R. Das Grenzsteinprinzip als Orientierungshilfe für die pädiatrische Entwicklungsbetrachtung. In: Schlack HG (Hrsg.), Entwicklungspädiatrie (S. 123–129). München: Marseille, 2004.

8. de Langen-Müller U, Kiese-Himmel C, Neumann K, Noterdaeme M, Kauschke C (equal authorship). Diagnostik von (umschriebenen) Sprachentwicklungsstörungen: Eine interdisziplinäre Leitlinie. Frankfurt am Main: Peter Lang, 2012.
9. Desmarais C, Sylvestre A, Meyer F, Bairati I, Rouleau N. Systematic review of the literature on characteristics of late-talking toddlers. International Journal of Language and Communication Disorders 2008; 43: 361–389.
10. Horwitz SM, Irwin JR, Briggs-Gowan MJ, Heenan JM, Mendoza J. Language delay in a community cohort of young children. Journal of the American Academy of Child and Adolescent Psychiatry 2003; 42: 932–940.
11. Reilly S, Wake M, Bavin EL, Prior M, Williams J, et al. Predicting language at 2 years of age. A prospective community study. Pediatrics 2007; 120: 1441–1449.
12. Grimm H. Störungen der Sprachentwicklung. Grundlagen – Ursachen – Diagnosen – Intervention – Prävention. Göttingen: Hogrefe, 2003.
13. Kauschke C. Sprachtherapie bei Kindern zwischen 2 und 4 Jahren – ein Überblick über Ansätze und Methoden. In: de Langen-Müller U, Iven C, Maihack V (Hrsg.), Früh genug, zu früh, zu spät? Modelle und Methoden zur Diagnostik und Therapie sprachlicher Entwicklungsstörungen von 0 bis 4 Jahren (S. 152–183). Köln: Prolog, 2003.
14. Deutsches Institut für Medizinische Dokumentation. Internationale statistische Klassifikation der Krankheiten und verwandter Gesundheitsprobleme. 10. Revision German Modification Version 2015 (http://www.dimdi.de/static/de/klassi/icd-10-gm/kodesuche/onlinefassungen/htmlg).
15. Institut für Qualität und Wirtschaftlichkeit im Gesundheitswesen (IQWiG). Abschlussbericht zur „Früherkennung auf Entwicklungsstörung des Sprechens und der Sprache" 2009 (https://www.iqwig.de/download/S06-01_Abschlussbericht_Frueherkennung_umschriebener_Stoerungen_des_Sprechens_und_der_Sprache.pdf).
16. Thomson C, Polnay L (eds.). Community paediatrics (3. ed.). Edinburgh: Elsevier, 2002.
17. Vernes SC, Newbury DF, Abrahams BS, et al. A functional genetic link between distinct developmental language disorders. The New England Journal of Medicine 2008; 359: 2337–2345.
18. de Langen-Müller U, Kiese-Himmel C, Neumann K, Noterdaeme M, Kauschke C. S2k-Leitlinie: Diagnostik von (umschriebenen) Sprachentwicklungsstörungen. AWMF-Registernummer 049/006. 2011 (http://www.awmf.org/uploads/tx_szleitlinien/049-006l_S2k_Sprachentwicklungsstoerungen_Diagnostik_2013-06_01.pdf).
19. Dilling H, Mombour W, Schmidt MH. Internationale Klassifikation psychischer Störungen. 6. Aufl. Bern: Hans Huber, 2008.
20. Tomblin JB, Records NL, Buckwalter P, Zhang X, Smith E, O'Brien M. Prevalence of specific language impairment in kindergarten children. Journal of Speech, Language, and Hearing Research 1997; 40: 1245–1260.
21. Kany W, Schöler H. Fokus. Sprachdiagnostik. Leitfaden zur Sprachstandsbestimmung im Kindergarten. Mannheim: Cornelsen Scriptor, 2007.
22. Kiese-Himmel C. Hörgestörte Kinder und ihr Spracherwerb. Heidelberg: Median-Verlag von Killisch-Horn, 2006.
23. Thiel M. Logopädie bei kindlichen Hörstörungen. Berlin: Springer, 2000.
24. Keilmann A, Klüsener P, Freude C. Aussprachestörungen bei Kindern mit spezifischen Sprachentwicklungsstörungen und schwerhörigen Kindern im Vergleich. Laryngorhinootologie 2008; 87: 704–710.
25. Casby MW. Otitis media and language development: A meta-analysis. American Journal of Speech-Language Pathology 2001; 10: 65–80.
26. Roberts JE, Rosenfeld RM, Zeisel SA. Otitis media and speech and language: A meta-analysis of prospective studies. Pediatrics 2004; 113: 238–248.
27. Fröhling A. Mutismus. In: Siegmüller J, Bartels H (Hrsg.), Sprache – Sprechen – Stimme – Schlucken (S. 205–208). München, Jena: Urban & Fischer, 2008.
28. Kristensen H. Selective mutism and comorbidity with developmental disorder/delay anxiety disorder, and elimination disorder. Journal of the American Academy of Child and Adolescent Psychiatry 2000; 39: 249–256.
29. Rondal JA. Down's syndrome. In: Bishop D, Mogford K (eds.), Language development in exceptional circumstances (pp. 165–176). Edinburgh: Churchill Livingstone, 1988.
30. Mainardi PC. Cri du Chat syndrome. Orphanet Journal of Rare Diseases 2006; 1: 33.
31. Böhning M, Siegmüller J. Williams-Beuren-Syndrom. In: Siegmüller J, Bartels H (Hrsg.), Sprache – Sprechen – Stimme – Schlucken (S. 202–204). München, Jena: Urban & Fischer, 2006.
32. Grigos MI, Kolenda N. The relationship between articulatory control and improved phonemic accuracy in childhood apraxia of speech: a longitudinal case study. Clin Linguist Phon. 2010; 24(1): 17–40.
33. Neumann K, Euler HA, Bosshardt HG, Cook S, Sandrieser P, Schneider P, Sommer M, Thum G. – im Auftrag der Leitliniengruppe (Hrsg.: Deutsche Gesellschaft für Phoniatrie und Pädaudiologie). Pathogenese, Diagnostik und Behandlung von Redeflussstörungen. Evidenz- und konsensbasierte S3-Leitlinie, AWMF-Registernummer 049–013, Version 1. 2016 http://www.awmf.org/leitlinien/detail/ll/049-013.html. Gelesen am 1.9.2016.
34. Theys C. Unraveling the enigma of neurogenic stuttering: prevalence, behavioral characteristics and brain correlates. PhD thesis. Leuven: Katholieke Universiteit, 2012.
35. Natke U, Alpermann A. Stottern. Erkenntnisse, Theorien und Behandlungsmethoden. 3. Aufl. Bern: Hans Huber, 2010.
36. Manning WH. Clinical decision making in diagnosis and treatment of fluency disorders. 3rd ed. Clifton Park (NY): Delmar, 2009.

37. DeFusco EM, Menken M. Symptomatic cluttering in adults. Brain Lang. 1979; 8: 25–33.
38. Sick U. Poltern. Theorie – Diagnostik – Therapie. Stuttgart: Thieme, 2004.
39. Lundgren K, Helm-Estabrooks N, Klein R. Stuttering following acquired brain damage: A review of the literature. Journal of Neurolinguistics 2010; 1(23): 447–454.
40. Van Borsel J, Taillieu C. Neurogenic stuttering versus developmental stuttering: an observer judgement study. Journal of Community Disorders 2001; 34: 385–395.
41. De Nil LF, Jokel R, Rochon E. Etiology, symptomatology, and treatment of neurogenic stuttering. In: Conture EG, Curlee RF (eds.), Stuttering and related disorders of fluency. 3rd ed. (pp. 326–343). New York: Thieme, 2007.
42. Goodglass H. The syndromes of aphasia: similarities and differences in neurolinguistic features. Top Lang Disord. 1981; 1: 1–14.
43. Rosenbek J, Messert B, Collins M, Wertz RT. Stuttering following brain damage. Brain Lang. 1978; 6: 82–96.
44. Ribeiro A. Funktionelle Stimmstörungen im Kindesalter. Idstein: Schulz-Kirchner, 2006.

KAPITEL

3 Neuropädiatrische Erscheinungsformen/ Störungsbilder

3.1 Frühgeburt

3.1.1 Neonatale Neurologie

Almut Weitkämper

Physiologische Entwicklung des Neugeborenen

Die Entwicklung des ZNS einschließlich des Hör- und Sprechvermögens beginnt nicht erst zum Zeitpunkt der Geburt, sondern bereits intrauterin (➤ Kap. 2.1). Erste Bewegungen in Form von Seitwärtsbewegungen des Kopfes und des Steißes können bei menschlichen Embryonen bereits in der 8. SSW beobachtet werden, etwa 2 Wochen später bewegt sich bereits der ganze Körper (*General Movements*). In der 11. bis 12. SSW treten erste Atembewegungen auf, etwa um die gleiche Zeit erste Schluckbewegungen. Um die 18. SSW macht der Fetus bereits rhythmische Saugbewegungen und trinkt Fruchtwasser [1]. Der Fetus trainiert also bereits in diesen frühen Gestationswochen die Mundmotorik, die später auch für die Sprachentwicklung benötigt wird. Erste Hörerfahrungen durch intrauterine akustische Reize – Umgebungsgeräusche wie den mütterlichen Blutfluss oder Darmgeräusche, aber natürlich auch die Stimme der Mutter – kann der Fetus etwa ab der 24. SSW machen [2]. Schon lange weiß man, dass Neugeborene bereits in den ersten Lebenstagen die bekannte Stimme ihrer Mutter anderen Stimmen oder Geräuschen gegenüber bevorzugen [3]. In den letzten Wochen der Schwangerschaft verändern sich die spontanen, ungerichteten und unwillkürlichen Körperbewegungen von sehr schnellen, großamplitudigen zu eher langsameren, kraftvollen und windenden Bewegungen. Wenn Kinder zu früh geboren werden, können diese *General Movements* auch auf der Früh- und Neugeborenen-Intensivstation beobachtet und beurteilt werden [1].

Die Geburt bedeutet für jedes Kind eine sehr komplizierte Umstellung fast aller Vitalfunktionen. Plötzlich besteht keine Verbindung mehr zu Eihäuten und Plazenta, die bislang Isolierung, Ernährung, Ausscheidung und Gasaustausch gewährleistet haben. Der im Wasser lebende Fetus wird zum Luft atmenden Neugeborenen, dessen Atmung, Kreislauf, Wärmeregulation, Ernährung, Stoffwechsel, Ausscheidung sowie Infektabwehr nun selbstständig funktionieren müssen. Vom Arzt oder der Hebamme, die bei der Geburt anwesend sind, wird die postnatale Anpassung des Kindes mit Hilfe des APGAR-Scores erfasst, indem sie in der 1., 5. und 10. Lebensminute Hautfarbe, Atmung, Herzfrequenz, Muskeltonus und spontane Bewegung des Kindes beurteilen. Für jeden Parameter können 0, 1 oder bestenfalls 2 Punkte vergeben werden, also maximal 10 Punkte. Ein APGAR von 7–10 Punkten zeigt eine normale Adaptation, ein APGAR von 4–6 Punkten eine mäßige Depression und ein APGAR von 0–3 Punkten eine schwere Depression. Ein 5-Minuten-APGAR unter 4 Punkten ist prognostisch ungünstig in Bezug auf die weitere motorische und auch kognitive Entwicklung [4].

Nach der postnatalen Adaptation schreitet die allgemeine Entwicklung des Kindes fort. Auch jetzt zeigen sich *General Movements,* die aber nicht mehr so schnell, ausladend oder windend sind, sondern zunehmend kleinen, tänzelnden Bewegungen in einzelnen Gelenken gleichen. Am Ende der Neonatalzeit, im Alter von 28 Tagen, kann ein gesundes Kind Arme und Beine gegen die Schwerkraft anheben und strampeln. In der Bauchlage kann es den Kopf anheben und zur Seite drehen. Es reagiert auf Geräusche, vor allem auf die menschliche Stimme, und ist in der Lage, kräftig zu saugen und sich sowohl mit Vokallauten als auch mit Schreien zu äußern.

MERKE

Die Entwicklung des Kindes beginnt nicht erst nach der Geburt, sondern schon früh intrauterin. Zum Zeitpunkt der Geburt müssen sich fast alle Organsysteme auf die extrauterine Situation umstellen. Die postnatale Adaptation wird mit dem APGAR-Score beurteilt. Liegt der 5-Minuten-Wert unter 4, ist dies prognostisch ungünstig in Bezug auf die weitere Entwicklung.

Risikofaktoren für erworbene Entwicklungsstörungen

Zu den Risikofakoren für erworbene Entwicklungsstörungen zählen insbesondere Frühgeburtlichkeit, perinatale Infektionen und Hirnschädigungen durch Hirnblutung, Asphyxie oder Schlaganfall, da es hierdurch sowohl zum Untergang von Hirngewebe als auch zu einer Beeinträchtigung der noch nicht abgeschlossenen Hirnentwicklung kommen kann.

Frühgeburt

Frühgeborene sind definiert als Kinder, die mehr als 3 Wochen vor dem errechneten Geburtstermin zur Welt kommen. Das betrifft in Deutschland jährlich etwa 60 000 Kinder, also 9 % aller Neugeborenen. Etwa 1,5 % der Kinder werden vor der 32. SSW, also mehr als 8 Wochen zu früh, geboren und wiegen zum Zeitpunkt der Geburt in der Regel weniger als 1 500 g (*very low birth weight infants,* VLBW) [5]. Bei diesen sehr kleinen Frühgeborenen muss die postnatale Adaptation bereits zu einem Zeitpunkt erfolgen, an dem die meisten Organsysteme noch nicht ausreichend entwickelt sind. Ein erheblicher Teil ihrer Entwicklung findet daher nicht mehr in der geschützten Umgebung des Uterus, sondern auf einer Früh- und Neugeborenen-Intensivstation statt. In dieser Zeit können zahlreiche Komplikationen auftreten.

Ein häufiges Problem bei Frühgeborenen ist der primäre Surfactant-Mangel ihrer strukturell unreifen Lunge (sog. Atemnotsyndrom, ANS). Daher besteht oft die Notwendigkeit einer Beatmung, die zu einer Schädigung der Lungenentwicklung und damit zur Ausbildung einer bronchopulmonalen Dysplasie (BPD) führen kann. Wegen Unreife der Leberfunktion kann eine Hyperbilirubinämie auftreten, die aufgrund der Unreife der Blut-Hirn-Schranke bei Frühgeborenen schneller zu einer Bilirubin-Enzephalopathie bzw. einem Kernikterus mit bleibenden neurologischen Schäden führen kann (z. B. Innenohrschädigung, Sehstörungen, mentale Retardierung und Zerebralparese). Die Unreife des Magen-Darm-Trakts erlaubt nur einen langsamen Ernährungsaufbau, sodass Frühgeborene lange Zeit parenteral oder über eine nasogastrale Sonde ernährt werden müssen. Dies führt oft zu Gedeihstörungen mit niedrigem Körpergewicht, Kleinwuchs und Mikrozephalie. Weitere Probleme sind die erhöhte Infektanfälligkeit durch ein unreifes Immunsystem und die Gefahr einer nekrotisierenden Enterokolitis (NEC) durch Infektion einer vermutlich ischämisch vorgeschädigten Darmwand, bei der Darmgewebe nekrotisch wird, also zugrunde geht. Auch die Retinopathia praematurorum (RPM), eine Entwicklungsstörung der retinalen Blutgefäße, in deren Folge es zur Netzhautablösung und Erblindung kommen kann, ist eine häufige Komplikation bei sehr kleinen Frühgeborenen. Zu den schwersten Frühkomplikationen gehören intraventrikuläre Hämorrhagien (IVH) und die periventrikuläre Leukomalazie (PVL), die wegen des Untergangs von Hirnparenchym, z. B. nach Minderdurchblutung, ein besonders hohes Risiko für allgemeine Entwicklungsstörungen einschließlich Hörstörungen darstellen [6]. Unabhängig von solchen Komplikationen darf auch das Risiko für lärminduzierte Hörstörungen durch die notwendigen Geräte, wie Inkubator und Beatmungsgerät, sowie die Monitoralarme auf einer Neugeborenen-Intensivstation nicht unterschätzt werden [7]. Häufige Spätkomplikationen, die oft erst im (Vor-)Schulalter diagnostiziert werden, sind Interaktions- bzw. Regulationsstörungen, Störungen der körperlichen Entwicklung, chronische Atemwegsprobleme, leichte motorische Koordinationsstörungen oder Ungeschicklichkeiten und kognitive Probleme wie Störungen der Sprachentwicklung (➤ Kap. 2.3 und ➤ Kap. 3.1.2), Wahrnehmungs- oder Wahrnehmungsverarbeitungsstörungen, kognitive Teilleistungsschwächen und Verhaltensauffälligkeiten. Besonders schwere Spätkomplikationen bei Frühgeborenen sind ausgeprägte Bewegungsstörungen wie die infantile Zerebralparese (ICP, ➤ Kap. 3.12), hochgradige Minderung der Intelligenz mit einem IQ < 50, schwere Sehbehinderungen und Hörstörungen, die eine Hörgeräteversorgung notwendig machen [8].

MERKE

Sehr kleine Frühgeborene mit einem Geburtsgewicht unter 1 500 g haben ein erhöhtes Risiko für allgemeine Entwicklungsstörungen, besonders bei Beatmungsnotwendigkeit und Komplikationen wie Infektionen, Hirnblutungen oder -parenchymschädigungen. Als Spätkomplikationen können ausgeprägte Bewegungsstörungen, hochgradige Minderung der Intelligenz, schwere Sehbehinderungen oder Hörstörungen, aber auch leichtere motorische Auffälligkeiten oder kognitive Probleme auftreten, die manchmal erst im (Vor-)Schulalter diagnostiziert werden.

Fallbeispiel 3.1

Frühgeborenenbehandlung auf einer Neugeborenen-Intensivstation

Nach unauffälliger Schwangerschaft wird in der 24 + 5. SSW ein Mädchen mit einem Geburtsgewicht von 640 g geboren, das über einen Zeitraum von drei Monaten auf der Neugeborenen-Intensivstation behandelt werden muss.

Es benötigte eine maschinelle Beatmung, in deren Folge sich eine bronchopulmonale Dysplasie entwickelte. Eine Hyperbilirubinämie wurde mit Phototherapie behandelt, Infektionen erforderten mehrfach antibiotische Behandlungen. Wegen einer Retinopathia praematurorum musste eine Laserkoagulation durchgeführt werden. Das primäre Hörscreening zum Zeitpunkt der Entlassung von der Intensivstation war auffällig. Eine Hirnblutung trat erfreulicherweise nicht auf.

Es erfolgten intensive Fördermaßnahmen, u. a. Physiotherapie, heilpädagogische Frühförderung, Seh- und Hörfrühförderung, Sprachtherapie. Während die entwicklungsneurologischen Verlaufskontrollen eine Zerebralparese ausschließen konnten, ergaben die augenärztlichen und pädaudiologischen Verlaufskontrollen eine hochgradige Sehschwäche und Innenohrschwerhörigkeit (daher Brillenversorgung und beidseits Cochlea-Implantate). Die im Alter von zwei und drei Jahren durchgeführten standardisierten Entwicklungstests zeigten eine dem korrigierten Alter entsprechende mentale und eine leicht retardierte motorische Entwicklung. Inzwischen geht die Siebenjährige in eine integrative Schule, in der sie bislang gut mitkommt.

Gewichtsentwicklung, Längen- und Kopfumfangswachstum verlaufen entlang der untersten Perzentile.

Prä-, peri- oder postnatale Infektionen

Verschiedene virale und bakterielle Infektionen können sowohl prä- als auch postnatale Entwicklungsstörungen verursachen. Zu den sog. kongenitalen, von der Mutter auf das Kind übertragbaren Infektionen zählen Syphilis, Toxoplasmose, Röteln, Zytomegalie, Herpes-simplex-Virus-(HSV-) und andere Infektionen wie z. B. Listeriose oder Ringelröteln. Diese Infektionen können sowohl pränatal über die Plazenta als auch perinatal, z. B. durch Verschlucken infektiösen mütterlichen Blutes unter der Geburt, oder postnatal, z. B. über die Muttermilch, erfolgen. Viele dieser Infektionen verlaufen zunächst asymptomatisch, können aber im Verlauf schwere Entwicklungsstörungen verursachen.

- Hauptsymptome der kongenitalen Syphilis sind Gedeih- und Entwicklungsstörungen, Knochenveränderungen, Augenentzündungen und Hörstörungen.
- Bei der kongenitalen Toxoplasmose sind Enzephalitis, intrazerebrale Verkalkungen, Epilepsie, Entwicklungsretardierung, Hepatitis und Chorioretinitis die Hauptsymptome.
- Eine kongenitale Rötelninfektion kann zur Rötelnembryopathie mit Mikrozephalie, globaler Retardierung, Herzfehler, Katarakt und Hörstörungen führen. Die Häufigkeit der Rötelnembryopathie ist durch die von der Ständigen Impfkommission (STIKO) empfohlene Rötelnimpfung deutlich zurückgegangen.
- Die Zytomegalie-Virus-(CMV-)Infektion ist inzwischen die häufigste kongenitale Infektion und auch die häufigste infektiöse Ursache für frühkindliche Hörstörungen (➤ Kap. 4.1). Weitere Symptome der kongenitalen CMV-Infektion sind Mikrozephalie, intrazerebrale Verkalkungen, globale Entwicklungsretardierung und Sehstörungen, aber auch Hepatitis und Myokarditis.
- Die kongenitale HSV-Infektion kann mit Enzephalitis, Mikrozephalie, Krampfanfällen und als generalisierte Infektion mit septischem Schock,

Lungen- und Leberversagen einhergehen und hat eine hohe Letalität.

- Bei der kongenitalen Listeriose kommt es zur Sepsis, Meningoenzephalitis und Granulombildung in allen Organen einschließlich der Haut.
- Bei Ringelröteln (durch Parvovirus B19 verursacht) kann es intrauterin zu einem Befall des Knochenmarks und infolge der dadurch eingeschränkten fetalen Blutbildung zu Anämie, Hydrops fetalis oder sogar zum intrauterinen Fruchttod kommen [9, 10].

Daneben können auch andere Erreger zu schweren Neugeboreneninfektionen führen, insbesondere Bakterien der mütterlichen Vaginalflora, wie z. B. Streptokokken der Gruppe B und Escherichia coli (E. coli), oder gewöhnliche Hautkeime wie Staphylokokken. Die Symptomatik ist – anders als bei älteren Kindern – zunächst unspezifisch und entspricht einer systemischen Entzündungsreaktion. Doch im weiteren Verlauf kann es dann wegen der eingeschränkten Infektabwehr des Neugeborenen zu einer raschen Progredienz und innerhalb weniger Stunden zum Kreislaufversagen im septischen Schock kommen. Des Weiteren besteht bei Neugeborenen ein erhöhtes Meningitis-Risiko. Sowohl septischer Schock als auch Meningitis sind Risikofaktoren für eine Schädigung des Gehirns (bzw. seiner Entwicklung), die neurologische Störungen verursachen kann [6].

MERKE

Kongenitale Infektionen können prä-, peri- und postnatal übertragen werden. Sie verlaufen zunächst häufig asymptomatisch, können aber im weiteren Verlauf schwere Entwicklungsstörungen einschließlich Hörstörungen verursachen. Die kongenitale CMV-Infektion ist die häufigste infektiöse Ursache frühkindlicher Hörstörungen.

Durch konsequentes Impfen lassen sich viele kongenitale Infektionen verhindern. Wegen der eingeschränkten Infektabwehr bei Neugeborenen können invasive Infektionen rasch zu einem septischen Schock oder einer Meningitis führen, die wiederum Risikofaktoren für spätere Entwicklungsstörungen sind.

Fallbeispiel 3.2

Kongenitale CMV-Infektion

Bei der Vorsorgeuntersuchung U5 eines 6 Monate alten Jungen, der nach unkomplizierter Schwangerschaft spontan am Termin geboren wurde, fallen seine zunehmende Entwicklungsretardierung und sein verminderter Kopfumfang auf, der bei der Geburt noch im Bereich der 50. Perzentile lag. Zusätzlich besteht der Verdacht auf eine Hörstörung, das primäre Hörscreening zum Zeitpunkt der U2 war unauffällig.

Die diagnostische Abklärung ergab keinen Hinweis auf einen Stoffwechseldefekt, die cMRT-Untersuchung keine Auffälligkeiten. Bei der CMV-Serologie im Blut fand sich ein positiver IgG-Antikörper-(AK-)Titer bei negativem IgM-AK-Nachweis. Dies wurde zunächst als Leihimmunität von der Mutter interpretiert. Die Bestimmung der CMV-PCR im Urin und Liquor des Kindes lieferte dann aber einen positiven Nachweis, sodass die Diagnose einer kongenitalen CMV-Infektion gestellt wurde. Da die BERA-Untersuchung eine schwere Hörstörung aufdeckte, erfolgte eine Hörgeräteversorgung und eine Therapie zunächst intravenös mit Ganciclovir, dann oral mit Valganciclovir, damit sich die Hörstörung nicht noch weiter verschlechterte. Im weiteren Verlauf zeigte sich neben der Hörstörung eine allgemeinen Entwicklungs- und ausgeprägte expressive Sprachentwicklungsstörung. Der nun Zehnjährige, der eine Förderschule mit dem Schwerpunkt Hören und Kommunikation besucht, kommuniziert überwiegend mit Hilfe eines Talkers oder gestenunterstützt.

Hirnschädigung durch perinatale Asphyxie, Hirnblutung oder neonatalen Schlaganfall

Eine Hirnschädigung kann zum Verlust der im betroffenen Gehirnbereich lokalisierten Funktionen führen. Dadurch kann es sowohl zu motorischen Auffälligkeiten als auch zu kognitiven oder Verhaltensproblemen kommen. Nach einer Hirnschädigung in der Neonatalzeit zeigt sich die klinische Symptomatik oft erst im späteren Verlauf, da das Neugeborene aufgrund seines Entwicklungsstands die entsprechenden Funktionen (z. B. Laufen oder Sprechen) noch gar nicht erlernt hat. Auch die Anforderungen an die Konzentration, das Gedächtnis und die Verarbeitungsgeschwindigkeit steigen erst in der Schulzeit deutlich an, sodass dann bei Kindern, die bis dahin relativ unauffällig waren, ausgeprägte Schulschwierigkeiten auftreten können. Es kann aber aufgrund der Plastizität des kindlichen Gehirns auch vorkommen, dass nichtbetroffene Hirnbereiche diese Funktionen übernehmen oder kompensieren, insbesondere wenn eine intensive Förderung erfolgt. So lässt sich zum Zeitpunkt der neonatalen Hirnschädigung noch keine sichere Aussage über die klinischen Auswirkungen machen. Als Ursache einer Hirnschädigung kommen sowohl Sauerstoffmangel, Blutungen oder Minderperfusion in Betracht.

Die **perinatale Asphyxie** ist definiert als Störung des kindlichen Gasaustauschs während der Geburt. Dies führt zu einer Minderversorgung der Organe mit Sauerstoff (Hypoxie), einer schweren metabolischen Azidose und zur Beeinträchtigung von Organfunktionen. Ursachen können z. B. eine vorzeitige Plazentalösung, Nabelschnurumschlingung, ein Geburtsstillstand oder eine respiratorische Anpassungsstörung sein. Vor allem im Gehirn kann es zu einem Zelluntergang und damit zu einer Hirnschädigung (neonatale Enzephalopathie) kommen. Frühe klinische Zeichen sind Hyperexzitabilität, auffällige Reflexe, allgemeine muskuläre Hypotonie, zerebrale Krampfanfälle oder Koma. Mit der kranialen Magnetresonanztomografie (cMRT) kann das Ausmaß der Schädigung beurteilt und schon frühzeitig die Prognose abgeschätzt werden. Die meisten Neugeborenen mit einer milden Enzephalopathie entwickeln sich normal. Kinder mit einer schweren Enzephalopathie haben ein hohes Risiko zu versterben, und, wenn sie überleben, fast immer erhebliche neurologische Entwicklungsstörungen sowohl im motorischen als auch im kognitiven Bereich [11].

Hirnblutungen treten in der Neonatalperiode umso häufiger auf, je unreifer die Kinder zur Welt kommen. Bei sehr kleinen Frühgeborenen ist der Bereich der germinalen Matrix im Gehirn stark durchblutet und die vulnerablen Blutgefäße dort können z. B. bei Blutdruckschwankungen schnell rupturieren (➤ Kap. 2.1). Zu einer Hirnblutung kommt es meist in den ersten drei Lebenstagen. Man kann sie sonografisch diagnostizieren und in drei Schweregrade einteilen:

- Grad I – subependymale Blutungen
- Grad II – Ventrikeleinbruchsblutungen, die weniger als 50 % des Ventrikellumens ausfüllen
- Grad III – Blutungen, die mehr als 50 % des Ventrikellumens einnehmen

Davon abgegrenzt werden hämorrhagische Infarzierungen im Hirnparenchym (durch Blockade des venösen Abstroms aus den periventrikulären Keimlagern) sowie Blutungen in Basalganglien, Kleinhirn und Stammhirn [12]. Zu neurologischen Folgeschäden kommt es insbesondere nach Grad-III-Blutungen, die zu einer Erweiterung der Ventrikelräume (posthämorrhagischer Hydrozephalus) führen, und zu ausgedehnten parenchymalen hämorrhagischen Infarkten.

Der **neonatale Schlaganfall** wird durch eine akute fokale arterielle Durchblutungsstörung (oft im Bereich der A. cerebri media) hervorgerufen, die zu einer Ischämie und Nekrose des vom entsprechenden Blutgefäß versorgten Hirngewebes führt. Er kann sowohl prä- als auch postnatal auftreten. Die akute klinische Symptomatik ist bei Neugeborenen im Gegensatz zu älteren Kindern eher uncharakteristisch mit Atemstörungen, muskulärer Hypotonie oder Krampfanfällen. Pränatale Schlaganfälle werden oft erst aufgrund von Störungen diagnostiziert, die im weiteren Verlauf auftreten (wie unilaterale Zerebralparese, läsionelle Epilepsie oder Entwicklungsauffälligkeiten). Die Diagnose wird durch die cMRT gestellt. Ursächlich können Blutgerinnungsstörungen (z. B. Thrombophilie), aber auch Herz- oder Gefäßerkrankungen sein [13].

MERKE

Eine Hirnschädigung kann prä-, peri- und postnatal auftreten und durch Sauerstoffmangel (Hypoxie) im Rahmen einer Asphyxie, durch eine Hirnblutung nach Ruptur unreifer Blutgefäße oder fehlende Durchblutung (Ischämie) bei Verschluss von Hirnarterien verursacht werden. Dadurch kann es zum Untergang von Hirngewebe, aber auch zu einer Beeinträchtigung der noch nicht abgeschlossenen Entwicklung des Gehirns kommen. Dies kann je nach Lokalisation und Ausmaß der Schädigung zu neurologischen Störungen unterschiedlichen Ausmaßes führen. Langjährige entwicklungsneurologische Verlaufskontrollen sind notwendig, um die Auswirkungen der Hirnschädigung diagnostizieren und entsprechende Fördermaßnahmen einleiten zu können.

Erkennen von Entwicklungsstörungen

Schwangerschafts-Vorsorgeuntersuchungen entsprechend den vom Gemeinsamen Bundesausschuss (G-BA) festgelegten „Mutterschafts-Richtlinien" werden von Gynäkologen durchgeführt. Sie dienen dazu, Gefahren für Leben und Gesundheit sowohl der Schwangeren als auch des Kindes abzuwenden und Gesundheitsstörungen rechtzeitig erkennen und behandeln zu können. Durch Beratung der Schwangeren soll zudem eine gesunde Lebensweise unterstützt und ein das Ungeborene gefährdendes Verhalten verhindert werden. So kann z. B. Nikotinabusus zu ausgeprägter Plazentainsuffizienz und dadurch zu fetaler Dystrophie führen, Alkoholabusus kann zu einem fetalen Alkoholsyndrom (FAS) mit Gedeihstörung, typischen Auffälligkeiten von Gesicht (kurze Lidspalte, verstrichenes Philtrum oder schmale Oberlippe) und Schädel (Mikrozephalie) oder einer globalen Entwicklungsverzögerung bzw. globalen Intelligenzminderung führen.

Durch fetale Sonografien können Fehlbildungen oder mangelhaftes Gedeihen des Fetus diagnostiziert werden, die Hinweise auf eine mögliche Entwicklungsstörung geben. Die Kindsbewegungen werden beurteilt; sind sie verringert, kann dies ein Zeichen für eine neuromuskuläre Erkrankung sein (➤ Kap. 3.5). Auch die Fruchtwassermenge wird sonografisch ausgemessen: Eine verringerte Menge kann auf eine Störung der Plazentafunktion oder auch der fetalen Nieren hinweisen, eine vermehrte Menge auf eine diabetische Stoffwechsellage der Mutter, auf Fehlbildungen im Bereich des fetalen Magen-Darm-Trakts oder auf eine Schluckstörung. Serologische Untersuchungen können Hinweise auf eine Blutgruppenunverträglichkeit oder auf konnatale Infektionen geben [14].

Postnatal werden nach den ebenfalls vom G-BA herausgegebenen „Kinder-Richtlinien" bei allen Kindern bis 17 Jahren kinder- und jugendärztliche Vorsorgeuntersuchungen durchgeführt, um Gesundheitsstörungen oder Auffälligkeiten in der Entwicklung frühzeitig feststellen zu können (➤ Kap. 1.2). In der Neonatalzeit sind dies die U1 am 1. Lebenstag, die U2 zwischen 3. und 10. Lebenstag und die U3 zwischen 4. und 6. Lebenswoche. Das Gewicht der Kinder, die Körperlänge und der Kopfumfang werden gemessen und in entsprechende Perzentilenkurven eingetragen (➤ Abb. 1.4). Bei der klinischen Untersuchung werden neben der Inspektion u. a. von Augen, Ohren, Mund und Haut auch Herz, Lunge und das Abdomen untersucht und der Muskeltonus sowie die Lagereaktionen und die Reflexe überprüft. Danach beurteilt der Kinderarzt den motorischen und kognitiven Entwicklungsstand. Neben der klinischen Untersuchung durch den Kinderarzt wird im Rahmen der U2 ein Neugeborenen-Stoffwechsel-Screening durchgeführt, das zur Früherkennung von angeborenen und endokrinen Störungen dient, die die körperliche und geistige Entwicklung der Kinder in nicht geringfügigem Maße gefährden können (➤ Kap. 1.2 und ➤ Kap. 3.4). Zusätzlich erfolgt ein beidseitiges Hörscreening mittels TEOAE oder AABR bei der U2 (➤ Kap. 1.2). Bei der U3 wird ein sonografisches Hüftscreening zur Früherkennung einer Hüftgelenkdysplasie und -luxation durchgeführt [15]. Die Ernährungskommission der Deutschen Gesellschaft für Kinder- und Jugendmedizin empfiehlt zur Prävention von Vitamin-K-Mangelblutungen eine orale Gabe von 2 mg Vitamin K, jeweils bei der U1, U2 und U3 [16].

Mit dem Ziel, sowohl die Säuglingssterblichkeit als auch frühkindliche (erworbene) Behinderungen zu verringern, entstand die Richtlinie des G-BA über Maßnahmen zur Qualitätssicherung in der Versorgung von Früh- und Reifgeborenen. Diese regelt z. B., dass Schwangere, bei denen eine Frühgeburt mit einem Geburtsgewicht < 1 250 g oder einem Gestationsalter < 29+0 SSW zu erwarten ist, Schwangere mit Drillingen und einem Gestationsalter < 33+0 SSW und Schwangere mit allen pränatal diagnostizierten mütterlichen oder fetalen Erkrankungen oder Fehlbildungen, bei denen eine spezialisierte intensivmedizinische Versorgung des Neugeborenen unmittelbar nach der Geburt absehbar ist, nur in einem Perinatalzentrum der höchsten Versorgungsstufe (Level 1) betreut und entbunden werden dürfen [17]. In diesen hochqualifizierten Abteilungen können Früh- und Neugeborene optimal versorgt und Komplikationen reduziert werden. Spezielle bildgebende Untersuchungen (Sonografie von Gehirn und anderen Organen, cMRT) können Hinweise auf Hirnblutungen oder andere schwere Komplikationen geben. Auch die General-Movement-Analyse nach Prechtl, mit der sich die Spontanbewegungen von Frühgeborenen und reifen Neugeborenen (bis zum korrigierten Alter von 3 Monaten nach dem errechneten Geburtstermin) beurteilen lassen, erlaubt eine Vorhersage zukünftiger Entwicklungsstörungen, insbesondere im Bereich der Motorik [18].

Kurz vor der Entlassung aus der Klinik sollten kleine Frühgeborene und schwerkranke Neugeborene und ihre Familien in die sozialmedizinische Nachsorge nach §43 Abs. 2 SGB V, z. B. nach dem Modell des Bunten Kreises, übergeleitet werden, die den Übergang von der Krankenhausbehandlung zur ambulanten Versorgung unterstützt. Hier werden die Familien durch ein interdisziplinäres Team (Kinderarzt, Psychologe, Sozialarbeiter und erfahrene Kinderkrankenschwestern) in den ersten Wochen nach der Entlassung zu Hause betreut. In dieser Zeit kann eine am Bedarf und den Bedürfnissen der Familie orientierte Begleitung, Unterstützung und Vernetzung von Hilfsangeboten erfolgen, die ihr hilft, mit der Erkrankung und den veränderten Lebensbedingungen zurechtzukommen. So können notwendige Physiotherapie- oder Frühfördermaßnahmen eingeleitet und die Familien in sozialrechtlichen Belangen beraten werden [19].

Bei sehr kleinen Frühgeborenen empfiehlt sich nach der Entlassung – wegen des hohen Risikopotenzials für spätere Entwicklungs-, Gedeih-, Verhaltensstörungen und Behinderungen – neben den oben beschriebenen Vorsorgeuntersuchungen noch die Anbindung an eine Frühgeborenen-Nachsorgeambulanz, z. B. in einem sozialpädiatrischen Zentrum. Hier können durch neurologische Untersuchungen der Entwicklungsstand beurteilt, Entwicklungsstörungen diagnostiziert und spezifische Therapien eingeleitet werden. Zusätzlich sollten regelmäßige augenärztliche und pädaudiologische Untersuchungen durchgeführt werden, da Seh- und Hörstörungen bei Frühgeborenen signifikant häufiger vorkommen als bei reifen Neugeborenen. Die Frühgeborenen-Nachsorge sollte über mehrere Jahre erfolgen, da manche Störungen erst im Vorschulalter oder noch später festgestellt werden können. Im korrigierten Alter von zwei Jahren sieht die Richtlinie des G-BA verpflichtend vor, dass bei Frühgeborenen mit einem Geburtsgewicht unter 1 500 g eine entwicklungsdiagnostische Untersuchung (mit einem standardisierten Entwicklungstest wie z. B. den Bayley Scales of Infant Development) durchgeführt wird, um den mentalen und motorischen Entwicklungsquotienten sowie das mentale und motorische Entwicklungsalter zu bestimmen [17].

MERKE

Regelmäßige Vorsorgeuntersuchungen sowohl in der Schwangerschaft als auch beim Kinderarzt helfen, Erkrankungen und Entwicklungsstörungen frühzeitig zu diagnostizieren. Sehr kleine Frühgeborene, aber auch reifgeborene Kinder mit schweren Erkrankungen oder Fehlbildungen sollten neben den Vorsorgeuntersuchungen eine spezielle Nachsorge z. B. in einem sozialpädiatrischen Zentrum erhalten. Die Nachsorge sollte über einen Zeitraum von mehreren Jahren erfolgen, da manche Entwicklungsstörungen, wie z. B. Teilleistungsschwächen, erst im späteren Verlauf auftreten können. Nur durch eine frühe Diagnose ist es möglich, rechtzeitig Therapie- und Fördermaßnahmen einzuleiten und so das Ausmaß der Störungen zu verringern.

Fragen zur Wissensprüfung

1. Mit welchem Score wird die postnatale Adaptation beurteilt und welche Werte sind prognostisch ungünstig?
2. Welches ist die häufigste infektiöse Ursache für frühkindliche Hörstörungen?
3. Was sind die wichtigsten neonatalen Risikofakoren für erworbene Entwicklungsstörungen?
4. Warum haben Hirnschädigungen wie Hirnblutung oder Schlaganfall bei Neugeborenen nicht die gleichen klinischen Auswirkungen wie bei älteren Kindern oder Erwachsenen?
5. Welche Screening-Untersuchungen werden im Rahmen der ersten drei kinder- und jugendärztlichen Vorsorgeuntersuchungen durchgeführt?
6. Welche Methode erlaubt durch Beobachtung der Spontanmotorik von Neugeborenen eine Vorhersage zukünftiger Entwicklungsstörungen?

LITERATUR

1. Einspieler C, Marschik. Ontogenese fötaler und neonataler Bewegungsmuster und ihre klinische Relevanz. Neuropädiatrie in Klinik und Praxis 2014; 3: 66–69.
2. Birnholz JC. The development of human fetal hearing. Science 1983; 222: 516–518.
3. DeCasper AJ, Fifer WP. Of human bonding: Newborns prefer their mothers' voices. Science 1980; 208: 1174–1176.
4. Casey BM, McIntire DD, Leveno KJ. The continuing value of the Apgar score for the assessment of newborn infants. N Engl J Med. 2001; 344(7): 467–471.
5. Institut für angewandte Qualitätsförderung und Forschung im Gesundheitswesen GmbH, AQUA-Institut. Qualitätsreport 2014 (https://www.sqg.de/sqg/upload/CONTENT/Qualitaetsberichte/2014/AQUA-Qualitaetsreport-2014.pdf).
6. AWMF-Leitlinien Gesellschaft für Neonatologie und pädiatrische Intensivmedizin e. V. (GNPI). http://www.awmf.org/leitlinien/aktuelle-leitlinien/ll-liste/gesellschaft-fuer-neonatologie-und-paediatrische-intensivmedizin-gnpi.html.
7. Cristobal R, Oghalai JS. Hearing loss in children with very low birth weight: current review of epidemiology and pathophysiology. Arch Dis Child Fetal Neonatal. 2008; 93(6): F462–F468.
8. Singer D. Langzeitüberleben von Frühgeborenen. Bundesgesundheitsblatt 2012; 55: 568–575.
9. Robert Koch Institut. Infektionskrankheiten A–Z (http://www.rki.de/DE/Content/InfAZ/InfAZ_marginal_node.html?cms_lv2=3544250&cms_box=1).
10. Modrow S, Wenzel J, Plentz A. Kontroversen in Diagnostik und Therapie konnataler Virusinfektionen. Kinderärztliche Praxis 2011; 82: 288–295.
11. Flemmer AW, Maier RF, Hummler H. Behandlung der neonatalen Asphyxie unter besonderer Berücksichtigung der therapeutischen Hypothermie. Klin Pädiatr. 2014; 226(1): 29–37.
12. Deeg KH, Staudt F, v. Rohden L. Klassifikation der intrakraniellen Blutungen des Frühgeborenen. Ultraschall in Med. 1999; 20: 165–170.
13. Mwaniki MK, Atieno M, Lawn JE, Newton C. Long-term neurodevelopmental outcomes after intrauterine and neonatal insults: a systemic review. Lancet 2012; 379: 445–452.
14. Richtlinien des Bundesausschusses der Ärzte und Krankenkassen über die ärztliche Betreuung während der Schwangerschaft und nach der Entbindung („Mutterschafts-Richtlinien"). Bundesanzeiger Nr. 60a, 27.3.1986; zuletzt geändert am 20.8.2015. (https://www.g-ba.de/downloads/62-492-1080/Mu-RL_2015-08-20_iK-2015-11-10.pdf).
15. Richtlinien des Bundesausschusses der Ärzte und Krankenkassen über die Früherkennung von Krankheiten bei Kindern bis zur Vollendung des 6. Lebensjahres („Kinder-Richtlinien"), veröffentlicht als Beilage Nr.28 zum Bundesanzeiger Nr. 214 vom 11.11.1976, zuletzt geändert am 16.12.2010 (https://www.g-ba.de/downloads/62-492-506/RL_Kinder_2010-12-16.pdf).
16. Ernährungskommission der Deutschen Gesellschaft für Kinder- und Jugendmedizin Berlin. Vitamin-K-Prophylaxe bei Neugeborenen. Empfehlungen der DGKJ. Monatsschr Kinderheilkd. 2013; 161: 351–353.
17. Richtlinie über Maßnahmen zur Qualitätssicherung der Versorgung von Früh- und Reifgeborenen („Qualitätssicherungs-Richtlinie Früh- und Reifgeborene"), veröffentlicht im Bundesanzeiger Nr. 205 vom 28.10.2005, zuletzt geändert am 20.11.2014. (https://www.g-ba.de/downloads/62-492-947/QFR-RL_2014-11-20.pdf).
18. Einspieler C, Prechtl HFR, Bos AF, Ferrari F, Cioni G. Prechtl's Method on the Qualitative Assessment of General Movements in Preterm, Term and Young Infants. London: Mac Keith Press; distributed by Cambridge University Press. Clin Dev Med. 2004; 167: 1–91.
19. Podeswik A, Porz F, Groeger K, Thyen U. Sozialmedizinische Nachsorge für schwer und chronisch kranke Kinder. Monatsschr Kinderheilkd. 2009; 157: 129–135.

3.1.2 Sprachentwicklung nach Frühgeburt

Nina Gawehn

Frühgeburt als Entwicklungsrisiko

Eine Frühgeburt ist definiert als Geburt vor der vollendeten 37. SSW, wobei anhand des Geburtsgewichts, der Gestationsdauer oder des Reifestatus verschiedene Formen der Frühgeburt unterschieden werden können (➤ Tab. 3.1).

Eine Frühgeburt gilt als bedeutsames biologisches Risiko für die kindliche Entwicklung (milde bis schwere Störungen in Kognition, Motorik, Sensorik und Verhalten) und ist häufig mit weiteren psychosozialen Risiken wie elterlichem Stress, Abweichungen in der Eltern-Kind-Interaktion und der Bindungsentwicklung assoziiert. Grundsätzlich ist zu konstatieren, dass das Risiko für Entwicklungsabweichungen mit geringerem Geburtsgewicht, abnehmender Gestationsdauer bzw. geringerem Reifestatus zunimmt. Als Ursachen für etwaige Entwicklungsabweichungen bei Frühgeborenen werden unter anderem biologisch-medizinische Besonderheiten wie ischämische und hämorrhagische Läsionen (z. B. intraventrikuläre Hämorrhagien, IVH,

Tab. 3.1 Klassifikation von Frühgeburt in der Fachliteratur (leicht modifiziert nach Jungmann 2006 [1]) [F934–001]

Abkürzung	Bezeichnung	Definition
a) nach Geburtsgewicht		
LBW	niedriges Geburtsgewicht (low birth weight)	Geburtsgewicht < 2 500 g
VLBW	sehr niedriges Geburtsgewicht (very low birth weight)	Geburtsgewicht < 1 500 g
ELBW	extrem niedriges Geburtsgewicht (extremely low birth weight)	Geburtsgewicht < 1 000 g
b) nach Gestationsdauer		
PT	mäßig unreif geboren (preterm)	Gestationsdauer 32–36 SSW
VPT	sehr unreif geboren (very preterm)	Gestationsdauer 28–31 SSW
EPT	extrem unreif geboren (extremely preterm)	Gestationsdauer < 28 SSW
c) nach Reifestatus		
AGA	adäquates Gewicht für die Gestationsdauer (appropriate for gestational age)	Größenwachstum/Gewicht 10.–90. Prozentrang der Standardskalen
SGA	zu geringes Gewicht für die Gestationsdauer (small for gestational age)	Größenwachstum/Gewicht < 10. Prozentrang der Standardskalen

oder periventrikuläre Leukomalazie, PVL) sowie subtile Abweichungen der Hirnentwicklung unter den Bedingungen der neonatalen Intensivmedizin diskutiert, insbesondere Beatmung, Schmerzmedikation und Geräusche, die sich deutlich von der für das Kind üblicherweise optimalen, intrauterinen Entwicklungsumgebung unterscheiden.

Sprachentwicklung bei Frühgeborenen

Spracherwerb im Kontext der Neonatologie

Die Sprachentwicklung beginnt bereits während der pränatalen Entwicklung. Das auditive System ist zwischen der 23. und 26. SSW [2] so weit ausgereift, dass akustische Reize zu physiologischen Reaktionen führen [3]. Die Prosodie der Muttersprache wird ab der 35. SSW erlernt und postnatal wiedererkannt. Früh- und Reifgeborene zeigen gleichermaßen eine Präferenz für die mütterliche Stimme [4, 5].

Ab der 32. SSW, und somit acht Wochen vor dem eigentlichen Geburtstermin, beginnen Frühgeborene zunehmend zu vokalisieren. Die Häufigkeit der Vokalisationen steigt mit der Häufigkeit, mit der die Eltern ihr Kind auf der Frühgeborenenstation besuchen, es verbal ansprechen und füttern; reziproke Vokalisationen hängen mit dem vorab erlebten elterlichen Sprachinput zusammen [6]. Der elterliche Sprachinput wirkt sich bereits in dieser frühen Phase förderlich aus: Bei Frühgeborenen, die auf der Neugeborenen-Intensivstation Geräuschen ihrer Mutter exponiert waren, kam es weniger häufig zu Bradykardien oder Apnoen [7]. Sprachliche Stimulation fördert zudem die motorische Ruhe und trägt zur Aufrechterhaltung der visuellen Aufmerksamkeit von Frühgeborenen bei [8]. Frühgeborene werden jedoch postnatal in eher reizarmer Umgebung gepflegt und seltener der mütterlichen Stimme exponiert, was Einfluss auf die Reifung des auditiven Systems und auf die Sprachentwicklung nehmen kann [9, 10]: Bedeutsame Anreize für die Entwicklung der sprachlichen Kompetenzen werden in einem sensitiven Zeitfenster für Sprachentwicklung nicht bzw. reduziert gegeben.

Verzögerter Spracherwerb und Sprachtherapie

Verzögerungen und Abweichungen des Spracherwerbs sowie die Inanspruchnahme von Sprachtherapie nach Frühgeburten sind häufig beschriebene Phänomene. Im Alter von 18 bis 22 Monaten erhalten 33,7 % der extrem frühgeborenen (EPT-)Kinder eine Sprachtherapie und mehr als die Hälfte eine Frühförderung [11]. In Abhängigkeit vom Vorliegen einer Hirnschädigung verändern sich die Prävalenzen: 50 % der Frühgeborenen mit und 11 % der Frühgeborenen ohne Hirnschädigung (im Vergleich zu 2 % einer Kontrollgruppe) erhalten eine Sprachtherapie [12].

Sprachliche Leistungen nach Frühgeburt

Die aktuelle Forschungslage belegt, dass Leistungen in verschiedenen sprachlichen Kompetenzbereichen und zu verschiedenen Entwicklungszeitpunkten (frühe Kindheit, Kindheit, Jugendalter) nach Frühgeburt reduziert sind. Während Studien zur Phonologie, Phonetik/Artikulation (inkl. oral-motorischer Defizite), Morphologie, Syntax, Semantik und zum Wortschatz sowie zwei Metaanalysen [13, 14] zu den sprachlichen Leistungen von Frühgeborenen vorliegen, fehlen bislang Untersuchungen zur Entwicklung von Diskurs oder Pragmatik.

Im Rahmen einer Metaanalyse von zwölf internationalen Studien zeigte sich, dass die expressiven und rezeptiven Leistungen der VLBW-/VPT-Kinder im Vergleich zu Reifgeborenen um 0.38 bis 0.77 Standardabweichungen reduziert waren [13]. Bezogen auf die expressiven und rezeptiven Grammatikleistungen sind die Ergebnisse der einbezogenen Studien allerdings nicht einheitlich. Wie eine Metaanalyse von 17 Studien ergab, sind Frühgeborene in einfachen und komplexen expressiven und rezeptiven sprachlichen Funktionen selbst dann Reifgeborenen unterlegen, wenn sie keine manifesten Behinderungen aufweisen. Dies gilt unabhängig vom sozioökonomischen Status. In den komplexen, nicht aber in einfachen Sprachfunktionen vergrößern sich die Unterschiede zwischen Früh- und Reifgeborenen im weiteren Entwicklungsverlauf zwischen drei und sechs Jahren noch [14].

Einige Autoren interpretieren die sprachlichen Defizite Frühgeborener jedoch weniger als spezifische Sprachentwicklungsstörungen, sondern eher als reduzierte sprachliche Leistungen in Verbindung mit verminderten allgemeinen kognitiven Fähigkeiten [15–18]. In den reduzierten sprachlichen Leistungen extrem Frühgeborener scheint sich eher ein im Vergleich zu Reifgeborenen stabiles Defizit zu dokumentieren, wie eine Längsschnittstudie für die frühe Kindheit (12, 18, 24, 30 und 36 Monate) belegt [19].

Überwiegend werden in Studien Frühgeborene mit höherem Risikostatus (< 1 500 g, < 32. SSW) untersucht. Es liegt aktuell lediglich eine Fragebogenstudie vor, die auch für „späte" Frühgeborene (Gestationsdauer 34–36 SSW) und „frühe" Reifgeborene ein erhöhtes Risiko für sprachliche Abweichungen im Alter von 18 bis 36 Monaten aufzeigt [20].

Befunde zu verschiedenen sprachlichen Leistungen

Eine retrospektive Befragung von Eltern Sechseinhalbjähriger zeigt, dass Frühgeborene verschiedene Meilensteine des Spracherwerbs (Bildung kurzer Sätze, verständliche Sprache) später erreichen als Reifgeborene. Für Kinder, die zwischen der 23. und 27. SSW geboren wurden, gaben die Eltern häufiger als für Frühgeborene nach der 32. SSW oder für Reifgeborene an, dass ihre Kinder stottern oder die Phase des kanonischen Lallens auslassen [21]. Eine im Vergleich zu gesunden Reifgeborenen geringere Häufigkeit des kanonischen Lallens ist auch bei VLBW-Kindern mit bronchopulmonaler Dysplasie (BPD) zwischen 8 und 18 Monaten zu beobachten, wobei sich in der untersuchten VLBW-Gruppe insgesamt eine große Varianzbreite zeigt [22]. Zudem kann der Befund nicht auf gesunde VLBW-Kinder übertragen werden. Diese vokalisieren mit 8 Monaten zwar weniger als Reifgeborene, doch mit 18 Monaten tritt dieser Unterschied nicht mehr in Erscheinung. Mit 18 Monaten haben VLBW-Kinder mit BPD aber einen signifikant geringeren expressiven Wortschatz als die gesunden Frühgeborenen und die Reifgeborenen.

Verschiedene Studien liefern Hinweise auf einen abweichenden Grammatikerwerb (Morphologie und Syntax) nach Frühgeburt [23–25]. Im Einzelnen beschrieben sind reduzierte Satzlängen bei zweijährigen VLBW [24, 26] und fünfjährigen Frühgeborenen [27] sowie reduzierte Leistungen in der Pluralbildung, der Bildung verschiedener Wortarten und der Verbformen bei dreijährigen ELBW [25]. Verminderte Äußerungslängen sowie ein reduzierter Gebrauch von Präpositionen, Konjunktionen und Artikeln in der Spontansprache waren bei vierjährigen Frühgeborenen festzustellen [28].

Darüber hinaus zeigten sich Unterschiede zwischen Früh- und Reifgeborenen in Wortschatz [23, 25], Wortverständnis und Wortproduktion im Alter von 12 bis 24 Monaten [29], im Sprachverständnis im Alter von vier Jahren [26], in der phonologischen Bewusstheit im Kindergartenalter [23] sowie der auditiven Diskrimination [26] im Alter von vier Jahren. Leicht reduzierte Leistungen in einigen Aufgaben des phonologischen Arbeitsgedächtnisses sind für drei- bis fünfjährige Frühgeborene (< 34. SSW) im Vergleich zu Reifgeborenen beschrieben [30].

Bezüglich der narrativen Leistungen Frühgeborener liegt bislang erst eine einzige Studie mit einer recht kleinen Stichprobe (in der Altersgruppe 9–10 Jahre) vor, in der die narrative Kompetenz von 15 Frühgeborenen ohne schwere neurologische Beeinträchtigung im Vergleich zu 15 parallelisierten Reifgeborenen untersucht wurde. Hinsichtlich Länge, Struktur und Komplexität unterscheiden sich die narrativen Fähigkeiten Früh- und Reifgeborener nicht. Als Hinweis auf dezente, spezifische sprachliche Abweichungen zeigten sich bei Frühgeborenen jedoch häufiger Unterbrechungen und umständliche Formulierungen, die ihre Geschichten nicht vorantrieben [31].

Auch eine verminderte Sprechqualität und Artikulationsprobleme wurden bei frühgeborenen Schulkindern beobachtet [18, 32, 33]. Selbst wenn nur leichte allgemein-motorische Defizite bestanden, aber keine Dysarthrie oder Dyspraxie vorlag, wiesen Frühgeborene (< 33. SSW, n = 50) im Alter von 16 Jahren häufiger diskrete Auffälligkeiten im oral-motorischen Bereich und in der Artikulation auf [34].

Prädiktoren (eingeschränkter) sprachlicher Leistungen

Neben der Frühgeburt selbst gibt es weitere psychosoziale und biologische Risikofaktoren für die abweichenden sprachlichen Leistungen Frühgeborener.

Bereits durch die bekannten deutschen Risikokinderstudien (Mannheimer Risikokinderstudie und Bayerische Entwicklungsstudie) wurde belegt, dass ab dem zweiten Lebensjahr ein größerer Anteil der Varianz des Entwicklungs-Outcomes Frühgeborener mit mittlerem und niedrigem biologischem Risiko durch psychosoziale Faktoren erklärt werden kann [17, 35, 36]. Dieser Effekt ließ sich jedoch nicht für Kinder mit hohem biologischem Risiko aufzeigen [17, 36, 37]. Studien, die explizit die Prädiktoren sprachlicher Leistungen nach Frühgeburt untersuchten, haben neben den allgemeinen kognitiven Fähigkeiten [17, 18] auch den mütterlichen Bildungsgrad [12, 38], die Eltern-Kind-Synchronizität [39], verminderte präverbale Kompetenzen [40], Bilingualismus und Minoritätenstatus [41–43] sowie moderate bis schwere Verletzungen des kindlichen Gehirns (IVH, PVL, vor allem Schädigungen der weißen Substanz) [12, 39] als bedeutsame Einflussfaktoren auf das sprachliche Entwicklungsergebnis identifiziert. Auch Fütterstörungen scheinen nachfolgenden schwereren Sprachentwicklungsstörungen vorauszugehen (➤ Kap. 4.3). So waren Kinder mit Fütterstörungen im Alter von 18 Monaten häufiger von schweren Sprachentwicklungsverzögerungen und kognitiven Störungen betroffen als Kinder ohne Fütterstörungen [44].

Im Bereich präverbaler Vorläuferfähigkeiten sind außerdem ein verminderter Gebrauch kommunikativer Gesten zwischen 12 und 24 Monaten [29] sowie Abweichungen in der sozialen Kommunikation [40] beschrieben. Bessere präverbale Leistungen Frühgeborener waren mit besseren rezeptiven und expressiven sprachlichen Leistungen im Alter von 30 Monaten korreliert [40]. Ein weiterer bedeutsamer Prädiktor für Sprachentwicklungsstörungen ist eine (nicht erkannte) Hörstörung, die bei Frühgeborenen häufiger vorkommt als bei Reifgeborenen. Die Prävalenz schwerer Hörstörungen beträgt bei Frühgeborenen (Geburtsgewicht <1 500 g) 3–7 %. In der EPICure-Studie, die vor der 26. SSW geborene Kinder einbezog, zeigte sich, dass 6 % der untersuchten Kinder im Alter von sechs Jahren Hörgeräte benötigten und weitere 4 % leichte Hörprobleme hatten [45].

Früherkennung und Intervention

Reduzierte sprachliche Fertigkeiten können die nachfolgenden kommunikativen und sozialen Funktionen [46], die Leseleistungen [47] und den langfristigen Bildungserfolg [48] beeinträchtigen. Daher kommt dem frühzeitigen Erkennen und der effektiven Intervention sprachlicher Abweichungen eine

3

besondere Bedeutung zu. Zur Erfassung und Beurteilung der allgemeinen und sprachlichen Entwicklung können verschiedene standardisierte Screening-Verfahren eingesetzt werden. Dabei scheinen komplexere sprachliche Funktionen ein besserer Prädiktor für das langfristige sprachliche Outcome Frühgeborener zu sein als einfachere Sprachfunktionen, da einige Befunde dafür sprechen, dass sich Letztere im Entwicklungsverlauf eher an die Leistungen Reifgeborener angleichen [14]. Bei der Diagnostik ist zu bedenken, dass die gängige Alterskorrektur bei Frühgeborenen zu einer Unterschätzung des tatsächlichen Entwicklungsrisikos führen kann [1, 49]. Eine frühe Identifikation von Risikokindern bietet dagegen die Chance auf frühestmögliche Förderung. Eine sorgfältige Erfassung von Risikoindikatoren könnte sogar bereits zum Zeitpunkt der Klinikentlassung erste Hinweise auf die Wahrscheinlichkeit einer abweichenden Sprachentwicklung und damit auf die Indikation für Sprachförderung geben [1]. Je nach vorhandener medizinischer Risikobelastung und dem Ergebnis der Sprachuntersuchung kann diese eltern- und interaktionsorientierte Maßnahmen (mit Beratung der Eltern zu sprachentwicklungsförderlichen Interaktionen und intuitiven Sprachlehrstrategien) bis hin zu kindzentrierten Sprachfördermaßnahmen umfassen [1].

Zusammenfassung

- Die Sprachentwicklung beginnt pränatal. Eine Frühgeburt stellt ein bedeutsames biologisches Entwicklungsrisiko dar, das mit Abweichungen in verschiedenen Entwicklungsbereichen assoziiert sein kann.
- Abweichende sprachliche Leistungen Frühgeborener (gegenüber Reifgeborenen) werden von der frühen Kindheit bis ins Schul- und Jugendalter beschrieben.
- Im Einzelnen liegen Studien zur Phonologie, Phonetik/Artikulation (inkl. oral-motorischer Defizite), Morphologie, Syntax, Semantik und zum Wortschatz vor, während Untersuchungen zur Diskursentwicklung oder Pragmatik nach Frühgeburt bislang fehlen.
- Die abweichenden sprachlichen Leistungen können im Rahmen allgemeiner Entwicklungsabweichungen zu interpretieren sein. Neben der allgemeinen Intelligenz und neurologischen Besonderheiten (z. B. Hirnblutungen) werden auch psychosoziale Faktoren (z. B. Eltern-Kind-Interaktion, Bildungsgrad, Minoritätenstatus) als Prädiktoren sprachlicher Leistungen benannt.
- Eine erste vorsichtige Prognose zur Wahrscheinlichkeit von Abweichungen in der allgemeinen oder sprachlichen Entwicklung und zur Indikation einer Förderung könnte bereits anhand neonataler Risikoindikatoren (z. B. Geburtsgewicht, Gestationsalter, Hirnblutung, Fütterstörungen) getroffen werden.
- Frühgeborene profitieren bereits vom frühen elterlichen Sprachinput [6]. Die Eltern sollten daher ermutigt werden, ihre Kinder häufig zu besuchen, mit ihnen zu sprechen und auf deren Vokalisationen zu reagieren. Sie sollten – sofern möglich – auch in Pflegeprozesse (Waschen, Füttern) einbezogen werden.
- Abweichende sprachliche Fertigkeiten bergen Risiken für die Entwicklung kommunikativer und sozialer Funktionen sowie für den Bildungsverlauf. Ein möglichst frühes Screening der sprachlichen Leistungen nach Frühgeburt ist daher sinnvoll und im Zusammenhang mit einem Screening der allgemeinen Entwicklung und der Hörleistungen zu interpretieren.
- Ein allgemeines Entwicklungs-Screening ist z. B. im Rahmen von Frühgeborenen-Nachuntersuchungen in Perinatal- oder sozialpädiatrischen Zentren möglich. Eine standardisierte allgemeine (Entwicklungs-)Diagnostik ist meistens im Alter von 24 Monaten möglich.
- Die Alterskorrektur in Diagnostik und Förderplanung sollte kritisch reflektiert werden, da eine zu lange Alterskorrektur zur Unterschätzung des Entwicklungsrisikos führen kann.
- Die psychosozialen Bedingungen der Familie sollten als Risiko- oder Schutzfaktoren der kindlichen Entwicklung in Diagnostik und Förderplanung beachtet werden.
- Die Auswahl des Sprachfördersettings richtet sich nach der vorliegenden Störung und ihrer Schwere. Für die Therapie oral-motorischer Dysfunktionen sollte beachtet werden, dass der gesamte Mund-Nasen-Bereich eines Frühgeborenen nach verschiedenen aversiven Stimulationen (wie Sondierung, Absaugung, Intubation, Fütterung) überaus empfindlich sein kann.

Fragen zur Wissensprüfung

1. Wie ist das Entwicklungsrisiko in den Subgruppen der Frühgeborenen verteilt?
2. Was raten Sie Eltern, die ihr Frühgeborenes auf der Intensivstation besuchen und unsicher sind, ob sie mit ihm sprechen sollen, weil es doch noch nichts verstehen könne?
3. Welche Besonderheiten gilt es in der Förderplanung bei Frühgeborenen zu beachten?

LITERATUR

1. Jungmann T. Unreife bei der Geburt. Ein Risikofaktor für Sprachentwicklungsstörungen? Kindheit und Entwicklung 2006; 15(3): 182–194.
2. Von der Wense A, Bindt C. Risikofaktor Frühgeburt. Entwicklungsrisiken erkennen und behandeln. Weinheim: Beltz, 2013.
3. Vohr B. Speech and language outcomes of very preterm infants. Seminars in Fetal & Neonatal Medicine 2014; 19: 78–83.
4. DeCasper AJ, Fifer WP. Of human bonding: Newborns prefer their mothers voices. Science 1980; 208: 1174–1176.
5. Kisilevsky BS, Hains SM, Brown CA, Lee CT, et al. Fetal sensitivity to properties of maternal speech and language. Infant Behavior and Development 2009; 32: 59–71.
6. Caskey M, Stephens B, Tucker R, Vohr B. Importance of Parent Talk on the Development of Preterm Infant Vocalizations. Pediatrics 2011; 128: 910–916.
7. Doheny L, Hurwitz S, Insoft R, Ringer S, Lahav A. Exposure to biological maternal sounds improves cardiorespiratory regulation in extremely preterm infants. Journal of maternal-fetal & neonatal medicine 2012; 25: 1591–1594.
8. Rauh H. Vorgeburtliche Entwicklung und frühe Kindheit. In: Oerter R, Montada L (Hrsg.), Entwicklungspsychologie (5. Aufl. S. 131–208). Weinheim: Beltz, 2002.
9. De Regnier RA, Wewerka S, Georgieff MK, Mattia F, Nelson CA. Influences of postconceptional age and postnatal experience on the development of auditory recognition memory in the newborn infant. Developmental Psychobiology 2002; 41: 216–225.
10. Fifer WP, Moon CM. The role of mother's voice in the organization of brain function in the newborn. Acta Paediatrica (Suppl.) 1994; 397: 86–93.
11. Hintz SR, Kendrick DE, Vohr BR, Poole WK, Higgins RD. Community supports after surviving extremely low-birth-weight, extremely preterm birth: special outpatient services in early childhood. Archives of Pediatrics and Adolescent Medicine 2008; 162: 748–755.
12. Luu TM, Vohr BR, Schneider KC, Katz KH, et al. Trajectories of receptive language development from 3 to 12 years of age for very preterm children. Pediatrics 2009; 124: 333–341.
13. Barre N, Morgan A, Anderson PJ. Language Abilities in Children Who Were Very Preterm and/or Very Low Birth Weight: A Meta-Analysis. Journal of Pediatrics 2011; 188: 766–774.
14. Van Noort-van der Spek IL, Franken CJP, Weisglas-Kuperus N. Language Functions in Preterm-Born Children: A Systematic Review and Meta-Analysis. Pediatrics 2012; 129: 745–754.
15. Aram DM, Hack M, Hawkins S, Weissman BM, Borawski-Clark E. Very-low-birth-weight children and speech and language development. Journal of speech and hearing research 1991; 34(5): 1169–1179.
16. Samuelsson S, Bylund B, Cervin T, et al. The prevalence of reading disabilities among very-low-birth-weight children at 9 years of age. Dyslexia 1999; 5: 94–112.
17. Wolke D, Meyer R. Cognitive status, language attainment, and prereading skills at 6-year-old very preterm children and their peers: the Bavarian Longitudinal Study. Developmental Medicine and Child Neurology 1999; 41: 94–109.
18. Wolke D, Samara M, Bracewell M, Marlow N. Specific Language Difficulties and School Achievement in Children Born at 25 Weeks of Gestation or Less. Journal of Pediatrics 2008; 152: 256–262.
19. Sansavini A, Pentimonti J, Justice L, Guarini A, Savini S, Alessandroni R, Faldella G. Language, motor and cognitive development of extremely preterm children: Modeling individual growth trajectories over the first three years of life. Journal of Communication Disorders 2014; 49: 55–68.
20. Stene-Larsen K, Brandlistuen RE, Lang AM, Landolt MA, Latal B, Vollrath ME. Communication Impairments in Early Term and Late Preterm Children: A Prospective Cohort Study following Children to Age 36 Months. Journal of Pediatrics 2014; 165: 1123–1128.
21. Jennische M, Sedin G. Speech and language skills in children who required neonatal intensive care: evaluation at 6.5 years of age based on interviews with parents. Acta Paediatrica 1999; 88: 975–982.
22. Rvachew S, Creighton D, Feldman N, Sauvem R. Vocal development of infants with very low birth weight. Clinical Linguistics & Phonetics 2005; 19(4): 275–294.
23. Guarini A, Sansavini A, Fabbri C, Alessandroni R, Faldella G, Karmiloff-Smith A. Reconsidering the impact of preterm birth on language outcome. Early Human Development 2009; 85: 639–645.
24. Kunnari S, Yliherva A, Paavola L, Peltoniemi OM. Expressive Language Skills in Finnish Two-Year-Old Extremely- and Very-Low-Birth-Weight Preterm Children. Folia Phoniatrica et Logopaedica 2012; 64: 5–11.
25. Van Lierde KM, Roeyers H, Boerjan S, De Groote I. Expressive and Receptive Language Characteristics in Three-Year-Old Preterm Children with Extremely Low Birth Weight. Folia Phoniatrica et Logopaedica 2009; 61: 296–299.
26. Jansson-Verkasalo, Valkama M, Vainionpää L, Pääkkö E, Ilkko E, Lehtihalmes M. Language Development in Very Low Birth Weight Children: A Follow-Up Study. Folia Phoniatrica et Logopaedica 2004; 56: 108–119.
27. LeNormand M, Cohen H. The delayed emergence of lexical morphology in preterm children: the case of verbs. Journal of Neurolinguistics 1999; 12: 235–246.
28. Washington D, McBurney A, Grunau R. Communication skills. In: Dunn G (Ed.), Sequelae of low birthweight: The Vancouver Study (pp. 168–178). London: MacKeith, 1986.

3

29. Cattani A, Bonifacio S, Fertz M, Iverson JM, Zocconi E, Caselli MC. Communicative and linguistic development in preterm children: a longitudinal study from 12 to 24 months. Intern. Journal of Language & Communication Disorders 2010; 45(2): 162–173.
30. Sansavini A, Guarini A, Alessandroni R, Faldella G, Giovanelli G, Salviolo G. Early relations between lexical and grammatical development in very immature Italian preterms. Journal of Child Language 2006; 33: 199–121.
31. Crosbie S, Holm A, Wandschneider S, Hemsley G. Narrative skills of children born preterm. Intern. Journal of Language & Communication Disorders 2011; 46 (1): 94.
32. Largo RH, Molinari L, Kundu S, Lipp A, Duc G. Intellectual outcome, speech and school performance in high risk preterm children with birth weight appropriate for gestational age. European Journal of Pediatrics 1990; 149: 845–850.
33. Wocadlo C, Rieger I. Phonology, rapid naming and academic achievement in very preterm children at eight years of age. Early Human Development 2007; 83: 367–377.
34. Northam GB, Liégeois F, Chong WK, Baker K, Tournier JD, Wyarr JS, Baldeweg T, Morgan A. Speech and Oromotor Outcome in Adolescents Born Preterm: Relationship to Motor Tract Integrity. Journal of Pediatrics 2012; 160: 402–408.
35. Ihle W, Esser G, Laucht M, Schmidt M. Ungeduldige Winzlinge und ihre Entwicklung: Was schützt frühgeborene Kinder vor Entwicklungsstörungen? In: Leyendecker C, Horstmann T (Hrsg.), Frühförderung und Frühbehandlung: wissenschaftliche Grundlagen, praxisorientierte Ansätze und Perspektiven interdisziplinärer Zusammenarbeit (S. 203–212). Heidelberg: Edition Schindele, 1997.
36. Wolke D, Meyer R. Ergebnisse der Bayerischen Entwicklungsstudie; Implikationen für Theorie und Praxis. Kindheit und Entwicklung 1999; 8(1): 23–35.
37. Riegel K, Ohrt B, Wolke D, Österlund K. Die Entwicklung gefährdet geborener Kinder bis zum fünften Lebensjahr. Stuttgart: Enke, 1995.
38. Ko G, Shah P, Lee SK, Asztalos E. Impact of Maternal Education on Cognitive and Language Scores at 18 to 24 Months among Extremely Preterm Neonates. American Journal of Perinatology 2013; 30: 723–730.
39. Foster-Cohen S, Friesen MD, Champion PR, Woodward LJ. High Prevalence/Low Severity Language Delay in Preschool Children Born Very Preterm. Journal of Developmental & Behavioral Pediatrics 2010; 31: 658–667.
40. De Schuymer L, De Groote I, Beyers W, Striano T, Roeyers H. Preverbal skills as mediators for language outcome in preterm and full term children. Early Human Development 2011; 87: 265–272.
41. Freeman Duncan A, Watterberg KL, Nolen TL, Vohr B, Adams-Chapman I, Das A, Lowe J. Effect of Ethnicity and Race on Cognitive and Language Testing at Age 18–22 Months in Extremely Preterm Infants. Journal of Pediatrics 2012; 160: 966–971.
42. Lowe JR, Nolen TL, Vohr B, Adams-Chapman I, Duncan AF, Watterberg K. Effect of primary language on developmental testing in children born extremely preterm. Acta Paediatrica 2013; 102: 896–900.
43. Walch E, Chaudhary T, Herold B, Obladen M. Parental bilingualism is associated with slower cognitive development in very low birth weight infants. Early Human Development 2009; 85: 449–454.
44. Adams-Chapman I, Bann CM, Vaucher YE, Stoll BJ. Association between Feeding Difficulties and Language Delay in Preterm Infants Using Bayley III. Journal of Pediatrics 2013; 163(3): 680–685.
45. Marlow N, Wolke D, Bracewell MA, Samara M. Neurologic and developmental disability at six years of age after extremely preterm birth. New England Journal of Medicine 2005; 35 (1): 9–19.
46. Durkin K, Conti-Ramsden G. Language, social behavior, and the quality of friendships in adolescents with and without a history of specific language impairment. Child Development 2007; 78: 1441–1457.
47. Botting N, Simkin Z, Conti-Ramsden G. Associated reading skills in children with a history of Specific Language Impairment (SLI). Reading and Writing 2006; 19: 77–98.
48. Conti-Ramsden G, Durkin K, Simkin Z, Knox E. Specific language impairment and school outcomes. I: Identifying and explaining variability at the end of compulsory education. Intern. Journal of Language and Communication Disorders 2009; 44: 15–35.
49. Wolke D. Annotation: Supporting the development of low birthweight infants. Journal of Child Psychology and Psychiatry 1991; 32(5): 723–741.

3.2 Ausgewählte genetische Syndrome

Susanne Morlot

Einleitung

Viele der in diesem Buch beschriebenen Erkrankungen mit Sprachentwicklungsstörungen haben eine genetische Ursache. So sind neurometabolische und neuromuskuläre Erkrankungen (➤ Kap. 3.4 und ➤ Kap. 3.5) praktisch immer durch von den Eltern ererbte Mutationen verursacht. Pathologische Entwicklungen des Nervensystems, Autismus, Epilepsien und Hörstörungen (➤ Kap. 2.2, ➤ Kap. 3.3, ➤ Kap. 3.9 und ➤ Kap. 4.1) sind ebenfalls häufig genetisch

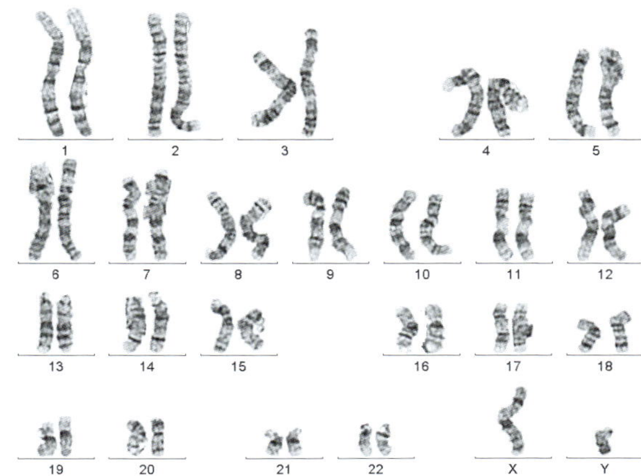

Abb. 3.1 Chromosomen [P228]

bedingt oder mitbedingt, u. U. infolge einer neu aufgetretenen genetischen Veränderung. Bei den meisten dieser Erkrankungen bestehen jedoch keine bei der körperlichen Untersuchung erkennbaren typischen Fehlbildungen oder körperlichen Auffälligkeiten (Dysmorphien), die einen Rückschluss auf die spezifische genetische Ursache ermöglichen könnten.

Eine Sondergruppe genetisch bedingter Erkrankungen – häufig mit begleitender Sprachentwicklungsstörung – sind die genetischen (Dysmorphie-) Syndrome. Ein genetisches Syndrom ist gekennzeichnet durch die Kombination von typischen körperlichen Auffälligkeiten (Dysmorphien und/oder Fehlbildungen), die in der Regel mit einer psychomentalen/kognitiven Entwicklungsstörung einhergehen und Folge einer distinkten/spezifischen genetischen Veränderung sind. Die genetischen Syndrome stellen eine große, ausgesprochen heterogene Gruppe unterschiedlicher Erkrankungen bzw. Symptomkombinationen dar; die einzelnen spezifischen syndromalen Erkrankungen sind jedoch selten.

Syndromalen Erkrankungen können sowohl Störungen der Anzahl der Chromosomen (➤ Abb. 3.1) als auch kleinere Verluste oder Zugewinne von genetischem Material sowie Veränderungen einzelner Gene bzw. deren Regulation zugrunde liegen. Um sich diese verschiedenen Möglichkeiten genetischer Veränderungen (Mutationen) besser vorstellen zu können, kann man das Genom mit einer 46 Bücher (entsprechend den 46 Chromosomen) umfassenden Bibliothek vergleichen. In diesen Büchern finden sich ca. 20 000 Kapitel (Gene), und jedes Kapitel besteht wiederum aus vielen Exonen (Absätzen). Die Exone sind aus einer bestimmten Folge von Basen (Buchstaben) zusammengesetzt; jeweils drei dieser Basen kodieren für eine bestimmte Aminosäure. Aminosäuren sind die Bausteine der Proteine. Die Reihenfolge der Aminosäuren in einem Protein ergibt sich aus den Informationen des entsprechenden (kodierenden) Gens.

Auf jeder Ebene der genetischen Information können Fehler auftreten: So führt ein Chromosom zu viel beispielsweise zum Down-Syndrom (Trisomie 21) oder zum Triple-X-Syndrom (Trisomie X), ein X- (oder Y-)Chromosom zu wenig zum Turner-Syndrom. Diese numerischen Chromosomenstörungen kann man bereits bei der Untersuchung der Chromosomen unter dem Lichtmikroskop diagnostizieren (wenn man die Bibliothek von „außen“ betrachtet). Ob einzelne oder mehrere Gene oder Basen innerhalb der Chromosomen fehlen, ist nicht mehr im Rahmen

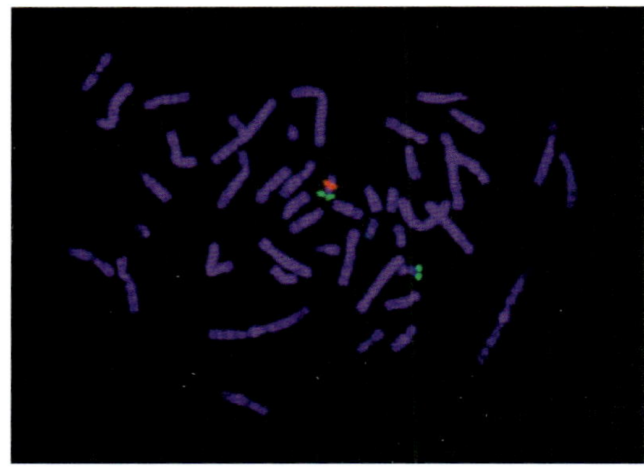

Abb. 3.2 FISH-Analyse: Darstellung der Mikrodeletion 22q11.2 [T845–02]

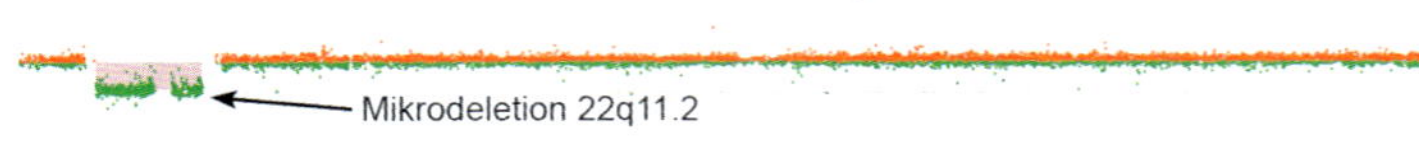

Abb. 3.3 Array-CGH: Darstellung einer Mikrodeletion 22q11.2 [T845–02]

der mikroskopischen Chromosomenanalyse zu erkennen. Hierzu reicht das Auflösungsvermögen des Auges/des Mikroskops nicht aus, und es müssen andere diagnostische Methoden zur Anwendung kommen: Mit der FISH-Analyse (Fluoreszenz-in-situ-Hybridisierung, ➤ Abb. 3.2) kann man durch gezielte Markierung einzelner chromosomaler Regionen Deletionen oder Duplikationen genetischen Materials, also submikroskopische Chromosomenstörungen in einer Größe von z. B. 2–3 Millionen Basen (Mb), detektieren (z. B. Mikrodeletion 22q11.2, Williams-Beuren-Syndrom, Cri-du-Chat-Syndrom, Angelman-Syndrom, Prader-Willi-Syndrom). Mit der Array-CGH-Analyse (➤ Abb. 3.3) lassen sich noch kleinere Deletionen oder Duplikationen darstellen, je nach Methode in der Größenordnung von < 100 Kilobasen (Kb). Die Veränderung einzelner Basen eines Gens kann nur im Rahmen einer Gensequenzierung (Sanger-Sequenzierung oder *next generation sequencing* – NGS) festgestellt werden, wie z. B. Genmutationen bei Neurofibromatose (Typ 1), tuberöser Sklerose, Rett-Syndrom und Pitt-Hopkins-Syndrom.

Erbgänge

Genetisch bedingte Erkrankungen können unterschiedlich vererbt werden.

Die meisten Stoffwechselerkrankungen werden autosomal-rezessiv oder auch X-chromosomal-rezessiv vererbt. Syndromale Erkrankungen werden häufig autosomal-rezessiv oder X-chromosomal-rezessiv vererbt oder treten infolge einer autosomal-dominant vererbbaren, jedoch häufig neu entstandenen genetischen Veränderung auf.

Beim **autosomal-rezessiven** Vererbungsmuster sind beide Elternteile eines betroffenen Kindes gesunde Überträger der Erkrankung; sie tragen jeweils eine mutierte Erbanlage und eine „normale" Erbanlage (Wildtyp). Während ¼ der Nachkommen von beiden Elternteilen die mutierte Erbinformation erben und erkranken, sind ⅔ der gesunden Nachkommen dieses Elternpaares zwar Überträger für die Erkrankung, aber gesund. ¼ der Nachkommen des Paares sind gesund und auch nicht Überträger für die Erkrankung.

Beim **X-chromosomal-rezessiven** Erbgang ist die mutierte Erbanlage auf dem X-Chromosom lokalisiert. Frauen, die auf einem ihrer beiden X-Chromosomen eine mutierte Erbanlage tragen, sind gesund, da sie auf ihrem zweiten X-Chromosom eine unveränderte Erbinformation tragen, die die „Mutation" ausgleichen kann. Jungen dagegen, die von der Mutter das mutierte Gen ererbt haben, sind von der jeweiligen Erkrankung betroffen, da sie vom Vater ein Y-Chromosom erben und somit kein zweites X-Chromosom mit unveränderter genetischer Information tragen.

Beim **autosomal-dominanten** Erbgang führt bereits eine veränderte Erbinformation zu Symptomen. Die mutierte Erbinformation wird an die Hälfte der Nachkommen eines Betroffenen – unabhängig vom Geschlecht des Elternteils oder des Kindes – vererbt. Selbst innerhalb einer Familie kann die Ausprägung des Erkrankungsbildes sehr unterschiedlich sein (variable Expressivität).

Die genetischen Syndrome sind angeborene Störungen, aber eine Diagnosestellung erfolgt – wenn keine typischen Fehlbildungen vorliegen – häufig erst im Kleinkindalter, wenn die motorische oder die Sprachentwicklung deutlich verzögert ist. Ein Screening, mit dem man *jede* syndromale Erkrankung diagnostizieren könnte, steht heute als „Routine-Laboruntersuchung" noch nicht zur Verfügung. Deshalb müssen die betroffenen Kinder und ihre Eltern häufig eine lange Odyssee mit Vorstellungen bei verschiedenen Fachärzten und vielen z. T. eingreifenden und kostenintensiven Untersuchungen durchlaufen, bevor die richtige Diagnose gestellt wird (oft erst durch einen spezialisierten Kinderarzt oder klinischen Genetiker).

Eine kausale oder heilende Therapie syndromaler Störungen/Erkrankungen ist in den meisten Fällen heute nicht möglich. Deshalb stehen Prävention und Früherkennung möglicher Begleiterkrankungen/-symptome und eine frühzeitige supportive, symptomatische Therapie im Vordergrund der Behandlung. Für alle nachfolgend aufgeführten genetischen Störungen ist in jedem Fall der Kontakt zu einer Patientenorganisation bzw. Selbsthilfegruppe hilfreich, um von anderen Betroffenen (Eltern) Unterstützung zu erhalten oder auch zeitnah über neue Therapiemöglichkeiten informiert zu werden.

Bei vielen genetisch bedingten Dysmorphie-Syndromen besteht ein erhöhte Wiederholungswahrscheinlichkeit für ein Auftreten der Erkrankung bei Geschwistern und u. U. auch bei entfernten Verwandten der Betroffenen. Dies sollte im Rahmen einer genetischen Beratung geklärt werden. Dabei können auch die Möglichkeiten einer Pränataldiagnostik, z. B. Fruchtwasserpunktion (Amniozentese) und Chorionzottenbiopsie, oder einer Präimplantationsdiagnostik besprochen werden.

Im Folgenden sollen einige relativ häufige genetische Syndrome vorgestellt werden, die mit einer Sprachentwicklungsstörung einhergehen.

3.2.1 Down-Syndrom (DS, Trisomie 21)

Das Down-Syndrom (➤ Abb. 3.4) – nach dem Erstbeschreiber John Langdon-Down [1] benannt – ist das häufigste genetisch bedingte Syndrom. Etwa 1 von 2 000 Neugeborenen wird in Mitteleuropa aktuell mit dem Down-Syndrom geboren. Die Häufigkeit wäre jedoch etwa dreimal höher, wenn nicht die meisten Schwangerschaften in den Industriestaaten – nach einer pränatal diagnostizierten Trisomie 21 – abgebrochen würden.

Ursächlich für das Down-Syndrom ist meist eine „freie" Trisomie 21, bei der anstelle von zwei Chromosomen 21 in jeder Körperzelle drei Chromosomen 21 (z. B. 47,XY+21) vorliegen. In seltenen Fällen besteht eine sog. Translokationstrisomie oder ein somatisches Mosaik. Noch seltener ist nur eine kleine Teilregion am langen Arm des Chromosoms 21 dreifach vorhanden, die Region 21q22.13. Die klinische Verdachtsdiagnose eines Down-Syndroms wird durch eine Chromosomenanalyse, ggf. mittels FISH (Fluoreszenz-in-situ-Hybridisierung), gesichert.

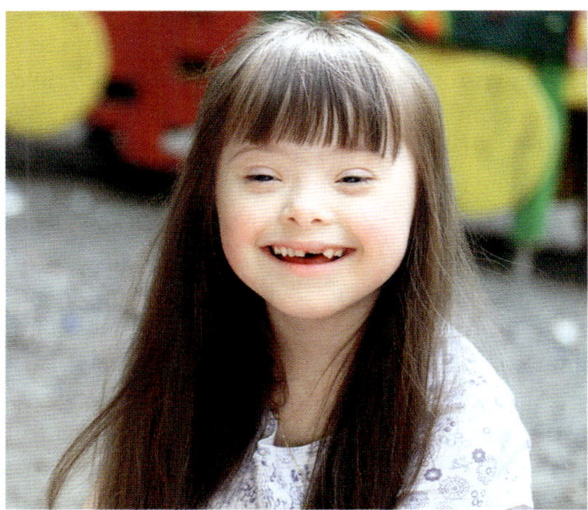

Abb. 3.4 Down-Syndrom [J787–032]

Bei den meisten Kindern mit Down-Syndrom ist die Trisomie 21 neu entstanden („freie" Trisomie 21). In seltenen Fällen liegt bei einem Elternteil ein Überträgerstatus für das Down-Syndrom (in Form einer balancierten Translokation) vor. Die Wiederholungswahrscheinlichkeit für das Down-Syndrom bei weiteren Nachkommen ist in der Regel gering, aber abhängig vom Alter der Mutter und der genetischen Ursache bei dem betroffenen Kind. Hierzu sollte eine genetische Beratung erfolgen.

Die wichtigsten klinischen Symptome des Down-Syndroms bestehen in einer sehr variabel ausgeprägten Minderbegabung/geistigen Behinderung, einer meist deutlichen Muskelhypotonie und Dysmorphien wie ansteigende Lidachsen, Epikanthus, Brachyzephalie (flacher Hinterkopf), runder, etwas flacher Gesichtsschädel und Vierfingerfurche. Herzfehler (sog. AV-Kanal), Darmfehlbildungen (Duodenalatresie), angeborene Katarakt, Kleinwuchs, endokrine Störungen (Hypothyreose, Diabetes mellitus), Leukämien und andere Fehlbildungen/Symptome treten gehäuft auf. Typischerweise kommt es zu einem vorzeitigen Alterungsprozess mit frühen Symptomen einer Demenz (Morbus Alzheimer). In aller Regel besteht eine deutliche Störung sowohl der rezeptiven wie der expressiven Sprachentwicklung. Dies wird auf verschiedene Ursachen zurückgeführt:

- Schallleitungsschwerhörigkeit, bedingt durch enge Gehörgänge, Mittelohrergüsse, häufige Mittelohrentzündungen und/oder eine sensorineurale Schwerhörigkeit
- Anatomische Besonderheiten des Sprechapparats wie schmale Mundhöhle, hoher Gaumen, große Zunge, hypotone Muskulatur, Innervierungsstörungen und velopharyngeale Dysfunktion, die das Sprechen beeinträchtigen
- Minderbegabung/geistige Behinderung mit vermindertem Kurzzeitgedächtnis, eingeschränktem Wortschatz und beeinträchtigtem Sprachverständnis

Bei einem Teil der Kinder zeigen sich autistische Verhaltensmuster, die über eine Reduktion der sozialen Fähigkeiten zu einer Sprachentwicklungsstörung führen können. Durch frühzeitige Diagnostik und Therapie einer Hörstörung und rechtzeitigen Beginn einer geeigneten Sprachtherapie können das Sprachverständnis und die Sprachentwicklung deutlich verbessert werden [1, 2] (➤ Kap. 4.1 und ➤ Kap. 4.4).

3.2.2 Fragiles-X-Syndrom (FXS, Martin-Bell-Syndrom)

Das Fragile-X-Syndrom (➤ Abb. 3.5) ist mit einer Häufigkeit von ca. 1:5 000 die – nach dem Down-Syndrom – häufigste Ursache einer geistigen Behinderung/Minderbegabung bei Jungen. Dieses X-chromosomal vererbte Syndrom wird durch Mutationen im *FMR1*-Gen auf dem langen Arm des X-Chromosoms verursacht. Typisch ist eine Repeat-Expansion der Basenfolge (CGG) im *FMR1*-Gen über 200 Repeats hinaus (Vollmutation). Entsprechend dem X-chromosomal-rezessiven Erbgang wird das Fragile-X-Syndrom in der Regel über die klinisch gesunde Mutter vererbt, bei der eine sog. Prämutation von 55–200 Repeats nachweisbar ist. Mädchen sind selten und dann geringer betroffen, weil sie auf dem zweiten X-Chromosom ein unverändertes *FMR1*-Gen tragen.

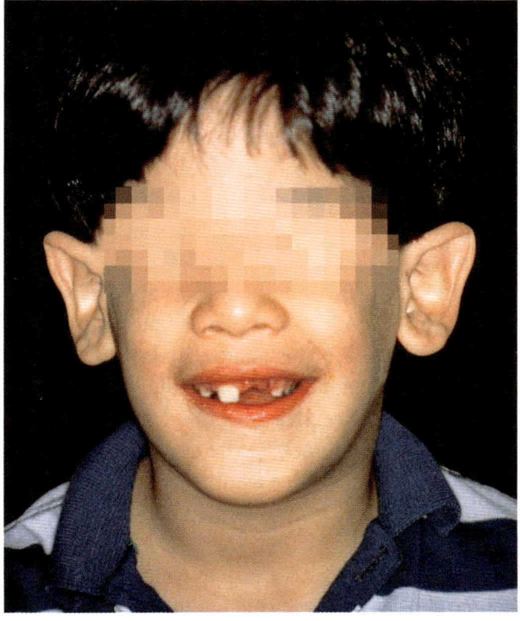

Abb. 3.5 Fragiles-X-Syndrom [E874–06]

Die Symptome bei Fragilem-X-Syndrom sind variabel: Im Kindesalter besteht meist eine allgemeine Entwicklungsretardierung mit typischerweise deutlich verzögerter Sprachentwicklung und verzögerter motorischer Entwicklung, Verhaltensauffälligkeiten wie Autismus, Ängstlichkeit, Aggressivität, Aufmerksamkeitsdefizit-Hyperaktivitäts-Syndrom (ADHS) und geistiger Behinderung. Leichte körperliche Auffälligkeiten wie große Ohren, langes Gesicht, kräftiges Kinn, große Hoden und Bindegewebsschwäche können sich z. T. erst im Verlauf manifestieren. Die expressive Sprachentwicklung (Sprachproduktion) ist bei Jungen mit Fragilem-X-Syndrom deutlich verlangsamt. Dass kürzere, wenig komplexe Sätze gebildet werden, scheint insbesondere bei den Kindern mit autistischen Zügen zuzutreffen. Unter einer frühzeitig begonnenen, lebenslang intermittierend fortgesetzten Sprachtherapie, kombiniert mit Ergotherapie, können sich sowohl die soziale Interaktionsfähigkeit als auch das Sprachverständnis und in der Folge die aktive Sprache der Betroffenen verbessern [3–6]. Weitere Therapiemöglichkeiten werden aktuell erforscht.

3.2.3 Triple-X-Syndrom (Triplo X, Trisomie X)

Das Triple-X-Syndrom ist eine Störung der Gonosomenzahl. Anstelle von zwei X-Chromosomen (46,XX) sind bei den betroffenen Frauen/Mädchen drei X-Chromosomen vorhanden (47,XXX). Mit einer Häufigkeit von ca. 1:1 000 weibliche Neugeborene handelt es sich um die häufigste Geschlechtschromosomenstörung bei Mädchen/Frauen. Das Triple-X-Syndrom entsteht in den meisten Fällen durch eine Fehlverteilung in der Eizelle vor der Befruchtung. In seltenen Fällen kommt es erst nach Vereinigung der Samen- und Eizelle (postzygotisch) zu einer Fehlverteilung der Chromosomen. Dies führt dann häufig zu einem Mosaik, bei dem Zellen mit unauffälligen Chromosomen (46,XX) in Kombination mit einem Triple-X-Syndrom (47,XXX) vorliegen.

Die Entwicklung von Mädchen mit einem Triple-X-Syndrom verläuft meist unauffällig, gelegentlich tritt jedoch eine (leichte) allgemeine Entwicklungsverzögerung mit Sprachentwicklungsstörungen auf. Die Entwicklung der expressiven Sprache ist in der Regel dann deutlicher retardiert als die des Sprachverständnisses. So bestehen insbesondere Schwierigkeiten in der Sprachproduktion und der Sprechflüssigkeit (Sprach- und/oder Sprechapraxie). Auch kognitive Defizite (IQ 10–20 Punkte unter dem Familiendurchschnitt) und psychische Störungen wie Depression, Angstzustände und ADS werden beschrieben. Weitere klinische Symptome sind in der Regel so gering ausgeprägt und unspezifisch, dass ein Triple-X-Syndrom u. U. lebenslang nicht diagnostiziert wird. Zu den häufigsten körperlichen Auffälligkeiten zählen Hochwuchs, Epikanthusfalten, muskuläre Hypotonie, Klinodaktylie, Obstipation und Hüftdysplasie. Darüber hinaus können Epilepsie, Nieren- oder Genitalfehlbildungen und ein POF (*premature ovarian failure*, vorzeitiger Verlust der Eierstockfunktion) vorliegen.

Neben der symptomatischen, supportiven Therapie ist bei Bedarf so früh wie möglich mit der Sprachtherapie zu beginnen. Auch die ursächlichen Störungen der Sprachentwicklungsverzögerung (z. B. motorische und kognitive Entwicklungsstörung, Apraxie und ADS) sollten dabei berücksichtigt werden. Die Prognose bezüglich der Sprach- und motorischen Entwicklung der betroffenen Mädchen ist bei rechtzeitiger Therapie gut [7–9].

3.2.4 Mikrodeletionssyndrom 22q11.2 (Shprintzen-Syndrom, velokardiofaziales Syndrom)

Mit einer Prävalenz von ca. 1:3 000 ist die Mikrodeletion 22q11.2 die häufigste submikroskopische Chromosomenstörung. In Populationen mit Entwicklungsretardierung, wird diese Mikrodeletion jedoch deutlich häufiger nachgewiesen (bis zu 1:100). Es liegt typischerweise ein Verlust von ca. 3 Mb genetischen Materials in der Region 22q11.2 vor, die ca. 40 Gene enthält. Die klinische Verdachtsdiagnose wird durch eine FISH-Analyse (➤ Abb. 3.2) oder eine andere quantitative Analyse der Region gesichert (z. B. MLPA oder Array-CGH).

Das Spektrum der Symptome ist sehr variabel: So weisen einige Träger der Mikrodeletion keine Krankheitssymptome auf, während bei anderen Betroffenen Herzfehler, besonders im Bereich der linken Ausflussbahn, Gaumenfehlbildungen mit Veluminsuffizienz und Gaumenspalte, Lernschwierigkeiten, Immundefekte, Hypokalzämie, Hörstörungen, psychiatrisch-neurologische Störungen (wie Autismus, Schizophrenie, Epilepsie), Fehlbildungen der Niere und anderer Organe und faziale Auffälligkeiten mit hohem Nasensteg und auffälligen Ohrmuscheln (➤ Abb. 3.6) auftreten. Bei der schwersten Ausprägung, dem DiGeorge-Syndrom, liegen u. a. eine Thymushypoplasie mit hochgradiger Immundefizienz, eine ausgeprägte Hypokalzämie und ein komplexer Herzfehler vor.

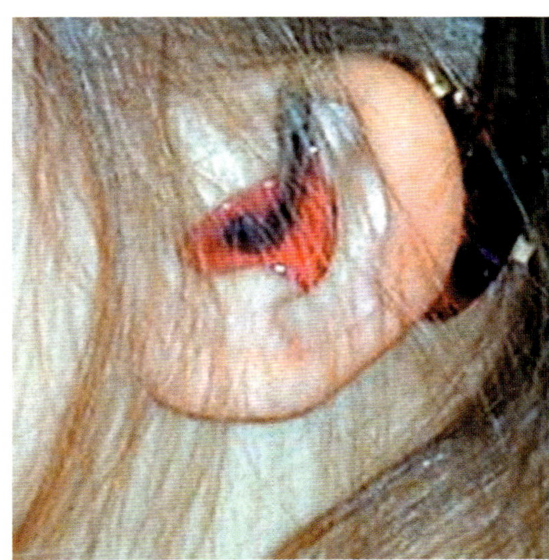

Abb. 3.6 Typische Ohrmuschel bei Mikrodeletiom 22q11.2 [P228]

Bei der Mikrodeletion 22q11.2 führt eine Kombination aus anatomischen Besonderheiten (wie Veluminsuffizienz und Gaumenspalte), Hörstörungen, kognitiven Beeinträchtigungen und evtl. begleitenden psychiatrischen Störungen wie ADHS und Autismus sehr häufig zu einer Sprachentwicklungsstörung, zu der Schwierigkeiten im räumlichen Denken und komplexe Gedächtnisstörungen hinzukommen können. So werden neben einer nonverbalen Lernstörung auch Probleme im einfachen verbalen Sprachverständnis beobachtet. Hier ist eine entsprechende Förderung bzw. Sprachheiltherapie indiziert [14, 15].

3.2.5 Turner-Syndrom (Ullrich-Turner Syndrom, 45,X-Syndrom)

Das Turner-Syndrom tritt bei Verlust eines der beiden Geschlechtschromosomen (X oder Y) auf. In

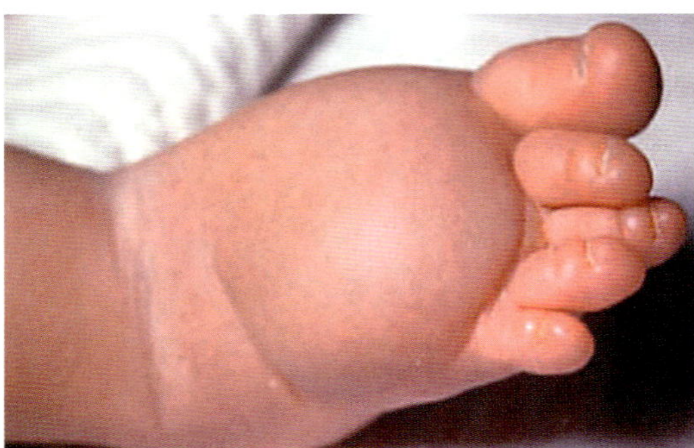

Abb. 3.7 Fußrückenödeme beim Turner-Syndrom im Neugeborenenalter [F919–001]

vielen Fällen kann in den untersuchten Zellen nur ein X-Chromosom nachgewiesen werden (45,X). Häufig werden jedoch sog. Mosaike beschrieben, bei denen sich in einigen Körperzellen, u. U. nur in einzelnen Körpergeweben, ein zweites Geschlechtschromosom (X oder Y) oder ein verkürztes oder in der Form verändertes X- oder Y-Chromosom wie z. B. ein kleines Ringchromosom X findet. Die Häufigkeit des Turner-Syndroms wird mit ca. 1:2 500 weibliche Neugeborene angegeben.

Die wichtigsten klinischen Symptome beim Turner-Syndrom sind Kleinwuchs, Gonadendysgenesie, Herz-, Aorten- und Nierenfehlbildungen. Vorgeburtlich zeigt sich im Ultraschall häufig ein fetales Nackenödem, im Neugeborenenalter bestehen oft deutliche Fuß-und Handrückenödeme (➤ Abb. 3.7). Weitere körperliche Auffälligkeiten sind seitlich abfallende Lidachsen, tief ansetzende Ohrmuscheln, ein „Flügelfell" (verbreiterter Hals) infolge einer pränatalen Lymphabflussstörung und eine Verkürzung der Handwurzelknochen IV und V. Neben autoimmunen Erkrankungen wie Diabetes mellitus Typ I, Thyreoiditis und Zöliakie haben die Patienten häufig Hörstörungen nach wiederholten Mittelohrentzündungen (bedingt durch anatomische Besonderheiten der Eustachischen Röhre).

Intelligenz und Sprachentwicklung der Kinder mit Turner-Syndrom sind häufig altersentsprechend. Es können jedoch Störungen der zeitlichen und räumlichen Orientierung und des Gedächtnisses sowie eine leichte Entwicklungsretardierung auftreten. Nur bei der seltenen Sonderform des Turner-Syndroms mit einem kleinen Ringchromosom X besteht eine deutliche allgemeine Entwicklungsstörung. Wenn eine Sprachentwicklungsretardierung vorliegt, sollte die Behandlung durch eine Sprachheiltherapie unterstützt werden [11–13].

3.2.6 Williams-Beuren-Syndrom (WBS, Williams-Syndrom)

Die Häufigkeit des Williams-Beuren-Syndroms wird mit ca. 1:7 500 angegeben, es ist damit eines der häufigeren Mikrodeletionssyndrome. Bei ca. 95 % der Betroffenen kann in der Region 7q11.23 eine Mikrodeletion in einer Größe von ca. 1,6–1,8 Mb nachgewiesen werden, z. B. mittels FISH-Analyse. Diese Region enthält mindestens 16 funktionelle Gene. In den meisten Fällen tritt das WBS sporadisch, d. h. als Einzelfall in der Familie, infolge einer Neumutation auf. Die Wiederholungswahrscheinlichkeit bei Geschwistern ist gering (<1 %), wenn bei den Eltern keine Translokation der Region vorliegt.

Das Williams-Beuren-Syndrom ist gekennzeichnet durch Herzfehler (Pulmonalstenose, Aortenisthmusstenose, supravalvuläre Aortenstenose), kognitive Entwicklungsstörungen mit meist moderater mentaler Retardierung und ein charakteristisches Verhaltensmuster; die Kinder sind freundlich, zuge-

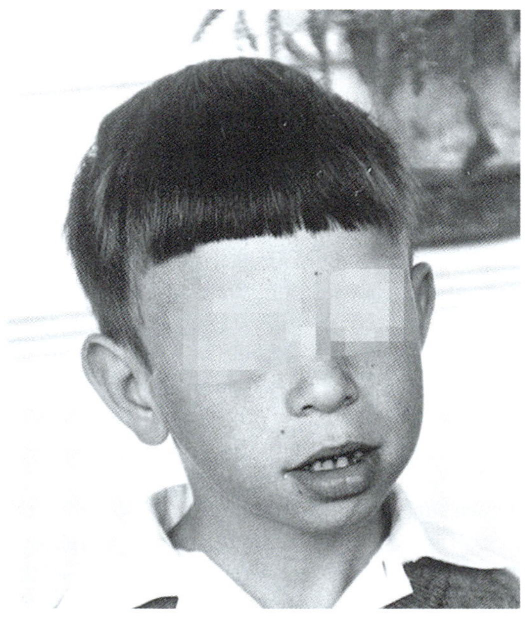

Abb. 3.8 Williams-Beuren-Syndrom [G515]

wandt und kontaktstark (➤ Abb. 3.8). Im weiteren Verlauf entwickeln sich eine zunehmend typische Gesichtsform („Elfengesicht"), Mikrozephalie und Kleinwuchs. Begleitsymptome können Gedeihstörungen, Hörstörungen bei häufigen Infekten der Luftwege und Fehlsichtigkeit/Schielen sein. In einigen Fällen kommt es im Säuglings- und frühen Kindesalter zu einer Hyperkalzämie, aus der sich (sehr selten) eine Nephrokalzinose entwickelt. Das klinische Bild kann sehr variabel sein. Typischerweise besteht anfänglich nur eine leichte Sprachentwicklungsverzögerung bei ausgesprochen flüssiger Sprache (*party-talking manner*) und sehr gutem verbalem Gedächtnis, aber schlechter räumlicher Orientierung. Aufgrund der hohen sozialen Kontaktfähigkeit von Kindern mit WBS und der relativ guten Sprachentwicklung – trotz eingeschränktem Wortschatz – erscheint die soziale Intelligenz höher als der tatsächliche Intelligenzquotient. Durch spezielle Förderprogramme sollten kognitive Entwicklungsstörungen unter Berücksichtigung der spezifischen Sprachentwicklung und der gehäuft auftretenden Hörstörungen frühzeitig erkannt und behandelt werden [16, 17].

3.2.7 5p-Syndrom („Cri-du-chat-Syndrom", „Katzenschrei-Syndrom")

Das 5p-Syndrom oder Cri-du-chat-Syndrom tritt in einer Häufigkeit von ca. 1:15 000–50 000 Neugeborene (bzw. 1:350 bei mental retardierten Personen) auf. Ursächlich ist ein Verlust genetischen Materials am kurzen Arm eines Chromosoms 5 (5p-). Die Größe der Deletion ist sehr variabel, ca. 5–40 Mb. Dabei besteht eine Genotyp-Phänotyp-Korrelation [18]: Je größer die Deletion (Genotyp), desto schwerer ist das klinische Bild (Phänotyp). Die größeren, telomernahen Deletionen mit Bruchpunkt in der Region 5p13 sind bereits bei der konventionellen Chromosomenanalyse lichtmikroskopisch erkennbar. Kleine Deletionen mit Bruchpunkt in der Region 5p15.2 oder 5p15.1 oder interstitielle Deletionen im mittleren Bereich von 5p sind häufig erst mit FISH- oder anderen molekulargenetischen „Dosisanalysen" (wie MLPA oder Mikro-Array) zu diagnostizieren. Die Deletion an 5p ist in den meisten Fällen neu entstanden. In seltenen Fällen kann jedoch, meist bei

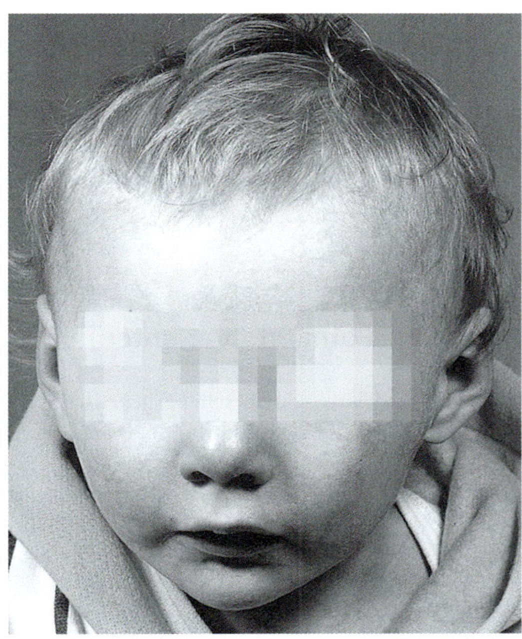

Abb. 3.9 5p-Syndrom („Cri-du-chat-Syndrom") [G515]

kleinen interstitiellen Deletionen, ein Elternteil ebenfalls betroffen oder gesunder Träger einer balancierten Chromosomenstörung (Translokation, Inversion) sein. Die Wiederholungswahrscheinlichkeit der Erkrankung bei Geschwistern ist abhängig vom Chromosomenbefund der Eltern.

Die wichtigsten klinischen Symptome des 5p-Syndroms sind typisches hochtoniges Schreien (franz. „cri du chat" = Katzenschrei) im Säuglingsalter, Mikrozephalie, muskuläre Hypotonie und typische faziale und körperliche Auffälligkeiten wie hoher Nasenrücken, weiter Augenabstand, herabgezogene Mundwinkel, Epikanthusfalten, tief ansetzende Ohren und Vierfingerfurche (➤ Abb. 3.9). Im Säuglingsalter sind gehäuft Zyanose/Asphyxie und Gedeihstörungen zu beobachten. Sehstörungen (wie Myopie, Katarakt und Strabismus), Bindegewebsschwäche (z. B. Hernien und Gelenküberstreckbarkeit) und Hirnentwicklungsstörungen können hinzukommen. Es besteht – abhängig von der Größe/Art der Deletion – eine meist schwere allgemeine motorische und kognitive Entwicklungsstörung und eine deutliche Sprachentwicklungsstörung. Das Sprachverständnis scheint im Allgemeinen besser zu sein als die expressive Sprache. Bei sehr kleinen Deletionen bestimmter Regionen besteht häufig nur eine geringe Sprachentwicklungsretardierung bei deutlich besserer mentaler Entwicklung. Bei Patienten mit einer verhältnismäßig großen Deletion in dieser Region wird sich u. U. keine expressive Sprache entwickeln. Die Art der Sprachheiltherapie muss sich nach der Schwere des Krankheitsbilds richten [18, 19].

3.2.8 Rett-Syndrom (klassische Form und Varianten)

Das Rett-Syndrom ist eine seltene genetische Erkrankung, deren Häufigkeit mit 1:8 500 angegeben wird. Ursächlich liegen dem „klassischen" Rett-Syndrom und den Varianten des Rett-Syndroms Mutationen (meist Neumutationen) im *MECP2*-Gen zugrunde, das auf dem langen Arm des X-Chromosoms lokalisiert ist. Mutationen in den Genen *CDKL5* und *FOXG1* können zu einem ähnlichen Phänotyp führen. Dass vorwiegend Mädchen betroffen sind, liegt an dem nicht-mutierten *MECP2*-Gen auf ihrem zweiten X-Chromosom. Da Jungen nur ein einziges X-Chromosom haben, führt eine Mutation im *MECP2*-Gen meist bereits intrauterin zum Absterben des Feten („Letalität im männlichen Geschlecht"). Bei bestimmten Mutationen ist jedoch auch ein Überleben männlicher Feten möglich.

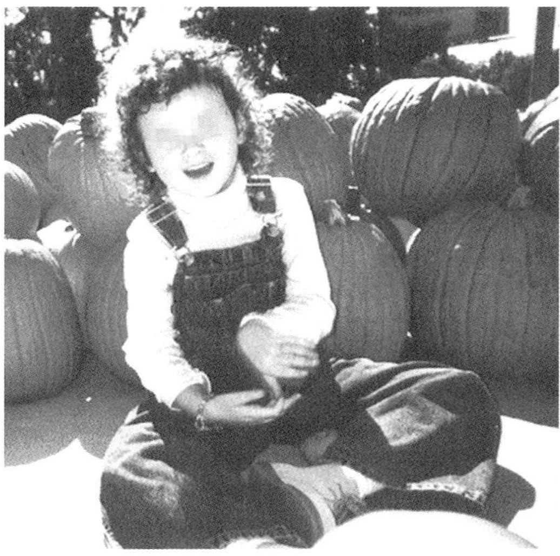

Abb. 3.10 Rett-Syndrom [G516]

Das „klassische" Rett-Syndrom bei Mädchen ist gekennzeichnet durch eine progrediente schwerste Entwicklungsstörung des ZNS mit ausbleibender Sprachentwicklung, Regression, Debilität und ausgeprägter Mikrozephalie. Mildere Verlaufsformen sind bei Varianten des Rett-Syndroms beschrieben: In der Regel findet zunächst bis zum Alter von 6–18 Monaten eine weitgehend unauffällige körperliche, motorische und psychosoziale Entwicklung statt. Danach kommt es aber rasch zum Verlust bereits erworbener Fähigkeiten; davon betroffen sind Motorik, z. B. gezieltes Greifen (➤ Abb. 3.10), und Interaktion sowohl auf psychosozialer als auch kommunikativer Ebene. Epilepsien, Zerebralparesen mit Spastik, Schlafstörungen, Atemstörungen, Skoliose und Herzrhythmusstörungen können auftreten. Typisch sind vor allem auch Stereotypien, die häufig im Alter von 2–5 Jahren und in Kombination mit der sich entwickelnden Mikrozephalie zur Diagnosestellung führen. Bei den unterschiedlichen Varianten des Rett-Syndroms werden frühere, mildere, schwerere oder atypische Verläufe beobachtet. Bei männlichen Patienten mit Rett-Syndrom kommt es typischerweise bereits im Säuglingsalter zu einer schweren Enzephalopathie mit schwerster kognitiver Entwicklungsstörung.

Aufgrund der schweren, progredienten geistigen Behinderung ist beim „klassischen" Rett-Syndrom in aller Regel keine Sprachentwicklung zu erwarten. Unterstützend können jedoch besonders bei milderen Verlaufsformen Sprach- und Musiktherapie eingesetzt werden [20].

3.2.9 Angelman-Syndrom (AS, „Happy Puppet Syndrome")

Die Häufigkeit des Angelman-Syndroms wird mit 1:12 000–20 000 angegeben. Durch Verlust von genetischem Material oder eine Funktionsstörung im Bereich der *UBE3A*-Genregion am langen Arm des Chromosoms 15 (15q11.2–13) kommt es zu einer reduzierten Expression des Proteins UBE3A, das eine wichtige Rolle in der Hirnentwicklung spielt. Die Gene dieser Region unterliegen einer elternspezifischen Prägung („Imprinting"), bei der entscheidend ist, ob der (Funktions-)Verlust auf dem vom Vater oder von der Mutter ererbten Chromosom 15 eingetreten ist (➤ Kap. 3.2.11). Beim Angelman-Syndrom liegt ein (Funktions-)Verlust der von der Mutter ererbten Gene der Region vor. Dies kann verschiedene Ursachen haben:

- Verlust der mütterlich ererbten Region am Chromosom 15 (Mikrodeletion in 70 %)
- Verlust des kompletten mütterlichen Chromosoms 15 und zweifach vorhandenes väterliches Chromosom 15 (pUPD, paternale uniparentale Disomie in 2–7 %)
- Fehlexpression der Region am mütterlichen Chromosom 15 infolge einer genetischen Regulationsstörung, z. B. einer Methylierungsstörung (Imprinting-Defekt in 3–5 %) oder einer Mutation des *UBE3A*-Gens (10 %)

Die Wiederholungswahrscheinlichkeit der Erkrankung bei weiteren Nachkommen des Elternpaares ist in den meisten Fällen gering, jedoch abhängig von der zugrundeliegenden genetischen Veränderung – dies kann im Rahmen einer genetischen Beratung geklärt werden.

Das Angelman-Syndrom (AS) ist gekennzeichnet durch eine – zunächst nur – leichte motorische, aber im Verlauf schwere kognitive Entwicklungsstörung, die sich bereits im Säuglingsalter manifestiert. Diagnostiziert wird das AS aber häufig erst im Kleinkindalter, wenn die Sprachentwicklung ausbleibt (Aphasie). Weitere typische Merkmale des AS sind: Rumpfataxie, ein autistisches, eretisches Verhaltensmuster, unmotivierte Lachsalven („*happy puppet syndrome*"), Epilepsie, Mikrobrachyzephalie, weiter Zahnabstand und ausgeprägte nächtliche Schlafstörungen. Auffällig können auch sehr blonde Haare und blaue Augen sein (➤ Abb. 3.11).

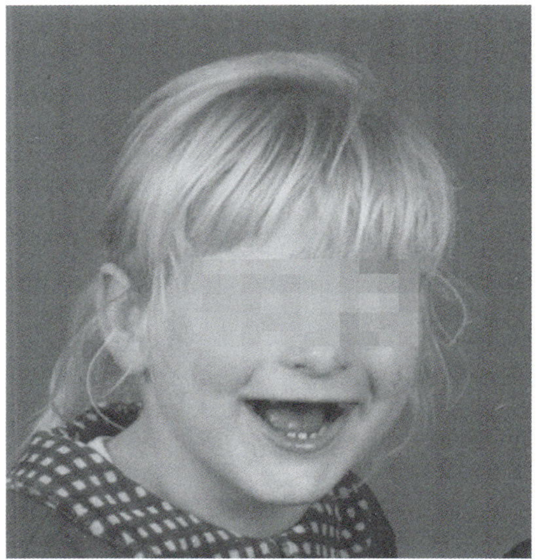

Abb. 3.11 Angelman-Syndrom [F312–001]

Unabhängig von der genetischen Ursache des Angelman-Syndroms besteht immer eine schwerste, bleibende Sprachentwicklungsstörung, wobei das Sprachverständnis besser als die expressive Sprache entwickelt zu sein scheint. Studien haben gezeigt, dass Kinder mit AS allenfalls einzelne Wörter sprechen lernen, die weitere expressive Sprachentwicklung meist aber ausbleibt. Es gibt Hinweise darauf, dass die rezeptive Sprachentwicklung bei Kindern mit Mikrodeletionen in der Region 15q11.2–13 schlechter verläuft als bei Kindern mit anderen genetischen Ursachen des AS. Durch eine möglichst frühzeitige sprachtherapeutische Behandlung können sowohl die nonverbale Kommunikation (Gestik, nonverbale „Gebärdensprache", evtl. Bilderkarten) als auch das Sprachverständnis von Kindern mit AS verbessert werden. Durch eine gezielte Therapie der Mundmotorik lässt sich der Speichelfluss reduzieren und eigenständiges Essen fördern [21–23].

3.2.10 Pitt-Hopkins-Syndrom (PHS)

Das Pitt-Hopkins-Syndrom ist ein seltenes, schweres Retardierungssyndrom, das infolge von Mutationen

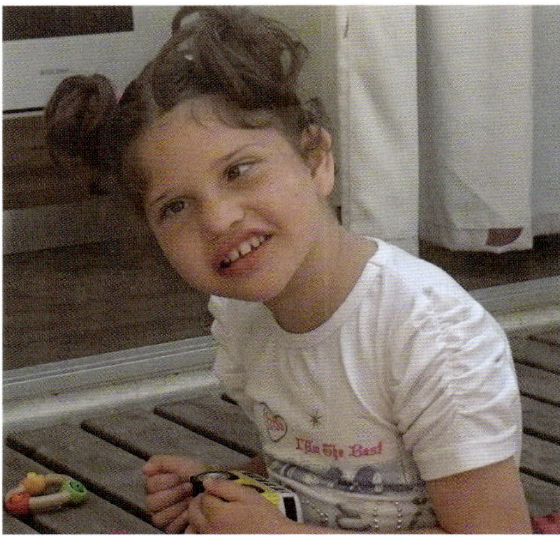

Abb. 3.12 Pitt-Hopkins-Syndrom [O1030]

im *TCF4*-Gen auf dem langen Arm des Chromosoms 18 auftritt. Beschrieben sind sowohl Punktmutationen (Verlust oder Austausch einzelner Basen der DNA) als auch größere Verluste innerhalb des Gens. In den allermeisten Fällen handelt es sich um eine Neumutation. Aufgrund der Möglichkeit, dass bei einem Elternteil ein Keimzellmosaik vorliegt (d. h. die Mutation ist nur in den Eizellen oder den Samenzellen eines Elternteils vorhanden), kann eine gering erhöhte Wiederholungswahrscheinlichkeit bestehen.

Die klinischen Symptome bei Kindern mit Pitt-Hopkins-Syndrom sind schwerste stato- oder psychomotorische Entwicklungsstörungen mit autoaggressiven Zügen und minimaler, meist ausbleibender Sprachentwicklung. Häufig werden typische Atemregulationsstörungen im Sinne von Hyperventilationsanfällen beobachtet. In vielen Fällen tritt eine Epilepsie auf. Meist zeigt sich im Säuglingsalter eine Muskelhypotonie und im weiteren Verlauf eine Bewegungsataxie. Die Kinder sind meist sehr fröhlich und neigen zu unmotiviertem Lachen. Unterschiedliche unspezifische Veränderungen der Hirnstruktur wie eine Hypoplasie des Corpus callosum, ein kleiner Hippokampus, ein vergrößerter Nucleus caudatus und erweiterte Ventrikel sind bei Schädel-MRT-Untersuchungen nachweisbar. Der Kopfumfang liegt im eher unteren Normbereich, hinzu kommt häufig ein Kleinwuchs. Faziale Auffälligkeiten sind tief ansetzende Augen, eine breite, etwas gebogene Nase mit hervorstehender, aufgestellter Nasenspitze. Der Mund ist relativ groß, die Zähne stehen weit auseinander (➤ Abb. 3.12). Die Oberlippe ist gebogen, die Unterlippe vorgewölbt. Die kräftigen Ohren wirken häufig etwas ungeformt (*Cup*-Form) und „fleischig“. Eine Vierfingerfurche und verbreiterte Fingerspitzen sind häufig vorhanden. Ein typisches Begleitsymptom kann Obstipation sein. Aufgrund von Atemregulationsstörungen kann eine häusliche Monitorüberwachung erforderlich sein, um eine Sauerstoffunterversorgung frühzeitig zu erkennen.

Da bei den meisten Kindern mit PHS höchstens eine minimale Sprachentwicklung zu erwarten ist, sollte so früh wie möglich ihre nonverbale Kommunikation gefördert werden, z. B. mit Gebärdensprache [10] (➤ Kap. 4.7).

3.2.11 Prader-Willi-Syndrom (PWS)

Das Prader-Willi-Syndrom tritt infolge eines (Funktions-)Verlusts von Genen auf, die auf dem langen Arm des Chromosoms 15 lokalisiert sind (Region 15q11–13). Diese Gene unterliegen einer elternspezifischen Prägung („Imprinting“, vgl. Angelman-Syndrom), d. h. es spielt eine Rolle, ob der (Funktions-)Verlust das vom Vater oder von der Mutter ererbte Chromosom 15 betrifft. Beim Prader-Willi-Syndrom ist – im Gegensatz zum Angelman-Syndrom – ein (Funktions-)Verlust der vom Vater ererbten Gene der Region eingetreten. Dies kann verschiedene Ursachen haben:

- Verlust (Deletion) der vom Vater vererbten Region 15q11–13 (in ca. 70–75 % der Fälle)
- vollständiges Fehlen des väterlichen Chromosoms 15 bei zweifach vorhandenem mütterlichem Chromosom 15 (uniparentale Disomie, UPD, in ca. 20–25 %)
- „mütterliche Prägung“ des vom Vater ererbten Chromosoms 15 (in ca. 1–5 %)

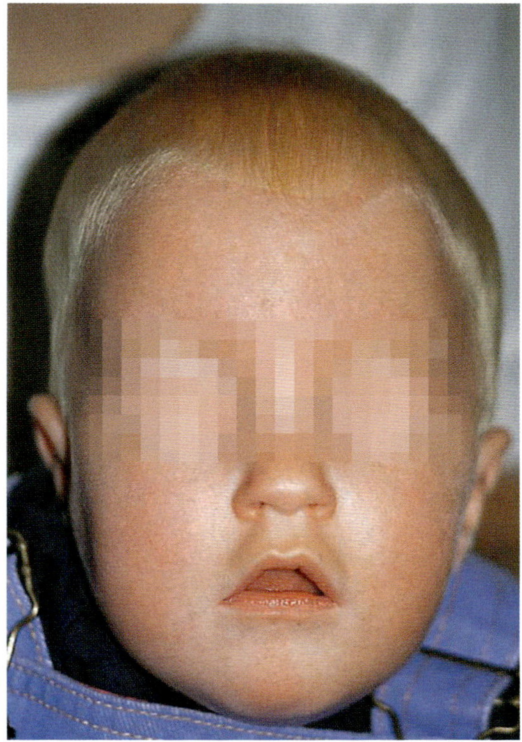

Abb. 3.13 Prader-Willi-Syndrom [E331]

Die Häufigkeit des Prader-Willi-Syndroms wird mit 1:10 000–30 000 angegeben. Die Wiederholungswahrscheinlichkeit der Erkrankung bei Geschwistern von Betroffenen ist abhängig von der genetischen Ursache. Die klinische Symptomatik bei den verschiedenen molekular- und zytogenetischen Ursachen des PWS unterscheidet sich aber nur geringfügig.

Im Neugeborenen- und Säuglingsalter besteht eine schwere muskuläre Hypotonie, die zu einer ausgeprägten Trinkschwäche mit Gedeihstörung führen kann. Die motorische Entwicklung und die Sprachentwicklung sind verzögert. Im Kleinkindalter ändert sich das Essverhalten der betroffenen Kinder im Sinne einer Hyperphagie mit unstillbarem Appetit. So kommt es häufig zu starker Adipositas. Als Folge der Adipositas können sich ein Diabetes mellitus Typ II und Herz-Kreislauf-Erkrankungen entwickeln. Auffällige körperliche Merkmale können mandelförmige Augen, kleine Hände und Füße, Strabismus und eine schmale Schädelform sein (➤ Abb. 3.13). Mit zunehmendem Alter kann eine Skoliose auftreten. Als Folge einer verminderten Schmerzempfindung finden sich vermehrte Kratzeffloreszenzen am Körper. Häufig besteht ein Hypogenitalismus mit Kleinwuchs, der teilweise auf eine Behandlung mit Wachstumshormonen anspricht.

Daneben besteht in aller Regel eine deutliche, aber variabel ausgeprägte kognitive Störung/mentale Retardierung mit autistischen Zügen, ADHS und Verhaltensauffälligkeiten wie Stimmungsschwankungen und Eigensinnigkeit, immer verbunden mit einer Sprachentwicklungsstörung. Ein regelmäßiger Tagesablauf kann hier wesentlich zum Wohlbefinden beitragen. Häufig ist eine dem kognitiven Entwicklungsstand angepasste Sprachtherapie indiziert [24].

3.2.12 Neurofibromatose Typ 1 (NF1, Morbus von Recklinghausen)

Die Neurofibromatose Typ 1 ist eine genetisch bedingte Multisystemerkrankung mit typischen Hautsymptomen, Tumoren und Entwicklungsstörungen des ZNS und des peripheren Nervensystems. Ihre Häufigkeit wird mit ca. 1:3 000 angegeben. Der Erkrankung liegen Mutationen im *Neurofibromin*-Gen (*NF1*-Gen, auf dem langen Arm des Chromosoms

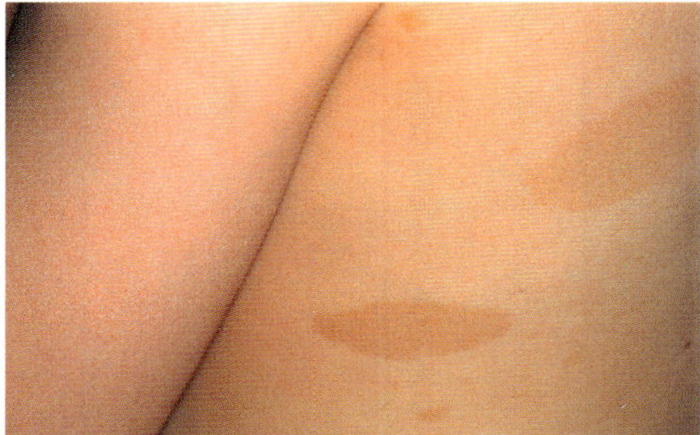

Abb. 3.14 Café-au-Lait Flecken bei Neurofibromatose Typ 1 [E422]

17) zugrunde, die entweder neu entstanden sind (Neumutation in 50 %) oder von einem ebenfalls betroffenen Elternteil ererbt wurden. Die Erkrankung wird autosomal-dominant mit variabler Expressivität vererbt, d. h. 50 % der Nachkommen sind ebenfalls betroffen. Die Ausprägung der Symptome kann jedoch innerhalb einer Familie sehr variabel sein.

Hauptkriterien der Erkrankung im Kindesalter sind Café-au-lait-Flecken (➤ Abb. 3.14), Neurofibrome, inguinales oder axilläres Freckling, Optikusgliome, Lisch-Knötchen, Sphenoid-Dysplasie oder Kortikalis-Verdünnung. Die meisten Betroffenen haben eine durchschnittliche, normale Intelligenz, aber sehr häufig Lernstörungen. Auch Epilepsie, autistische Züge, ADS, Dyskalkulie, Legasthenie und Sprachstörungen treten gehäuft auf. Entsprechend der Art und Ausprägung der sprachlichen und kognitiven Defizite sollte frühzeitig eine gezielte Therapie initiiert werden [25, 26].

3.2.13 Tuberöse-Sklerose-Komplex (TSC, Morbus Bourneville-Pringle)

Die tuberöse Sklerose ist eine Multisystemerkrankung, bei der sich Tumoren verschiedener Organsysteme und typische Hautsymptome entwickeln. Mit einer Häufigkeit von 1:6 000–8 000 zählt sie zu den „häufigeren" genetischen Erkrankungen. Aufgrund der variablen, u. U. sehr milden Symptome ist die Erkrankung wahrscheinlich unterdiagnostiziert. Als ursächlich werden in ca. 85 % der Fälle Mutationen in den Genen *TSC1* (auf dem langen Arm von Chromosom 8) und *TSC2* (auf dem kurzen Arm von

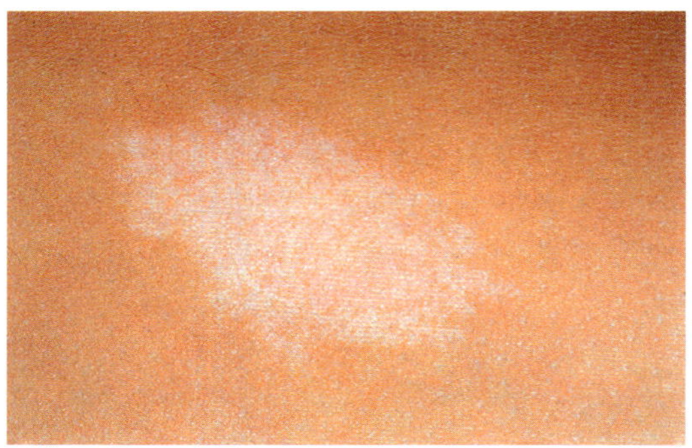

Abb. 3.15 *White spot* bei Tuberöser Sklerose [E422]

Chromosom 16) identifiziert. Bei etwa 15 % der Betroffenen sind zwar die o. g. klinischen Kriterien erfüllt, doch in Blutproben lässt sich keine Mutation in einem der Gene nachweisen. In dem Fall liegt entweder ein somatisches Mosaik (d. h. eine Mutation nur in einem Teil der Körperzellen) oder eine Mutation vor, die in einer nicht-analysierten, nicht-kodierenden Region eines der o. g. Gene lokalisiert ist. Die tuberöse Sklerose wird autosomal-dominant mit variabler Expressivität vererbt, in etwa ⅔ der Fälle liegt eine Neumutation vor.

Die klinischen Symptome (außer möglichen Hautsymptomen) sind im Neugeborenenalter häufig noch nicht erkennbar und entwickeln sich erst im Kleinkind- oder Erwachsenenalter. Folgende Organsysteme weisen typische, z. T. pathognomonische Symptome auf:

- Haut und Zähne: *white spots*, „Konfetti-Haut", (Angio-)Fibrome von Haut, Schleimhaut und Nägeln, *pits* (Zahnschmelzdefekte)
- Gehirn: Epilepsie infolge neuronaler Migrationsstörungen und typische Hirntumoren wie kortikale Tuber, subependymale Noduli (SEN) und subependymale Riesenzellastrozytome (SEGA)
- Augen: Netzhauthamartome, *white spots*
- Herz: Rhabdomyome, u. U. bereits vorgeburtlich nachweisbar
- Nieren: Angiomyolipome
- Lunge: Lymphangioleiomyomatosis (LAM)
- Endokrinologie: unterschiedliche Tumoren in Nebennieren, Schilddrüse, Hypophyse

Die Einteilung der Merkmale in Haupt- und Nebensymptome [27] ermöglicht es, eine klinische Verdachtsdiagnose zu stellen, die dann durch genetische Untersuchungen gesichert werden kann.

Kinder mit TSC tragen ein hohes Risiko für psychokognitive Entwicklungsstörungen. Dies liegt vor allem an der häufig auftretenden, schwer einstellbaren Epilepsie infolge von Hirntumoren (kortikale Tuber, SEGA, SEN) und Entwicklungsstörungen der weißen Hirnsubstanz. Sehr häufig werden auch Störungen aus dem Autismusspektrum und ADHS beobachtet, die ihrerseits zu allgemeinen und psychointellektuellen Entwicklungsstörungen führen können und daher frühzeitig behandelt werden sollten.

Wegen der relativen Häufigkeit des TSC unter den insgesamt seltenen genetischen Erkrankungen sind in den letzten Jahren verschiedene, sehr erfolgversprechende Therapien z. T. in Studien durchgeführt worden, z. B. mit Everolimus (mTOR-Antagonist). Langzeitergebnisse sind noch abzuwarten [27].

Fragen zur Wissensprüfung

1. Wodurch ist ein genetisches Syndrom gekennzeichnet?
2. Welche genetischen Veränderungen können zu einer syndromalen Erkrankung führen?
3. Welches häufige genetische Syndrom ist typischerweise von einem relativ guten expressiven Sprachvermögen bei reduzierter Intelligenz gekennzeichnet?
4. Bei welchem genetischen Syndrom liegt häufig eine Veluminsuffizienz vor?
5. Bei welchen o. g. genetischen Syndromen zeigt sich eine deutliche Regression und (fast) keine expressive Sprachentwicklung?

LITERATUR

1. Langdon Down JH. Observation on an ethic classification of idiots. London Hospital Medical Reports 1866; 3: 259–262.
2. Martin GE, Klusek J, Estigarribia B, Roberts JE. Language Characteristics of Individuals with Down Syndrome. Topics in Language Disorders 2009; 29(2): 112–132.

3. Martin GE, Losh M, Estigarribia B, Sideris J, Roberts J. Longitudinal Profiles of Expressive Vocabulary, Syntax, and Pragmatic Language in Boys with Fragile X Syndrome or Down Syndrome. Int J Lang Disord. 2013; 48(4): 432–443.
4. Roberts JE, Hennon EA, Price JR, Dear E, Anderson K, Vandergrift NA. Expressive language during conversational speech in boys with fragile X syndrome. Am J Ment Retard. 2007; 112(3): 177–193.
5. Syndrome de l'X fragile. FXS, Syndrome FRAXA, syndrome FraX, syndrome de Martin-Bell. www.orpha.net/data/patho/Pub/fr/Handicap_Xfragile-FrfrPub120v01.pdf (27 novembre 2013).
6. Saul RA, Tarleton JC. FMR1-Related Disorders. Initial Posting: June 16, 1998; Last Revision: April 26, 2012.
7. Tartaglia NR, Howell S, Sutherland A, Wilson R, Wilson L. A review of trisomy X (47,XXX). Orphanet J Rare Dis. 2010; 5: 8.
8. Pennington B, Puck M, Robinson A. Language and cognitive development in 47,XXX females followed since birth. Behav Genet. 1980; 10(1): 31–41.
9. Leggett V, Jacobs P, Nation K, Scerif G, Bishop DVM. Neurocognitive outcomes of individuals with a sex chromosome trisomy: XXX, XYY, or XXY. A systematic review. Dev Med Child Neurol. Vol. 52, 2 (first published online: 5. Jan 2010).
10. Van Balkom ID, Vuijk PJ, Franssens M, Hoek HW, Hennekam RC. Development, cognition, and behaviour in Pitt-Hopkins syndrome. Dev Med Child Neurol. 2012; 54(10): 925–931.
11. Ross J, Zinn A, McCauley E. Neurodevelopmental and psychosocial aspects of Turner syndrome. Ment Retard Dev Disabil Res Rev. 2000; 6(2): 135–141.
12. Cabrol S. Le syndrome de Turner. Encyclopédie Orphanet Fevrier 2007.
13. Oliveira CS, Ribeiro FM, Lago R, Alves C. Audiological abnormalities in patients with Turner syndrome. Am J Audiol. 2013; 22(2): 226–232.
14. Philip N, Bassett A. Cognitive, Behavioural and Psychiatric Phenotype in 22q11.2 Deletion Syndrome. Behav Genet. 2011; 41(3): 403–412.
15. Bassett AS. Practical Guidelines for Managing Patients with 22q11.2 Deletion Syndrome. Journal of Pediatrics 2011; 159(2): 332–339.
16. John AE, Mervis CB. Sensory modulation impairments in children with Williams syndrome. Am J Med Genet C Semin Med Genet. 2010; 154C(2): 266–276.
17. Morris CA. Williams Syndrome. Gene reviews: www.ncbi.nlm.nih.gov/books/NBK1249/.
18. Cerruti Mainardi P. Cri du Chat syndrome. Orphanet J Rare Dis. 2006; 1: 33.
19. Kristoffersen KE. Speech and language development in cri du chat syndrome: a critical review. Clin Linguist Phon. 2008; 22(6): 443–457.
20. Christodoulou J, Ho G. MECP2-related disorders. Gene reviews, last update June 2012: http://www.ncbi.nlm.nih.gov/books/NBK1497/.
21. Mertz LG, Thaulov P, Trillingsgaard A, Christensen R, Vogel I, Hertz JM, Ostergaard JR. Neurodevelopmental outcome in Angelman syndrome: Genotype-phenotype correlations. Res Dev Disabil. 2014; 35(7): 1742–1747.
22. Gentile JK, Tan WH, Horowitz LT, et al. A neurodevelopmental survey of Angelman syndrome with genotype-phenotype correlations. J Dev Behav Pediatr. 2010; 31(7): 592–601.
23. Calculator SN. Use and acceptance of AAC systems by children with Angelman syndrome. J Appl Res Intellect Disabil. 2013; 26(6): 557–567.
24. Descheemaeker MJ, Govers V, Vermeulen P, Fryns JP. Pervasive developmental disorders in Prader-Willi syndrome: the Leuven experience in 59 subjects and controls. Am J Med Genet A. 2006; 140: 1136–1142.
25. Hirbe AC, Gutmann DH. Neurofibromatosis type 1: a multidisciplinary approach to care. Lancet Neurol. 2014; 13(8): 834–843.
26. Brei NG, Klein-Tasman BP, Schwarz GN, Casnar CL. Language in young children with neurofibromatosis-1: relations to functional communication, attention, and social functioning. Res Dev Disabil. 2014; 35(10): 2495–2504.
27. Northrup H, Krueger DA; International Tuberous Sclerosis Complex Consensus Group. Tuberous Sclerosis Complex Diagnostic Criteria Update: Recommendations of the 2012 International Tuberous Sclerosis Complex Consensus Conference. Pediatr Neurol. 2013; 49(4): 243–254.

3.3 Verhaltensstörungen und Störungen der Sprachentwicklung und des Sprechens

3.3.1 Autismus

Marieluise Bartels und Rainer Georg Siefen

Einleitung

Bei Autismus liegen schwerwiegende Einschränkungen der sozialen Kommunikation und Interaktion vor. Diese betreffen die soziale Reziprozität, das verbale und nonverbale Kommunikationsverhalten und die Fähigkeit zur Gestaltung sozialer Beziehungen. Hinzu kommen eingeschränkte und sich wiederholende Verhaltensmuster und Interessen [1]. Diese Aufzählung ist nicht erschöpfend. Auch verändert sich das Symptomspektrum im Entwicklungsverlauf. Weitere Symptome werden im Laufe dieses Kapitels detaillierter beschrieben. In epidemiologischen Studien zu Autismus wird nunmehr von einer Prävalenz von etwa 1 % ausgegangen. Dass Diagnosen aus dem Autismusspektrum häufiger gestellt werden, könnte mit größerer öffentlicher Aufmerksamkeit [2], neuen Diagnoseinstrumenten, breiteren Diagnose- und Schweregraddefinitionen sowie mit verbesserter Früherkennung zusammenhängen [3]. Im Klassifikationssystem des DSM-5 [1] werden für Autismus nur noch zwei Kerndomänen definiert: Beeinträchtigungen in der sozialen Kommunikation und Interaktion sowie repetitives und restriktives Verhalten. Krankheitseinheiten wie frühkindlicher Autismus, Asperger-Syndrom, desintegrative Störung im Kindesalter und sonstige tiefgreifende Entwicklungsstörungen gingen in der neuen Kategorie der Autismus-Spektrum-Störungen (ASS) auf und werden künftig nicht mehr unterschieden (https://www.psychiatry.org/psychiatrists/practice/dsm). Das wird auch für die ICD-11 gelten, die in Kürze erscheint [4].

Welches Verhalten weist auf Autismus hin und welche diagnostischen Schritte sind notwendig?

Anamnese

Die Anamnese bei Autismusverdacht muss viele Verhaltensbereiche berücksichtigen (https://www.psychiatry.org/psychiatrists/practice/dsm). Die nonverbale und die verbale (rezeptive und expressive) Kommunikation des Kindes und seine Fähigkeit, andere Menschen zu imitieren, sind oft eingeschränkt. Auffällig sind bei autistischen Kindern außerdem ein unkooperatives Spielverhalten sowie eingeschränkte und fixierte Interessen [2]. Zu berücksichtigen sind geburtsbezogene Komplikationen und gleichzeitig bestehende (komorbide) körperliche Erkrankungen [5]. Erstmals mit der Verdachtsdiagnose „Autismus“ werden Kinder Ärzten häufig deshalb vorgestellt, weil deren Sprachentwicklung verzögert ist oder überhaupt nicht einsetzt. Auch wenn bis zum Alter von 3 Jahren erlernte Wörter und Zweiwortsätze wieder verloren gehen, muss an Autismus gedacht werden. Kinder mit Autismus-Spektrum-Störungen haben nicht nur eine atypische Sprachwahrnehmung [6], sondern brauchen auch mehr Zeit, um den Gesichtsausdruck ihres Gegenübers einordnen zu können [7]. Charakteristische Symptome und Kommunikationseinschränkungen können sich zwar schon in den ersten drei Lebensjahren entwickeln [8]. Doch trotz früher Anzeichen ist eine verlässliche Autismusdiagnose (vor dem Alter von 2–3 Jahren) bislang mindestens schwierig bis unmöglich [9]. Die Kommunikationsprobleme autistischer Kinder oder Jugendlicher sind ein zentrales Symptom. Sie können zu unangepassten Verhaltensweisen in Kindergarten, Schule oder Familie beitragen [10]. Hiernach muss bei der Anamneseerhebung gezielt gefragt werden. Abzuklären ist auch, ob weitere – insbesondere männliche – Familienmitglieder in der Kommunikation autistische Züge im Sinne eines „Broader Autism Phenotype“ [11, 12] aufweisen.

Klinischer Befund und Verlauf

Die personale und testgestützte Diagnostik muss bei Autismus-Spektrum-Störungen (ASS) eine breite Informationsbasis schaffen [13]. Dabei stehen die beiden Hauptmerkmale der ASS im Mittelpunkt, nämlich dauerhafte Beeinträchtigungen der wechselseitigen sozialen Kommunikation und Interaktion sowie restriktive, repetitive Verhaltensmuster, Interessen oder Aktivitäten. Die im DSM-5 neu definierte Diagnose einer *sozialen (pragmatischen) Kommunikationsstörung* kann allerdings nicht gleichzeitig mit der Diagnose ASS gestellt werden. Bei der sozialen (pragmatischen) Kommunikationsstörung bestehen anhaltende Probleme im sozialen Gebrauch verbaler und nonverbaler Kommunikation, die jetzt als eigenständige Krankheitseinheit diagnostiziert werden können. Die soziale (pragmatische) und die bei ASS beschriebenen Kommunikationsstörungen überlappen sich in wesentlichen Teilen. Bei ASS kommen noch weitergehende Einschränkungen der sozialen Reziprozität, der Fähigkeit zur sozialen Beziehungsgestaltung sowie eingeschränkte, sich wiederholende Verhaltensmuster und Interessen hinzu. Ob nicht nur psychische, sondern auch somatische komorbide Störungen vorliegen, muss durch eine differenzierte körpermedizinische Diagnostik [5, 14] geklärt werden.

Bei erheblicher Intelligenzminderung wird es schwerer, die für ASS typischen Befunde herauszuarbeiten. Dazu zählen Probleme, Zusammenhänge zu erkennen, also eine schwache zentrale Kohärenz, Schwierigkeiten bei der vorausschauenden Handlungsplanung und eine im Sinne der Theory of Mind beeinträchtigte Fähigkeit, Bewusstseinszustände und -prozesse anderer Menschen zu erfassen. Sehr systematisch ist zudem nach verschiedenen Formen sich wiederholender, eingeschränkter und stereotyper Interessen und Aktivitäten zu fragen [15]. Autismusspezifische Screening-Fragebögen und Eltern-Interviews stehen zunehmend auch für das Kleinkindalter zur Verfügung. Sie müssen ergänzt werden durch neuropsychologische, molekularbiologische, metabolische, neurologische (EEG) und bildgebende Untersuchungsverfahren (MRT des Gehirns) [2, 15, 16]. Eltern haben zuweilen eine eigene Sichtweise auf das Verhalten ihres autistischen Kindes. Das kann die Trennschärfe der Fragebögen mindern [17].

Bereits früh im Entwicklungsverlauf fallen ein unzureichender Blickkontakt der ASS-Kinder [12], ein verzögertes Reagieren auf den eigenen Namen und Schwierigkeiten mit verbaler und nonverbaler Kommunikation auf. Manche dieser Symptome können wieder abklingen [9]. Angesichts der zahlreichen Veränderungen und Anpassungsanforderungen bei der Transition (Übergang ins Erwachsenenalter) werden aber oft zusätzliche Symptome oder neu auftretende Störungen wie etwa Angststörungen beobachtet [14]. Bei Jungen wird etwa viermal häufiger ein Autismus diagnostiziert als bei Mädchen [9]. Nach der Extreme-Male-Brain-Theorie von Baron-Cohen [18] haben Mädchen mehr Einfühlungsvermögen, Jungen dagegen sehen Objekte lieber als Teil von Systemen, sie „systematisieren" also eher. Diese Verhaltenstendenz ist bei Autisten bis ins Extrem gesteigert. Noch nicht abschließend geklärt werden konnte, welche entwicklungsneurologischen Prozesse zu diesen Geschlechtsunterschieden beitragen [18]. Mädchen und Frauen scheinen zwar ihre autismusbedingten Einschränkungen deutlicher wahrzunehmen. Sie könnten aber auch geschickter darin sein, ihre autistischen Züge zu verbergen und sich kompensatorische soziale Verhaltensstrategien anzueignen [15].

Das Klassifikationsschema für psychische Störungen nach ICD-10 der WHO [19] wird voraussichtlich erst 2018 durch die ICD-11 abgelöst. So lange werden auch noch Diagnosen wie Frühkindlicher Autismus, Atypischer Autismus und Asperger-Syndrom aus der Diagnosegruppe der Tiefgreifenden Entwicklungsstörungen vergeben werden. Dann aber dürfte sich die einheitliche Diagnose „Autismus-Spektrum-Störung" durchsetzen (https://www.psychiatry.org/psychiatrists/practice/dsm).

Die dreistufige Schweregradeinteilung bei Autismus-Spektrum-Störungen orientiert sich am Ausmaß der Einschränkungen der verbalen und nonverbalen Kommunikationsfähigkeit und der deshalb erforderlichen Unterstützung. Bei der Beurteilung, ob eine begleitende sprachliche Behinderung vorliegt, sind rezeptives Sprachverständnis und expressive Sprachentwicklung getrennt zu analysieren.

MERKE

Autismus-Spektrum-Störungen (ASS) sind eine neue Sammeldiagnose für autistische Störungsbilder. Bisherige Untergruppen autistischer Störungen gehen darin auf. Die Störungen von Kommunikation und Interaktion werden erst nach und nach deutlich, ebenso die stereotypen Interessen und restriktiven Verhaltensweisen. Störungen der Sprachentwicklung sind ein wichtiger früher Indikator für die Entwicklung einer ASS. Oft liegen gleichzeitig weitere Störungen wie Intelligenzminderung und ADHS vor (➤ Kap. 3.3.2), aber auch depressive und Angststörungen. Die Therapie ist multimodal und bezieht die Begleitstörungen mit ein. Im multiprofessionellen Behandlungsteam haben Sprachtherapeutinnen eine wichtige Funktion.

Fallbeispiel 3.3

Autismus-Spektrum-Störung

Die Eltern mussten für den jetzt siebenjährigen Alexander nach einem halben Jahr im Regelkindergarten einen Platz in einem Integrationskindergarten suchen. Am liebsten spielte Alexander für sich allein. Nur selten nahm er von sich aus Kontakt zu anderen Kindern auf. Er spielte bevorzugt mit Autos und hatte zu Hause eine wachsende Sammlung, die er gerne nach Farben ordnete. Sein Spiel ist wenig kreativ.

Zur verzögerten und eingeschränkten Sprachentwicklung kamen fein- und grobmotorische Teilleistungsstörungen hinzu. Schwangerschaft, Perinatalperiode und Geburtsmaße waren unauffällig. Als Säugling zeigte er sich an Körperkontakt und sozialer Zuwendung wenig interessiert. Seine Aufmerksamkeit wechselte schon immer schnell. Er ist psychomotorisch unruhig. Besonders problematisch sind seine Weglauftendenzen, die eine ständige Beaufsichtigung erfordern.

Inzwischen besucht Alexander eine Förderschule für Geistige Entwicklung. Er erhält eine Sprachtherapie, die in die Förderung in einem Autismuszentrum integriert ist. Wegen ADHS (als komorbide Störung) wird er medikamentös und wegen seiner Hundephobie zusätzlich verhaltenstherapeutisch behandelt. Glücklicherweise ist er in der Lage, belastbare emotionale Beziehungen zu Angehörigen und Therapeuten einzugehen.

Komorbide Störungen

Zu den häufigsten komorbiden psychischen Störungen bei Autismus sind ADHS, Angststörungen, Depression, Bindungsstörungen und Sozialphobie zu rechnen [2, 5]. Hinzu kommen Fütterstörungen, Schlafstörungen und Mutismus. Als körperliche Begleiterkrankungen sind tuberöse Hirnsklerose, Epilepsie, verschiedene neurologische Symptome, Verdauungsbeschwerden und Allergien hervorzuheben [5]. Die Diagnose von Begleiterkrankungen kann aufgrund der eingeschränkten Kommunikationsmöglichkeiten autistischer Kinder und Jugendlicher deutlich erschwert sein. Auf Überschneidungen zwischen ADHS- und Autismus-Symptomen und auf Vermutungen, dass es sich um eine gemeinsame Grunderkrankung handeln könnte, wird im Abschnitt über ADHS (➤ Kap. 3.3.2) eingegangen.

Therapie bei Autismus-Spektrum-Störungen

Mit der häufigeren Diagnosestellung hat auch die Vielfalt der Therapieformen zugenommen. Die Behandlung muss möglichst früh beginnen und Schweregrad, Entwicklungsalter, Komorbidität sowie insbesondere den sprachlichen Entwicklungsstand berücksichtigen. Therapieprogramme, die verhaltenstherapeutische und pädagogische Konzepte kombinieren, richten sich nicht nur an Sprachtherapeuten, Ergotherapeuten, Pädagogen und Krankengymnasten in Kindergärten und Schulen und spezialisierten Institutionen [2]. Ergänzend müssen die Eltern systematisch angeleitet werden, damit sie – als Teil des Gesamtbehandlungsplans – Förderangebote für ihre Kinder in Alltagsabläufe integrieren können. Mädchen sollten anders gefördert werden als Jungen [15]. Das Behandlungsinteresse kann bei Kindern mit Autismus – abhängig vom jeweiligen Modul des multiprofessionellen Therapiekonzepts – recht begrenzt sein. Darauf sollten sich Therapeuten flexibel einstellen [19]. Autismus-Spektrum-Störungen sind chronische Erkrankungen mit heterogener Symptomatik. Heilung ist nicht möglich, wohl aber eine Förderung auf Grundlage des individuellen Begabungspotenzials, um eine größere Selbstständigkeit im Alltag zu erreichen. Das künftige berufliche

Niveau der Kinder hängt sowohl von ihrem intellektuellen Ausgangsniveau und der psychischen Robustheit als auch von der pädagogisch-therapeutischen Hartnäckigkeit der Therapeuten und der Familie ab. Die Psychoedukation der Eltern muss an deren subjektive Krankheitskonzepte anknüpfen. Elterliche Überbesorgtheit begünstigt möglicherweise die Entwicklung von Angststörungen bei den Kindern [21]. Zusätzliche Hilfen werden bei psychischer Überforderung oder Erkrankung der Eltern notwendig. Therapeuten müssen auch im Auge behalten, dass die Kommunikationskompetenz von Angehörigen autistischer Kinder ebenfalls eingeschränkt sein kann [12].

Bei den verschiedenen Therapieansätzen variieren die Eltern- und Pädagogenbeteiligung, die Auswahl der Therapiesituationen im Alltag sowie das Ausmaß der Verhaltensanalyse und die Art der positiven oder negativen Verstärker. Angesichts der Vielzahl autismusbezogener Therapieprogramme kann eine deutschsprachige Adaptation eines bewährten Programms wie des Early Start Denver Model [22] vorteilhaft sein. Beispielhaft erwähnt werden dort das Applied Behavior Analysis (ABA-)Training nach Lovaas und die Early Intensive Behavioral Intervention (EIBI) als Modifikation des Lovaas-Programms. Das TEACCH-Programm geht über die bildliche Anleitung von Alltags- und Arbeitsschritten hinaus. Der Entwicklung der sozialen Interaktionsmotivation widmet sich das Pivotal Response Training (PRT). Das Picture Exchange Communication System (PECS) fördert auch das nonverbale Kommunikationsverhalten [22].

Sprachtherapeutischer Fokus: präverbale Phänomene und erste Wörter

Eines der Kerndefizite bei Autismus-Spektrum-Störungen (ASS) ist die Beeinträchtigung der reziproken sozialen Kommunikation [1]. Erwerbsstörungen auf den sprachstrukturellen Ebenen (Lexikon-Semantik, Morphologie-Syntax, Phonetik-Phonologie) können, müssen aber nicht auftreten. Störungen auf der kommunikativ-pragmatischen Ebene sind hingegen typisch für ASS (nach DSM-IV: Differenzialdiagnose „frühkindlicher Autismus“ vs. „Asperger-Autismus“ [23]). Entsprechend heterogen gestalten sich die sprachlichen Profile von Kindern mit ASS: Sie reichen von nahezu unauffälliger Sprache mit Ausnahme der kommunikativ-pragmatischen Fähigkeiten bis hin zu stark gestörtem Spracherwerb und nonverbalem Stadium [24]. In ca. 25 % der Fälle ist im Alter von 15 bis 24 Monaten ein Verlust bereits erworbener sprachlicher Fähigkeiten zu beobachten [25].

Im Folgenden werden ASS-typische Merkmale der präverbalen Phase und des frühen Worterwerbs beschrieben. Die individuellen Entwicklungsverläufe bei ASS sind jedoch sehr unterschiedlich. Je früher die Diagnose gestellt wird und die Intervention einsetzt, umso günstiger ist die Prognose [26].

Oft ist das **Ausbleiben der ersten Wörter** einer der ersten Indikatoren für Eltern, dass die Entwicklung ihres Kindes nicht typisch verläuft [27]. Jedoch sind bereits in der präverbalen Phase Phänomene in der sozialen Kommunikation zu beobachten, die auf eine mögliche ASS hinweisen.

Physiologische Lallphasen bleiben bei Kindern mit ASS oft aus, sie produzieren generell **weniger Vokalisationen** im ersten Lebensjahr [28]. Die produzierten Vokalisationen sind untypisch für den physiologischen Spracherwerb (z. B. Grunzen, Summen, stereotypes Quietschen). Auch Turntaking-Regeln, die sich ab einem Alter von sechs Monaten beim Vokalisieren beobachten lassen, werden von Kindern mit ASS nicht eingehalten. Außerdem sind ihre Vokalisationen nur selten mit an Personen gerichtetem nonverbalem Verhalten (z. B. Blickkontakt und Arme ausstrecken, um hochgehoben zu werden) kombiniert [29].

Das Blickkontaktverhalten von Kindern mit ASS ist ebenfalls abweichend: Bereits ab einem Alter von sechs Monaten stellen Kinder mit ASS **seltener Blickkontakt** her bzw. weichen häufiger den Blicken anderer Personen aus [30]. Zusätzlich zeigen Kinder mit ASS im Unterschied zu Kindern mit unauffälliger Entwicklung seltener Initiativen und Reaktionen im Sinne von Joint Attention [31].

Joint Attention bezieht sich auf die Fähigkeit, die Aufmerksamkeit zwischen Interaktionspartnern und Objekten/Ereignissen zu koordinieren, um dem Gesprächspartner gegenüber eine Bewusstheit über entsprechende Objekte/Ereignisse zum Ausdruck zu bringen [32]. Das impliziert das Teilen der Aufmerksamkeit mit anderen Personen (z. B. durch Blickkontakt, Blickbewegungen, Zeigegesten, andere nonverbale, aber auch verbale Handlungen), das Verfolgen der Aufmerksamkeit anderer Personen (z. B. Wahrnehmung von deren Blickbewegungen oder deren Zeigegesten) sowie das Lenken der Aufmerksamkeit anderer Personen (ebenfalls z. B. durch Zeigegesten oder Blickbewegungen). Die Fähigkeit zu Joint Attention entwickelt sich im Alter von ca. 8 Monaten [33].

Insbesondere das Verfolgen des Blicks oder der Zeigegeste einer anderen Person gelingt Kindern mit ASS in den ersten 18 Monaten nicht. Auch dass Zeigegesten mit gleichzeitigem Blickkontakt zum Interaktionspartner im Alter von 18 bis 24 Monaten noch nicht vorkommen, ist ein starker Indikator für ASS [33]. Da Joint Attention ein zuverlässiger Prädiktor für den Spracherwerb ist [34], erklärt sich hieraus, warum die ersten Wörter und Wortkombinationen von Kindern mit ASS oft verzögert und verlangsamt erworben werden [24]: Der Erwerb von Wörtern, die sich auf außersprachliche Referenten beziehen, erfordert zum einen eine Person, die diese Wortformen produziert, und zum anderen muss sich zeitgleich der Fokus des Kindes auf den benannten Referenten richten [35]. Erst ab einem Alter von 9 Monaten sind Kinder, die sich regelrecht entwickeln, in der Lage, ihren Fokus auf den Referenten oder ein Objekt zu richten, auf dem auch der Fokus des Sprechers liegt (Joint Attention). Durch Defizite im Folgen oder Lenken der Aufmerksamkeit anderer Personen, wie sie typisch für Kinder mit ASS sind, wird das effiziente Wortlernen stark eingeschränkt. Daher ist die Sprachrezeption bei Kindern mit ASS stärker beeinträchtigt als bei Kindern mit Spracherwerbsstörungen aufgrund anderer neurokognitiver Störungen [36]. Des Weiteren produzieren Kinder mit ASS aufgrund der defizitären Joint Attention häufiger Idiosynkrasien und Neologismen anstelle konventioneller Wörter [35]. Sie reagieren auch seltener als Kinder mit anderen Entwicklungsstörungen auf ihren eigenen Namen [31].

Sprachliche Defizite werden bei Kindern mit ASS anfangs manchmal dadurch überdeckt, dass sie Echolalien produzieren, die z. T. auch sehr komplex sind. Diese unmittelbar oder verzögert auftretenden Echolalien können kommunikative Funktionen übernehmen (z. B. als Selbstregulation, Ausdruck kommunikativer Intentionen, Verarbeitungshilfen) [37]. Echolalien lassen sich bei Kindern mit physiologischer Entwicklung nicht im vergleichbaren Maße beobachten [38].

Gelingt der Erwerb der ersten Wörter, weist das 50-Wörter-Lexikon eine ähnliche Zusammensetzung auf wie bei Kindern ohne Entwicklungsstörungen [39].

MERKE

Warnsignale für ASS im präverbalen Stadium

- Das Kind reagiert nicht auf seinen Namen.
- Das Kind folgt nicht der Zeigegeste/der Blickrichtung des Interaktionspartners und nimmt keinen Blickkontakt auf, wenn dieser mit ihm redet.
- Das Kind initiiert keine Joint Attention.
- Das Kind hält beim Vokalisieren die Turntaking-Regeln nicht ein.
- Das Kind produziert vermehrt Idiosynkrasien, Neologismen und Echolalien.

Fragen zur Wissensprüfung

1. Welche Entwicklungsstörung ist der häufigste Anlass für die diagnostische Abklärung einer Autismus-Spektrum-Störung?
2. Welches sonstige Verhalten weist auf Autismus hin?
3. Welche autismusspezifischen Diagnostikmethoden kennen Sie?
4. Wie lauten die beiden zentralen Domänen autistischen Verhaltens?
5. Welche komorbiden Störungen treten bei Autismus häufig auf?
6. Nennen Sie sprachtherapeutische Interventionen bei Autismus.

LITERATUR

1. Falkai P, Wittchen HU: Diagnostisches und Statistisches Manual Psychischer Störungen DSM-5. Göttingen: Hogrefe, 2015.
2. Kogan MD, Blumberg SJ, Schieve LA, et al. Prevalence of Parent-Reported Diagnosis of Autism Spectrum Disorder among children in the US, 2007. Pediatrics 2009; 124: 1395.

3. Bölte S, Poustka F: Autismus und tiefgreifende Entwicklungsstörungen. In: Lehmkuhl G, Poustka F, Holtmann M, Steiner H (Hrsg.) Lehrbuch der Kinder- und Jugendpsychiatrie (S. 539–573). Göttingen: Hogrefe, 2013.
4. Fuentes J, Bakare M, Munir K, Aguayo P, Gaddour N, Öner Ö. Autism spectrum disorder. In: Rey JM (ed.), IACAPAP e-Textbook of Child and Adolescent Mental Health. Geneva: International Association for Child and Adolescent Psychiatry and Allied Professions, 2014.
5. Isaksen J, Bryn V, Diseth TH, Heiberg A, Schjølberg S, Skjeldal OH. Children with autism spectrum disorders – The importance of medical investigations. Europ Journal of Paediatric Neurology 2013; 17: 68–76.
6. Woynaroski TG, Kwakye LD, Foss-Feig JH, Stevenson RA, Stone WL, Wallace MT. Multisensory Speech Perception in Children with Autism Spectrum Disorders. Journal of Autism and Developmental Disorders 2013; 43: 2891–2902.
7. Krebs JF, Biswas A, Pascalis O, Kamp-Becker I, Remschmidt H, Schwarzer G. Face Processing in Children with Autism Spectrum Disorder: Independent or Interactive Processing of Facial Identity and Facial Expression? Journal of Autism and Developmental Disorders 2011; 41: 796–804.
8. Angley M, Young R, Ellis D, Chan W, McKinnon R. Children and autism. Part 1: recognition and pharmacological management. Australian Family Physician 2007; 36: 741–744.
9. Ingersoll B. Recent Advances in Early Identification and Treatment of Autism. Current Directions in Psychological Science 2011; 20: 335–339.
10. LaRue R, Weiss MJ, Cable MK. Functional Communication Training: The Role of Speech Pathologists and Behavior Analysts in Serving Students with Autism. Journal of Speech and Language Pathology – Applied Behavior Analysis 2008; 3: 164–172.
11. Ruser TF, Arin D, Dowd M, et al. Communicative Competence in Parents of Children with Autism and Parents of Children with Specific Language Impairment. Journal of Autism and Developmental Disorders 2007; 37: 1323–1336.
12. Elsabbagh M, Holmboe K, Gliga T, Mercure E, Hudry K, Charman T, Baron-Cohen S, Bolton P, Johnson MH. Social and attention factors during infancy and the later emergence of autism characteristics. Progress in Brain Research 2011; 189: 195–207.
13. Noterdaeme M, Sitter S, Mildenberger K, Amorosa H. Diagnostic assessment of communicative and interactive behaviours in children with autism and receptive language disorder. European Child and Adolescent Psychiatry 2000; 9: 295–300.
14. Scattone D, Mong M. Cognitive behavior therapy in the treatment of anxiety for adolescents and adults with autism spectrum disorders. Psychology in the Schools 2013; 50: 923–935.
15. Lai M, Lombardo MV, Pasco G, Ruigrok NV, Wheelwright SJ, Sadek SA, Chakrabarti B, Baron-Cohen S. A Behavioral Comparison of Male and Female Adults with High Functioning Autism Spectrum Conditions. Plos One 2011: 6; 6.
16. Allison C, Baron-Cohen S, Wheelwright SJ, Sone MH, Muncer SJ. Psychometric analysis of the Empathy Quotient (EQ). Personality and Individual Differences 2011; 51: 829–835.
17. Mildenberger K, Sitter S, Noterdaeme M, Amorosa H. The use of the ADI-R as a diagnostic tool in the differential diagnosis of children with infantile autism and children with a receptive language disorder. European Child and Adolescent Psychiatry 2001; 10: 248–255.
18. Baron-Cohen S, Lombardo MV, Auyeung B, Ashwin E, Chakrabarti B, Knickmeyer R. Why Are Autism Spectrum Conditions More Prevalent in Males? Plos Biol. 2011; 9: 6.
19. Remschmidt H, Schmidt M, Poustka F: Multiaxiales Klassifikationsschema für psychische Störungen des Kindes- und Jugendalters nach ICD-10 der WHO (6. Aufl.). Huber: Bern, 2012.
20. Liebal K, Colombi C, Rogers SJ, Warneken F, Tomasello M. Helping and Cooperation in Children with Autism. Journal of Autism and Developmental Disorders 2008; 38: 224–238.
21. Drahota A, Wood JJ, Sze KM, van Dyke M. Effects of Cognitive Behavioral Therapy on Daily Living Skills in Children with High-Functioning Autism and Concurrent Anxiety Disorders. Journal of Autism and Developmental Disorders 2011; 41: 257–265.
22. Rogers SJ, Dawson G: Frühintervention für Kinder mit Autismus. Das Early Start Denver Model. Huber: Bern, 2014.
23. American Psychiatric Association. Diagnostic and Statistical Manual of Mental Disorders (4th edition). Washington DC: APA, 2000.
24. Boucher J. Research review: structural language in autistic spectrum disorder – characteristics and causes. J Child Psychol Psychiatry 2012; 53(3): 219–233.
25. Lord C, Shulman C, DiLavore P. Regression and word loss in autistic spectrum disorders. J Child Psychol Psychiatry 2004; 45(5): 936–955.
26. Howlin P, Magiati I, Charman T. Systematic review of early intensive behavioral interventions for children with autism. Am J Intellect Dev Disabil. 2009; 114(1): 23–41.
27. DiGiacomo A, Fombonne E. Parental recognition of developmental abnormalities in autism. Eur Child Adolesc Psychiatry 1998; 7(3): 131–136.
28. Zwaigenbaum L, Bryson S, Rogers T, Roberts W, Brian J, Szatmari P. Behavioral manifestations of autism in the first year of life. Int J Dev Neurosci. 2005; 23(2–3): 143–152.

29. Mitchell S, Brian J, Zwaigenbaum L, Roberts W, Szatmari P, Smith I, Bryson S. Early language and communication development of infants later diagnosed with autism spectrum disorder. J Dev Behav Pediatr. 2006; 27(2): S69–S78.
30. Clifford S, Young R, Williamson P. Assessing the early characteristics of autistic disorder using video analysis. J Autism Dev Disord. 2007; 37(2): 301–313.
31. Osterling J, Dawson G, Munson J. Early recognition of 1-year old infants with autism spectrum disorder versus mental retardation. Develop Psychopathol. 2002; 14(2): 239–251.
32. Mundy P, Sigman M, Ungerer J, Sherman T. Defining the social deficits of autism: the contribution of nonverbal communication measures. J Child Psychol Psychiatry 1986; 27: 657–669.
33. Johnson C. Recognition of autism before age 2 years. Pediatr Rev. 2008; 29(3): 86–96.
34. Sigman M, Ruskin E, Arbeile S, et al. Continuity and change in the social competence of children with autism, down syndrome and developmental delays. Monogr Soc Res Child Dev. 1999; 64(1): 1–114.
35. Baron-Cohen S, Baldwin D, Crowson M. Do children with autism use the speaker's direction of gaze strategy to crack the code of language? Child Develop. 1997; 68(1): 48–57.
36. Hudry K, Leadbitter K, Temple K, Slonims V, McConachie H, Aldred C, Howlin P, Charman T, PACT Consortium. Preschoolers with autism show greater impairment in receptive compared with expressive language abilities. Int J Lang Commun Disord. 2010; 45(6): 681–690.
37. Prizant B, Duchan J. The functions of immediate echolalia in autistic children. J Speech Hear Disord. 1981; 46(3): 241–249.
38. Eigsti I, de Marchena A, Schuh J, Kelley E. Language acquisition in autism spectrum disorders: a developmental review. Res Autism Spectr Disord. 2011; 5(2): 681–691.
39. Rescorla L, Safyer P. Lexical composition in children with autism spectrum disorders. J Child Lang. 2014; 40(1): 47–68.

3.3.2 ADHS

Rainer Georg Siefen und Marieluise Bartels

Einleitung

Die Aufmerksamkeitsdefizit-Hyperaktivitätsstörung (ADHS) ist eine der häufigsten kinder- und jugendpsychiatrischen Störungen. Sie wird sowohl nach den Kriterien des DSM-5 (bis 2013 DSM-IV) als auch der ICD-10 diagnostiziert [1]. Unterschieden wird zwischen einer Untergruppe vorwiegend hyperkinetischer Kinder, einer Untergruppe vorwiegend unaufmerksamer Kinder und schließlich Kindern, die unter beiden Symptomgruppen leiden. Zwar kann die Diagnose schon bei zwei- bis dreijährigen Kindern gestellt werden, doch nur etwa ein Viertel der betroffenen Vorschulkinder wird einem Arzt vorgestellt [2]. Das erschwert die Behandlung und eine sekundäre Prävention dieser chronischen Störung. Sie kann bis ins Erwachsenenalter fortbestehen, verbunden mit verminderten sozialen, gesundheitlichen und beruflichen Entwicklungschancen. Erhöhte Risiken – auch bezüglich Spracherwerbsstörungen – ergeben sich, wenn zusätzlich autismustypische Symptome vorliegen [3]. Ätiologie und Pathogenese der ADHS werden durch genetische, biologische, psychische, soziale und Umweltfaktoren beeinflusst. Beeinträchtigungen der sozialen Interaktion und Kommunikation, also Kernsymptome der Autismus-Spektrum-Störung (ASS), finden sich auch bei ADHS-Kindern. Umgekehrt weisen Kinder mit ASS nicht selten mindestens ein zentrales ADHS-Symptom auf: Unaufmerksamkeit, Hyperaktivität und Impulsivität [4]. Seltener liegt das Vollbild beider Störungen vor. Einerseits wird ADHS vermutlich – insbesondere bei Mädchen – zu selten erkannt, andererseits droht eine Überdiagnostik, wenn nicht alle Vorgaben der Diagnostikmanuale DSM-5 und ICD-10 (künftig ICD-11) eingehalten werden [5]. Aktuell vollzieht sich ein Wandel in der Diagnostik von ASS, ADHS und Sprachstörungen in der Kinder- und Jugendpsychiatrie aufgrund der neuen Diagnostikrichtlinien im DSM-5 [6,7]. Hierauf wird auch die ICD-11 abgestimmt sein. Für ADHS wurde die Zahl der Kernsymptome (genauer: Kernsymptombereiche) von 3 auf 2 zurückgeführt: einerseits „Unaufmerksamkeit und Desorganisation" und andererseits „Hyperaktivität und Impulsivität". Kinder und Jugendliche können entweder unter dem einen oder anderen Kernsymptombereich oder unter einer Kombination dieser beiden leiden.

ADHS-Erscheinungsbilder

ADHS kann in Form von drei Erscheinungsbildern auftreten. Beim vorwiegend unaufmerksamen Typus (F 90.0) sind nur die Kriterien für Unaufmerksamkeit (desorganisiertes Verhalten), aber nicht für Hyperaktivität (Impulsivität) erfüllt. Beim vorwiegend hyperaktiv-impulsiven Erscheinungsbild (F 90.1) ist es umgekehrt. Beim gemischten Erscheinungsbild sind sowohl die Kriterien für Unaufmerksamkeit (Desorganisiertheit) als auch für Hyperaktivität (Impulsivität) erfüllt (https://www.psychiatry.org/psychiatrists/practice/dsm).

Die drei Schweregradstufen orientieren sich an der Ausprägung der Symptome und der Beeinträchtigung im sozialen, schulischen oder beruflichen Bereich.

Mädchen erhalten die Diagnose ADHS seltener. Das könnte daran liegen, dass sie häufiger Unaufmerksamkeit und Desorganisiertheit zeigen als Hyperaktivität. Dieses Problemverhalten fällt in der Regel erst später, nämlich erst nach Beginn des Schulbesuchs auf. Dagegen berichten Eltern und Erzieher schon früh von einem regelverletzenden und impulsiv-hyperaktiven Verhalten bei Jungen mit ADHS [5, 13].

Einschränkungen im sozialen und schulischen Bereich zeigen sich in größerer Zahl bei Kindern, die unter dem gemischten Erscheinungsbild von ADHS leiden. Zudem sind sie für die Kinder selbst, aber auch für Eltern und Geschwister eine stärkere Belastung und erhöhen das Risiko einer psychosozialen Fehlentwicklung. Außerdem können sich Unaufmerksamkeit und Impulsivität-Hyperaktivität nachteilig auf verbale und nonverbale Aspekte der Kommunikation (wie die Fähigkeit, Kommunikation zu initiieren, angemessene Antworten zu geben und die Aufmerksamkeit während der Kommunikation ausreichend lange aufrechtzuerhalten) auswirken.

Welches Verhalten weist auf ADHS hin und welche diagnostischen Schritte sind notwendig?

Anamnese

Eine ausführliche Erhebung der Vorgeschichte ist umso wichtiger, je jünger die Kinder sind. Einzubeziehen sind auch Risikofaktoren wie Frühgeburt, geringes Geburtsgewicht oder Suchtmittelkonsum der Mutter während der Schwangerschaft [8]. Nach Sprachentwicklungsstörungen muss detailliert gefragt werden. Neben Unaufmerksamkeit, Hyperaktivität oder impulsivem Verhalten sind wichtige Hinweise auf ADHS auch das wiederholte Verlieren von Gegenständen, ein unzureichendes Zeitgefühl und die Neigung, Anforderungen aufzuschieben. Eltern haben oft Probleme, das Verhalten ihrer Kinder eindeutig als auffällig zu bewerten. Subjektive Erklärungen, die kulturell mitgeprägt sein können, gehen eher von noch tolerierbaren Persönlichkeitszügen aus. Viele Familien stellen Kinder mit ADHS-Symptomen mehr auf Druck von Lehrern oder Erziehern als aus eigener Motivation vor. Die Kinder oder Jugendlichen selbst können ihr ungesteuertes Verhalten im Unterricht oder in Schulpausen nur schwer offen einräumen. Sie schämen sich, kaum Freunde zu haben und immer wieder in Konflikte zu geraten. Die Ursache dafür sehen sie oft eher im Verhalten anderer Kinder oder Jugendlicher als in eigenen Kommunikationsproblemen. Wichtig ist die Familienanamnese. So empfinden etwa Mütter mit einer Depression das Verhalten ihrer Kinder als besonders problematisch [5]. Behandler sollten sich unbedingt nach einem späten Beginn des Sprechens und nach der Entwicklung des verbalen und nonverbalen Interaktionsverhaltens erkundigen, nach Teilleistungsstörungen wie Lese-Rechtschreib-Schwäche oder nach Einschränkungen der sozialen Kommunikationsfähigkeit im familiären Umfeld [9, 10]. Da sich auch andere autismustypische Symptome als familiär verbreitete Merkmale darstellen können [3], muss immer danach gefragt werden [4]. Interviewleitfäden helfen nicht nur, alle wesentlichen Aspekte der Vorgeschichte zu berücksichtigen, sondern können auch einer Überdiagnostik von ADHS entgegenwirken, etwa bei aufmerksamkeitsgestörten Jugendlichen mit externalisierenden Störungen oder bei Mädchen [5].

Klinischer Befund und Verlauf

Nach einem ausführlichen Gespräch zur Vorgeschichte und aktuellen Symptomatik müssen Eltern und Kinder zusätzlich testpsychologisch untersucht werden, um den psychopathologischen Befund zu ergänzen und die Behandlungsziele festzulegen. Elternfragebögen wie der SDQ (Strengths and Deficits Questionnaire), ein Fragebogen zu Stärken und Schwächen, oder die Child Behavior Check-List (CBCL 4–18) sind zu ergänzen durch ADHS-spezifische Fragebögen wie die Conners-Skala oder den Fremdbeurteilungsbogen zu Hyperkinetischen Störungen (FBB-HKS). Da die Symptome von Unaufmerksamkeit-Desorganisiertheit und/oder Hyperaktivität-Impulsivität in mindestens drei verschiedenen Lebensbereichen auftreten müssen, damit ADHS diagnostiziert werden kann, sind auch Lehrer oder Erzieher zu befragen, ebenfalls mit dem SDQ, dem parallel zur CBCL für die Befragung von Lehrern konstruierten TRF (Teacher Report Form) oder dem FBB-HKS. Die Diagnostikrichtlinien fordern, dass sich ein für ADHS typisches auffälliges Verhalten in drei unterschiedlichen Situationen zeigen muss. Dazu kann auch die Untersuchungssituation in der Praxis oder Ambulanz gehören.

Besondere Anforderungen stellt die Testdiagnostik im Vorschulalter [2]. Dagegen können Acht- bis Neunjährige Fragebögen zu Angst, Depression, eigenen Stärken und Schwächen schon selbst beantworten, ebenso wie Selbsteinschätzungsbögen bezüglich ADHS-typischer Verhaltensweisen. Wesentliche zusätzliche diagnostische Module sind Entwicklungs- und Intelligenztests, insbesondere um eine Intelligenzminderung abzuklären. Hierzu muss das Verhalten der Kinder oder Jugendlichen während der Testbearbeitung detailliert beschrieben werden. Diese Anforderung gilt auch für spätere Therapiesituationen (sprachtherapeutische Behandlung). Eine Verlaufsdiagnostik ist wünschenswert, um beurteilen zu können, wie sich Intelligenz, internalisierendes/externalisierendes Problemverhalten und Lebensqualität (messbar etwa mit dem Kindl-Fragebogen [1]) im Laufe der Behandlung entwickeln. Künftig sollten Tests zur sozialen Kompetenz und zum Gebrauch sozialer Sprache Teil der Routineuntersuchungen bei vermutetem ADHS werden [10, 11]. Eine EEG-Ableitung ist nur bei Hinweisen auf neurologische Störungen (wie etwa epileptische Anfälle) und insbesondere zum Ausschluss einer Absenceepilepsie bei vermehrten Tagträumen [8] erforderlich. Das gilt auch für strukturelle und funktionelle bildgebende Verfahren [12].

Fallbeispiel 3.4

ADHS

Der achtjährige Leon braucht morgens viel zu lange zum Anziehen und Frühstücken. Ständig lenkt ihn etwas ab. Im Unterricht wirkt er häufig wie abwesend, dann wiederum ruft er dazwischen, redet mit dem Sitznachbarn und steht während der Schulstunde auf. Anweisungen der Lehrerin – oder der Mutter zu Hause – befolgt er nicht oder erst nach mehrmaliger Wiederholung.

Schwangerschaft und Geburt verliefen problemlos. Leons Sprachentwicklung beschreiben die Eltern als verzögert, verbunden mit Artikulationsstörungen. Deswegen erhielt er im Kindergartenalter sprachtherapeutische Förderung.

Bei den aktuellen testpsychologischen Untersuchungen scheint er ständig in Bewegung zu sein. Gegen Ende eines Tests verliert er Konzentration und Motivation. Seine Arbeitsgeschwindigkeit ist deutlich geringer als der im oberen Durchschnittsbereich liegende Gesamt-IQ. Auch eine Rechtschreibschwäche wird nachgewiesen.

MERKE

ADHS ist die häufigste kinder- und jugendpsychiatrische Störung mit Überschneidungen zu Autismus-Spektrum-Störungen. Komorbid treten nicht selten Spracherwerbsstörungen auf. Auch Teilleistungsstörungen wie Dyskalkulie oder Lese-Rechtschreib-Störungen finden sich häufig bei ADHS-Patienten. Bei Mädchen wird die Diagnose seltener als bei Jungen gestellt, vielleicht weil sie die typischen Symptome besser kontrollieren oder kompensieren können.

Komorbide Störungen

Da ADHS eine chronisch verlaufende Störung ist, die mit Symptomverschiebungen bis ins späte Erwachsenenalter andauern kann, kommen möglicherweise weitere Störungen wie selbstverletzendes Verhalten [14], früher Substanzmissbrauch [11], Störungen des Sozialverhaltens und oppositionelles Verhalten [8, 15] hinzu. Dazu können Probleme mit Gleichaltrigen oder unzureichende Schulleistungen ebenso beitragen wie internalisierende Störungen, insbesondere Angst und Depression [11, 14].

Komorbide Lernstörungen, Tic-Störungen, motorische Teilleistungsstörungen oder Lese-Rechtschreib-Störungen [9] dürften hingegen auf teilweise gemeinsame genetische Faktoren und auf entwicklungsneurologische Risiken zurückgehen. Im DSM-5 sind zahlreiche Differenzialdiagnosen aufgelistet, die sich mit komorbiden Erkrankungen überschneiden. Erwähnt werden hier bipolare Störungen, Persönlichkeitsstörungen und Störungen mit oppositionellem Trotzverhalten.

Soziale Kommunikationsstörung und ADHS (DSM-5)

Im DSM-5 neu definiert wurde die soziale (pragmatische) Kommunikationsstörung (F80.89). Dabei geht es um den situationsangemessenen (pragmatischen) Gebrauch von Sprache in interpersonellen Kontexten. Beim sozialen Gebrauch von Sprache und nonverbaler Kommunikationsmöglichkeiten (wie Gesten) auftretende Probleme sind diagnostische Kernmerkmale der sozialen Kommunikationsstörung (➤ Tab. 3.2). Die häufigsten Merkmale sind Sprachentwicklungsverzögerungen und strukturelle sprachliche Probleme. Häufig geht die soziale (pragmatische) Kommunikationsstörung mit ADHS, Verhaltensproblemen und Lernstörungen einher.

Die Diagnose dieser neu definierten Störung ist nur berechtigt, wenn Kinder trotz angemessener Sprech- und Sprachfertigkeiten immer wieder in der sozialen Interaktion scheitern. Bei möglichst früher Diagnostik könnten Sprachtherapeuten künftig neue Ansätze für eine gezielt auf die individuellen Bedürfnisse der betroffenen Kinder und Jugendlichen zugeschnittene Behandlung [10] der Kommunikations- und sozialen Interaktionsprobleme von ADHS-Kindern entwickeln.

Tab. 3.2 Diagnostische Kriterien der Sozialen (pragmatischen) Kommunikationsstörung (F80.89 nach DSM-5) [G543]

Soziale (Pragmatische) Kommunikationsstörung F80.89		
A	**Anhaltende Schwierigkeiten im sozialen Gebrauch verbaler und nonverbaler Kommunikation, die sich in allen folgenden Merkmalen zeigen:**	
	1.	Defizite im Gebrauch von Kommunikation für soziale Zwecke, beispielsweise beim Grüßen oder beim Austauschen von Informationen in einer dem sozialen Kontext angemessenen Weise.
	2.	Beeinträchtigtigung der Fähigkeit, den Kommunikationsstil an den Kontext oder die Befürfnisse des Zuhörers anzupassen, beispielsweise in unterschiedlicher Weise im Klassenzimmer oder auf dem Spielplatz zu sprechen, anders mit einem Kind als mit einem Erwachsenen zu reden oder die Anwendung übermäßig formaler Sprache zu vermeiden.
	3.	Schwierigkeiten, Regeln für Konversationen und beim Erzählen zu beachten, beispielsweise den Gesprächspartner bei Unterhaltungen auch zu Wort kommen zu lassen, bei Missverständnissen eine andere Formulierung zu wählen oder verbale und nonverbale Signale zur Regulation von Interaktionen einzusetzen.
	4.	Schwierigkeiten im Verständnis nicht-expliziter Botschaften (z. B. Schlussfolgerungen zu ziehen) und von nichtwörtlicher oder mehrdeutiger Sprache (z. B. bei Redewendungen, Humor, Metaphern, mehrdeutigen Begriffen, deren Bedeutung vom Kontext abhängt).
B	**Diese Schwierigkeiten führen zu funktionellen Beeinträchtigungen:** in der effektiven Kommunikation, bei der sozialen Teilhabe, in sozialen Beziehungen, in der schulischen oder beruflichen Leistungsfähigkeit (einzeln oder in jeglicher Kombination).	
C	**Der Beginn der Störung liegt in der frühen Entwicklungsphase** Schwierigkeiten können sich aber erst voll manifestieren, wenn die Anforderungen an die soziale Kommunikation die begrenzten Fähigkeiten überschreiten.	
D	**Die Symptome können nicht auf zu gering ausgeprägte Fähigkeiten in der Wortbildung und der Grammatik zurückgeführt werden** Sie können nicht besser durch eine Autismus-Spektrum-Störung, eine intellektuelle Beeinträchtigung (intellektuelle Entwicklungsstörung), eine allgemeine Entwicklungverzögerung oder eine andere psychische Störung erklärt werden.	

3

Überschneidungen von ADHS und ASS

In einer schwedischen Zwillingsstudie zeigte sich bei 9- bis 12-Jährigen eine erhebliche Komorbidität von ADHS und ASS [4]. Zu den gemeinsamen Symptomen beider Störungsbilder gehören verminderte Inhibition sowie Probleme mit Aufgaben, die Daueraufmerksamkeit erfordern, und Gedächtnisprobleme, insbesondere des verbal gestützten Arbeitsgedächtnisses [16]. Als Persönlichkeitsvariablen gibt es bei beiden Störungen in erheblichem Maß erbliche, familiär verbreitete Charakterzüge [3, 4].

Bei ADHS-Kindern, die zusätzlich autismustypische Symptome aufweisen, ist das Risiko von Sprachentwicklungsstörungen und von sozialen (pragmatischen) Beeinträchtigungen erhöht [3]. Tatsächlich scheinen die sozialen Sprachkompetenzen von ADHS-Kindern nur wenig besser als die von autistischen Kindern und gleichzeitig wesentlich schlechter als die gesunder Gleichaltriger zu sein [10]. Selbst in der Allgemeinbevölkerung sind die Symptome von ADHS und ASS positiv korreliert [3]. Allerdings können ADHS- und ASS-Symptome, die zunächst gleich erscheinen, sich bei genauerer Analyse doch unterscheiden und teilweise verschiedene Ursachen haben [17, 18]. Dessen ungeachtet bleibt die Unterscheidung von ADHS und ASS sinnvoll, wenngleich regelhaft nach Auffälligkeiten des jeweils anderen Störungsbildes gesucht werden muss [17].

Therapie von ADHS

Die therapeutischen Interventionen bei ADHS können auf Kernsymptome abzielen, wie etwa ein Konzentrationstraining oder die Förderung von Selbstorganisation. Zur Vorstellung in Ambulanzen und Praxen veranlassen jedoch meist Schulprobleme und insbesondere der Wunsch nach Leistungsverbesserung, der nicht nur von den Kindern selbst, sondern vor allem von Lehrern und Eltern ausgeht. Ein weiterer therapeutischer Schwerpunkt ist die Überwindung von Familienproblemen, die auf die ADHS-Symptome und eine unzureichende soziale Kommunikation zurückgehen können. Schwieriger wird die Behandlung, wenn die Eltern ebenfalls unter psychischen Beeinträchtigungen leiden. Bei weiteren psychischen oder körperlichen Störungen des Kindes muss die Behandlung mit den ADHS-spezifischen Therapiemaßnahmen abgestimmt werden. Schon Kinder mit einer kombinierten ADHS brauchen mehr therapeutische Hilfe [17]. Das gilt erst recht, wenn ausgeprägte weitere Störungen vorliegen.

ADHS wird nach einem multimodalen Konzept behandelt, zu dem medikamentöse Therapie und Psychoedukation sowie Einzel- und Ergotherapie gehören können. Abhängig von der individuellen Symptomatik und Therapiebedürftigkeit kommen ergänzend Sprachtherapie, Biofeedback und andere Therapieformen zum Einsatz. Eine Einzeltherapie ist vor allem als kognitive Verhaltenstherapie wirksam [2, 15]. Noch wirksamer ist die wissenschaftlich anerkannte Behandlung mit Stimulanzien wie Methylphenidat (alternativ mit Atomoxetin oder als Mittel der zweiten Wahl mit Lisdexamphetamin). Zur Wirksamkeit des Noradrenalininhibitors Atomoxetin, der wie Methylphenidat ein Mittel der ersten Wahl ist, liegen weniger Studien vor. Die Wirkung von Atomoxetin ist geringer als die von Stimulanzien und tritt später ein [1, 8, 19]. Lang wirksame Medikamente, deren Wirkstoff verzögert (retardiert) freigesetzt wird, können besser mit dem Schulalltag abgestimmt werden. Dies fördert die Adhärenz und Lebensqualität. Psychoedukation kann Eltern und Kindern ein besseres Verständnis der ADHS vermitteln, indem sie ihre subjektiven Krankheitstheorien einbezieht, und die Adhärenz unterstützt [8]. Das hilft, mögliche Behandlungsprobleme durch Kooperation von Eltern, Patienten und Behandlern schnell zu überwinden.

Etwa 70 % der ADHS-Kinder reagieren positiv auf die Behandlung mit Stimulanzien. Ihr Arbeitsverhalten verbessert sich dadurch ebenso wie ihre soziale Anpassungsfähigkeit. Objektivierbare unerwünschte Begleitwirkungen wie eine leichte Wachstumsverminderung sind eher gering [20]. Von den Eltern als belastend empfunden werden Appetitminderung und Einschlafstörungen bei mit Methylphenidat behandelten Kindern. Nicht wenige Eltern und Pädagogen sehen eine Stimulanzienbehandlung jedoch sehr kritisch. Das entspricht einer „subjektiven Pharmakologie", die sich stärker an persönlichen oder in den Medien diskutierten Gesundheitsüberzeugungen als an wissenschaftlicher Evidenz orientiert. Tatsächlich erreichen viele betroffene

Kinder aber erst dann schulische Erfolge, die ihrer individuellen Begabung entsprechen, wenn sie mit Stimulanzien behandelt werden – neben Verhaltenstherapie, Ergotherapie und Sprachtherapie [15]. Leider sind nicht wenige Kinder mit ADHS sozial schlecht integriert. Sie fühlen sich durch das Verhalten Gleichaltriger oder durch Erwartungen von Eltern und Lehrern immer wieder provoziert und reagieren dann oft situationsunangemessen, ohne dies selbst so sehen zu können. Ebenso wenig scheinen sie es wahrzunehmen, wenn ihr eigenes Verhalten Interaktionspartner irritiert. Die Vermittlung sozialer und kommunikativer Kompetenzen ist daher ein entscheidendes Therapiemodul bei ADHS, auch zur Prävention einer zunehmenden psychosozialen Fehlangepasstheit [10, 11]. Hier könnte sich ein künftiger Arbeitsschwerpunkt für Sprachtherapeuten entwickeln – unabhängig vom Vorhandensein komorbider Spracherwerbsstörungen.

Sprachtherapeutischer Fokus: Komorbidität mit sprachstrukturellen und pragmatischen Störungen

ADHS ist eine der häufigsten psychiatrischen Diagnosen bei Kindern mit Spracherwerbsstörungen [21]. Beide Entwicklungsstörungen haben für die Betroffenen weitreichende Konsequenzen: Wenn die Spracherwerbsstörung bei Schuleintritt noch nicht überwunden ist, erhöht sich die Wahrscheinlichkeit einer ADHS [22]. Kinder, bei denen sowohl eine ADHS als auch eine Spracherwerbsstörung (SES) vorliegen, haben eine deutlich schlechtere schulische und psychosoziale Prognose als Kinder ohne oder mit nur einer der beiden Störungen [23].

Die Komorbiditätsrate von ADHS und SES liegt bei etwa 3–5 %. Das Risiko, eine ADHS zu entwickeln, ist bei sprachgestörten im Vergleich zu sprachunauffälligen Kindern um das Zwei- bis Dreifache erhöht [23]. Es gibt Belege dafür, dass eine SES häufiger mit dem unaufmerksamen oder kombinierten ADHS-Typ assoziiert ist und seltener bei hyperaktiv-impulsiven Kindern vorkommt [24, 25]. Aufgrund der hohen Überschneidungsrate ist davon auszugehen, dass SES und ADHS eine gemeinsame Komponente besitzen. Diskutiert werden beeinträchtigte Exekutivfunktionen [26–28].

Die Kriterienlisten des DSM-5 und der ICD-10 zur Diagnosestellung einer ADHS enthalten Symptome, die auf sprachliche, insbesondere pragmatische Probleme hinweisen: Nicht-Zuhören, exzessives Reden, Unterbrechen. Wenn neben der ADHS eine sprachstrukturelle Erwerbsstörung mit Beeinträchtigungen auf der semantisch-lexikalischen, der morphosyntaktischen und/oder phonetisch-phonologischen Ebene vorliegt, gestalten sich die vielfältigen Symptome ähnlich wie bei Kindern mit Spracherwerbsstörungen ohne ADHS. Die Symptome der pragmatischen Störung sind vergleichbar mit denen, die pragmatisch gestörte Kinder ohne ADHS aufweisen [29]. Pragmatische Störungen treten bei Kindern mit ADHS jedoch häufiger und unabhängig vom Vorliegen einer sprachstrukturellen Störung auf [30].

Pragmatische Störungen

Unter pragmatischen Fähigkeiten versteht man den situationsangemessenen Gebrauch von Sprache in interpersonellen Kontexten. Pragmatische Störungen werden von sprachstrukturellen Störungen auf den Ebenen Morphosyntax, Phonetik-Phonologie und Semantik-Lexikon abgegrenzt, da diese Ebenen als unabhängig vom Kontext gelten [31]. Kennzeichnend für pragmatische Störungen sind z. B. Probleme im Turntaking-Verhalten, mangelndes Verständnis von Metaphern, von Sarkasmus und Inferenzen sowie unangemessenes Initiieren und mangelnde Kohärenz von Redebeiträgen, mangelndes Adaptieren von Redebeiträgen an die Zuhörergruppe, exzessives Reden etc. [8]. Pragmatische Störungen treten sowohl bei strukturell auffälliger als auch bei strukturell unauffälliger Sprache auf [32].

Kinder mit ADHS haben Schwierigkeiten, ihre Redebeiträge an die jeweiligen situationsabhängigen Anforderungen anzupassen. In Untersuchungen zum Kommunikationsverhalten mit Gleichaltrigen und Erwachsenen fiel auf, dass Kinder mit ADHS häufiger unterbrachen, aufgabenunspezifische Äußerungen produzierten und Schwierigkeiten hatten, die Kommunikation über einen längeren Zeitraum aufrechtzuerhalten [33–36]. Außerdem produzierten Kinder mit ADHS bei elizitierter Sprache (z. B. Geschichten erzählen, Instruktionen geben) weniger Äußerungen als in freien Redesituationen, zusätzlich fehlte längeren Redebeiträgen die Kohärenz [37, 38].

Die pragmatischen Schwierigkeiten von Kindern mit ADHS sind nicht darauf zurückzuführen, dass ihnen das theoretische Wissen über pragmatische Sprache fehlt. In Wissenstests zu pragmatischer Sprache zeigte sich, dass Kinder mit ADHS die Kommunikationsregeln und auch figurative Sprache kennen, in den eigentlichen Kommunikationssituationen dieses Wissen jedoch nicht anwenden [34, 39]. Kinder mit ADHS, die pragmatische Störungen aufweisen, haben also weniger ein Kompetenz- als vielmehr ein Performanzproblem.

Fragen zur Wissensprüfung

1. Welches sind die beiden Kernsymptome bei ADHS?
2. Welche Symptome von ADHS können auf eine Sprachentwicklungsstörung hinweisen?
3. Welche Formen von AD(H)S kennen Sie?
4. Welche komorbiden Störungen liegen bei ADHS häufig vor?
5. Welche Therapieformen sind bei ADHS wirksam?

LITERATUR

1. Rothenberger A, Becker A, Breuer D, Döpfner M. An observational study of once-daily modified-release methylphenidate in ADHD: quality of life, satisfaction with treatment and adherence. European Child and Adolescent Psychiatry 2011; 20: 257–265.
2. Von Gontard A. ADHS bei Vorschulkindern. In: Rösler M, von Gontard A, Retz W, Freitag CM (Hrsg.), Diagnose und Therapie der ADHS. Stuttgart: Kohlhammer, 2010.
3. Mulligan A, Anney RJL, O'Regan M, et al. Autism symptoms in Attention-Deficit/Hyperactivity Disorder: A Familial Trait which Correlates with Conduct, Oppositional Defiant, Language and Motor Disorders. Journal of Autism and Developmental Disorders 2009; 39: 197–209.
4. Ronald A, Simonoff E, Kuntsi J, Asherson P, Plomin R. Evidence for overlapping genetic influences on autistic and ADHD behaviours in a community twin sample. Journal of Child Psychology and Psychiatry 2008; 49: 535–542.
5. Bruchmüller K, Margraf J, Schneider S. Is ADHD Diagnosed in Accord With Diagnostic Criteria? Overdiagnosis and Influence of Client Gender on Diagnosis. Journal of Consulting and Clinical Psychology 2012; 80: 128–138.
6. American Psychiatric Association. Diagnostic and Statistical Manual of Mental Disorders (5th edition). Washington DC: APA, 2013.
7. Falkai P, Wittchen HU: Diagnostisches und Statistisches Manual Psychischer Störungen DSM-5. Göttingen: Hogrefe, 2015.
8. Moriyama TS, Cho AJM, Verin RE, Fuentes J, Polanczyk GV. Attention deficit hyperactivity disorder In: Rey JM (ed.), IACAPAP e-Textbook of Child and Adolescent Mental Health. Geneva: International Association for Child and Adolescent Psychiatry and Allied Professions, 2012.
9. Paloyelis Y, Rijskijk F, Wood AC, Asherson P, Kuntsi J. The Genetic Association Between ADHD Symptoms and Reading Difficulties: The Role of Inattentiveness and IQ. Journal of Abnormal Child Psychology 2010; 38: 1083–1095.
10. Staikova E, Gomes H, Tartter V, McCabe A, Halperin JM. Pragmatic deficits and social impairment in children with ADHD. Journal of Child Psychology and Psychiatry 2013; 54: 1275–1283.
11. Vitulano ML, Hopko DR, Wells K, Fite PJ, Lochman J, Asif I. Evaluation of Underlying Mechanisms in the Link Between Childhood ADHD Symptoms and Risk for Early Initiation of Substance Use. Psychology of Addictive Behaviors 2014; 28: 816–827.
12. Schneider M, Retz W, Coogan A, Thome J, Rösler M. Anatomical and functional brain imaging in adult attention-deficit hyperactivity disorder (ADHD) – A neurological view. European Archives of Psychiatry and Clinical Neuroscience 2006; 256: 32–41.
13. Skogli EW, Teicher MH, Anderson PN, Hovik KT, Øie M. ADHD in girls and boys – gender differences in co-existing symptoms and executive function measures. BioMed Central Psychiatry 2013; 13: 298.
14. Alley CS. The association of ADHD symptoms and self-harm behaviours: a systematic PRISMA review. BMC Psychiatry 2014; 14: 133.
15. Helseth SA, Waschbusch DA, et al. Effects of Behavioral and Pharmacological Therapies on Peer Reinforcement of Deviancy in Children With ADHD-Only, ADHD and Conduct Problems, and Controls. Journal of Consulting and Clinical Psychology, 2014.
16. Anderson PN, Hovik KT, Skogli EW, Egeland J, Øie M. Symptoms of ADHD in Children with High-Functioning Autism Are Related to Impaired Verbal Working Memory and Verbal Delayed Recall. PLOS One 2013; 8: 5.
17. Ronald A, Anckarsäter H, Larsson H, Lichtenstein P. Symptoms of Autism and ADHD: A Swedish Twin Study Examining Their Overlap. Journal of Abnormal Psychology 2014; 123: 440–451.

18. Brandimonte M, Pilippello P, Coluccia E, Altgassen M, Kliegel M. To do or not to do? Prospective memory versus response inhibition in autism spectrum disorder and attention-deficit/hyperactivity disorder. Psychology Press 2011; 19: 56–66.
19. Banaschewski T, Coghill D, Santosh P, et al. Langwirksame Medikamente zur Behandlung der hyperkinetischen Störungen. Zeitschrift für Kinder- und Jugendpsychiatrie und Psychotherapie 2008; 36: 81–95.
20. Zhang H, Zhuang S. Impact of Long-Term Treatment of Methylphenidate on Height and Weight of School Age Children with ADHD. Neuropediatrics 2010; 41: 55–59.
21. Miniscalco C, Nygren G, Hagberg B, Kadesjö B, Gillberg G. Neuropsychiatric and neurodevelopmental outcome of children at age 6 to 7 years who screened positive for language problems at 30 months. Dev Med Child Neurol. 2006; 48: 361–366.
22. Snowling M, Bishop D, Stothard D, Chipchase B, Kaplan C. Psychosocial outcomes at 15 years of children with a preschool history of speech-language impairment. J Child Psychol Psychiatry 2006; 47: 759–765.
23. Mueller K, Tomblin J. Examining the comorbidity of language impairment and attention-deficit/hyperactivity disorder. Top Lang Disord. 2012; 32(3): 228–246.
24. Helland W, Posserud M, Helland T, Heimann M, Lundervold A. Language impairments in children with ADHD and in children with reading disorder. J Atten Disorders 2012; doi: 10.1177/1087054712461530.
25. Tirosh E, Cohen A. Language deficit with attention-deficit disorder: a prevalent comorbidity. J Child Neurol. 1998; 13(10): 493–497.
26. Geurts H, Broeders M, Nieuwland M. Thinking outside the executive functions box: theory of mind and pragmatic abilities in attention deficit/hyperactivity disorder. Eur J Dev Psychol. 2010; 7: 135–151.
27. Martin I, McDonald S. Weak coherence, no theory of mind or executive dysfunction? Solving the puzzle of pragmatic language disorders. Brain Lang. 2003; 85: 451–466.
28. Perkins M. Pragmatic impairment. In: Damico J, Muller N, Ball M (eds.), The handbook of language and speech disorders (pp. 227–246). Chichester: Wiley-Blackwell, 2012.
29. Cohen N, Vallance D, Barwick M, Menna R, Horodezky N, Isaacson L. The interface between ADHD and language impairment: an examination of language, achievement and cognitive processing. J Child Psychol Psychiatry 2000; 41: 353–362.
30. Green B, Johnson K, Bretherton L. Pragmatic language difficulties in children with hyperactivity and attention problems: an integrated review. Int J Lang Commun Disord. 2014; 49(1): 15–29.
31. Camarata S, Gibson T. Pragmatic language deficits in attention-deficit hyperactivity disorder (ADHD). Ment Retard Dev Dis R. 1999; 5: 207–214.
32. Bishop D, Baird G. Parent and teacher report of pragmatic aspects of communication: use of the children's communication checklist in a clinical setting. Dev Med Child Neurol. 2001; 43: 809–818.
33. Clark M, Cheyne J, Cunningham C, Siegel L. Dyadic peer interaction and task orientation in attention-deficit-disordered children. J Abnorm Child Psych. 1988; 16: 1–15.
34. Kim O, Kaiser A. Language characteristics of children with ADHD. Commun Disord Quarterly 2000; 21: 154–165.
35. Landau S, Millich R. Social communication patterns of attention-deficit-disordered boys. J Abnorm Child Psych. 1988; 16: 69–81.
36. Zentall S. Production deficiencies in elicited language but not in the spontaneous verbalization of hyperactive children. J Abnorm Child Psych. 1988; 16: 657–673.
37. Purvis K, Tannock R. Language abilities in children with attention deficit hyperactivity disorder, reading disabilities and normal controls. J Abnorm Child Psychol. 1997; 25: 133–144.
38. Rumpf A, Kamp-Becker I, Becker K, Kauschke C. Narrative competence and internal state language of children with Asperger syndrome and ADHD. Res Dev Disabil. 2012; 33: 1395–1407.
39. Bignell S, Cain K. Pragmatic aspects of communication and language comprehension in groups of children differentiated by teacher ratings of inattention and hyperactivity. Brit J Dev Psychol. 2007; 25: 499–512.

3.4 Neurometabolische Erkrankungen mit Störungen der Sprachentwicklung und des Sprechens

Sabine Illsinger und Thomas Lücke

3.4.1 Einleitung

Die Gruppe der angeborenen (erblichen) Stoffwechselerkrankungen umfasst – einzeln betrachtet – sehr seltene Störungen, die jedoch zusammengenommen eine Häufigkeit von 1:8 000 bis 1:2 500 erreichen [1]. Stoffwechselstörungen manifestieren sich prinzipiell in jedem Lebensalter. Aufgrund der häufig sehr früh auftretenden Symptome beschäftigen sich jedoch in erster Linie Kinder- und Jugendärzte mit diesen Erkrankungen. Nicht selten finden sich bei Stoffwechselerkrankungen auch Störungen der Sprachentwicklung und des Sprechens. Für Sprachtherapeuten ist es daher wichtig, eine Vorstellung über diese Erkrankungsgruppe und deren Therapiemöglichkeiten zu gewinnen.

Stoffwechselstörungen

Die Bestandteile zugeführter Nährstoffe werden in den Zellen verstoffwechselt – also abgebaut, umgebaut und zu neuen Produkten aufgebaut (➤ Abb. 3.16).

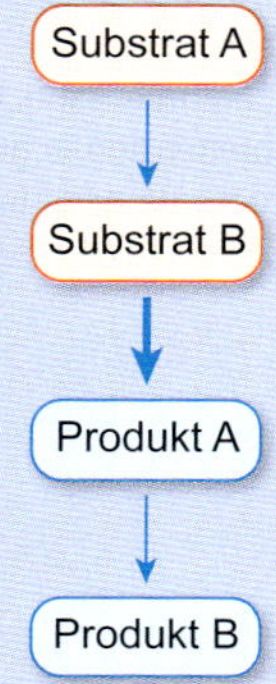

Abb. 3.16 Schema physiologischer Stoffwechselweg [P229/L231]

Wenn bestimmte Stoffe nicht weiter verstoffwechselt/transportiert werden können, kann es einerseits zu einem Überschuss an Substraten vor dem Defekt und andererseits zu einem Mangel an Produkten hinter dem Defekt kommen (➤ Abb. 3.17).

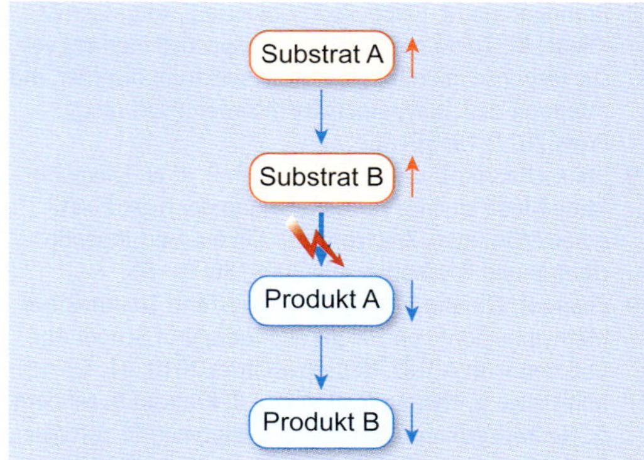

Abb. 3.17 Schema Stoffwechseldefekt [P229/L231]

Von einer Stoffwechselstörung (durch Defekte von Enzymen, Transport- oder Membranproteinen) können verschiedene Stoffwechselwege des Menschen betroffen sein: Eiweißabbau, Kohlenhydratstoffwechsel, Fett- und Energiestoffwechsel sowie die Wege anderer komplexer Stoffwechselprodukte und der Botenstoffe im Gehirn. Je nach Defekt kann es zu akuten oder chronisch progredienten Krankheitsverläufen kommen.

Zur Diagnosestellung einer angeborenen Stoffwechselerkrankung gehören neben der Anamnese, die bei kleinen Kindern über die Eltern erfolgt, und einer ausführlichen körperlichen Untersuchung (inkl. Überprüfung der Sinnesorgane) auch bildgebende Methoden zur Darstellung des ZNS (wie die Kernspintomografie) sowie die Bestimmung laborchemischer und biochemischer Parameter (mit Enzym- und genetischen Analysen).

3.4.2 Wann sollte man an eine angeborene Stoffwechselerkrankung denken und welche diagnostischen Schritte sind hilfreich?

Anamnese

Die meisten angeborenen Stoffwechselerkrankungen werden autosomal-rezessiv vererbt, d. h. beide Eltern sind Träger eines kranken und eines gesunden Gens, ohne selbst klinisch krank zu sein. Da das betroffene Kind von beiden Eltern jeweils ein krankes Gen erbt und somit zwei kranke Gene hat, ist es selbst erkrankt. Die Wahrscheinlichkeit, an einer angeborenen Stoffwechselstörung zu erkranken, ist in Familien, in denen bereits ein Geschwisterkind betroffen ist, erhöht – bei autosomal-rezessiven Erkrankungen beträgt sie 25 % (➤ Kap. 3.2). Im Hinblick auf autosomal-rezessiv vererbte Erkrankungen ist zudem die Frage nach einer möglichen Konsanguinität der Eltern wichtig. Einige Erkrankungen wie z. B. die Adrenoleukodystrophie werden X-chromosomal, d. h. über die Mütter vererbt. Durch die (Familien-) Anamnese und Anlegen eines Stammbaums lassen sich somit Hinweise auf genetische und ggf. auch Stoffwechselerkrankungen in der Familie gewinnen.

- Komplikationen in der Schwangerschaft und stattgehabte Aborte sind zu erfragen.
- Verminderte Kindsbewegungen in der Schwangerschaft können ebenso wie intrauterin oder postnatal verstorbene Geschwisterkinder Hinweise geben.
- Bei Stoffwechselstörungen können Aversionen gegen bestimmte Nährstoffe diagnostisch wegweisend sein (z. B. Abneigung gegen Obst und Süßigkeiten bei der hereditären Fruktoseintoleranz oder gegen Fleisch bei Störungen im Eiweißabbau).

Klinischer Befund und Verlauf

Viele Stoffwechselerkrankungen können Hirnschäden verursachen und zum Verlust bereits erlernter Fähigkeiten (Regression) oder aber zu einer primären, oft chronisch progressiven Störung meist mehrerer Entwicklungsbereiche führen. Über Verhaltensstörungen wie Aggressivität, Hyperaktivität und Schlafstörungen wird häufig von betroffenen Familien berichtet. An das Vorliegen einer angeborenen Stoffwechselerkrankung sollte bei unklarer psychomotorischer Entwicklungsverzögerung gedacht werden, insbesondere wenn mehrere Qualitäten betroffen sind. Eine Multisystembeteiligung kann ebenso wie krisenhafte und/oder regressive Verläufe auf eine Stoffwechselstörung hindeuten. Man sollte allerdings beachten, dass Entwicklungsstörungen insgesamt nur in 2–3 % der Fälle durch metabolische Erkrankungen hervorgerufen werden, wobei es sich in der Mehrzahl um perinatale Komplikationen handelt[2, 3].

Der Verdacht auf eine Stoffwechselerkrankung liegt nahe, wenn bei Kindern im Rahmen von katabolen Zuständen (z. B. fieberhaften Infekten) oder klassischerweise postpartal eine Verschlechterung mit Bewusstseinsveränderung und Multisystemerkrankung eintritt. Bei einigen Stoffwechselerkrankungen liegt insbesondere in der Neonatalperiode zunächst ein „stilles“, also symptomfreies Intervall vor, bevor es durch Nahrungszufuhr (exogene Intoxikation) und/oder Katabolie (endogene Intoxikation) zu einer metabolischen Dekompensation und damit zur Erstmanifestation kommt.

Bei der körperlichen Untersuchung der betroffenen Kinder können z. B. Gedeihstörungen, eine muskuläre Hypotonie oder vermehrte Irritabilität, eine Makro- oder Mikrozephalie, vergrößerte Organe und weitere Stigmata diagnostisch richtungsweisend sein.

Paraklinischer Befund/Laborwerte

Einige Stoffwechselerkrankungen können durch einen typischen Geruch von Körperflüssigkeiten auffallen, z. B. Geruch nach Mäuseurin bei der Phenylketonurie.

Das in den 60er Jahren universell eingeführte Neugeborenen-Screening wurde über die Jahre um viele Zielkrankheiten erweitert. Es dient dazu, verschiedene Krankheiten der o. g. Stoffwechselwege zu erfassen, um sie sehr früh, im besten Fall vor Eintreten erster Symptome, oder präventiv behandeln zu können. Bei auffälligen Screening-Befunden sollte durch eine weiterführende Bestätigungsdiagnostik (z. B. Enzymatik und/oder Genetik) die metabolische Verdachtsdiagnose erhärtet oder ausgeschlossen werden. Auf der anderen Seite lassen sich natürlich bei Weitem nicht alle metabolischen Erkrankungen erfassen, sodass ein unauffälliges Neugeborenen-Screening eine angeborene Stoffwechselerkrankung per se nicht ausschließen kann.

Das Neugeborenen-Screening erfolgt in den ersten Lebenstagen (36 bis 72 Stunden nach der Geburt) über die Analyse von getrockneten Blutstropfen auf einer Filterpapierkarte [4]. Diagnostische Zielparameter können hormonelle Messwerte (bei Hypothyreose und adrenogenitalem Syndrom), Enzymaktivitäten (bei Biotinidase-Mangel oder Galaktosämie, dann zusätzlich Bestimmung von Galaktosemetaboliten), Aminosäurekonzentrationen (bei

3

Tab. 3.3 Zielkrankheiten des Neugeborenen-Screenings

Krankheitsgruppe	Zielkrankheiten
Endokrinopathien	Hypothyreose, adrenogenitales Syndrom (AGS)
Aminoazidopathien	Phenylketonurie (PKU), inkl. Hyperphenylalaninämie, Ahornsiruperkrankung (MSUD)
Organoazidurien	Glutarazidurie Typ I (GAI), Isovalerianazidämie (IVA)
Fettsäureoxidationsstörungen	Middle-Chain-/Long-Chain-Hydroxy-/Very-Long-Chain-Acyl-CoA-Dehydrogenase-Mangel (MCAD-, LCHAD-, VLCAD-Mangel), MTP-Mangel (mitochondriales trifunktionales Protein)
Carnitinstoffwechselstörungen	Carnitinpalmitoyltransferase-I- und -II-Mangel (CPT-I-, CPT-II-Mangel), Translokase-Mangel
Andere	Biotinidase-Mangel, Galaktosämie

Phenylketonurie und Ahornsiruperkrankung) oder Abbauprodukte des Fettsäuremetabolismus (Acylcarnitine) sein. ➤ Tab. 3.3 zeigt die Zielkrankheiten des aktuellen Neugeborenen-Screenings.

Weitere paraklinische Leitbefunde, die insbesondere in kritischen Situationen den Verdacht auf eine Stoffwechselerkrankung aufkommen lassen, sind z. B. erhöhte Milchsäurewerte, Unterzuckerungszustände, veränderte Blutfettwerte, Ammoniak-Erhöhung, Ausscheidung von Hungerstoffwechselprodukten, gestörte Leber-, Nieren- und Muskelfunktion sowie auffällige Blutbild- bzw. Blutausstrichbefunde. Bei Bedarf wird eine speziellere Diagnostik mit der Analyse von Aminosäuren, organischen Säuren, Acylcarnitinen, komplexen Zuckern und anderen Metaboliten des Stoffwechsels eingeleitet. Bei (zentralen) Funktionsstörungen mit Bewegungs- und Temperaturregulationsstörungen kann eine Analyse der Botenstoffe des Gehirns indiziert sein. Wie schon erwähnt, werden heutzutage viele Diagnosen durch enzymatische und genetische Methoden untermauert. Als apparative Diagnostik kann z. B. eine Kernspintomografie mit unterschiedlichen Untersuchungssequenzen wegweisend sein. Bestimmte Muster krankhafter Veränderungen (wie z. B. eine Zerstörung der weißen Substanz im hinteren Hirnbereich bei der Adrenoleukodystrophie) können in Verbindung mit der Anamnese und laborchemischen Befunden richtungsweisend für die Diagnose sein.

Die Elektroenzephalografie (EEG) ist als ergänzendes Instrumentarium im Rahmen der Gesamtdiagnostik anzusehen. Im Einzelfall können veränderte EEG-Kurven auf eine Beteiligung der grauen oder weißen Hirnsubstanz hindeuten. Die EEG-Ableitung sollte auch zur Therapiekontrolle herangezogen werden, insbesondere bei Erkrankungen, die mit einer Epilepsie einhergehen (z. B. ein GAMT-Defekt, ➤ Kap. 3.4.4).

Eine Überprüfung der Seh- und Hörfunktionen wird selbstverständlich ebenfalls durchgeführt, um die notwendigen Fördermaßnahmen oder eine Hilfsmittelversorgung für das Kind zu veranlassen.

Beim isolierten Auftreten einer Sprachentwicklungsverzögerung im Kleinkindalter, ohne zusätzliche neurologische und systemische Auffälligkeiten, ist ebenso wenig wie bei einer leichten Entwicklungsverzögerung, epileptischen Gelegenheitsanfällen oder milden Gedeihstörungen eine spezielle Stoffwechseldiagnostik erforderlich.

3.4.3 Manifestationsformen neurometabolischer Erkrankungen

Neurometabolische Erkrankungen können hinsichtlich der Krankheitsentstehung und der Manifestation von Symptomen folgendermaßen unterteilt werden (➤ Abb. 3.18) [5]:

- Intoxikationstyp mit von innen (intrinsisch) oder von außen (extrinsisch) auftretender Vergiftung: Hier kann es zu akuten krisenhaften, aber auch chronischen Krankheitsverläufen kommen. Zu dieser Gruppe gehören z. B. Störungen des Eiweiß-, Kohlenhydrat- (klassische Galaktosämie) und Fettsäureabbaus.
- Energiemangel: Betroffen sind v. a. stark energieabhängige Organe wie Gehirn, Muskeln, Leber

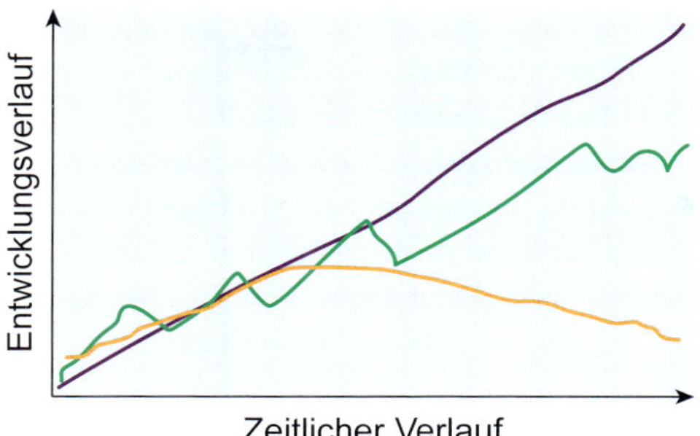

Abb. 3.18 Zeitlicher Verlauf neurometabolischer Erkrankungen (beispielhafte schematische Darstellung) [P229/L231]
Lila: normaler Verlauf mit kontinuierlich fortschreitender Entwicklung
Grün: krisenhafter Verlauf mit Erholungsphasen und fortschreitender Entwicklung bei Erkrankungen vom Intoxikationstyp (z. B. gestörter Eiweißabbau, Energiemangel und Unterzuckerung)
Orange: primär chronisch fortschreitender Verlauf, wie bei verschiedenen lysosomalen Speichererkrankungen und der X-ALD

und Nieren. Typisch ist eine schubweise Verschlechterung in Situationen mit erhöhtem Energiebedarf (z. B. bei Infekten). Zu dieser Gruppe gehören Erkrankungen der „Energiekraftwerke" der Zellen (Mitochondriopathien), aber auch Störungen des Fettsäureabbaus und des Carnitinstoffwechsels. Kreatinmangelsyndrome sind ebenfalls hier einzuordnen, obwohl es dabei weniger zu krisenhaften Verschlechterungen kommt.

- Unterzuckerung nach zu langer Nüchternperiode: Hierzu gehören Störungen des Fettsäureabbaus und der Glukosefreisetzung (z. B. Glykogenspeichererkrankung Typ 1).
- Veränderte Botenstoffkonzentration im Gehirn: Führende Symptome können schwer therapierbare, mit Krampfanfällen einhergehende Hirnfunktionsstörungen und Bewegungsstörungen sein (z. B. der hier vorgestellte SSADH-Mangel).
- Langfristige Speicherung bzw. Mangel bestimmter Substanzen: Hierbei kommt es in der Regel nicht zu einer metabolischen Entgleisung, sondern zu einer stetig progredienten Verschlechterung, die in vielen Fällen letal endet. Zu dieser Gruppe gehören z. B. lysosomale Speichererkrankungen (Morbus Sanfilippo, Alpha-Mannosidose, Morbus Niemann Pick Typ C) sowie als peroxisomale Störung die Adrenoleukodystrophie (X-ALD).

Hier sind beispielhaft ein krisenhafter Verlauf mit Remissionen und fortschreitender Entwicklung bei Erkrankungen vom Intoxikationstyp sowie ein primär chronisch progredienter Verlauf bei lysosomalen Speichererkrankungen und X-ALD dargestellt (➤ Abb. 3.18).

Nicht selten kann sich klinisch auch eine Kombination dieser Mechanismen manifestieren. Störungen der Sprachentwicklung können bei jeder Form vorkommen.

Im Folgenden sollen ausgewählte angeborene Stoffwechselerkrankungen vorgestellt werden, die mit Auffälligkeiten der Sprachentwicklung und des Sprechens einhergehen. In keinem Fall erhebt dieser Beitrag den Anspruch auf Vollständigkeit, sondern kann lediglich exemplarisch einzelne Erkrankungen aufgreifen (➤ Tab. 3.4).

3.4.4 Angeborene Stoffwechselerkrankungen mit Auffälligkeiten der Sprachentwicklung und des Sprechens

Kreatinstoffwechselstörungen (Kreatinmangelsyndrome)

Kreatin ist in Form von Kreatinphosphat wichtig als Energiespeicher für Organe wie das Gehirn und die quergestreifte Muskulatur. Es wird entweder über die Nahrung aufgenommen oder vorwiegend in der Leber synthetisiert. Bei Kreatinmangelsyndromen liegen unterschiedliche monogenetische Defekte der Biosynthese von Kreatin und des zellulären Imports vor[6–8]. Bei dieser 1994 erstmals beschriebenen Krankheitsgruppe werden zum einen autosomal-rezessiv vererbte Synthesestörungen wie ein Guanidinoacetat-Methyltransferase-(GAMT-) und ein Arginin-Glycin-Amidinotransferase-(AGAT-)Mangel und zum anderen ein X-chromosomal-rezessiv vererbter Kreatintransporterdefekt unterschieden.

Klinisches Bild

Beim GAMT- und AGAT-Mangel finden sich abnorme Konzentrationen von Kreatin und dessen Vorstufen/Metaboliten im Blut, Urin und Liquor. Der

Kreatinmangel im Gehirn kann bei allen drei Erkrankungen mittels spezieller bildgebender Verfahren (Magnetresonanztomografie mit Spektroskopie) dargestellt werden. Eine Diagnosebestätigung erfolgt durch enzymatische und genetische Untersuchungen.

Als Kardinalsymptome zeigen sich sprachliche (expressiv mehr als rezeptiv) und kognitive Entwicklungsstörungen bei den Patienten; autistische und autoaggressive Verhaltensweisen kommen ebenso vor wie schwierig therapierbare epileptische Anfälle und Bewegungsstörungen.

Therapieoptionen

Beim Kreatintransporterdefekt können nur die Symptome gemildert werden. Bei den Synthesestörungen wird Kreatin substituiert, beim GAMT-Mangel zusätzlich die Aminosäure Ornithin verabreicht. In Verbindung mit einer proteinreduzierten Ernährung können die klinischen Symptome so zumindest teilweise gebessert werden. Krampfanfälle werden medikamentös behandelt. Zudem sollte den Patienten, angepasst an den Schweregrad der Erkrankung, eine individuelle Förderung (inkl. Sprach-, Bewegungs- und Ergotherapie) zukommen. Eine genetische Beratung für betroffene Familien ist obligat.

MERKE

Kreatinmangelsyndrome gehen mit sprachlichen und kognitiven Entwicklungsstörungen sowie Verhaltensauffälligkeiten einher. Die sprachlichen Symptome sind expressiv stärker ausgeprägt als rezeptiv. Die Therapie beinhaltet u. a. Fördermaßnahmen und Sprachtherapie.

Fallbeispiel 3.4

GAMT-Mangel

Die Eltern des Dreijährigen machen sich Sorgen, dass der Junge erst mit 22 Monaten frei laufen gelernt habe und im Vergleich zu seinen Altersgenossen ein unkreatives, sich stets wiederholendes Spielverhalten zeige. Zudem spreche er nicht und scheine auch die Eltern nicht zu verstehen. Ein Hörtest war unauffällig. Seit Kurzem zucke das Kind wiederholt und sei immer wieder abwesend. Schwangerschaft, Perinatalperiode und Geburtsmaße waren unauffällig. Die Eltern stammen aus dem Irak, sind gesund und Cousin/Cousine ersten Grades.

Klinisch zeigt sich eine leichte muskuläre Hypotonie bei ansonsten unauffälligen neurologischen und internistischen Untersuchungsbefunden sowie altersentsprechenden Körpermaßen. Es fällt ein autistisches Verhaltensmuster auf.

Eine EEG-Ableitung ist deutlich pathologisch. Paraklinisch ergibt sich kein Hinweis auf Organdysfunktionen, aber im Rahmen der erweiterten Stoffwechseldiagnostik findet sich ein erhöhter Guanidinoacetat-Wert im Urin, im Vergleich dazu ist das Kreatin niedrig. Morphologisch zeigt sich ein unauffälliges Schädel-MRT, Kreatin kann im Gehirn nur vermindert nachgewiesen werden. Eine genetische Untersuchung bestätigt die Verdachtsdiagnose eines Kreatinsynthesedefekts (GAMT-Mangel).

Der Junge erhält krampflösende Medikamente. Zudem werden Kreatin und Ornithin substituiert, eine milde eiweißarme Diät durchgeführt sowie logopädische und ergotherapeutische Maßnahmen eingeleitet. Unter der Behandlung verbessert sich die Aufmerksamkeit und stabilisiert sich die Anfallssituation des Jungen, während er nur geringe Fortschritte in der sprachlichen Entwicklung zeigt.

Morbus Sanfilippo (MPS Typ III, lysosomale Speichererkrankung)

Der Morbus Sanfilippo, eine Mukopolysaccharidose (MPS Typ III), ist die häufigste neurodegenerative Erkrankung im Kindesalter (ca. 1:65 000 Geburten). Sie wurde 1963 erstmals beschrieben [9]. Es handelt sich um ein autosomal-rezessiv vererbtes Syndrom, bei dem es durch vermehrte Speicherung von sog. Glukosaminoglykanen zu Veränderungen an bestimmten Organsystemen kommt. Ursächlich sind Defekte der in Lysosomen enthaltenen Enzyme. Lysosomen sind Zellorganellen, deren Enzyme die Funktion haben, verschiedene intrazelluläre Materialien zu zersetzen („Verdauungsenzyme").

Klinisches Bild

Röntgenaufnahmen des Skeletts zeigen eher milde Veränderungen (wie z. B. Verformungen von Wirbelkörpern und der Schädelknochen). In MRT-Aufnahmen des Gehirns stellen sich aber deutlich die dort aufgetretenen Schädigungen dar – typischerweise mit Veränderung der weißen Hirnsubstanz, Atrophie sowie Ablagerungen.

Bei der Untersuchung des Urins zeigt sich eine vermehrte Ausscheidung von komplexen Substanzen (wie Heparansulfat). Die Diagnose kann durch enzymatische oder genetische Untersuchungen bestätigt werden.

Hiermit ist auch eine Unterteilung in vier Unterformen (MPS Typ III-A, -B, -C, -D) möglich. Im Gegensatz zu anderen Mukopolysaccharidosen finden sich beim Morbus Sanfilippo nur leichte skelettale Verformungen und mäßige Vergrößerungen innerer Organe, während die ZNS-Schädigung dominiert.

Nach einer nahezu unauffälligen Entwicklung kommt es im Kleinkindalter zu einer Entwicklungsverzögerung mit besonders starker Störung des Spracherwerbs. Bereits erworbene verbalsprachliche Fähigkeiten gehen langsam wieder verloren. Damit verbunden sind Verhaltensprobleme wie Impulsivität, Schlafstörungen und vermehrte Unruhe.

Nach dem Kleinkindalter sind deutlich äußerliche Veränderungen wie vergröberte Gesichtszüge, ein großer Kopf, struppige Haare und Organvergrößerungen erkennbar. Der mentale Abbau schreitet voran, es treten Krampfanfälle und später eine Tetraspastik auf [10].

Therapieoptionen

Bislang ist die Erkrankung leider nicht heilbar. Die Behandlung erfolgt interdisziplinär mit symptomatischen Maßnahmen (Ergotherapie, Logopädie, Krankengymnastik etc.). Eine Knochenmarktransplantation vor Auftreten der ersten Symptome kann derzeit nicht generell empfohlen werden; sie stellt ein experimentelles Therapieverfahren bei mangelnden Therapieoptionen dar [11]. Routinemäßig ist eine intravenöse Enzymersatztherapie, wie sie bei anderen lysosomalen Speichererkrankungen Anwendung findet, bei der MPS Typ III derzeit noch keine Option, da das zur Verbesserung neurologischer Symptome notwendige Enzym nicht ohne weiteres ins Gehirn gelangen würde. Eine genetische Beratung für betroffene Familien ist obligat.

MERKE

Beim Morbus Sanfilippo kommt es zu einer Entwicklungsverzögerung mit Verhaltensauffälligkeiten wie Impulsivität, Schlafstörungen und vermehrter Unruhe sowie zu einer Störung des Spracherwerbs mit Verlust bereits erworbener verbalsprachlicher Fähigkeiten. Die Therapie erfolgt symptomatisch und beinhaltet ineinandergreifende Fördermaßnahmen.

Alpha-Mannosidose

Die α-Mannosidose ist ebenfalls eine lysosomale Stoffwechselerkrankung, bei der es durch fehlende Funktion des Enzyms α-Mannosidase zu einer Störung im Abbau komplexer Kohlenhydratseitenketten von Eiweißen kommt. Sie tritt mit einer Häufigkeit von etwa 1 auf 500 000 Lebendgeborene auf [12].

Klinisches Bild

Im Urin können komplexe mannosehaltige Kohlenhydrate gefunden werden, deren veränderte Ausscheidung aber kein spezifisches Diagnostikum ist. Eine Betätigung der Diagnose erfolgt durch enzymatische und genetische Untersuchungen.

Die betroffenen Kinder können bei der Geburt noch normal erscheinen; ihre Entwicklung verläuft jedoch zunehmend auffällig. Klinisch zeigen sich in erster Linie Skelettveränderungen, oft kombiniert mit Schwerhörigkeit, sowie eine psychomotorische Retardierung, insbesondere mit beeinträchtigter Sprachentwicklung. Ferner sind Verhaltensauffälligkeiten sowie Immundefekte mit der α-Mannosidose assoziiert.

Therapieoptionen

Eine kurative Therapie gibt es derzeit nicht. Zur Anwendung kommen unterstützende Maßnahmen wie Ergotherapie und Physiotherapie. Eine Hörgeräteanpassung und die Behandlung von Skelettdefor-

3

mitäten können begleitende therapeutische Optionen darstellen. Eine Enzymersatztherapie wird aktuell getestet[13]. In Tierversuchen war nach hochdosierter intravenöser Gabe von α-Mannosidase eine entsprechende Aktivität im Gehirn behandelter Tiere nachweisbar[14]. Im Allgemeinen wird von einer Stabilisierung der Erkrankung nach Knochenmarktransplantation berichtet, bereits bestehende Veränderungen bilden sich jedoch nur in Einzelfällen zurück. Eine generelle Empfehlung zur frühzeitigen Stammzelltransplantation kann aufgrund der vorliegenden Daten aber noch nicht gegeben werden [11]. Eine genetische Beratung für betroffene Familien ist obligat.

MERKE

Bei der α-Mannosidose kommt es zu einer kombinierten Schwerhörigkeit mit konsekutiver Spracherwerbsstörung sowie einer allgemeinen Entwicklungsverzögerung mit Verhaltensauffälligkeiten. Die Therapie erfolgt symptomatisch und beinhaltet ineinandergreifende Fördermaßnahmen.

Fallbeispiel 3.5

Alpha-Mannosidose

Die Eltern wurden vom Kinderarzt in eine neuropädiatrische Ambulanz zur weiteren Abklärung überweisen, da ihr 14 Monate alter Sohn seit dem frühen Säuglingsalter Spitzfüße hatte und sich nicht altersentsprechend entwickelte. Zudem traten gehäuft Mittelohrentzündungen und Atemwegsinfektionen auf. Schwangerschaft und Perinatalperiode verliefen unauffällig, beide Eltern sind gesund.

Bei der klinischen Untersuchung wirkte das Kind sehr umtriebig, aber freundlich zugewandt; einfache Aufforderungen verstand es nicht und machte selbst auch keine aktiven Sprachäußerungen. Der Muskeltonus war rumpfbetont herabgesetzt; beidseits fanden sich Spitzfüße. Da die Nase verlegt war, atmete der Junge permanent durch den Mund. Leber und Milz waren leicht vergrößert tastbar. Im Somatogramm zeigte sich ein auffallend großer Kopfumfang. Die Hörtestung ergab eine bilaterale Innenohrschwerhörigkeit, woraufhin der Junge mit Hörgeräten versorgt wurde.

Im Verlauf wurde eine erweiterte Stoffwechseldiagnostik eingeleitet. Aufgrund einer auffälligen Ausscheidung mannosehaltiger Zuckermoleküle konnte die Diagnose einer α-Mannosidose im Alter von 20 Monaten sowohl enzymatisch als auch genetisch gestellt werden. Zu diesem Zeitpunkt war die psychomotorische Entwicklungsverzögerung noch deutlicher ausgeprägt als zum Zeitpunkt der Erstvorstellung. Mit 2,5 Jahren erfolgte eine allogene Knochenmarktransplantation (KMT). Der Junge erhielt begleitende Fördermaßnahmen wie Sprach-, Physio- und Ergotherapie. Bei der Reevaluation seiner psychomotorischen Entwicklung im Alter von 3 Jahren (6 Monate nach komplikationsloser KMT) sprach der Junge etwa 25 Wörter mit Zweiwortkombinationen und zeigte auf Körperteile, die ihm benannt wurden. Da die Hörreaktion deutlich verbessert war, wurde ein Hörgeräte-Auslassversuch unternommen. Es konnten auch Fortschritte in den grob- und feinmotorischen Fähigkeiten verzeichnet werden. Die Spitzfüße bestehen weiterhin und werden orthopädisch versorgt.

Morbus Niemann-Pick Typ C

Der Morbus Niemann-Pick Typ C (NPC) ist eine sehr seltene lysosomale Lipidspeicherkrankheit und beruht auf genetischen Defekten lipidtransportierender Proteine. Bezogen auf die Krankheitsentstehung gibt es Typ 1 und Typ 2, wobei Typ 1 bei weitem überwiegt. Klinisch können die beiden NPC-Typen jedoch nicht unterschieden werden. Die Häufigkeit in Europa beträgt etwa 1:120 000 Einwohner [19]. Am häufigsten liegt ein spätinfantiler bis juveniler Verlaufstyp vor. Kernspintomografisch zeigen sich Veränderungen der grauen und der weißen Hirnsubstanz.

Klinisches Bild

In Knochenmarkausstrichen finden sich oft „seeblaue Histiozyten“, seltener Schaumzellen. Zur Diagnosesicherung ist der Nachweis einer Cholesterinanhäufung in Lysosomen und einer verminderten

Cholesterinweiterverarbeitung in Fibroblasten erforderlich (sog. Filipin-Test). Ergänzend kommen genetische Untersuchungen zum Tragen.

Beim spätinfantilen Verlaufstyp treten im Grundschulalter Verhaltensauffälligkeiten, Bewegungs- und Gangstörungen auf. Hinzu kommen Sprachentwicklungsverzögerung und Dysarthrie, Schluckstörungen und Augenmotilitätsstörungen, ein weitergehender intellektueller Abbau und Krampfanfälle. Auffällig ist eine Milzvergrößerung.

In seltenen Fällen kann es bei der neonatalen/perinatalen Manifestationsform mit Leber- und Milzvergrößerung zu Leberversagen kommen.

Therapieoptionen

Bis vor kurzem beschränkte sich die Behandlung auf symptomatische Maßnahmen. Ein pharmakologischer Ansatz zur NPC-Behandlung besteht darin, mit Miglustat (Zavesca®, Actelion Pharmaceuticals Ltd.) eine Entspeicherung der neuronalen Lysosomen zu erreichen; dies hat in klinischen Studien zu einem günstigeren neurologischen Outcome geführt. Zudem sollten die Patienten eine an den Schweregrad der Erkrankung angepasste, individuelle Förderung (inkl. Sprach-, Bewegungs- und Ergotherapie) erhalten. Eine genetische Beratung für betroffene Familien ist obligat.

MERKE

Beim Morbus Niemann Pick Typ C treten u. a. Dysarthrie, Schluckstörungen und Augenmotilitätsstörungen auf. Im weiteren Verlauf kommt es zum mentalen Abbau und zu Krampfanfällen. Miglustat stellt eine medikamentöse Therapieoption dar. Daneben sind noch weitere symptomatische und fördernde Maßnahmen möglich.

X-chromosomale Adrenoleukodystrophie (X-ALD) des Kindesalters

Peroxisomen spielen eine essenzielle Rolle bei einer Vielzahl von Stoffwechselwegen, insbesondere im Fettstoffwechsel. Die Adrenoleukodystrophie ist eine peroxisomale Erkrankung, die zu einer Störung im Abbau überlangkettiger Fettsäuren führt, und wird X-chromosomal-rezessiv vererbt (Inzidenz ca. 1:20 000 männliche Neugeborene) [15].

Klinisches Bild

Die Konzentration überlangkettiger Fettsäuren im Blut ist erhöht. Charakteristische Veränderungen der weißen Hirnsubstanz, die sich bei der kernspintomografischen Untersuchung des Gehirns darstellen lassen, können schon zu Beginn der Erkrankung als sehr dramatisch imponieren.

Bei den betroffenen Jungen zeigen sich im Grundschulalter Konzentrationsstörungen, Verhaltensauffälligkeiten, ein Leistungsabfall und eine Veränderung des Schriftbilds [16]. Die Kinder haben Sprachverständnisprobleme (bei normaler Hörfähigkeit) sowie Schwierigkeiten beim Lesen und Verstehen von Geschriebenem. Ein mentaler Abbau im weiteren Verlauf geht mit Gang- und hormonellen Störungen (im Sinne einer Nebennierenrindeninsuffizienz) einher.

Therapieoptionen

Die frühe, präsymptomatische Stammzelltransplantation stellt im Kindesalter die Therapie der Wahl dar. Auch „Lorenzos Öl" (Glyceroltrioleat plus Glyceroltrierucat im Verhältnis 4:1) wird bei präsymptomatischer Gabe ein fraglich positiver Effekt zugesprochen. Bei bereits klinischer Manifestation kommen interdisziplinäre symptomatische Therapiemaßnahmen zum Tragen. Die Patienten sollten eine an den Schweregrad der Erkrankung angepasste, individuelle Förderung (inkl. Sprach-, Bewegungs- und Ergotherapie) erhalten. Eine genetische Beratung für betroffene Familien ist obligat.

MERKE

Bei der kindlichen X-chromosomalen Adrenoleukodystrophie (X-ALD) kommt es trotz unauffälligem Hörvermögen zu Sprachverständnisproblemen und zu Schwierigkeiten beim Lesen und Verstehen von Geschriebenem. Der schulische Leistungsabfall ist begleitet von einem veränderten Schriftbild. Therapie der Wahl ist eine präsymptomatische Knochenmarktransplantation. „Lorenzos Öl" wird bei frühzeitiger Gabe ein fraglich positiver Effekt zugesprochen.

3

3

Succinatsemialdehyd-Dehydrogenase-(SSADH-)Mangel

Beim SSADH-Mangel handelt es sich um eine monogene Störung der Botenstoffe im Gehirn bzw. der Neurotransmission. Gestört ist der Abbau des wichtigsten hemmenden Botenstoffs, der Gamma-(γ-) Aminobuttersäure.

Klinisches Bild

Im Urin finden sich erhöhte Konzentrationen spezifischer Metaboliten (wie der 4-Hydroxybuttersäure). Die Bestätigungsdiagnostik erfolgt durch enzymatische und genetische Untersuchungen.

Die betroffenen Kinder fallen durch eine psychomotorische Retardierung und eine (v. a. expressiv) verzögerte Sprachentwicklung auf. Zudem ist ihr Muskeltonus herabgesetzt und das Gangbild ataktisch[17, 18].

Therapieoptionen

Eine kausale Therapie ist nicht verfügbar. Symptomatisch werden Krampfanfälle, Unruhe und Verhaltensauffälligkeiten behandelt. Zudem sollten die Patienten eine an den Schweregrad der Erkrankung angepasste, individuelle Förderung (inkl. Sprach-, Bewegungs- und Ergotherapie) erhalten. Eine genetische Beratung für betroffene Familien ist obligat.

MERKE

Beim SSADH-Mangel kommt es im Rahmen einer psychomotorischen Retardierung zu einer verzögerten Sprachentwicklung, v. a. der expressiven Sprachfähigkeit. Die Therapie erfolgt symptomatisch und beinhaltet entsprechende Fördermaßnahmen.

Klassische Galaktosämie

Die klassische Galaktosämie ist eine seltene monogene, autosomal-rezessiv vererbte Stoffwechselerkrankung, die mit einer Inzidenz von 1:40 000–60 000 Neugeborenen auftritt [20]. Die Betroffenen können den Zucker Galaktose, der sich z. B. in Muttermilch, Säuglingsmilchen und diversen anderen Milchprodukten in Form von Laktose findet, nicht ausreichend verstoffwechseln.

Die Erkrankung zählt schon lange zu den Zielerkrankungen des routinemäßig durchgeführten Neugeborenen-Screenings [4]. Eine frühzeitige, präsymptomatische Diagnose erlaubt einen schnellen diätetischen Therapiebeginn und kann so u. a. lebensbedrohliche Erstmanifestationen im Säuglingsalter mit Organversagen und Linsentrübung abwenden.

Klinisches Bild

Die Galaktosestoffwechselstörung führt dazu, dass im Blut (auch Trockenblut beim Neugeborenen-Screening) und Urin vermehrt Galaktose und Galaktoseabbauprodukte nachgewiesen werden. Zur Bestätigungsdiagnostik werden enzymatische und genetische Tests herangezogen.

Akute Symptome treten meist wenige Tage nach Beginn der Milchfütterung bei Neugeborenen auf. Es kommt zu Erbrechen, Leberfunktionsstörungen, einem sepsisartigen Krankheitsbild und einer beidseitigen Linsentrübung. Trotz konsequent durchgeführter Therapie entwickeln sich sehr häufig Langzeitprobleme: Im Kindes- oder Jugendalter wird eine Intelligenzminderung manifest; nicht selten sind Koordinationsstörungen zu beobachten. Bei Mädchen ist eine gestörte Pubertätsentwicklung mit Störung der Eierstockfunktion fast die Regel. Später kann Knochenschwund (Osteoporose) hinzukommen. Als Langzeitkomplikation der Galaktosämie kommt es auch bei guter Therapiecompliance häufig zu Sprachentwicklungsstörungen bzw. Sprechauffälligkeiten; etwa 60 % der Kinder sind davon betroffen [21]. Beobachtet werden z. B. Störungen in der motorischen Planung (Sprechapraxie) und der motorischen Ausführung (Dysarthrie) des Sprechens [20].

Therapieoptionen

Die lebenslange Einhaltung einer laktosefreien und galaktosearmen Diät wird empfohlen. Geschlechtshormone werden bei Bedarf substituiert. Zudem sollten die Patienten eine an den Schweregrad der Erkrankung angepasste, individuelle Förderung (inkl. Sprach-, Bewegungs- und Ergotherapie) erhalten. Eine genetische Beratung für betroffene Familien ist obligat.

MERKE

Bei der klassischen Galaktosämie kommt es bei ca. 60 % der Patienten auch unter guter Therapiecompliance im Langzeitverlauf zu Sprachentwicklungsstörungen bzw. Sprechauffälligkeiten (wie Sprechapraxie und Dysarthrie). Die diätetische Therapie wird von Fördermaßnahmen inkl. einer Sprachtherapie begleitet.

Fallbeispiel 3.6

Galaktosämie

Erika ist das zweite Kind gesunder Eltern und kommt nach unauffälliger Schwangerschaft zum errechneten Entbindungstermin zur Welt. Noch

Tab. 3.4 Ausgewählte Stoffwechselerkrankungen mit Störungen der Sprachentwicklung

Krankheit	Wichtige klinische Merkmale	Therapieoption
Kreatinmangelsyndrome	Geistige Behinderung, autistische Verhaltensstörung, Krampfanfälle, Bewegungsstörungen, Störung der expressiven und rezeptiven Sprachentwicklung	Bei Synthesestörungen: Gabe von Kreatin; bei GAMT-Mangel: Ornithingabe und Eiweißreduktion Förderung (inkl. Sprachtherapie)
MPS Typ III	Entwicklungsverzögerung mit Störung des Spracherwerbs, erworbene sprachliche Kommunikationsfähigkeiten gehen verloren; Verhaltensprobleme wie Impulsivität, Schlafstörungen und vermehrte Unruhe	Interdisziplinäre symptomatische Therapie Eine routinemäßige frühe Knochenmarktransplantation kann derzeit nicht empfohlen werden.
Alpha-Mannosidose	Oft kombiniert mit Schwerhörigkeit und psychomotorischer Entwicklungsstörung (vorwiegend Sprachentwicklungsstörung), psychiatrische Störungen	Interdisziplinäre symptomatische Therapie; Enzymersatz in Erprobung Eine routinemäßige frühe Knochenmarktransplantation kann derzeit nicht empfohlen werden.
Morbus Niemann-Pick Typ C	Verhaltensauffälligkeiten, Bewegungs- und Gangstörungen, Sprachentwicklungsverzögerung, Dysarthrie, Schluckstörungen und Augenmotilitätsstörungen Intellektueller Abbau und Krampfanfälle Hepatosplenomegalie	Interdisziplinäre symptomatische Therapie; Miglustat-Therapie
X-ALD	Konzentrationsstörungen, Verhaltensauffälligkeiten, schulischer Leistungsabfall, Veränderung des Schriftbilds Sprachverständnisprobleme bei normaler Hörfähigkeit sowie Schwierigkeiten beim Lesen und Verstehen von Geschriebenem Mentaler Abbau, Gangstörungen, Nebennierenrindeninsuffizienz	Frühzeitige Knochenmarktransplantation; interdisziplinäre symptomatische Therapie
SSADH-Mangel	Psychomotorische Retardierung mit verzögerter Sprachentwicklung, z. T. autistisches Verhalten, Bewegungsstörungen	Interdisziplinäre symptomatische Therapie
Klassische Galaktosämie	Akut lebensbedrohliche Erkrankung mit Leberversagen und Katarakten Langzeitkomplikationen: Intelligenzminderung, Koordinationsstörungen, Tremor, Sprechapraxie und Dysarthrie	Diätetische Maßnahmen, hormonelle Therapie, Förderung (inkl. Sprach-, Bewegungs- und Ergotherapie)

in der Entbindungsklinik wird im Rahmen der zweiten Vorsorgeuntersuchung routinemäßig das Neugeborenen-Screening durchgeführt. Danach gehen die Eltern mit ihrem neugeborenen Kind nach Hause, die Mutter möchte gerne stillen. Zwei Tage nach der Entlassung ruft der Kinderarzt die Familie an, sie solle sofort mit Erika in die Klinik kommen, da im Neugeborenen-Screening etwas nicht in Ordnung sei. Die Eltern sind sehr verunsichert und aufgeregt, fahren aber sofort mit ihrem klinisch unauffälligen Kind los. Der Kinderarzt erklärt ihnen, dass Erika eine Galaktose-Stoffwechselstörung habe und keine Muttermilch mehr trinken dürfe, da Galaktose ein Bestandteil des Milchzuckers sei. Erikas Mutter ist sehr aufgebracht, weil sie doch gerne stillen möchte. Zur Bestätigung der Verdachtsdiagnose einer Galaktosämie und zur Überprüfung der Organfunktionen werden Blut und Urin untersucht. Es ergeben sich keine Hinweise auf eine gravierende Organschädigung, die Verdachtsdiagnose konnte durch vermehrte Galaktosemetabolite im Urin, enzymatisch und später auch genetisch bestätigt werden. Durch eine augenärztliche Untersuchung ließ sich eine Trübung der Augenlinsen ausschließen.

Erika wird nun mit einer laktosefreien Ersatzmilch ernährt; sie gedeiht und entwickelt sich gut. Seit Einführung der Beikost müssen die Eltern weiterhin streng auf die Laktose- und Galaktosezufuhr achten, um Erikas Körper nicht mit Galaktose zu überladen. Auch im Verlauf tritt keine Linsenveränderung auf, die Organfunktionen sind stets normal, die psychomotorische Entwicklung im Kleinkindalter verläuft im Wesentlichen altersgerecht. Nach dem 12. Lebensjahr wird eine Funktionsstörung der Eierstöcke festgestellt, sodass eine Hormonersatztherapie mit weiblichen Geschlechtshormonen eingeleitet wird.

Hinsichtlich der schulischen Leistungen zeigten sich bei Erika ab der vierten Klasse einer Regelgrundschule insbesondere Probleme in Mathematik und im räumlichen Vorstellungsvermögen. Sie erhielt eine Realschulempfehlung, hatte aber in den darauffolgenden Schuljahren deutlich Mühe mitzuhalten. Bei sportlichen Aktivitäten fiel zunehmend ihre motorische Ungeschicklichkeit auf, beim Fahrradfahren hat sie Gleichgewichtsprobleme.

Trotz guter therapeutischer Compliance treten vermehrt Sprach- und Sprechprobleme in den Vordergrund, die Aussprache ist undeutlich und verlangsamt. Mittels Physio-, Ergo- und Sprachtherapie lernt Erika, mit ihren Problemen im Alltag umzugehen, ihr Sprechvermögen hat sich sogar leicht verbessert.

Die wichtigsten klinischen Merkmale und Therapieoptionen zu den vorgestellten Stoffwechselerkrankungen sind in der folgenden Übersicht zusammengestellt (➤ Tab. 3.4).

Fragen zur Wissensprüfung

1. Welche Fragen stellen Sie den Eltern, wenn Sie bei einem kleinen Kind den Verdacht auf eine Stoffwechselstörung haben?
2. Welche Formen von Stoffwechselstörungen im Hinblick auf den Entwicklungsverlauf kennen Sie?
3. Nennen Sie die sechs Hauptgruppen der im Neugeborenen-Screening erfassten Erkrankungen.
4. Wie kann sich die klassische Galaktosämie manifestieren und welche Therapieoptionen gibt es?
5. Was sind die klinischen Hauptsymptome des Morbus Sanfilippo und welche therapeutischen Optionen gibt es?
6. Nennen Sie eine X-chromosomal, also über die Mutter vererbte Stoffwechselerkrankung; deren Hauptsymptome und therapeutische Optionen.

LITERATUR

1. Bodamer O. Angeborene Stoffwechselstörungen. Monatsschrift Kinderheilkunde 2010; 10: 987–994.
2. van Karnebeek CD, Jansweijer MC, Leenders AG, Offringa M, Hennekam RC. Diagnostic investigations in individuals with mental retardation: a systematic literature review of their usefulness. Eur J Hum Genet 2005; 13: 6–25.
3. van Karnebeek CD, Scheper FY, Abeling NG, et al. Etiology of mental retardation in children referred to a tertiary care center: a prospective study. Am J Ment Retard 2005; 110: 253–267.
4. Nennstiel-Ratzel U, Hoffmann GF, Lindner M. Neugeborenenscreening auf Stoffwechsel- und Hormonstörungen. Monatsschrift Kinderheilkunde 2011; 9: 814–820.
5. Prietsch V, Lindner M, Zschocke J, Nyhan WL, Hoffmann GF. Emergency management of inherited metabolic diseases. Journal of Inherited Metabolic Disease 2002; 25: 531–546.
6. Stockler S, Schutz PW, Salomons GS. Cerebral creatine deficiency syndromes: clinical aspects, treatment and pathophysiology. Subcellular Biochemistry 2007; 46: 149–166.
7. Leuzzi V. Inborn errors of creatine metabolism and epilepsy: clinical features, diagnosis, and treatment. Journal of Child Neurology 2002; 17(Suppl 3): S89–S97.
8. Verhoeven NM, Salomons GS, Jakobs C. Laboratory diagnosis of defects of creatine biosynthesis and transport. Clinica Chimica Acta; International Journal of Clinical Chemistry 2005; 361: 1–9.
9. Beck M. Mukopolysaccharidosen. Monatsschrift Kinderheilkunde 2006; 10: 962–970.
10. Kurihara M, Kumagai K, Yagishita S. Sanfilippo syndrome type C: a clinicopathological autopsy study of a long-term survivor. Pediatric Neurology 1996; 14: 317–321.
11. Lücke T, Illsinger S, Jensen A, et al. Das Therapieverfahren der Stammzelltransplantation aus der Sicht des Neuropädiaters. Neuropädiatrie in Klinik und Praxis 2011; 4: 108–118.
12. Beck M, Olsen KJ, Wraith JE, et al. Natural history of alpha mannosidosis a longitudinal study. Orphanet Journal of Rare Diseases 2013; 8: 88.
13. Borgwardt L, Dali CI, Fogh J, et al. Enzyme replacement therapy for alpha-mannosidosis: 12 months follow-up of a single centre, randomised, multiple dose study. Journal of Inherited Metabolic Disease 2013; 36: 1015–1024.
14. Blanz J, Stroobants S, Lullmann-Rauch R, et al. Reversal of peripheral and central neural storage and ataxia after recombinant enzyme replacement therapy in alpha-mannosidosis mice. Human Molecular Genetics 2008; 17: 3437–3445.
15. Klusmann A, Dehmel T, Gärtner J. X-chromosomale Adrenoleukodystrophie. Eine peroxisomale Stoffwechselerkrankung der Gruppe II. Monatsschrift Kinderheilkunde 2003; 4: 444–458.
16. Kohlschütter A, Bley A, Meyer-Osores A, Hartmann M. Unerwartete Schulprobleme und Wesensveränderung. Neuropädiatrie in Klinik und Praxis 2012; 3: 126–127.
17. Pearl PL, Gibson KM, Acosta MT, et al. Clinical spectrum of succinic semialdehyde dehydrogenase deficiency. Neurology 2003; 60: 1413–1417.
18. Pearl PL, Novotny EJ, Acosta MT, Jakobs C, Gibson KM. Succinic semialdehyde dehydrogenase deficiency in children and adults. Annals of Neurology 2003; 54(Suppl 6): S73–S80.
19. Mengel E, Klunemann HH, Lourenco CM, et al. Niemann-Pick disease type C symptomatology: an expert-based clinical description. Orphanet Journal of Rare Diseases 2013; 8: 166.
20. Potter NL, Nievergelt Y, Shriberg LD. Motor and speech disorders in classic galactosemia. JIMD Reports 2013; 11: 31–41.
21. Waggoner DD, Buist NR, Donnell GN. Long-term prognosis in galactosaemia: results of a survey of 350 cases. Journal of Inherited Metabolic Disease 1990; 13: 802–818.

3.5 Neuromuskuläre Erkrankungen mit Störungen der Sprachentwicklung und des Sprechens

Cornelia Köhler

3.5.1 Einleitung

Neuromuskuläre Erkrankungen (im Folgenden NME) kommen in einer Häufigkeit von 1 auf 5 000 bis 10 000 Neugeborene in der Bevölkerung vor.

Das neuromuskuläre System beinhaltet die Skelettmuskulatur als Bewegung ausführendes Zielorgan, den Übergangsbereich zwischen Muskeln und Nerven (motorische Endplatte), die motorischen Nervenbahnen und ihre Zellkerne im Rückenmark bzw. in der Medulla oblongata (2. Motoneuron). Auf jeder Ebene kann eine Fehlfunktion zu einer neuromuskulären Erkrankung führen.

Ein Leitsymptom neuromuskulärer Erkrankungen ist die Muskelschwäche. Eine neuromuskuläre Erkrankung kann mit Schwäche der Gesichts-, Schlund- und Atemmuskulatur einhergehen. Dann kommt es unter Umständen zu Auffälligkeiten der Stimmbildung, der Artikulation und bei stärkerer Ausprägung auch zu Schluck- und Atmungsstörungen. Beginnen die Symptome einer neuromuskulären Erkrankung bereits im Säuglings- oder Kleinkindalter, können sie die Sprach- und Stimmentwicklung stören. Dazu kommen genetische Erkrankungen, die nicht nur die neuromuskulären Organe, sondern zusätzlich die Hirnentwicklung stören und zu Störungen des Sprachverständnisses und der Sprachverarbeitung im Gehirn führen. Beispiele sind die myotone Dystrophie (Typ 1), Mitochondriopathien und manche kongenitalen Muskeldystrophien.

Angeborene neuromuskuläre Erkrankungen aufgrund einer Erbgutveränderung müssen aber nicht bereits in der Neonatalperiode zu Symptomen führen, sondern können sich in jedem Lebensalter manifestieren.

Auch autoimmunologische Prozesse mit Bildung von Antikörpern gegen körpereigene neuromuskuläre Strukturen können vorkommen. Eine dieser Erkrankungen mit Antikörperbildung ist die Myasthenia gravis, die unerkannt und unbehandelt zu massiven Störungen der Gesichts- und Schlundmuskulatur mit Schluck- und Atembeschwerden führt.

Neben dem Leitsymptom Muskelschwäche gibt es weitere Symptome einer neuromuskulären Erkrankung wie vorzeitige muskuläre Ermüdbarkeit, Muskelschmerzen nach Belastung, Bewegungseinschränkungen in den Gelenken, verminderte oder fehlende Muskeleigenreflexe, Verminderung der Muskelspannung, scheinbare Vermehrung der Muskelmasse (Pseudohypertrophie) oder eine abnorm schwach entwickelte Muskulatur. Im Gesichtsbereich lassen hängende Augenlider („Schlafzimmerblick“), eine wenig ausgeprägte Ausdrucksstärke des Gesichts (Hypomimie), auch Schwäche der Augenmuskulatur, ein schmaler hoher Gaumen („gotischer Gaumen“) und sehr schmaler Kiefer, u. U. mit Zahnfehlstellung, sowie vermehrter Speichelfluss an eine neuromuskuläre Erkrankung denken.

Bei frühem Beginn einer NME kann bereits nach der Geburt eine Atemschwäche oder Ernährungsproblematik (z. B. Trinkschwäche oder gehäuftes Verschlucken) bestehen. Unter Umständen werden bestimmte Meilensteine der Entwicklung wie die Aufrichtung zum Laufen verzögert oder gar nicht erreicht.

Die motorische Belastbarkeit kann im Tagesverlauf abnehmen, z. B. typischerweise bei myasthenen Syndromen mit einer neuromuskulären Transmissionsstörung (Störung der Informationsübertragung zwischen Nerv und Muskel). Auch die Symptome können zunehmen, wie etwa die hängenden Augenlider (Ptosis) bei myasthenen Syndromen.

Lassen Anamnese und Untersuchungsbefunde eine NME vermuten, können Blut- und Urinuntersuchungen, eine Kernspintomografie der Muskulatur, Messungen der elektrischen Nerven- und Muskelaktivität, genetische Untersuchungen und u. U. Muskelgewebeproben helfen, die Diagnose zu stellen.

3.5.2 Wann sollte man an eine neuromuskuläre Erkrankung denken und welche diagnostischen Schritte sind hilfreich?

Anamnese

Eine **Erbgutveränderung** kann zu einer neuromuskulären Erkrankung führen. Eine der häufigsten NME bei Jungen ist die Dystrophinopathie bzw. Muskeldystrophie Duchenne, die durch eine rezessiv-vererbte Mutation auf dem X-Chromosom verursacht wird. Mütter mit Mutation auf einem ihrer X-Chromosomen sind meist nicht erkennbar erkrankt, die Weitergabe des veränderten X-Chromosoms an einen Sohn führt dann aber zu dessen Erkrankung. Auch wenn andere direkte männliche Verwandte der Mutter betroffen sind, kann dies auf die Erbgutveränderung hinweisen.

Die zweithäufigste vererbbare NME ist die spinale Muskelatrophie mit autosomal-rezessivem Erbgang. Hierbei sind beide Eltern eines Betroffenen klinisch gesund, obwohl sie jeweils ein verändertes Gen versteckt tragen können (➤ Kap. 3.2). Weitere Kinder solcher Eltern sind mit einer Wahrscheinlichkeit von 25 % ebenfalls erkrankt. Auch autosomal-dominant vererbte NME (z. B. eine myotone Dystrophie oder Formen der Gliedergürtelmuskeldystrophien) kommen vor. Hierbei wird die Erkrankung mit einer Wahrscheinlichkeit von je 50 % an die Nachkommen weitergegeben. Häufig liegt bei einer genetisch verursachten NME aber eine „sporadische“ Mutation vor, d. h. nur der Erkrankte trägt das veränderte

Gen, seine Eltern sind nicht betroffen. Bei der myotonen Dystrophie Typ 1 kommt es zur „Antizipation", d. h. bei erkrankten Nachkommen einer Betroffenen zeigen sich die typischen Krankheitssymptome wesentlich früher und ausgeprägter.

Schwangerschaft und Geburt

Bei Neugeborenen mit einer Muskelschwäche waren u. U. bereits die Kindsbewegungen im Mutterleib weniger kräftig und schwächer für die Mutter spürbar. Verminderte Bewegung im Mutterleib kann später auch zu Gelenkkontrakturen (Einschränkung der Gelenkbeweglichkeit) beim Säugling führen, eine eingeschränkte Schluckfähigkeit des Feten zu einer vermehrten Fruchtwassermenge.

Der Geburtsverlauf kann durch eine vielleicht noch unerkannte Erkrankung der Mutter erschwert werden, etwa bei der myotonen Dystrophie. Bei einigen NME (wie z. B. kongenitale Myopathie, infantile spinale Muskelatrophie, kongenitale Muskeldystrophie) können sich schon früh nach der Geburt auffällige Befunde zeigen. Wenn sich das Neugeborene nur wenig bewegt und der Muskeltonus sehr niedrig ist, spricht man von einem *„Floppy Infant"*. Unter Umständen tritt z. B. bei einer kongenitalen myotonen Dystrophie Typ 1 oder einer spinalen Muskelatrophie (SMA) eine begleitende Atemschwäche und/oder Fütterstörung auf (➤ Kap. 4.3).

Kindliche Entwicklung

Eine NME kann bereits zum Zeitpunkt der Geburt oder erst im Laufe der Entwicklung bis ins Erwachsenenalter mit ersten Symptomen auffällig werden. Wichtige Hinweise auf eine mögliche NME geben Verzögerungen bei der Aufrichtung des Säuglings oder Kleinkinds zum Krabbeln und Sitzen oder beim Laufenlernen. Auch in Fällen, in denen sich erst später deutliche Zeichen einer Muskelschwäche zeigen (z.B. bei Jungen, die an der Muskeldystrophie Duchenne erkrankt sind und im Kindergarten auffallen, weil sie nur mit Mühe aus dem Sitzen aufstehen können), kann eine verspätete Laufentwicklung Anzeichen einer NME sein. Eltern erinnern sich nicht immer genau, in welchem Alter ihr Kind frei laufen konnte, sie wissen aber meist, ob es das Laufen zeitgerecht erlernte oder ob sie darauf gewartet haben, dass es endlich soweit ist. Bei einer Mitbeteiligung der Gesichts-, Mund- und Schlundmuskulatur kann auch eine Artikulationsschwäche, vermehrter Speichelfluss oder näselndes Sprechen Zeichen einer NME-bedingten Muskelschwäche sein. Es ist genau zu erfragen, ob ein Kind schon immer Auffälligkeiten gezeigt hat, ob es zu einem Verlust motorischer Fähigkeiten kam oder ob bestimmte Symptome im Zeitverlauf deutlicher geworden sind.

Typische Symptome

Neben Auffälligkeiten in der Entwicklung des Kindes zeigen sich auch bei Jugendlichen Symptome einer NME wie Muskelschwäche, Schmerzen nach motorischer Belastung, verminderte motorische Ausdauer und ein Verlust bereits erworbener Fähigkeiten. Somit ist zu fragen, ob die Kinder Fahrradfahren können, ob sie es mit der gleichen Ausdauer und Schnelligkeit wie Gleichaltrige tun und ob sie Steigungen gut bewältigen können. Die Ausdauer beim Treppensteigen, beim Tragen der Schultasche oder beim Schulsport ist ebenso zu erfragen wie Beinschmerzen (z. B. nach dem Fußballspielen) oder die ohne Symptome zu bewältigende Gehstrecke. Da ein Kind mit eingeschränkter körperlicher Leistungsfähigkeit Belastungen meidet, ist sehr genau nach den körperlichen Aktivitäten und der tatsächlichen Belastbarkeit zu fragen. Eine Belastungsintoleranz kann auch andere Ursachen haben, z. B. unbehandeltes Asthma, deutliches Übergewicht oder Herzschwäche. Diese Ursachen sind auszuschließen.

Bei einer Transmissionsstörung (myasthenes Syndrom) variiert die Körperkraft, je nachdem, wie ausgeruht der Betroffene ist, und nimmt im Tagesverlauf deutlich ab. Dies ist besonders gut an den herabhängenden Augenlidern zu erkennen. Bei anderen NME mit myotonen Symptomen kommt es nach Ruhe zu einer Steifigkeit der Bewegungen, die mit Fortsetzen der körperlichen Aktivität nachlässt. Bei manchen NME können zusätzlich zur Skelettmuskulatur noch andere Organe – auch vor den ersten Muskelsymptomen – betroffen sein. So kann es zu einer Herzbeteiligung mit Herzrhythmusstörungen (z. B. bei Emery-Dreifuss-Muskeldystrophie) oder Herzmuskelschwäche (z. B. bei Morbus Pompe, bestimmten Formen der Gliedergürteldystrophien, kongenitalen Myopathien, Mitochondriopathien, myotoner Dystrophie Typ 1 und Typ 2), zu Hormonstörungen (z. B. bei myotoner Dystrophie Typ 1) oder zu einer Beteiligung des Gehirns (z. B. bei Mitochondriopathien, myotoner Dystrophie Typ 1, kongenitalen Muskeldystrophien) kommen.

Klinische Untersuchung

Bei der klinischen Untersuchung können sich Auffälligkeiten im Rumpfbereich (z. B. fehlende Körperspannung, Fehlhaltung des Rumpfs, Schiefhaltung der Wirbelsäule) zeigen. Kinder mit einer NME können auffallend dünne Arme und/oder Beine durch die fehlende Muskelentwicklung haben. Im Gesichtsbereich fallen u. U. ihre geringe Mimik, ein meist geöffneter Mund mit großer Zunge oder, bei älteren Kindern, eine Zahn- oder Kieferfehlstellung (infolge wenig kraftvoller Mund- und Kieferbewegungen) auf. Der Gaumen kann sehr hoch und wie der Unterkiefer sehr schmal sein. Wenn die Augen- und Lidmotorik mitbetroffen ist, hängen die Lider (myasthene Syndrome, Mitochondriopathien) herab, besonders deutlich bei Müdigkeit.

Bei Säuglingen und Kleinkindern wird die altersgemäße Aufrichtung beurteilt: Kann das Kind seinen Kopf aus der Bauchlage heraus anheben? Macht der Säugling beim Aufrichten zum gehaltenen Sitzen mit, kann er seinen Kopf selbstständig halten und mitnehmen? Außerdem wird beurteilt, ob das Kind eine altersentsprechende und qualitativ korrekte Fortbewegung in verschiedenen Gangvarianten (auch Hüpfen, Zehen- und Fersengang) zeigt. Zu beachten ist, dass andere Erkrankungen des Bewegungsapparats, z. B. eine rheumatische Iliosakralgelenk- oder eine degenerative Hüft- und Kniegelenkerkrankung, eine Beinmuskelschwäche vortäuschen können.

Kann das Vorschulkind beim Rennen eine Flugphase erreichen, also für einen Moment gleichzeitig beide Beine in der Luft haben? Kann es frei und ohne Abstützbewegung durch die Arme Treppensteigen? Ist im Bereich der Hände oder Füße eine Kraftminderung erkennbar? Getestet wird auch, ob es bei wiederholten Übungen zu einer vorzeitigen Ermüdung (myasthenes Zeichen) oder nach Anspannen und Beklopfen der Muskulatur zu motorischen Auffälligkeiten (Myotonie) kommt. Neben den Muskeleigenreflexen an Armen und Beinen wird zusätzlich die Beweglichkeit der Gelenke untersucht.

Diagnostik

Neben Anamnese und körperlicher Untersuchung lässt sich eine mögliche NME durch Bestimmung der Muskeleiweiße (Kreatinkinase, GOT und GPT), eine Muskeluntersuchung mit Ultraschall oder Kernspintomografie und durch Messen der Nervenleitgeschwindigkeit und der elektrischen Muskelaktivität näher eingrenzen. Auch Untersuchungen mit Bestimmung von Acylcarnitin-, Carnitin- und Milchsäurewerten, der organischen Säuren und ein Stoffwechselbelastungstest (ischämischer Arbeitstest) dienen zur Suche nach einer möglichen Energiestoffwechselerkrankung der Muskulatur. Wenn diese Befunde nicht ausreichen, um eine gezielte genetische Untersuchung auf eine bestimmte NME zu rechtfertigen, ist u. U. eine Muskelgewebeprobe zu entnehmen. Neben der licht- und elektronenmikroskopischen Untersuchung des Gewebes ist auch eine gezielte Eiweißdarstellung am Muskelgewebe möglich. Ziel einer solchen Diagnostik ist die genetische Eingrenzung einer NME, auch in Abgrenzung zu einer erworbenen (z. B. autoimmunologischen) Form, die deutlich andere therapeutische Konsequenzen hat.

3.5.3 Ausgewählte neuromuskuläre Erkrankungen mit Auffälligkeiten der Sprachentwicklung und des Sprechens

Spinale Muskelatrophie (SMA)

Bei der spinalen Muskelatrophie (SMA) kommt es durch Veränderung des SMN1-Gens auf dem Chromosom 5 zu einer fortschreitenden Zerstörung der motorischen Vorderhornzellen, d. h. des 2. Motoneurons auf Ebene des Rückenmarks. Leitsymptom ist eine bein- und körpernah (proximal) betonte Muskelschwäche, die in jedem Lebensalter auftreten kann. Die zunehmende Muskelschwäche wird nach und nach die gesamte Skelettmuskulatur erfassen.

Tab. 3.5 Verlaufsformen der SMA, Symptome, Fähigkeiten und Lebenserwartung

Verlaufsformen	SMA Typ I (Werdnig-Hoffmann), infantile Form	SMA Typ II, intermediäre Form	SMA Typ III (Kugelberg-Welander), juvenile Form	SMA Typ IV, adulte Form
Auftreten erster Symptome	Frühes Säuglingsalter	2. Hälfte des 1. Lj. bis frühes Kleinkindalter	Nach 1. Lj.; teilweise erst im Jugend- oder Erwachsenenalter	Nach 30. Lj.
Motorische Fähigkeiten	Kein freies Sitzen	Lernt freies Sitzen, aber nicht Laufen	Lernt Laufen	Selten Verlust der Gehfähigkeit
Lebenserwartung	Deutlich vermindert (meist unter 2 Jahren)	Mehrere Jahrzehnte	Keine wesentliche Verringerung	Keine Verringerung

3

Beginnt die Muskelschwäche im ersten Lebenshalbjahr, führt sie in der Regel innerhalb von zwei Jahren zu einer Schwäche der Atemmuskulatur und letztendlich zu einer respiratorischen Insuffizienz. Die spinale Muskelatrophie wird autosomal-rezessiv vererbt, sodass Mutter und Vater unerkannte Genträger sein können. Eine Heilung gibt es nicht. Die ersten Symptome der Erkrankung können in jedem Lebensalter auftreten. Unterschieden werden vier Verlaufsformen (➤ Tab. 3.5).

Die Intelligenz der Betroffenen ist nicht beeinträchtigt. Eine regelmäßige Atemtherapie zur Lungenbelüftung und Sekretmobilisation ist ein wichtiger Bestandteil der Behandlung von Kindern mit infantiler und intermediärer Form der SMA. Am schwersten betroffen sind Patienten, die im Säuglings- bzw. frühen Kleinkindalter erkranken und das Sprechen häufig nicht mehr erlernen. Je nach Erkrankungszeitpunkt und Schwere der Symptomatik kann versucht werden, mit apparativen Atemhilfen (nichtinvasiv: Mund-Nasen- oder nur Nasenmaske oder invasiv: Tracheostoma) der Atemschwäche entgegenzuwirken. Kinder mit Tracheostoma benötigen unbedingt zusätzliche Kommunikationshilfen.

Fallbeispiel 3.7

Spinale Muskelatrophie

Ein drei Monate alter Säugling mit schwerer Atemnotsymptomatik bei RSV-Infektion (Respiratorische Synzytial-Virus-Infektion) wird stationär behandelt; er muss für einige Tage künstlich beatmet werden. Auch nach Abklingen der Infektion fällt auf, dass er weiterhin angestrengt atmet und vor allem seine Beine nur wenig bewegt. Auf Nachfrage berichtet die Mutter, sie habe die geringe Spontanmotorik in den letzten Wochen auch schon bemerkt, insbesondere im Vergleich zu einem gleichaltrigen Baby von Freunden.

Bei der körperlichen Untersuchung fällt ein Fehlen der Muskeleigenreflexe auf, während Mimik und Kontaktaufnahme des Kindes nahezu altersentsprechend erscheinen.

Das Muskelenzym Kreatinkinase ist leicht erhöht. Bei der Messung der motorischen Nervenleitungsgeschwindigkeit zeigen sich deutlich erniedrigte Muskelaktionspotenziale. Aufgrund dieser Symptome wird eine genetische Untersuchung des SMA-Gens veranlasst, die eine homozygote Mutation im SMN1-Gen ergibt. So lässt sich die Diagnose einer spinalen Muskelatrophie Typ 1 stellen.

Die Eltern werden über den zu erwartenden Verlauf der Erkrankung und die symptomatischen Behandlungsmöglichkeiten aufgeklärt. Eine regelmäßige krankengymnastische Behandlung soll Gelenkkontrakturen vorbeugen, die Eigenmotorik fördern und die Effektivität der Atmung unterstützen. Daneben werden Hilfsmittel zur Lagerung, Atemunterstützung und Überwachung verordnet sowie eine professionelle häusliche Unterstützung durch ein Palliativteam und eine ambulante Kinderkrankenpflege organisiert. Mit den Eltern wird immer wieder besprochen, welche Maßnahmen sie für notwendig für das Kind erachten und inwieweit lebensverlängernde Maßnahmen in Krisensituationen vorgenommen werden sollen. Nach zwei Monaten zu Hause wird der Säugling erneut mit einem Luftwegsinfekt und schwerer Atemnot aufgenommen. Seine Atmung wird inzwischen stundenweise mittels Beatmungsgerät und Atemmaske unterstützt. Als nach 10 Tagen klar wurde, dass das Kind auch nach Abklingen des Infekts – trotz Atemunterstützung – weiter unter schwerster Atemnot litt, stimmten die Eltern nach mehreren Gesprächen einem Beenden der künstlichen Atemunterstützung zu. Das Kind verstarb kurz darauf in den Armen der Mutter.

Transmissionsstörungen

Bei diesen Erkrankungen, die durch körpereigene Antikörper oder einen Gendefekt verursacht werden, ist die Informationsübertragung von Nervenzellen zu den Bewegung ausführenden Muskeln gestört. Es kommt zu unterschiedlich stark ausgeprägten Schwächesymptomen (myasthenes Syndrom). Hängende Lider (Ptosis), teilweise auch Schwäche der Augenmuskulatur, und eine im Tagesverlauf oder nach wiederholter körperlicher Anstrengung deutlichere Muskelschwäche sind typisch. Belastungssituationen wie Atemwegsinfekte oder auch bestimmte Medikamente (z. B. Antibiotika) können zu einer akuten Atemschwäche führen, mit Schluckstörungen und Artikulationsstörungen. Antikörper-vermittelte Myasthenien treten meist bei Kindern und Erwachsenen auf, nur selten bereits beim Kleinkind. Durch die medikamentöse Behandlung wird einerseits das Immunsystem beeinflusst und andererseits die Informationsübertragung (über den Botenstoff Acetylcholin) zwischen Nerv und Muskel verbessert.

Bei genetisch bedingten Formen der Myasthenie („kongenitales myasthenes Syndrom") sind verschiedene Mutationen im Bereich der neuromuskulären Überleitung bekannt. Sie werden autosomal-rezessiv und autosomal-dominant vererbt. Die kongenitalen Formen der Myasthenie sprechen unterschiedlich gut auf Medikamente an, die eine längere Wirkdauer von Acetylcholin bewirken. Die Diagnose des myasthenen Syndroms kann durch elektrophysiologische Untersuchungen, eine Bestimmung der Autoantikörper oder genetisch gesichert werden.

Führt eine Transmissionsstörung zu Atemproblemen, sind Maßnahmen zur Sekretmobilisation indiziert (z. B. Inhalation hypertoner Kochsalzlösung, Atemübungen, apparative Verstärkung des Hustenstoßes). Die Atemschwäche kann nur vorübergehend oder aber dauerhaft beatmungspflichtig sein. Bei Dauerbeatmung über ein Tracheostoma, d. h. über eine künstliche Öffnung in der Luftröhre, muss vor dem aktiven Spracherwerb eine begleitende sprachtherapeutische Behandlung einsetzen: um die Stimmbildung zu unterstützen und nichtsprachliche Kommunikationswege zu erarbeiten.

Fallbeispiel 3.8

Kongenitales myasthenes Syndrom

Ein 18 Monate alter Junge kann noch nicht laufen. Im Säuglingsalter musste er bereits zweimal bei Atemwegsinfekten künstlich beatmet werden.

Bei der klinischen Untersuchung fallen seine hängenden Lider, eine muskuläre Hypotonie, die auch deutlich das Gesicht betrifft, und eine näselnde Lautbildung auf. Die elektrophysiologische Untersuchung zeigt ein typisches Muster mit vorzeitig verminderter Reizantwort des Muskels („pathologisches Dekrement"). Ein medikamentöser Behandlungsversuch mit Pyridostigminbromid (Mestinon®) führt zur sofortigen Verbesserung der Muskelkraft mit Öffnen der Augen. Unter einer Dauertherapie mit Mestinon® lernt der Junge schnell frei zu laufen. Seine Sprachentwicklung ist nur leicht verzögert. Mit 2½ Jahren kommt es trotz Dauertherapie mit Mestinon® erneut zu einer kurzzeitigen Beatmungspflichtigkeit bei einem Luftwegsinfekt.

Die geistige Entwicklung ist altersentsprechend. Durch eine sprachtherapeutische Behandlung sollen seine Sprachentwicklung sowie die Mund- und Schlundmotorik gefördert werden.

Kongenitale Strukturmyopathien mit Gesichtsbeteiligung

Es gibt Erbgutveränderungen, durch die es bereits vor der Geburt zu Störungen der Muskelbildung kommt. Die Kindsbewegungen sind vermindert spürbar. Eine intrauterine Schluckstörung kann zu einem Polyhydramnion (vermehrte Fruchtwassermenge) führen. Durch die fehlende Bewegung im Mutterleib wird auch die Entwicklung der Gelenke beeinträchtigt, sodass diese versteifen. Bei der Geburt zeigt sich dann bereits eine deutliche Muskelschwäche, die oft mit Trinkschwäche oder teilweise mit Atemschwäche einhergeht und meist auch das Gesicht betrifft. Es sind keine Muskeleigenreflexe auslösbar. Die Kreatinkinase ist meist normal. In Muskelgewebeproben lassen sich spezielle Veränderungen nachweisen, die die Diagnose sichern, daher spricht man von „Strukturmyopathien". Am häufigsten kommt die sog. Nemalin-Myopathie vor, bei der sich Nemalin-Körperchen oder -Stäbchen in der Muskelbiopsie finden. Bei milderen Formen der kongenitalen Strukturmyopathien ist u. U. nur die motorische Entwicklung oder die expressive Sprachentwicklung verzögert bis auffällig, die Intelligenz der Kinder aber normal. Allerdings kann durch die hypotone Gesichtsmuskulatur und geringe Mimik in Kombination mit der verzögerten Sprachentwicklung eine geistige Entwicklungsstörung vorgetäuscht werden. Die sprachtherapeutische Behandlung ist erneut auf eine Unterstützung der Gesichtsmimik, des Kau- und Schluckakts und der Stimmbildung ausgerichtet.

Fallbeispiel 3.9

Nemalin-Myopathie

Ein Sechsjähriger, der sehr undeutlich spricht und schwerfällig läuft, soll wegen seiner verzögerten motorischen Entwicklung in eine Förderschule eingeschult werden. Bei der Untersuchung fallen seine hypotone Gesichtsmimik, ein schmaler hoher Gaumen und sehr schmaler Kiefer und das näselnde, sehr undeutliche Sprechen auf. Er hat dünne Arme und Beine mit schwach entwickelter Muskulatur. Die Kreatinkinase ist normal. Daher wird eine Muskelprobe am Oberschenkel entnommen, in der sich schon bei der lichtmikroskopischen Untersuchung eine deutliche Veränderung mit Nemalin-Stäbchen darstellt. Dies führt zur Diagnose einer Nemalin-Myopathie. Mit seiner nachweislich hohen Intelligenz wird der Junge in eine Regelgrundschule eingeschult. Er wird weiterhin sprachtherapeutisch und krankengymnastisch behandelt. Im Alltag kommt er ohne höhergradige Einschränkungen gut zurecht. Die Muskelschwäche hat sich über die Jahre kaum verschlechtert.

Systemerkrankungen (myotone Dystrophie)

Verschiedene genetische Erkrankungen betreffen nicht nur die Skelettmuskulatur, sondern verursachen auch andere Organstörungen. Die myotone Dystrophie ist – nach der Muskeldystrophie Duchenne – mit einer Inzidenz von 1:8 000 die häufigste genetisch vermittelte Muskelerkrankung. Neben einer typischen Muskelsymptomatik mit Muskelschwäche (auch der Gesichtsmuskulatur) und Myotonie kann es zu einer Augenbeteiligung mit Kataraktbildung, zu Hormonstörungen bis hin zur Unfruchtbarkeit, zu psychiatrischen Störungen mit Depressivität und zu geistigen Leistungseinschränkungen kommen. Im weiteren Verlauf besteht außerdem die Gefahr einer Herzbeteiligung und einer Innenohrschwerhörigkeit sowie einer Schwäche der glatten Muskulatur mit Tendenz zur Obstipation, Wehenschwäche oder Gallensteinbildung. Charakteristisch für die Vererbung ist die sog. Antizipation, d. h. mit jeder Generation wird die Erkrankung sowohl klinisch als auch genetisch ausgeprägter bzw. deutlicher erkennbar, besonders bei Vererbung über die Mutter. Die Symptome können in jedem Lebensalter auftreten. In ihrer schwersten Form führt die Erkrankung zu einer hochgradigen Muskel- und Atemschwäche bereits nach der Geburt und geht mit Intelligenzminderung einher. Eine kausale Therapie ist nicht möglich. Die Behandlung orientiert sich an einer Linderung der Symptome, insbesondere der extramuskulären. Da die Gesichtsmuskulatur mitbetroffen ist, bedarf es zusätzlich einer sprachtherapeutischen Behandlung. Durch die Störung der Hirnfunktion werden aber häufig die Therapiemotivation und das Vermögen, konstruktiv mitzuarbeiten, beeinträchtigt.

Fallbeispiel 3.10

Myotone Muskeldystrophie

Ein Fünfjähriger zeigte seit dem Säuglingsalter eine allgemeine Entwicklungsverzögerung und muskuläre Hypotonie mit Beteiligung der Gesichtsmuskulatur. Eine höhergradige Muskelschwäche oder myotone Zeichen sind aber nicht feststellbar. Bei der körperlichen Untersuchung fallen der offene Mund, die geringe Mimik, eine näselnde Stimmbildung, die schwerfällige Motorik (Unfähigkeit mit Flugphase zu rennen, schwerfälliges Aufstehen aus dem Sitzen) auf. Die Muskeleigenreflexe sind auslösbar. Die Kreatinkinase ist normal. Aufgrund der Schwächesymptome und der geistigen Entwicklungsstörung wird eine genetische Untersuchung des DMPK-Gens im Hinblick auf eine myotone Muskeldystrophie veranlasst. Die Untersuchung zeigt eine Vermehrung der sog. CTG-Repeats auf eine Kopien-Anzahl im pathologischen Bereich. Die ergänzenden Untersuchungen (Herz, Hörfähigkeit, Augen und Hormone) sind zu diesem Zeitpunkt unauffällig. Der Junge wird in eine Förderschule für geistige und motorische Entwicklung eingeschult und heilpädagogisch, krankengymnastisch und sprachtherapeutisch behandelt.

Spätsymptomatik einer Muskeldystrophie Duchenne oder einer Gliedergürtelmuskeldystrophie

Die häufigste genetisch vermittelte neuromuskuläre Erkrankung ist die Muskeldystrophie Duchenne bzw. Dystrophinopathie Duchenne (DMD) bei Jungen. Ihre Häufigkeit beträgt ca. 1:3500 männliche Neugeborenen. Wie bei den Gliedergürtelmuskeldystrophien zeigen sich erste Schwächesymptome üblicherweise im Bereich der rumpfnahen Beinmuskulatur. Erst bei einem sehr fortgeschrittenen Krankheitsbild, d. h. bei Jugendlichen mit DMD im zweiten Lebensjahrzehnt, kommen Atemschwäche und eine Beteiligung der Gesichtsmuskulatur hinzu. Dann werden atemunterstützende Maßnahmen notwendig, während die Mund- und Schlundmuskulatur sprachtherapeutisch unterstützt werden muss.

WEITERFÜHRENDE LITERATUR

Hilton-Jones D, Turner M. Oxford Textbook of Neuromuscular Disorders. Oxford University Press, 2014.

Feldmann EL, Grisold W, Russell JW, et al. Atlas of Neuromuscular Diseases: A Practical Guideline. Wien: Springer-Verlag, 2014.

Müller-Felber W, Schara U. Neuromuskuläre Erkrankungen bei Kindern und Jugendlichen. Leitfaden für die klinische Praxis. Stuttgart: Kohlhammer, 2015.

Sieb J, Schrank B. Neuromuskuläre Erkrankungen. Stuttgart: Kohlhammer, 2009.

Fragen zur Wissensprüfung

1. Welche Auffälligkeiten während der Schwangerschaft und in der Säuglings-und Kleinkindzeit können auf eine neuromuskuläre Erkrankung hinweisen?
2. Zu welchen zusätzlichen gesundheitlichen Problemen kann eine Muskelschwäche führen?
3. Wie werden neuromuskuläre Erkrankungen behandelt?

3.6 Akut entzündliche Erkrankungen des ZNS

Thomas Lücke und Sabine Illsinger

Entzündliche ZNS-Erkrankungen stellen im Kindes- und Jugendalter Notfälle dar, die aufgrund einer hohen Letalität ein zügiges diagnostisches und therapeutisches Vorgehen erfordern.

An dieser Stelle sollen die folgenden Krankheitsbilder besprochen werden:

- Meningitis
- Enzephalitis
- Hirnabszess

Die Gesamtinzidenz der Meningitiden („Hirnhautentzündungen") und der Enzephalitiden („Gehirnentzündungen") beträgt ungefähr 5–6:100000 pro Jahr, die der Hirnabszesse 1:100000, wobei die

Wahrscheinlichkeit, an einer Meningitis zu erkranken, in den ersten zwei Lebensjahren am höchsten ist [1, 2].

Die Erreger gelangen hauptsächlich auf drei Wegen in das Gehirn und die Hirnhäute:

- Hämatogen, also über die Blutbahn, durch Ausbreitung eines Nasen-Rachen-Infekts (z. B. Meningokokken-Meningitis)
- Fortgeleitete Infektion aus Ohr, Orbita und Nasennebenhöhlen (z. B. Pneumokokken- oder Staphylokokken-Meningitis)
- Direkte Infektion von außen bei einem Schädel- und Wirbelsäulentrauma mit Duraverletzung

3.6.1 Meningitis

Die Meningitis wird über eine Liquorpleozytose und bei infektiösen Formen über den Erregernachweis im ZNS diagnostiziert. Es handelt sich um eine Entzündung der weichen Hirnhäute. Unterschieden werden eitrige versus aseptische bzw. seröse Meningitiden, wobei ⅔ der Meningitiden viral und ⅓ bakteriell bedingt sind. Rund 90 % der bakteriellen Meningitiden entfallen auf die ersten vier Lebensjahre. Hier kommt Impfungen – nach den Empfehlungen der Ständigen Impfkommission (STIKO, ➤ Kap. 1.2) eine besondere präventive Bedeutung zu (www.rki.de) (➤ Abb. 1.3).

Die betroffenen Kinder zeigen typischerweise die folgenden Symptome:

- Schweres Krankheitsgefühl mit Fieber
- Nackensteifigkeit (insbesondere jenseits des Säuglingsalters)
- Berührungsempfindlichkeit
- Kopfschmerzen, ggf. Erbrechen
- Lichtempfindlichkeit

Krampfanfälle und fokal-neurologische Ausfälle können vorkommen, aber seltener als bei der Enzephalitis.

Die unterschiedlichen Meningitis-Formen können mittels Liquorpunktion differenziert und mitunter spezifisch therapiert werden (➤ Tab. 3.6) [1, 2].

Starkes Erbrechen, erweiterte oder verzögert reagierende Pupillen, ein Blutdruckanstieg oder Herzfrequenzabfall können Hinweise auf einen erhöhten Hirndruck geben. In dem Fall wird schon vor einer diagnostischen Liquorpunktion direkt mit der Therapie begonnen. Zunächst erfolgt eine Bildgebung des Gehirns zum Ausschluss einer Druckerhöhung. Eine Spiegelung des Augenhintergrunds (Fundus) ist zum sicheren Ausschluss eines erhöhten Hirndrucks nicht ausreichend, da ein erst kurzzeitig bestehender Druckanstieg mit noch unauffälligem Fundus einhergehen kann.

Der Liquorbefund gibt Aufschluss über folgende Werte und Konstellationen:

Tab. 3.6 Liquorbefunde bei Meningitis, BZ: Blutzucker

	Eitrig (Bakterien)	**Serös (Viren, Borrelien)**	**Tuberkulös (Tuberkelbazillen)**
Zellzahl	100 ≥ 50 000	> 5–500	> 5–500
Zelltyp	Granulozyten, Erregernachweis!!	Lymphozyten, initial Granulozyten	Lymphozyten, initial Granulozyten
Zucker	< 0,4 des BZ	≥ 0,4 des BZ	< 0,4 des BZ
Laktat	Erhöht	Normal	Erhöht
Protein	Deutlich erhöht	Leicht erhöht	Deutlich erhöht
Therapie	Antibiotika	Viren: meist keine Borrelien: Antibiotika	Tuberkulostatika

Eitrige Meningitis

Häufige Erreger sind:
- Meningokokken (Deutschland: Serogruppe B, seit Kurzem ist auch hierfür ein Impfstoff vorhanden – neben dem regulär empfohlenen Impfstoff gegen Meningokokken der Serogruppe C)
- Pneumokokken (Impfstoff vorhanden)
- Haemophilus influenzae (Impfstoff vorhanden)
- B-Streptokokken und E. coli (typisch bei Neugeborenen!)

Waterhouse-Friderichsen-Syndrom

Eine Sepsis mit Meningokokken (sog. Waterhouse-Friderichsen-Syndrom) nimmt in der Regel einen dramatischen Verlauf – durch krankhafte Aktivierung des Gerinnungssystems und einen durch Zerfallsprodukte der Bakterien bedingten Kreislaufschock. Die Kinder verfallen rasch und zeigen neben den typischen Zeichen einer schweren Blutvergiftung stichförmige Einblutungen in Haut und Schleimhäuten, aber auch inneren Organen. Diese Veränderungen führen rasch zu Durchblutungsstörungen in Armen und Beinen, die Amputationen zur Folge haben können!

Die Prognose der Kinder ist ernst und abhängig von einer raschen und geübten Primärversorgung:
- Selbstschutz (Handschuhe, Kittel, Mundschutz)
- Vitalfunktionen sichern
- Rasches Anlegen eines venösen Zugangs zur Flüssigkeitsgabe (ggf. Knochennadel)
- Medikamentöse Kreislaufunterstützung
- Rascher Beginn einer hochdosierten Antibiotikatherapie
- Gegebenenfalls Hirndrucktherapie (bei z. B. wechselnder Bewusstseinslage und fokal-neurologischen Zeichen)
- Meldung der Erkrankung an das Gesundheitsamt
- Umgebungsprophylaxe

Für einen Erregernachweis sollte eine Lumbalpunktion auf keinen Fall erzwungen werden. Bei schlechtem Allgemeinzustand und auffälliger Gerinnungssituation kann eine Blutkultur ausreichend sein.

Komplikationen

Etwa 30 % der Kinder, die an einer bakteriellen Meningitis erkranken, tragen einen **Hörschaden** davon, genauer eine Innenohrschwerhörigkeit. In abnehmender Häufigkeit tritt dieser Hörschaden bei Erkrankungen durch Pneumokokken, Haemophilus influenzae und Meningokokken auf. Durch eine Behandlung mit Steroiden, ergänzend zur antibiotischen Therapie, lassen sich Hörschädigungen evtl. reduzieren. Bei der Entlassung und zwei Monate danach sollten daher Hörprüfungen erfolgen.

Des Weiteren kann es zu Hygromen, Hirnabszessen (erneutes Auffiebern als Alarmsignal!), Verschlusshydrozephalus, Epilepsien und kognitiven Defiziten kommen. Eine neuropsychologische Untersuchung im Verlauf ist daher unabdingbar. Die Letalität beträgt noch immer ca. 10 % [3].

Seröse Meningitis

Typische Erreger sind:
- Enteroviren (häufigste Ursache; Hautausschläge sind möglich)
- Mumps (Impfstoff vorhanden)
- Borrelien
- FSME (Frühsommer-Meningoenzephalitis, Impfstoff vorhanden)

In Endemiegebieten machen Borrelien bis zu 50 % der Erreger einer serösen Meningitis aus. Sie werden durch Zecken übertragen. Klinisch findet sich häufig eine periphere Fazialisparese. Bei rechtzeitiger Therapie mit einem liquorgängigen Antibiotikum ist die Prognose gut.

MERKE

Gegen die folgenden Erreger kann geimpft werden: Meningokokken, Pneumokokken, Haemophilus influenzae, Mumps, FSME (siehe: www.rki.de). Gegen Borrelien gibt es bislang noch keine Impfung.

Tuberkulöse Meningitis

Diese Form tritt subakut bis chronisch auf. Betroffen sind typischerweise die basalen Hirnhäute, sodass klinisch Hirnnervenausfälle beobachtet werden

(z. B. neu auftretendes Schielen). Sie kann mit Bewusstseinsstörungen und Hirndruckzeichen verlaufen. An eine tuberkulöse Meningitis muss insbesondere bei HIV-Infektion oder anderen Erkrankungen mit Immunsuppression gedacht werden. Im Liquor lässt sich der Erreger, das säurefeste Stäbchen Mycobacterium tuberculosis, nur in 30 % der Fälle nachweisen. Auch der Tuberkulin-Hauttest ist anfangs in 50 % der Fälle negativ. Die Behandlung erfolgt mit einer Kombination verschiedener Tuberkulose-Medikamente.

Nach einer überstandenen Meningitis können sich neuropsychologische Langzeitfolgen wie eine Sprachentwicklungsverzögerung und erworbene Sprachauffälligkeiten auf allen sprachsystematischen Ebenen im Sinne einer kindlichen Aphasie zeigen. Mit einer solchen Sprachstörung gehen häufig neuropsychologische Begleitstörungen wie Aufmerksamkeits-, Konzentrations- und Merkstörungen sowie eine allgemeine Verlangsamung einher. Auch die motorische und die sensorische Entwicklung (hinsichtlich Sinneswahrnehmungen) kann beeinträchtigt sein. Der Schweregrad der neuropsychologischen Folgen hängt insbesondere vom Erkrankungsalter, dem Intervall zwischen erstmaliger Symptommanifestation und der Diagnose bzw. Therapie sowie von der Art der bakteriellen Infektion ab [4].

3.6.2 Enzephalitis

Bei der Enzephalitis handelt es sich um eine Entzündung des Gehirns. Neben einem starken Krankheitsgefühl, Erbrechen und hohem Fieber sind Bewusstseinsstörungen das Leitsymptom. Krampfanfälle und fokal-neurologische Ausfälle sind ebenfalls häufige Symptome.

Eine Enzephalitis wird zumeist durch Viren hervorgerufen. Die folgenden Erkrankungsverläufe werden unterschieden:

- Akut infektiös: Herpes-simplex-Virus (HSV), Enteroviren (am häufigsten), FSME, Mykoplasmen
- Akut para- oder postinfektiös (z. B. autoimmunologisch vermittelt): Masern, Mumps, Varizellen, Mykoplasmen
- Chronisch-degenerativ: HIV
- „Slow-Virus-Infektion“: subakut-sklerosierende Panenzephalitis (SSPE) als schwere Erkrankung nach Maserninfektion.

Hervorzuheben ist hier besonders die **Herpes-Enzephalitis:**

In ⅔ der Fälle handelt es sich um die Reaktivierung einer HSV-Infektion, in ⅓ der Fälle um eine Primärinfektion. Die hämorrhagische Entzündung spielt sich bevorzugt in den temporalen Hirnregionen ab. Klinisch zeigen sich Wesensveränderung, Bewusstseinsstörung, komplex fokale Anfälle und Geruchshalluzinationen. Temporal zeigen sich im EEG rhythmische Sharp Waves und im Schädel-MRT Signalveränderungen. Sprachstörungen und autistoide Verhaltensstörungen, aber auch eine schwere geistige Behinderung sind mögliche Folgen.

MERKE

Bei Herpes-Enzephalitis kann es akut, aber auch als Spätfolge zu Sprachstörungen kommen [5, 6].

Bei viral bedingten Enzephalitiden kann eine Behandlung mit virushemmenden Medikamenten sinnvoll sein. Bei einer Herpes-Enzephalitis ist Aciclovir indiziert. Gegen die Frühsommer-Meningoenzephalitis (FSME) gibt es eine Impfung (www.rki.de).

Bakterielle Erreger einer Enzephalitis wie Listerien, Salmonellen und Borrelien müssen mit spezifischen und gut liquorgängigen Antibiotika behandelt werden. Dennoch beträgt die Sterblichkeit bei bakteriellen Enzephalitiden bis zu 50 %.

Fallbeispiel 3.10

Masern-Enzephalitis

Bei Anna kam es im Alter von drei Jahren nach einer Maserninfektion zu einer Enzephalitis. Als Begleitstörung trat eine Epilepsie auf, die medikamentös gut eingestellt werden konnte. Zu den neuropsychologischen Begleitstörungen, die auch Jahre nach dem Ereignis noch deutlich zu erkennen waren, gehörten eine geringe Belastbarkeit, verminderte Konzentrations- und Merkfähigkeit sowie Probleme in der Erzählfähigkeit. Annas Erzählungen waren stark assoziativ und oft ohne Zusammenhang zwischen den Erzählabschnitten. Trotz der Einschränkungen erlernte Anna die Schriftsprache. Bereits im frühen Schriftspracherwerb zeigte sich jedoch ein angestrengt wirkendes Schriftbild mit Auslassungen von Graphemen, die deutlich über das übliche Maß hinausgingen.

3.6.3 Hirnabszess

Hirnabszesse sind abgekapselte, räumlich begrenzte Entzündungen des Gehirns. Sie können entweder hämatogen (auf dem Blutweg) durch eine örtlich fortgeleitete Infektion, z. B. nach eitriger Meningitis, oder traumatisch durch Bakterien oder auch durch Fremdkörper bedingt entstehen.

Risikopatienten sind Kinder mit Herzfehlern, mit Immundefekten oder mit schweren Entzündungen in Nachbarregionen des Gehirns (Mittelohr, Mastoid, Nasennebenhöhlen).

Klinisch finden sich die folgenden Symptome:

- Hirndruck und ggf. daraus resultierende Augenhintergrundveränderungen (wie ein Papillenödem)
- Sepsis
- Entzündungszeichen wie Leukozytose und Senkungsbeschleunigung (oft fehlend)
- Fokal-neurologische Zeichen, Kopfschmerzen
- Liquor (cave: Lumbalpunktion bei Hirndruck kontraindiziert): sterile Pleozytose, niedrige Glukose

Häufige Erreger sind:

- Streptokokken
- Staphylokokken
- Bakteroides
- Haemophilus influenzae
- Anaerobier

Zur Diagnosesicherung werden bildgebende Verfahren herangezogen. Liegen keine Hirndruckzeichen vor, wird zudem eine Liquoruntersuchung durchgeführt. Gegebenenfalls ist aber auch eine Hirnbiopsie (durch einen Neurochirurgen) erforderlich.

Die Therapie eines Hirnabszesses erfolgt antibiotisch, bei unbekanntem Erreger mit einer Kombinationstherapie. In einigen Fällen muss der Abszess neurochirurgisch operativ entfernt werden.

Die Letalität von Hirnabszessen beträgt 10–20 % [7].

Fragen zur Wissensprüfung

1. Ein 8-jähriger Junge wird in der Notaufnahme vorgestellt. Er hat hohes Fieber (39,5 °C), ist lichtempfindlich, berührungsempfindlich und sieht sehr krank aus.
   a. Welche Diagnose vermuten Sie und was prüfen Sie klinisch?
   b. Welche Diagnostik ist sinnvoll?
   c. Ist rasches Handeln erforderlich?
   d. Welche Konsequenz ergibt sich evtl. für das Umfeld des Patienten?
2. Fallbeispiel Masern-Enzephalitis
   a. Welche Folgen für die Sprache sind beschrieben?
   b. Was ist bei der Sprachtherapie zu berücksichtigen?
3. Ein 7-jähriges Mädchen wird in der Notaufnahme vorgestellt. Die Mutter berichtet, dass das Kind seit einer Woche über Kopfschmerzen klage, morgens nach dem Aufstehen erbreche und leicht erhöhte Temperatur habe (38 C). Der letzte Stuhlgang am Vortag sei normal gewesen. Das Mädchen erbricht in der Notaufnahme immer wieder und sieht sehr krank aus.
   a. Worauf achtet der Arzt bei der Untersuchung besonders?
   b. Welche Differenzialdiagnosen kommen in Betracht?
   c. Welche Diagnostik ist sinnvoll?

LITERATUR

1. Fuat Aksu: Neuropädiatrie: Diagnostik und Therapie neurologischer Erkrankungen im Kindes- und Jugendalter. Bremen: UNI-Med-Verlag, 2011.
2. DGPI Handbuch: Infektionen bei Kindern und Jugendlichen. 6. Aufl. Stuttgart: Thieme, 2013.
3. Stein-Zamir C, Shoob H, Sokolov I, Kunbar A, Abramson N, Zimmerman D. The clinical features and long-term sequelae of invasive meningococcal disease in children. Pediatr Infect Dis J. 2014; 33(7): 777–779.

4. Heurbrock D, Petermann F. Lehrbuch der Klinischen Kinderneuropsychologie. Grundlagen, Diagnostik und Intervention. Göttingen: Hogrefe, 2000.
5. De Kleermaeker FG, Bouwmans AE, Nicolai J, Klinkenberg S. Anterior opercular syndrome as a first presentation of herpes simplex encephalitis. J Child Neurol. 2014; 29(4): 560–563.
6. Schleede L, Bueter W, Baumgartner-Sigl S, et al. Pediatric herpes simplex virus encephalitis: a retrospective multicenter experience. J Child Neurol. 2013; 28(3): 321–31.
7. Anand A, Salas A, Mahl E, Levine MC. Cerebral Abscess Presenting as a Complex Febrile Seizure. Pediatr Emerg Care 2015; 31(7): 499–502.

3

3.7 Chronisch entzündliche Erkrankungen des ZNS

Thomas Lücke und Sabine Illsinger

Chronisch entzündliche Erkrankungen des ZNS sind meist immunologisch vermittelte Erkrankungen, bei denen sich der Körper gegen eigene Bestandteile des Nervensystems richtet. Sie verlaufen oft in Schüben mit beschwerdefreien Phasen, wobei aber auch Verläufe mit stetiger Verschlechterung vorkommen.

Zu den chronisch entzündlichen Erkrankungen des ZNS zählen im Kindesalter u. a. eine Sehnerventzündung mit und ohne weitere ZNS-Beteiligung (Neuromyelitis optica, Optikusneuritis), eine Rückenmarkentzündung (transverse Myelitis), die Multiple Sklerose und eine chronische Nervenentzündung (chronisch inflammatorische Polyneuroradikulitis).

In diesem Kapitel soll exemplarisch auf die Multiple Sklerose (MS) eingegangen werden.

3.7.1 Multiple Sklerose

Bei der Multiplen Sklerose (MS) handelt es sich um eine chronisch entzündliche Erkrankung des ZNS, deren Ursache bislang nicht geklärt ist. Die Erkrankung ist mit einem Untergang von Markscheiden der zentralen Nervenzellfortsätze verbunden (sog. Demyelinisierung).

Die **Prävalenz** der Erkrankung beträgt in Europa 100 pro 100 000 Einwohner. Betroffen sind überwiegend junge Erwachsene; etwa 3–5 % der MS-Patienten erkranken jedoch bereits vor dem 16. Lebensjahr [1, 2]. Kleinkinder erkranken sehr selten. Schätzungen besagen, dass in Deutschland pro Jahr etwa 100 bis 200 Kinder und Jugendliche neu an MS erkranken. Die MS gehört damit – neben den Epilepsien – zu den häufigsten chronischen neurologischen Erkrankungen des Jugendalters. Da die Erkrankung schubförmig verläuft und bislang nicht heilbar ist, ist sie sozialmedizinisch von besonderer Relevanz.

Erste **Symptome** der Erkrankung sind oft Sensibilitäts- oder Sehstörungen. Unspezifische Beschwerden wie Abgeschlagenheit, Schwindel oder Konzentrationsstörungen können ebenso Initialsymptome darstellen wie Lähmungen oder eine ataktische Bewegungsstörung. Ein Erkrankungsschub beginnt innerhalb von Stunden bis Tagen, wobei die Symptome eines Schubes mehr als 24 Stunden andauern können und sich dann über mehrere Wochen zurückbilden. Der Abstand zwischen zwei Schüben kann Monate bis Jahre betragen. In 95 % der Fälle verläuft die Erkrankung im Kindes- und Jugendalter primär schubförmig remittierend, d. h. die Schübe bleiben meist ohne Folgeschäden.

Die **Diagnose** der Erkrankung erfolgt gemäß den aktualisierten McDonald-Kriterien, die neben Anamnese und Klinik auch Liquor-, kernspintomografische und elektrophysiologische Befunde mit berücksichtigen [2, 3]. Weitere Ursachen, z. B. metabolische Erkrankungen oder Infektionen, für die aufgetretenen Symptome müssen ausgeschlossen werden.

Die **Therapie** der MS im Kindes- und Jugendalter orientiert sich an der leitlinienbasierten Therapie Erwachsener mit MS (http://www.dgn.org/leitlinien/11-leitlinien-der-dgn/2333-ll-31-2012-diagnose-und-therapie-der-multiplen-sklerose), wobei einige Medikamente dieser MS-Leitlinie für Kinder nicht zugelassen sind und somit noch keine regelhafte Anwendung finden. Die Therapie der MS ist unterteilt in eine Akut-, eine Basis- und eine Eskalationstherapie. Im akuten Schub ist eine hochdosierte Kortison-Pulsbehandlung Therapie der Wahl. Bei fehlendem Ansprechen ist eine Plasmapherese (Blutplasmatrennung) zu erwägen.

3

Im Kindes- und Jugendalter wird nach Diagnosestellung eine Basistherapie nach dem Wirkprinzip der Immunmodulation mittels Glatirameracetat oder β-Interferon empfohlen. Beide Medikamente sind für Kinder ab 12 Jahren zugelassen. Selten wird z. B. bei Spritzenangst eine intravenöse Immunglobulintherapie oder das Immunsuppressivum Azathioprin angewendet. Bei fehlendem Therapieerfolg, erkennbar an einer zunehmenden Frequenz der Schübe und damit einem progredienten Verlauf, stehen als Eskalationstherapeutika Cyclophosphamid, Mitoxanthron oder Natalizumab zur Verfügung.

Überdies kommen psychologische, soziale und – insbesondere in der Physiotherapie – symptomatische Therapien zum Einsatz. Die symptomatische Therapie hat meist eine Abschwächung von Spastik und Ataxie sowie den Erhalt der feinmotorischen Funktionen zum Ziel.

3.7.2 Weitere entzündliche ZNS-Erkrankungen

Von der MS als einer chronisch demyelinisierenden Erkrankung wird als akut demyelinisierende ZNS-Erkrankung die akut disseminierte Enzephalomyelitis (ADEM) unterschieden, die häufig infektassoziiert auftritt. Sie verläuft meist monophasisch mit enzephalitischem Krankheitsbild. Diagnostisch kommt der zerebralen MRT eine besondere Bedeutung zu [1, 4].

Seltener treten im Kindesalter chronisch verlaufende Entzündungen der zerebralen Blutgefäße auf. Diese können sich primär infektiös, aber auch postinfektiös oder im Rahmen einer Autoimmunerkrankung manifestieren. Die Symptomatik wird hier vor allem durch die betroffene anatomische Struktur bestimmt (z. B. fokale Krampfanfälle oder Paresen).

Fallbeispiel 3.12

Verdachtsdiagnose MS

Die 13-jährige Susanne stellt sich zusammen mit ihrer Mutter in der Notfallambulanz einer neuropädiatrischen Klinik vor. Aus dem Anamnesegespräch geht hervor, dass sie die 8. Klasse eines Gymnasiums besucht und neben der Schule sehr aktiv Leichtathletik betreibt. Eine besondere Begabung habe sie für Hochsprung. Seit dem ersten Training nach den Sommerferien vor einer Woche habe sie plötzlich Probleme, den Anlauf richtig einzuschätzen. Sie stolpere vermehrt, da sie nicht richtig sehen könne, wo sie hinlaufe. In der Nacht sei sie früh ins Bett gegangen, um sich auszuruhen, doch am darauffolgenden Morgen habe sie noch immer nicht gut sehen können. Kopfschmerzen und ein Schwindelgefühl seien hinzugekommen. Den Unterricht empfinde sie seit den Sommerferien als sehr anstrengend, insbesondere könne sie die Schrift an der Tafel nicht gut erkennen. Ab und zu spüre sie zudem ein Kribbeln in der rechten Hand.

Der behandelnde Arzt veranlasst sofort eine augenärztliche Untersuchung, eine Lumbalpunktion sowie ein zerebrales MRT mit Kontrastmittel. Aufgrund der Symptome und der Untersuchungsergebnisse wird die Verdachtsdiagnose einer beginnenden MS gestellt und eine Schubtherapie mit Steroiden begonnen. Nach 5 Tagen ist Susanne erfreulicherweise beschwerdefrei.

Fragen zur Wissensprüfung

1. Welche Symptome treten im Kindes- und Jugendalter häufig bei einem ersten MS-Schub auf?
2. Welche Therapiemaßnahmen kennen Sie neben der medikamentösen Therapie?
3. Welches Therapieziel könnte eine sprachtherapeutische Behandlung im Rahmen einer chronischen MS haben?

LITERATUR
1. Dale RC, Brilot F, Banwell B. Pediatric central nervous system inflammatory demyelination: acute disseminated encephalomyelitis, clinically isolated syndromes, neuromyelitis optica, and multiple sclerosis. Curr Opin Neurol. 2009; 22(3): 233–240. Review. PubMed PMID: 19434783.
2. Krupp LB, Tardieu M, Amato MP, et al.; International Pediatric Multiple Sclerosis Study Group. International Pediatric Multiple Sclerosis Study Group criteria for pediatric multiple sclerosis and immune-mediated central nervous system demyelinating disorders: revisions to the 2007 definitions. Mult Scler. 2013; 19(10): 1261–1267.
3. Rubin JP, Kuntz NL. Diagnostic criteria for pediatric multiple sclerosis. Curr Neurol Neurosci Rep. 2013; 13(6): 354.
4. Esposito S, Di Pietro GM, Madini B, Mastrolia MV, Rigante D. A spectrum of inflammation and demyelinization in acute disseminated encephalomyelitis (ADEM) of children. Autoimmun Rev. 2015; Jun 14. doi: 10.1016/j.autrev.2015.06.002. [Epub ahead of print] Review. PubMed PMID: 26079482.

3.8 Kopfschmerzen und Migräne

Friedrich Ebinger

3.8.1 Einleitung

Kopfschmerzen sind das häufigste neuropädiatrische Symptom und einer der häufigsten Gründe für die Vorstellung beim Pädiater. Dennoch wurden sie lange Zeit in der Literatur wenig beachtet. Dies ändert sich jedoch in den letzten Jahren [1, 2].

Epidemiologie

Im Alter zwischen 10 und 20 Jahren erreicht die altersbezogene Neuerkrankungsrate für Migräne ein deutliches Maximum. Dennoch hat bereits ein Drittel aller Kinder vor der Schulzeit Erfahrungen mit Kopfschmerzen. Skandinavische Studien zur Häufigkeit von Kopfschmerzen zum Zeitpunkt der Einschulung zeigten von 1974 bis 2002 eine Zunahme von 14 % auf 63 % für Kopfschmerzen generell und eine Zunahme von 2 % auf 9 % für Migräne [3]. In der Grundschulzeit und, noch deutlicher, zwischen 10 und 15 Jahren steigt die Zahl der Betroffenen weiter an. Im Pubertätsalter klagen über 80 % aller Jugendlichen über Kopfschmerzen, unter einer Migräne leiden 10 bis 20 %. Während es in der Grundschulzeit keinen deutlichen Unterschied zwischen den Geschlechtern gibt, ist ab der Pubertät das weibliche Geschlecht häufiger betroffen.

Auswirkungen auf den Alltag und Prognose

Kopfschmerzen geben Anlass zu Fehlzeiten in der Schule, verursachen sozialen Rückzug und Schlafstörungen. Betroffene Kinder leiden häufiger unter Ängsten oder anderen psychischen Auffälligkeiten. Für Kinder und Jugendliche mit Migräne belegen Studien zur Lebensqualität ähnliche Einschränkungen wie für Patienten mit onkologischen oder rheumatischen Erkrankungen [4].

Wer einmal eine Migräne hatte, scheint die Neigung dazu auch weiterhin zu behalten. Zwar lassen bei einem Teil der Migränepatienten im Verlauf die Attacken nach, doch bei vielen kommt es erneut zu Migräneanfällen. In einer schwedischen Studie zeigte sich, dass mehr als die Hälfte der Personen, die im Grundschulalter eine Migräne hatten, nach 40 Jahren – noch oder wieder – unter Migräneattacken leiden [5].

Unabhängig von dieser Migränebereitschaft besteht auch bei Kindern und Jugendlichen die Gefahr der Chronifizierung von Kopfschmerzen.

Klinische Symptomatik und Klassifikation

Kopfschmerzen und insbesondere heftige Migräneattacken lösen oft Ängste aus und veranlassen oft ausführliche z. T. unnötige diagnostische Maßnahmen, die noch zusätzlich verunsichern können. Primäre, d. h. nicht auf eine andere Erkrankung zurückzuführende Kopfschmerzen können durch keine technische Untersuchung festgestellt werden. Ihre Diagnose erfolgt ausschließlich anhand des typischen klinischen Bildes und unter Beachtung von Hinweiszeichen auf sekundäre, d.h. durch eine andere Erkrankung verursachte Kopfschmerzen.

Tab. 3.7 Kriterien der Internationalen Kopfschmerzgesellschaft für Migräne ohne und mit Aura sowie für Kopfschmerz vom Spannungstyp (vom Autor zusammengefasst)

Primäre Kopfschmerzformen	
1. Migräne ohne Aura	
A.	Wenigstens 5 Attacken, die den Kriterien B–D entsprechen
B.	Dauer der Kopfschmerzen (ohne Behandlung): bei Erwachsenen 4–72 Std., bei Kindern 2–72 Std. (schläft ein Patient ein, zählt die Zeit bis zum Erwachen)
C.	Mindestens 2 der folgenden Charakteristika • einseitig (bei Kindern meist beidseitig) • pulsierend • mittlere oder starke Intensität, die Aktivitäten behindert • Attacke wird durch übliche körperliche Aktivität verstärkt oder führt zu deren Vermeidung (z. B. Gehen oder Treppensteigen)
D.	Mindestens 1 der folgenden Begleitphänomene • Übelkeit und/oder Erbrechen • Licht- und Lärmempfindlichkeit (bei jungen Kindern entsprechendes Verhalten)
E.	Nicht auf eine andere Erkrankung zurückzuführen
2. Migräne mit Aura	
A.	Mindestens 2 Attacken, die die Kriterien B–D erfüllen
B.	Mindestens ein reversibles Aurasymptom: • visuell • sensibel • Sprache (speech and/or language – Sprech- bzw. Sprachvermögen) • motorisch • Hirnstamm • Retina
C.	Wenigstens 2 der folgenden Punkte sind erfüllt: • mindestens 1 Symptom, das sich allmählich über ≥ 5 Minuten entwickelt, und/oder 2 oder mehr aufeinanderfolgende Symptome • Symptomdauer von jeweils 5–60 Minuten (motorisch bis 72 Std.) • mindestens 1 Symptom ist einseitig (z. B. Aphasie) • Kopfschmerzen, die begleitend zur Aura oder innerhalb von 60 Minuten danach auftreten
D.	Nicht auf eine andere Erkrankung zurückzuführen
3. Kopfschmerz vom Spannungstyp	
A.	Wenigstens 10 Episoden, die den Kriterien B–D entsprechen
B.	Dauer der Kopfschmerzen zwischen 30 Minuten und 7 Tagen
C.	Mindestens 2 der folgenden Charakteristika • beidseitig • drückend oder beengend, nicht pulsierend • leichte bis mittlere Intensität • keine Verstärkung durch körperliche Routineaktivitäten (Gehen, Treppensteigen)
D.	Beide folgenden Punkte sind erfüllt: • keine Übelkeit oder Erbrechen • Licht- oder Lärmempfindlichkeit möglich (nicht jedoch beides zusammen)
E.	Nicht auf eine andere Erkrankung zurückzuführen

Die International Headache Society (IHS) entwickelte einen detaillierten Kriterienkatalog, um primäre und sekundäre Kopfschmerzen anhand bestimmter Charakteristika definieren zu können. Diese Klassifikation wurde zuletzt 2013 revidiert (Headache Classification Committee; download unter http://www.ihs-classification.org/de/). Sie umfasst ca. 200 verschiedene Kopfschmerzformen, darunter 45 primäre. Hiervon spielen nur wenige im Kindesalter in der klinischen Praxis eine Rolle.

3.8.2 Primäre Kopfschmerzen

Einen Überblick über die Diagnosekriterien der wichtigsten primären Kopfschmerzformen gibt ➢ Tab. 3.7: Migräne mit und ohne Aura sowie Kopfschmerz vom Spannungstyp.

Migräne

Migräne ohne Aura

Die attackenweise auftretenden Kopfschmerzen bei einer Migräne ohne Aura sind in der Regel so stark, dass sie übliche Aktivitäten behindern. Sie sind beim Erwachsenen meist halbseitig lokalisiert, was der Erkrankung den Namen gab (griech. ἡμικρανία, hemikrania, „halber Kopf“). Kinder lokalisieren die Kopfschmerzen jedoch meist bifrontal, Jugendliche bitemporal. Ebenfalls im Unterschied zu Erwachsenen beschreiben Kinder Migränekopfschmerzen selten als pulsierend oder hämmernd, sondern meist als drückend. Die Attacken dauern meist kürzer als bei Erwachsenen. Obwohl die Klassifikation dies nicht vorsieht, sind auch Attacken unter einer Stunde in der Literatur gut belegt. Oft ist die Kopfhaut dabei berührungsempfindlich, und leichte Erschütterungen können die Kopfschmerzen verstärken. Neben Übelkeit und Erbrechen klagen die Kinder häufig auch über Bauchschmerzen oder über Dreh- oder Schwankschwindel. Die typische Licht- und Geräuschempfindlichkeit wird von Kindern auch auf gezielte Nachfrage hin oft nicht angegeben; die Betroffenen ziehen sich aber meist in eine dunkle und ruhige Umgebung zurück und beenden unaufgefordert Aktivitäten, die sie sonst gern ausüben. Häufig berichten die Eltern über eine ausgeprägte Blässe und Apathie. Typisch ist ein ausgeprägtes Schlafbedürfnis. Manche Kinder erleben das Erbrechen als Erleichterung und können erst danach einschlafen. Oft erwachen die Betroffenen dann weitgehend beschwerdefrei.

Migräne mit Aura

Eine Aura bei Migräne ist durch Reiz- oder Ausfallerscheinungen von Hirnrinde oder Hirnstamm gekennzeichnet. Die Symptome entwickeln sich schleichend über Minuten und halten typischerweise zwischen 20 und 60 Minuten an, danach bilden sie sich vollständig zurück. Kopfschmerzen treten in der Regel bis zu eine Stunde nach Beginn der Aura, bei manchen Patienten aber auch zusammen mit ihr auf. Gelegentlich können die Kopfschmerzen ganz fehlen. In diesem Fall spricht man von einer isolierten Migräneaura („migraine sans migraine“). Hier ist eine besonders sorgfältige Abklärung notwendig.

Bei einer typischen visuellen Aura kommt es zu allmählich größer werdenden Flimmerskotomen, d. h. flimmernden Gesichtsfeldeinschränkungen, oder Zickzacklinien. Typische sensible Phänomene sind einseitige Kribbelparästhesien, die sich langsam ausbreiten, z. B. von der Hand über den Arm bis zu den Mundwinkeln. Auch Störungen der Sprache und des Sprechens gelten als typische Aura. Bei einseitiger motorischer Schwäche spricht man von einer hemiplegischen Migräne. Eine Hirnstammaura ist durch Dysarthrie, Schwindel, Tinnitus, Hörminderung, Doppelbilder oder Ataxie gekennzeichnet. Wenn ein Patient mit stärkeren Kopfschmerzen verwirrt, agitiert, bewusstseinsgemindert und eventuell aphasisch ist, könnte eine konfusionelle Migräne vorliegen. Diese seltene Migräneform tritt vor allem bei Jungen nach einem milden Kopftrauma auf, worauf ihre Bezeichnung als „footballer's migraine“ gründet. Natürlich sind hier andere Ursachen sorgfältig auszuschließen. Eine weitere spezielle Auravariante ist das „Alice-im-Wunderland-Syndrom“, bei dem Bereiche der Umgebung und insbesondere Teile des eigenen Körpers als kleiner oder größer wahrgenommen werden als sie tatsächlich sind [6].

Migräneäquivalente

Sogenannte Migräneäquivalente treten wie eine Migräne attackenweise auf. Zwischen den Attacken sind die Betroffenen unauffällig. Zum Teil haben sie aber auch typische Migräneattacken bzw. ein deutlich höheres Risiko, solche zu entwickeln. Zyklisches Erbrechen und eine abdominelle Migräne mit starken Bauchschmerzen finden sich gelegentlich auch bei Erwachsenen, während der benigne paroxysmale Schwindel und der benigne paroxysmale Tortikollis fast ausschließlich im Kleinkindalter auftreten [6].

Kopfschmerz vom Spannungstyp

Kopfschmerzen vom Spannungstyp sind von leichter bis mittelstarker Intensität und beeinträchtigen das Allgemeinbefinden deutlich weniger als eine Migräne. Die begonnenen Aktivitäten können meist fortgeführt werden. Häufig bringt Ablenkung eine Besserung der Schmerzen. Die Schmerzen werden meist als „drückend" beschrieben; sie können im Stirnbereich lokalisiert sein oder sich diffus im ganzen Kopf ausbreiten. Unterschieden werden eine sporadische (< 12 ×/Jahr), eine häufige (1–14 Tage/Monat) und eine chronische (≥ 15 Tage/Monat) Form. Im Kindergarten- und Grundschulalter ist die Differenzierung zwischen Migräne und episodischen Kopfschmerzen vom Spannungstyp nicht immer eindeutig möglich [7].

Chronische Kopfschmerzen

Chronische Kopfschmerzen (an mindestens 15 Tagen/Monat über mehr als 3 Monate) nehmen bei Kindern und Jugendlichen an Häufigkeit zu. Sie können aus einer episodischen Migräne oder einem episodischen Spannungskopfschmerz hervorgehen. Oft findet sich eine Kombination von gelegentlichen Migräneattacken und häufigeren Kopfschmerzen vom Spannungstyp. Beim sog. „täglichen Kopfschmerz" kann der Betroffene oft genau angeben, an welchem Tag und zu welcher Stunde seine drückenden mittelstarken Kopfschmerzen begonnen haben [8].

Trigeminoautonome Kopfschmerzen

Trigeminoautonome Kopfschmerzen sind äußerst starke einseitige Kopfschmerzen im Bereich der Augenhöhle oder Schläfe, die von mindestens einem der folgenden Phänomene auf derselben Kopfseite begleitet werden: gerötete Bindehaut, Tränen, verstopfte oder „laufende" Nase, Lidschwellung, Schwitzen oder Rötung im Stirn- oder Gesichtsbereich, Druckgefühl im Ohr, Verengung der Pupille, hängendes Oberlid. Solche Kopfschmerzen kommen bei Kindern und Jugendlichen sehr selten vor, werden aber wahrscheinlich doch immer wieder auch übersehen. Cluster-Kopfschmerzen treten meist nachts auf und dauern bis zu drei Stunden. Die – meist männlichen – Betroffenen sind dabei extrem unruhig. Im Kindes- und Jugendalter findet sich etwas häufiger eine paroxysmale Hemikranie, bei der die einzelnen Kopfschmerzattacken bis zu 30 Minuten dauern, ohne dass sich die beschriebene Unruhe zeigt [9]. Beide Erkrankungen haben spezielle therapeutische Konsequenzen.

Weitere primäre Kopfschmerzen

Nicht ungewöhnlich bei Kindern und Jugendlichen ist der sog. „Eispickelkopfschmerz" als eine Form primärer, heftig stechender Kopfschmerzen, die einzeln oder in Serie mit wechselnder Lokalisation auftreten und nur wenige Sekunden andauern [10].

3.8.3 Sekundäre Kopfschmerzen

Kopfschmerzen können durch Erkrankungen von Strukturen des Schädels oder durch Systemerkrankungen verursacht werden [11, 12]. Häufigste Ursache sekundärer Kopfschmerzen im Kindesalter ist ein grippaler Infekt. Die wichtigsten Ursachen sekundärer Kopfschmerzen können nach topografischen Gesichtspunkten differenziert werden.

Intrakranielle Ursachen

- Meningitis, Enzephalitis
- akutes Trauma
- Tumor, Hydrozephalus, evtl. Zyste
- gutartige intrakranielle Druckerhöhung

- intrakranielle Druckerniedrigung (z. B. nach Lumbalpunktion)
- Arnold-Chiari-Malformation
- zerebraler Krampfanfall
- Infarkt, intrakranielle Blutungen
- Gefäßmissbildungen, Vaskulitis

„Kranielle" Ursachen

- Augen (Weit- oder Kurzsichtigkeit, Schielen, Glaukom)
- HNO-Bereich (Nasennebenhöhlenentzündung, Mittelohrentzündung)
- Zahn-Mund-Kiefer-Bereich (Kiefergelenk, Karies, Abszess)
- zervikogener Kopfschmerz durch Veränderungen der Halswirbelsäule
- Neuralgien (Trigeminusneuralgie, Okzipitalis-Neuralgie)

Extrakranielle Ursachen

- Allgemeininfektion, Fieber
- Bluthochdruck, Kreislaufregulationsstörung
- Anämie, Hypoxie, Hypoglykämie, Elektrolytstörungen
- Drogen, Koffein, Medikamente: Analgetika, orale Kontrazeptiva

3.8.4 Ätiologie und Pathophysiologie von Kopfschmerzen

Das Gehirn selbst ist schmerzunempfindlich. Schmerzempfindlich sind die Kopfhaut und vor allem die Gefäße der Hirnhäute. Diese werden durch den ersten Trigeminusast bzw. in der hinteren Schädelgrube durch den zweiten Zervikalnerv innerviert. Die sensiblen Nervenfasern enden im trigeminozervikalen Komplex, der sich im Übergangsbereich zwischen Hirnstamm und Rückenmark befindet. Dort konvergieren Nervenbahnen aus verschiedenen Regionen des Kopfes in einer Nervenzelle, was die Übertragung von Schmerzen in andere Regionen des Kopfes erklären kann. Vom trigeminozervikalen Komplex werden die Nervenimpulse zu höheren Hirnstrukturen weitergeleitet: zum sensiblen Kortex, aber auch zu Strukturen, die für Emotionen, Gedächtnisleistungen oder die Steuerung vegetativer Funktionen zuständig sind. Die zentrale Verarbeitung wird durch den Einfluss endogener Schmerzkontrollsysteme modifiziert.

Sekundären Kopfschmerzen liegt eine Reizung schmerzempfindlicher Nervenendigungen im Rahmen erkennbarer Erkrankungen oder Ereignisse zugrunde. Der genaue pathophysiologische Zusammenhang bleibt allerdings oft unklar. Bei der häufigsten Form primärer Kopfschmerzen, dem Kopfschmerz vom Spannungstyp, spielen äußere und innere Anspannungen eine wichtige Rolle.

In Studien nachgewiesene Risikofaktoren für das Auftreten primärer Kopfschmerzen bei Kindern und Jugendlichen sind mangelnde körperliche Aktivität, Übergewicht, Rauchen, hoher Kaffee- oder Alkoholkonsum, aber auch Mobbing und Stress. Bei Jugendlichen mit Migräne fanden sich erhöhte Stress-Scores im Sinne von schulischer Belastung, Erfolgsdruck, sozialer Isolation und Sorgen. Diese Risikofaktoren können muskuläre Verspannungen verstärken, nehmen aber vermutlich vor allem Einfluss auf die zentrale Schmerzverarbeitung. Möglicherweise fördern sie auch die Auslösung einer Migräneattacke. Diese pathophysiologischen Zusammenhänge wurden in den letzten Jahrzehnten intensiv erforscht.

Die meisten Untersucher sind sich einig, dass am Beginn einer Migräne mit Aura – und wahrscheinlich auch einer Migräne ohne Aura – eine sog. *Cortical Spreading Depression* steht. Dieses Phänomen wurde bereits 1944 am Kaninchenhirn beschrieben: Eine umschriebene Stimulation der Hirnrinde führt zu einer kurzen neuronalen Erregungswelle, die sich mit einer Geschwindigkeit von 2–6 mm/min kortikal ausbreitet und auf die eine minutenlange Suppression folgt. Bei einer Migräneattacke scheint sich das Phänomen meist von okzipital auszubreiten. Die Wellenform passt zur Ausbreitungsgeschwindigkeit der Auraphänomene. Denkbar sind unterschiedliche Ausbreitungswege über den Kortex, die zusammen mit der Vorstellung, dass zur Auslösung einer Aura ein bestimmter Schwellenwert überschritten sein muss, unterschiedliche Auraphänomene (visuell, sensibel, Sprach- und Sprechstörungen), aber auch eine Migräne ohne Aura verständlich machen würden.

Der *Cortical Spreading Depression* liegt wahrscheinlich eine veränderte kortikale Erregbarkeit zugrunde, insbesondere eine gestörte Habituation an wiederholte Reize. Für einige Auffälligkeiten ist nachgewiesen, dass sie vor der Migräneattacke ihr

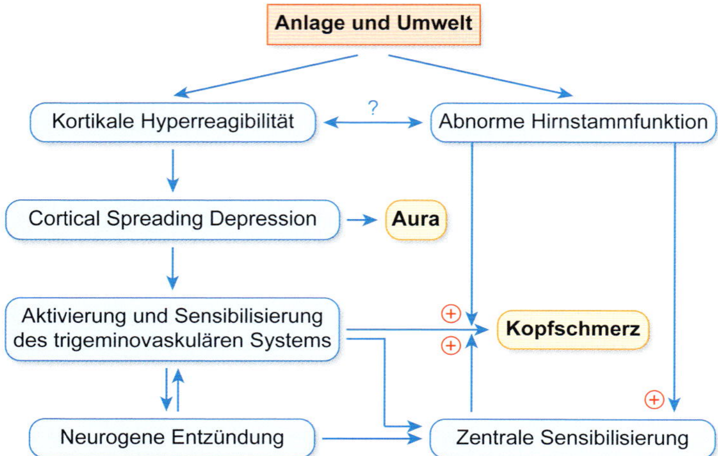

Abb. 3.19 Pathophysiologie der Migräne [L231]

Maximum erreichen und sich mit der Attacke normalisieren. Sowohl für die grundsätzlich veränderte kortikale Erregbarkeit als auch für die zeitliche Dynamik spielen angeborene Eigenschaften, Änderungen des inneren Milieus (Hormone) und äußere Einwirkungen eine Rolle.

Mit der *Cortical Spreading Depression* lassen sich nicht nur verschiedene Auraphänomene, sondern auch die Auslösung von Migränekopfschmerzen erklären: Lokal freigesetzte Ionen und Metaboliten aktivieren Nervenfasern der Hirnhäute zur Freisetzung gefäßaktiver Peptide, die eine akute Entzündung der Hirnhautgefäße bewirken. Durch diese Entzündung werden wiederum schmerzempfindliche Nervenendigungen stimuliert. Die Beteiligung der Gefäße erklärt den pulsierenden Charakter des Schmerzes. Durch die Entzündung und fortgesetzte Stimulation der Schmerzfasern erhöht sich deren Empfindlichkeit, sodass im Verlauf der Attacke bereits leichte Erschütterungen zu einer Verstärkung der Kopfschmerzen führen. Diese Sensibilisierung und die Weiterleitung der Schmerzreize unterliegen wie oben beschrieben dem modulierenden Einfluss endogener Schmerzkontrollsysteme. Die Vorstellungen zur Pathophysiologie der Migräne sind in der folgenden Übersicht zusammengefasst (➤ Abb. 3.19; vgl. auch [13, 14, 15]).

Für alle Kopfschmerzen gilt, dass häufige Attacken – über Lernvorgänge und zelluläre Mechanismen – zu einer Chronifizierung führen können. Diese Entwicklung wird begünstigt durch negative Schmerzerfahrungen, unzureichende Bewältigungsprozesse, Stress, psychische Komorbidität (Ängste, depressive Störungen), somatische Fixierung infolge von Überdiagnostik und durch eine ungünstige Arzt-Patienten-Beziehung.

3.8.5 Diagnostisches Vorgehen

Wie bereits erwähnt gibt es keine Laborparameter und keine sonstigen Untersuchungen zum Nachweis primärer Kopfschmerzen. Vielmehr basiert die Diagnose auf einer genauen Anamnese und gründlichen körperlichen Untersuchung [16, 17, 12].

Anamnese

Die ausführliche Anamnese hat zum Ziel, zwischen primären und sekundären Kopfschmerzen zu unterscheiden, primäre Kopfschmerzen ggf. näher einzuordnen und auch Risikofaktoren erfassen zu können. Die folgende Auflistung gibt hierzu einen Überblick.

Auftreten und mögliche Auslöser

- Seit wann? Häufigkeit? Akuter, rekurrierender, progredienter Verlauf (➤ Abb. 3.20)?
- Primär auslösendes Ereignis?
- Zeitgleiche Veränderungen (z. B. neurologische Störungen oder psychische Auffälligkeiten)?

- Medikamenteneinnahme (Analgetika, orale Kontrazeptiva)?
- Auswirkungen auf den Alltag?

Ablauf der Kopfschmerzattacken
- Auslösefaktoren?
- Vorboten? Aurasymptome?
  - allmählich größer werdende Flimmerskotome
  - sich langsam ausbreitende Kribbelparästhesien
  - Sprach- und Sprechstörungen
  - einseitige motorische Schwäche
  - Schwindel, Ohrgeräusche, Hörminderung
  - Doppelbilder
  - Ataxie
  - Agitiertheit, Bewusstseinsminderung
  - Verkennung der Umgebung oder des eigenen Körpers
- Tageszeit? Lokalisation? Dauer? Intensität?
- Sonstige Charakteristika? Begleitphänomene?
  - Übelkeit, Erbrechen
  - Lichtempfindlichkeit, Lärmempfindlichkeit
  - trigeminoautonome Symptome
- Wodurch wird der Kopfschmerz wie beeinflusst?
- Akutmedikamente?

Familienanamnese
- Migräne in der Familie?
- Umgang mit Schmerzen?
- Familienstruktur?

Eigenanamnese
- Entwicklung?
- Andere Erkrankungen, sonstige Schmerzen?
- Trinkmenge? Frühstück? Koffein?
- Schlafverhalten?
- Schulbelastung durch Leistungsdruck oder Mobbing? Leistungsbewusstsein?
- Freizeitaktivitäten?
- Position in der Familie?
- Was läuft gut im Leben, was ist „doof"? „Was würdest du dir wünschen, wenn du drei Wünsche frei hättest?"

Die Schmerzintensität sollte möglichst mit der validierten Gesichterskala nach Bieri ermittelt werden (http://iasp.files.cms-plus.com/Content/ContentFolders/Resources2/FPSR/facepainscale_german_germany_deu_de.pdf).

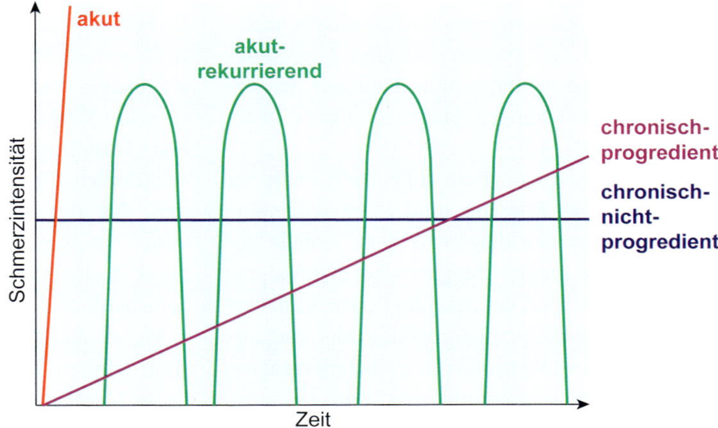

Akut:
z. B. Blutung, Infekt, erste Migräneattacke

Akut-rekurrierend:
z. B. Migräne, Kopfschmerz vom Spannungstyp, Epilepsie, Hypertonus

Chronisch-progredient:
Druckerhöhung, Medikamente

Chronisch (oft nicht-progredient):
chronischer Kopfschmerz vom Spannungstyp, Fehlsichtigkeit

Abb. 3.20 Unterschiedlicher zeitlicher Verlauf verschiedener Kopfschmerzen [L231]

Höchst hilfreich kann ein über 4–6 Wochen zu führender altersgerechter Kopfschmerzkalender sein.

Körperliche Untersuchung

Die körperliche Untersuchung umfasst einen vollständigen pädiatrisch-internistischen (inkl. Blutdruckmessung) und -neurologischen Status (Kopfumfang, Körpergröße und Gewicht), Inspektion der Haut sowie eine orientierende Untersuchung von HNO-Bereich, Kauapparat und Bewegungssystem. Wichtig ist immer eine gezielte ophthalmologische Untersuchung, die neben Organbefunden auch die Funktion erfassen muss.

Ergänzende Diagnostik

Eine ergänzende Diagnostik ist nur notwendig, wenn sich bei der Anamnese oder der körperlichen Untersuchung Auffälligkeiten ergeben, die Zweifel an einer primären Kopfschmerzerkrankung wecken. Verschiedene Studien zeigten, dass beim typischen Bild einer Migräne oder episodischer Kopfschmerzen vom Spannungstyp (ohne auffällige Anamnese- oder körperliche Untersuchungsbefunde) weiterführende Untersuchungen praktisch immer unergiebig sind [18, 11, 12].

Die Elektroenzephalografie (EEG) hilft nicht bei der Diagnose einer Migräne, sondern ist dann sinnvoll, wenn differenzialdiagnostisch an Anfälle gedacht wird. Eine kraniale Magnetresonanztomografie (MRT) ist indiziert bei neurologischen Auffälligkeiten, bei progredient zunehmenden oder lang andauernden, nahezu kontinuierlichen Schmerzen, bei ungewöhnlicher Schmerzintensität und bei ausschließlich okzipitalen Schmerzen, bei Kopfschmerzen, die nachts oder bei Drucksteigerung (Valsalva-Manöver, Defäkation, Husten) beginnen oder sich deutlich verstärken, sowie bei anamnestischen Hinweisen auf eine intrakranielle Drucksteigerung (z. B. Nüchternerbrechen). Bei trigeminoautonomen Kopfschmerzen sollte immer eine MRT durchgeführt werden. Auch bei nicht rein visuellen Aurasymptomen wird häufig eine MRT veranlasst. Der häufigste Grund dafür sind aber sicherlich ausgeprägte Elternängste, die einen sinnvollen Umgang mit den Kopfschmerzen unmöglich machen.

Stress, Überforderung oder Konflikte spielen als Ursache, Auslöser oder Verstärker von Kopfschmerzen eine zentrale Rolle. Daher ist immer zu überprüfen, ob eine erweiterte psychologische Diagnostik hinsichtlich Konzentrations- und schulischer Leistungsfähigkeit, aber insbesondere auch im Hinblick auf mögliche Konflikte und deren Bewältigung indiziert ist.

3.8.6 Therapie

Akuttherapie

Als Akuttherapie [19, 20, 21, 18] einer Migräneattacke empfiehlt sich eine Unterbrechung der ursprünglichen Aktivität, möglichst mit Rückzug in einen ruhigen, abgedunkelten Raum und dem Versuch zu schlafen. Meist ist aber eine medikamentöse Behandlung notwendig. Diese sollte wegen der beschriebenen Zunahme der Schmerzempfindlichkeit während der Attacke frühzeitig und ausreichend hoch dosiert erfolgen; keinesfalls sollte die Medikation bei jeder Attacke langsam „nach Wirkung“ titriert werden. Mittel erster Wahl ist Ibuprofen, das als einziges Analgetikum in mehreren validen Studien seine Wirksamkeit zeigte. Meist ist eine relativ hohe Dosierung mit 15 mg/kg Körpergewicht (KG) erforderlich. Etwas weniger wirksam ist Paracetamol, das aber oft ebenfalls erfolgreich eingesetzt wird (15 mg/kg KG). Hier ist die geringere therapeutische Breite mit der Gefahr einer Leberschädigung bei Überdosierung zu berücksichtigen.

Wenn Analgetika nicht ausreichend wirksam sind, können Triptane zur Anwendung kommen. Diese Medikamente mit spezifischer Wirksamkeit bei Migräne oder Cluster-Kopfschmerzen aktivieren bestimmte Serotoninrezeptoren (5-HT1B, 5-HT1D, 5-HT1F) im Bereich der Hirnhautgefäße, an Schmerzfasern und im trigeminozervikalen Komplex. Bei Kindern und Jugendlichen hat sich besonders Sumatriptan als Nasenspray bewährt. Das Sumatriptan-Nasenspray ist in Deutschland in einer Dosis von 10 mg ab dem 12. Lebensjahr zugelassen; bei einem Körpergewicht über 30 kg benötigt man jedoch meist 20 mg, und auch jüngeren Patienten sollte ein Triptan ggf. nicht vorenthalten werden. Auch Zolmitriptan ist in Deutschland zur nasalen Anwendung ab 12 Jahren zugelassen; in den USA sind Rizatriptan-Schmelztabletten ab 12 Jahren zugelassen. Wenn ein Patient auf ein bestimmtes Triptan nicht anspricht, ist es durchaus sinnvoll, ein anderes zu versuchen. Auch die kombinierte Anwendung von Ibuprofen und einem Triptan ist sinnvoll. Die frühere Einschränkung, Triptane nicht während einer Aura zu geben, erwies sich als unbegründet.

Antiemetika gelten bei der Migräneattacke des Erwachsenen als Standard. Bei Kindern und Jugendlichen sind sie nur notwendig und sinnvoll, wenn starke Übelkeit das Bild der Attacke entscheidend prägt. Häufig ist dann Dimenhydrinat (1–2 mg/kg KG) ausreichend.

Der akute Kopfschmerz vom Spannungstyp lässt sich meist durch Ablenkung ausreichend bessern, ein Analgetikum ist selten notwendig. Falls doch, stehen wie bei der Therapie der akuten Migräne Ibuprofen und Paracetamol an erster Stelle. Triptane sind nicht indiziert.

In der Akuttherapie von Cluster-Kopfschmerzen stehen Sauerstoffinhalation (mindestens 7 l/min reiner Sauerstoff über 15 Minuten in aufrechter Position) oder Triptane an erster Stelle.

Die Behandlung sekundärer Kopfschmerzen richtet sich nach der Grunderkrankung; symptomatisch können Ibuprofen oder Paracetamol, aber auch Metamizol eingesetzt werden.

MERKE

Bei der Behandlung von Patienten mit Kopfschmerzen ist zu beachten, dass entsprechende Medikamente (Analgetika und/oder Triptane) an nicht mehr als 10 Tagen im Monat gegeben werden dürfen, da sonst die Gefahr analgetikainduzierter Kopfschmerzen steigt.

Intervalltherapie – Attackenprophylaxe

Eine erste und wichtige therapeutische Maßnahme in der Intervalltherapie primärer Kopfschmerzen besteht darin, sich für Anamnese und Beratung ausreichend Zeit zu nehmen. Hier ist es wichtig, die Diagnose zu benennen und zu erklären, was funktionelle Schmerzen sind. Ausdrücklich ist darauf hinzuweisen, dass die Kopfschmerzen zwar unangenehm, aber nicht lebensbedrohlich sind. Auch das Führen eines Kopfschmerztagebuchs hat oft einen therapeutischen Effekt. Es kann sich lohnen, auch eine unbedeutend erscheinende Fehlsichtigkeit zu korrigieren. Empfehlungen zur allgemeinen Lebensführung ergeben sich z. T. aus den dargestellten Risikofaktoren. Geeignete Maßnahmen sind regelmäßiger und ausreichender Schlaf, täglicher Ausgleichssport, ausreichende Flüssigkeitszufuhr und ggf. Reduktion des Koffeinkonsums.

Massive Stressfaktoren wie Mobbing oder Fehlbeschulung gilt es direkt anzugehen. Meist geht es aber eher darum, eine bessere Balance zwischen Anspannung und Entspannung zu erreichen. Der Tagesablauf sollte gezielt im Sinne einer Stressmodifikation strukturiert werden. Als Entspannungstechnik, die sich ggf. in den Tagesablauf integrieren lässt, ist an erster Stelle die Progressive Muskelrelaxation nach Jacobson zu nennen. Viele Kinder und Jugendliche können sie anhand von speziellen CDs erlernen. Auch andere Verfahren, die Entspannung und Körperwahrnehmung kombinieren (Autogenes Training, Yoga, Tai-Chi, Qigong, Meditation), sind gut geeignet, können aber meist nur innerhalb eines Kurses bzw. einer Gruppe erlernt werden. Auch verschiedene Biofeedbackverfahren (Atmung, Hauttemperatur) sind wirksam; sie sind jedoch hoch aufwändig und stehen daher nur wenigen zur Verfügung.

Multikomponentenprogramme umfassen neben Entspannungstechniken informativ-edukative Elemente sowie Elemente der kognitiven Verhaltenstherapie und/oder der Hypnotherapie. Ein wichtiges Ziel ist dabei, Autonomie und Selbstwahrnehmung des Kopfschmerzpatienten zu stärken und Strategien der Schmerzabwehr oder der Salutogenese zu entwickeln [22, 23, 24]. Solche verhaltensmedizinischen Verfahren stehen in der prophylaktischen Therapie primärer Kopfschmerzen an erster Stelle. Ihre Wirksamkeit ist durch verschiedene Studien nachgewiesen, in denen sie gegenüber einer alleinigen medikamentösen Prophylaxe einen besseren und nachhaltigeren Effekt zeigten [10, 25].

Auch Manualtherapie, Physiotherapie, Akupunktur, transkutane elektrische Nervenstimulation (TENS) oder Ernährungstherapie (Vermeiden von Milch, Weizenmehl, Raffinadezucker, Konservierungsstoffen, Farbstoffen) werden z. T. erfolgreich eingesetzt, wobei die Studienlage hier aber unsicher ist [26].

Trotz des Primats der Verhaltenstherapie ist bei einzelnen Patienten auch eine medikamentöse Migräneprophylaxe [19, 10] angezeigt. Dies kann der Fall sein, wenn die Attacken besonders häufig (> 2/Monat), lang anhaltend (> 48 Std.) oder heftig sind, wenn die Akutbehandlung ineffektiv ist, wenn starke Begleit- oder extreme Auraphänomene auftreten. Die medikamentöse Behandlung mit Migräneprophylaktika wird langsam eingeschlichen. Zu Beginn überwiegen oft die Nebenwirkungen. Da sich der gewünschte Effekt oft relativ spät einstellt, wird erst nach acht Wochen über die Wirksamkeit entschieden. Die Therapiedauer beträgt in der Regel sechs Monate.

Zur Migräneprophylaxe stehen sehr unterschiedliche Medikamentengruppen zur Verfügung. Die Wahl des Medikaments hängt von den Nebenwirkungen ab:

- Magnesium kann niedrigschwellig eingesetzt werden, muss jedoch ausreichend hoch dosiert sein, d. h. bis an die Grenze der wichtigsten Nebenwirkung (Durchfall).
- Die klarste Studienlage gibt es für den Kalziumantagonisten Flunarizin, allerdings treten oft Nebenwirkungen wie Gewichtszunahme und Müdigkeit auf.
- Für β-Blocker gibt es zwar im Kindesalter kaum Studiendaten, aber breite klinische Erfahrung. Sie sind bei Asthmatikern kontraindiziert.
- Auch Pestwurzextrakt (Petasites) ist bei juveniler Migräne wirksam.
- Bei ausgeprägten Aurasymptomen wird gern niedrigdosierte Azetylsalizylsäure (2–3 mg/kg KG/Tag) eingesetzt.
- Das trizyklische Antidepressivum Amitriptylin zur Modifizierung der Schmerzverarbeitung sollte besonders langsam eingeschlichen werden. Die Dosierung liegt unterhalb derjenigen, die bei Depressionen notwendig ist.
- Das Antiepileptikum Topiramat wurde in den letzten Jahren bei Kindern und Jugendlichen gut untersucht. Wegen der Hauptnebenwirkungen (Gewichtsverlust, evtl. Denkstörungen) sollte es dennoch zurückhaltend eingesetzt werden.
- Beim chronischen täglichen Kopfschmerz und speziell beim chronischen Kopfschmerz vom Spannungstyp ist Amitriptylin Mittel erster Wahl. Die medikamentöse Prophylaxe sollte jedoch gerade bei diesen Kopfschmerzen immer in ein auch nicht-medikamentöses Gesamtkonzept eingebettet sein.

Prophylaktische Therapie seltenerer Kopfschmerzformen

Zur Prophylaxe von Cluster-Kopfschmerzen wird der Kalziumantagonist Verapamil oral oder ein Kortikosteroidstoß empfohlen. Paroxysmale Hemikranie und primäre stechende Kopfschmerzen sprechen besonders gut auf Indometacin an.

Auch im Kindes- und Jugendalter kann es bei zu häufiger Anwendung von akuten Analgetika und/oder Triptanen durch den Medikamentenübergebrauch zu Kopfschmerzen kommen [27]. Nur ein Medikamentenentzug mit anschließender konsequenter prophylaktischer Therapie der zugrundeliegenden primären Kopfschmerzen führt zu einer Besserung. Amitriptylin kann eventuell während des Entzugs als Begleitmedikation eingesetzt werden.

Zusammenfassung

Kopfschmerzen sind das häufigste neuropädiatrische Symptom und einer der häufigsten Gründe für die Vorstellung beim Pädiater. Erste Aufgabe ist es dann, zwischen primären Kopfschmerzen ohne zugrundeliegende Erkrankung – im Wesentlichen Migräne und Kopfschmerz vom Spannungstyp – und sekundären Kopfschmerzen, die durch eine andere Erkrankung verursacht werden, zu differenzieren. Entscheidend hierfür sind eine ausführliche Anamnese unter Berücksichtigung der typischen Charakteristika primärer Kopfschmerzen und von Alarmzeichen für sekundäre Kopfschmerzen sowie eine detaillierte körperliche Untersuchung. Weitere Untersuchungen sind bei auffälligen Anamnese- oder körperlichen Untersuchungsbefunden indiziert.
In der Therapie der akuten Attacke ist Ibuprofen das Mittel erster Wahl. Bei Migräne sind Triptane eine gute Alternative. Analgetika und Triptane dürfen bei Kopfschmerzpatienten an maximal 10 Tagen im Monat eingesetzt werden. Das Erfassen von Faktoren, die das Auftreten von Kopfschmerzen begünstigen, ist ein wichtiger Schritt. Bei der Therapie stehen verhaltensmedizinische Maßnahmen im Vordergrund. Für die Auswahl ggf. notwendiger medikamentöser Prophylaktika ist das jeweilige Nebenwirkungsprofil entscheidend.

Fragen zur Wissensprüfung

1. In welchem Alter beginnt eine Migräne am häufigsten?
   a. < 10 Jahre
   b. 10–20 Jahre
   c. 25–35 Jahre
   d. 40–50 Jahre
   e. 55–65 Jahre
2. Für eine Migräne im Kindesalter nicht typisch sind:
   a. leichte Kopfschmerzen
   b. beidseitige Kopfschmerzen an Stirn oder Schläfen
   c. Ruhebedürfnis
   d. Übelkeit
   e. Verstärkung durch Erschütterungen
3. Für eine Migräneaura nicht typisch sind:
   a. Sprach- oder Sprechstörungen
   b. Ausfälle in einem Gesichtsfeld
   c. einseitige sensible Symptome
   d. Ausbreitung der Symptome über Sekunden
   e. Kopfschmerzen innerhalb von 60 Minuten
4. Welche Aussage zur Behandlung einer Migräneattacke bei Kindern ist falsch?
   a. Der Rückzug in eine ruhige und dunkle Umgebung ist sinnvoll.
   b. Vor einem Analgetikum wird immer ein Medikament gegen Übelkeit gegeben.
   c. Es ist wichtig, Analgetika frühzeitig und ausreichend hoch dosiert zu geben.
   d. Analgetikum erster Wahl ist Ibuprofen.
   e. Wenn Analgetika nicht ausreichend wirksam sind, kommen Triptane – ggf. off-label – zum Einsatz.
5. Welche Aussage zur Migräneprophylaxe bei Kindern ist nicht richtig?
   a. Verhaltensmedizinische Maßnahmen haben keine ausreichende Wirkung.
   b. Die Wahl eines prophylaktischen Medikaments richtet sich an erster Stelle nach den zu vermeidenden Nebenwirkungen.
   c. Für Betablocker sprechen die guten praktischen Erfahrungen.
   d. Hochdosiertes Magnesium ist eine nebenwirkungsarme Möglichkeit.
   e. Gruppenprogramme haben informativ-edukative, verhaltenstherapeutische und/oder hypnotherapeutische Elemente.
6. Welche Aussage ist nicht richtig?
   a. Fehlende körperliche Aktivität erhöht das Risiko für das Auftreten von Kopfschmerzen.
   b. Übermäßiger Koffeinkonsum kann das Auftreten von Kopfschmerzen begünstigen.
   c. Ausreichender und regelmäßiger Schlaf sind kopfschmerzprophylaktisch günstig.
   d. Flüssigkeitsmangel ist ein häufiger Trigger von Kopfschmerzen.
   e. Fehlsichtigkeit ist kein Auslöser von Kopfschmerzen.

LITERATUR

1. Abu-Arafeh I (Ed.). Childhood Headache. 2. Ed. London: Mac Keith Press, 2013.
2. Ebinger F. Kopfschmerzen. In: Ebinger F (Hrsg.), Schmerzen bei Kindern und Jugendlichen. Ursachen, Diagnostik und Therapie (S. 116–129). Stuttgart: Thieme, 2011.
3. Anttila P, Metsähonkala L, Sillanpää M. Long-term trends in the incidence of headache in Finnish schoolchildren. Pediatrics 2006; 117: 1197–1201.
4. Lipton RB, Manack A, Ricci JA, Chee E, Turkel CC, Winner P. Prevalence and burden of chronic migraine in adolescents: results of the chronic daily headache in adolescents study (C-dAS). Headache 2011; 51: 693–706.
5. Ebinger F. Der kindliche Kopfschmerz. Besserung in der Pubertät oder ein Erwachsenenschicksal? Pädiatr Prax. 2003; 64: 23–30.
6. Gaul C, Kraya T, Holle D, Benkel-Herrenbrück I, Schara U, Ebinger F. Migränevarianten und ungewöhnliche Manifestationen der Migräne im Kindesalter. Schmerz 2011; 25: 148–156.
7. Monteith TS, Sprenger T. Tension type headache in adolescence and childhood: where are we now? Curr Pain Headache Rep. 2010; 14: 424–430.
8. Bigal ME, Lipton RB. The differential diagnosis of chronic daily headaches: An algorithm-based approach. J Headache Pain 2007; 8: 263–272.
9. Blankenburg M, Hechler T, Dubbel G, Wamsler C, Zernikow B. Paroxysmal hemicrania in children – symptoms, diagnostic criteria, therapy and outcome. Cephalalgia 2009; 29: 873–882.

10. Fusco C, Pisani F, Faienza C. Idiopathic stabbing headache: clinical characteristics of children and adolescents. Brain Develop. 2003; 25: 237–240.
11. Olesen J, Steiner T, Bousser MG, et al. Proposals for new standardized general diagnostic criteria for the secondary headaches. Cephalalgia 2009; 29: 1331–1336.
12. Roser T, Bonfert M, Ebinger F, Blankenburg M, Ertl-Wagner B, Heinen F. Primary versus secondary headache in children: A frequent diagnostic challenge in clinical routine. Neuropediatrics 2013; 44: 34–39.
13. Ashina M, Geppetti P (Eds.) Pathophysiology of Headaches. Cham: Springer, 2015.
14. Ebinger F. Epilepsie und Migräne: Gemeinsamkeiten in Pathophysiologie und Therapie. Neuropädiatr Klin Prax. 2007; 6: 56–63.
15. Tfelt-Hansen PC, Koehler PJ. One hundred years of migraine research: Major clinical and scientific observations from 1910 to 2010. Headache 2011; 51: 752–778.
16. Ebinger F. Diagnostik und Differentialdiagnose von Kopfschmerzen bei Kindern und Jugendlichen. Kinderärztl Prax. 2010; 81: 16–25.
17. Lewis D, Ashwal S, Hershey A, Hirtz D, Yonker M, Silberstein S. Practice parameter: Pharmacological treatment of migraine headache in children and adolescents. Report of the American Academy of Neurology Quality Standards Subcommittee and the Practice Committee of the Child Neurology Society. Neurology 2004; 63: 2215–2224.
18. Lewis DW, Ashwal S, Dahl G, Dorbad D, Hirtz D, Prensky A, Jarjour I. Practice parameter: evaluation of children and adolescents with recurrent headaches: report of the Quality Standard Subcommittee of the American Academy of Neurology and the Practice Committee of the Child Neurology Society. Neurology 2002; 59: 490–498.
19. Bonfert M, Straube A, Schroeder AS, Reilich P, Ebinger F, Heinen F. Primary headache in children and adolescents: Update on pharmacotherapy of migraine and tension-type headache. Neuropediatrics 2013; 44: 3–19.
20. Ebinger F. Medikamentöse Therapie von Kopfschmerzen bei Kindern und Jugendlichen. Kinderärztl Prax. 2010; 81: 30–36.
21. Ebinger F, Kropp P, Pothmann R, Heinen F, Evers S. Therapie idiopathischer Kopfschmerzen im Kindes- und Jugendalter. Monatsschr Kinderheilkd. 2009; 157: 599–610.
22. Denecke H, Kröner-Herwig B. Kopfschmerz-Therapie mit Kindern und Jugendlichen. Ein Trainingsprogramm. Göttingen: Hogrefe, 2000.
23. Headache Classification Committee of the International Headache Society (IHS). The international classification of headache disorders, 3rd ed. (beta version). Cephalalgia 2013; 33: 629–808.
24. Seemann H. Kopfschmerzkinder. Was Eltern und Therapeuten tun können. Stuttgart: Klett-Cotta 2013.
25. Kropp P, Meyer B, Landgraf M, Ruscheweyh R, Ebinger F, Straube A. Headache in children: Update on biobehavioral treatments. Neuropediatrics 2013; 44: 20–24.
26. Schetzek S, Heinen F, Kruse S, Borggraefe I, Bonfert M, Gaul C, Gottschling S, Ebinger F. Headache in children: Update on complementary treatments. Neuropediatrics 2013; 44: 25–33.
27. Piazza F, Chiappedi M, Maffioletti E, Galli F, Balottin U. Medication overuse headache in school-aged children: More common than expected? Headache 2012; 52: 1506–1510.

WEITERFÜHRENDE LITERATUR

Gerber WD, Gerber-von Müller G, Stephani U, Petermann F. Kopfschmerzen bei Kindern und Jugendlichen. Das MIPAS-Family-Programm. Göttingen: Hogrefe, 2010.
Lampl C. Childhood-onset cluster headache. Pediatr Neurol. 2002; 27: 138–140.
Victor S, Ryan SW. Drugs for preventing migraine headaches in children. Cochrane Database Syst Rev. 2003; 4: CD002761.

3.9 Epilepsien

Tilman Polster

3.9.1 Einleitung

Epilepsien gehören neben Entwicklungsstörungen und Zerebralparesen zu den häufigsten schweren neurologischen Erkrankungen im Kindes- und Jugendalter: 5 % der Bevölkerung erleiden bis zum Alter von 20 Jahren (zumindest) einen epileptischen Anfall. 0,5–1 % aller Kinder und Jugendlichen erkranken bis zum Alter von 16 Jahren an einer Epilepsie. Kinder mit Entwicklungsstörungen sind häufiger betroffen, wobei die Angaben zwischen 5 % und 20 % schwanken, je nach zusätzlich vorliegenden Erkrankungen [1].

Definitionen

Epilepsie ist keine einheitliche Erkrankung, sondern umfasst sehr unterschiedlich verlaufende Störungen, deren gemeinsames Kernsymptom epileptische

Anfälle sind. Diese muss man sowohl gegenüber dauerhaft auftretenden ZNS-Symptomen als auch von anfallsartig auftretenden Symptomen anderer Ursache abgrenzen. Dies tut die folgende Definition der International League Against Epilepsy (ILAE) [2].

MERKE

Epilepsie ist eine Hirnfunktionsstörung, die durch die dauerhafte Veranlagung zu epileptischen Anfällen sowie durch die daraus resultierenden neurobiologischen, kognitiven, psychologischen und sozialen Konsequenzen gekennzeichnet ist [2].
Das Auftreten von mindestens einem epileptischen Anfall gilt als Voraussetzung für die Diagnose „Epilepsie".
Bei einem **epileptischen Anfall** treten vorübergehend innerlich empfundene oder äußerlich wahrnehmbare Symptome auf, die von einer gestörten – zu starken oder zu synchronisierten – neuronalen Aktivität im Gehirn ausgehen.

Diese konzeptionelle Definition der ILAE aus dem Jahr 2005 verdeutlicht, dass die Bedeutung der Erkrankung für das Leben der Betroffenen weit über das Anfallsgeschehen hinausreicht. Sie enthält aber keine Kriterien für die Diagnose „Epilepsie". Dies ermöglicht die sog. operationale Definition der Epilepsie aus dem Jahr 2014 [3].

Operationale Definition der Epilepsie

Epilepsie ist eine Erkrankung des Gehirns. Die Diagnose wird gestellt, wenn eine der folgenden Situationen eingetreten ist:

1. Zumindest zwei unprovozierte Anfälle (oder Reflexanfälle) im Abstand von mehr als 24 Stunden
2. Ein unprovozierter Anfall (oder Reflexanfall) mit einem Wiederholungsrisiko für weitere unprovozierte Anfälle innerhalb der nächsten 10 Jahre, das dem allgemeinen Wiederholungsrisiko nach zwei unprovozierten Anfällen entspricht (ca. 60 % oder höher)
3. Die diagnostischen Kriterien eines bestimmten Epilepsie-Syndroms sind erfüllt.

Eine Epilepsie wird als abgeklungen („resolved") eingestuft, wenn jemand ein altersabhängiges Epilepsie-Syndrom hatte und aktuell nicht mehr in der entsprechenden Altersgruppe ist, oder wenn jemand in den letzten 10 Jahren anfallsfrei war und in den letzten 5 Jahren keine Medikation gegen Anfälle mehr einnahm.

Klassifikation epileptischer Anfälle

Grundsätzlich unterscheidet man zwischen generalisierten und fokalen Anfällen. Dabei bezieht man sich auf den Beginn eines Anfalls und geht davon aus, dass Anfälle nicht von einzelnen Zellen verursacht werden, sondern in epileptogenen (epilepsieverursachenden) Netzwerken entstehen.

Ein **generalisierter Anfall** beginnt an einem Punkt innerhalb eines rasch rekrutierten, bilateralen epileptogenen Netzwerks.

Ein **fokaler Anfall** beginnt in einem epileptogenen Netzwerk, das auf eine Hirnhälfte begrenzt ist.

Ein bestimmter Anfallstyp eines Patienten beginnt dabei immer in der gleichen Region, auch die Ausbreitungswege der epileptischen Aktivität sind sehr stabil [4].

Häufigkeit der Anfallstypen im Kindesalter

(Angaben nach [5])

- Epilepsien mit fokalen Anfällen: ca. 60 %
- Epilepsien mit generalisierten Anfällen: ca. 30 %
- Epilepsien mit Anfällen, die nicht eindeutig zu klassifizieren sind: ca. 10 %

Aus der Funktion der Hirnregionen, die in das Anfallsgeschehen einbezogen sind, erklären sich auch die Symptome. Da nicht jede Region im Gehirn eine für den Patienten oder seine Umgebung unmittelbar erkennbare Funktion hat, entstehen Anfallssymptome erst dann, wenn sog. „eloquente" Hirnregionen einbezogen sind. Dazu gehören z. B. die Sehrinde im Okzipitallappen, motorische und sensorische Regionen im hinteren Stirnlappen oder die Hörwindungen im Schläfenlappen. Deshalb orientiert sich eine Einteilung der Anfälle an den Hirnlappen, von denen sie ausgehen und typische Symptome verursachen. Dieses Konzept ist für die Suche nach einer epilepsieverursachenden strukturellen Veränderung im Gehirn prinzipiell hilfreich, stößt aber an seine Grenzen, wenn sich bei einer Läsion in einem Hirnlappen durch rasche Ausbreitung der Anfallsaktivität typische Charakteristika von Epilepsien anderer Hirnlappen zeigen. So kann es z. B. bei Temporallappen-Epilepsien (d. h. Epilepsien mit Ursache im Schläfenlappen) zu Anfällen und EEG-Mustern kommen, die typisch für Frontallappen-Epilepsien sind, weil es vom vorderen Schläfenlappen zum Stirnlappen sehr enge und rasche Verbindungen gibt. Verlässlicher ist daher zunächst eine rein klinisch beschreibende Einteilung von Anfällen.

3.9.2 Beschreibung der verschiedenen Anfallstypen

Fokale Anfälle

Die verschiedenen Elemente fokaler Anfälle lassen sich folgenden Kategorien zuordnen:
- motorisch
- sensorisch
- kognitiv
- emotional
- autonom

Motorische Anfallselemente beschreiben eine Aktivierung oder Hemmung motorischer Aktivität. Sie können einfach oder komplex sein.

Einfach-motorische Elemente bestehen aus stereotypen Kontraktionen von Muskeln oder Muskelgruppen:
- klonisch (rhythmische Zuckungen)
- tonisch (für Sekunden bis Minuten erhöhter Muskeltonus)
- myoklonisch (einzelne, ggf. wiederholte, sehr kurze, nur Millisekunden andauernde Muskelzuckungen)
- versiv (anhaltende, unnatürliche, konjugierte Wendung von Augen, Kopf und Oberkörper zu einer Seite)
- dyston (anhaltende Anspannung von Agonisten und Antagonisten, die zu unnatürlichen Bewegungsmustern führt)
- epileptische Spasmen (plötzliche Anspannung – meist Beugung, selten Streckung – von Kopf, Oberkörper und Hüfte mit Blickdeviation nach oben; Dauer 1–2 sec, in der Regel in Serien über 3–10 min, häufig in Einschlaf- oder Aufwachphasen)

Wenn fokal-motorische Elemente (tonisch, klonisch oder myoklonisch) mit Intervallen von weniger als 10 Sekunden kontinuierlich über mindestens eine Stunde, zumeist aber über mehrere Tage bis Jahre auftreten, wird dies als *Epilepsia partialis continua* bezeichnet.

Komplex-motorische Elemente:
- hypermotorisch (Bewegungsschablonen mit häufig heftigen Bewegungen proximaler Extremitäten, z. B. Strampeln, Springen)
- negativ motorisch
  - negativ myoklonisch (kurzzeitiges Abbrechen des Muskeltonus ≤ 500 ms)
  - atonisch (Verlust des Muskeltonus für > 500 ms bis 2 ms; kann Kopf, Rumpf oder Extremitäten betreffen)
- hypomotorisch (anfallsartig verminderte oder fehlende motorische Aktivität)
- Automatismen mit koordinierter, wiederholter motorischer Aktivität, die unbewusst abläuft (häufig bei eingeschränktem Bewusstsein) und in der Regel nicht erinnert wird. Sie können der Willkürmotorik ähneln und in einer Fortsetzung der Handlung vor Beginn des Anfalls bestehen:
  - oroalimentär (z. B. Lippenlecken, Kauen, Schlucken)
  - manual oder pedal (z. B. Nesteln, Klopfen mit Hand oder Fuß)
  - gestisch (Hand- und Armbewegungen wie bei freier Rede)
  - gelastisch (Lachen oder Kichern ohne emotionale Empfindung)
  - dakrystisch (Weinen ohne emotionale Empfindung)
  - vokal (einzelne oder wiederholte Laute)
  - verbal (einzelne Wörter oder kurze Sätze, z. T. repetitiv)

Sensorische Elemente beinhalten folgende Aspekte:
- somatosensorisch (z. B. Kribbeln, Gefühl von Zuckungen)
- visuell (elementar: z. B. Lichtblitze, farbige Kreise; komplex: z. B. Schmetterlinge, Personen)
- auditorisch (elementar: z. B. Klingeln, Töne; komplex: z. B. Melodien)
- olfaktorisch (Gerüche, meist unangenehm)
- gustatorisch (z. B. saurer, süßer, metallischer Geschmack)
- „epigastrische“ Aura (unangenehmes Gefühl im Oberbauch, häufig in Richtung Hals aufsteigend) oder „zephale“ Aura (z. B. Kopfschmerzen, Schwindel)

Kognitive Elemente stellen Einschränkungen des Denkens, häufig in Verbindung mit eingeschränktem Bewusstsein und verminderter Reaktionsfähigkeit dar. Sie sind typischerweise:

- mnestisch (veränderte Gedächtniseindrücke, z. B. ein Déjà-vu oder Jamais-vu)
- halluzinatorisch (Halluzinationen bei normalem Bewusstsein; im Gegensatz zur Psychose ist es für den Patienten dabei nachvollziehbar, dass seine Wahrnehmung eine Halluzination ist)
- illusorisch (komplex veränderte Wahrnehmung *vorhandener Objekte* bei normalem Bewusstsein – im Unterschied zur Halluzination)
- Aphasie (Störung der Sprache während des Anfalls)

Emotionale Elemente umfassen unter anderem:

- Angst
- Ärger
- Aufregung/Agitation
- Wohlgefühl

Autonome Elemente sind häufig Teil von fokalen Anfällen. Alle vom autonomen Nervensystem regulierten Funktionen können betroffen sein. Sehr typisch, gerade im Kindesalter, sind:

- ausgeprägte Blässe oder plötzliche Rötung im Gesicht (Flush), seltener als Blässe
- weite Pupillen, die unabhängig von der emotionalen Empfindung häufig wie „angstgeweitet" erscheinen
- Änderung der Herzfrequenz: in der Regel Tachykardie, selten Bradykardie

Ausschließlich vom Patienten wahrgenommene, subjektive Elemente des Erlebens werden auch als **Auren** bezeichnet. Dabei ist typisch, dass sich die Wahrnehmung häufig schwer in Worte fassen lässt. So können Patienten häufig die Übelkeit bei einer Gastroenteritis sicher von einer Übelkeitsaura unterscheiden, ohne jedoch den Unterschied beschreiben zu können. Solche Symptome treten häufig zu Beginn von fokalen Anfällen bei ungestörter Bewusstseinslage auf. Deshalb werden sie von Patienten häufig nicht als epileptischer Anfall gesehen, obwohl sie neurobiologisch genau dem entsprechen. Sinnvoll ist es daher, Auren nicht als eigene Kategorie von Anfällen abzugrenzen, sondern explizit die Bewusstseinslage zu beschreiben.

Bei generalisierten Anfällen geht man davon aus, dass die bilaterale epileptische Aktivität eine Beeinträchtigung des Bewusstseins – wenn auch unterschiedlichen Ausmaßes – mit sich bringt. Für fokale Anfälle sollte man zusätzlich immer die Bewusstseinslage berücksichtigen:

- Anfall ohne Beeinträchtigung des Bewusstseins (einfach-fokal)
- Anfall mit Beeinträchtigung des Bewusstseins (komplex-fokal)
- Anfall mit ungeklärter Bewusstseinslage

Generalisierte Anfälle

Bei generalisierten Anfällen unterscheidet man folgende zwei Kategorien (vgl. die Begriffsbeschreibung unter „fokale Anfälle"):

1. **Motorische Anfälle**
   - generalisiert tonisch-klonisch
   - generalisiert tonisch
   - generalisiert atonisch
   - generalisiert myoklonisch
   - generalisiert myoklonisch-atonisch
   - generalisiert klonisch
   - generalisierte epileptische Spasmen
2. **Absencen**
   - typische Absencen (➤ Kap. 3.9.3 „Absence-Epilepsie")
   - atypische Absencen (Beginn und Ende der Bewusstseinsstörung sind weniger abrupt; häufig mit Tonusverlust – Absinken von Kopf, Rumpf oder Extremitäten – sowie dezenten Myoklonien)
   - myoklonische Absencen (begleitet von Anheben der Arme mit rhythmischen Zuckungen in der Frequenz der Spike-Wave-Komplexe)
   - Absencen mit Lidmyoklonien

MERKE

Es gibt generalisierte und fokale Anfälle. Anfälle entstehen in einem epileptogenen Netzwerk. Während bei generalisierten Anfällen beide Hemisphären einbezogen sind, ist es bei fokalen Anfällen auf eine Hemisphäre begrenzt.

Klassifikation nach Ursachen und Verlauf

Epilepsie-Erkrankungen können nicht nur je nach Anfallstyp sehr unterschiedlich verlaufen. Sie können am ersten Lebenstag, selten sogar vor der Geburt beginnen oder erst im hohen Lebensalter auftreten. Sie können durch eine angeborene Hirnfehlbildung, einen Tumor, eine entzündlich bedingte Schädigung des Gehirns, ein schweres Schädel-Hirn-Trauma oder einen Schlaganfall mit nachweisbarer Gewebeschädigung verursacht sein oder auf einer genetischen Veränderung beruhen, die infolge einer abnormen Aktivität von Nervenzellen Anfälle begünstigt. Manche Epilepsien treten nur in einer bestimmten Lebensphase auf und klingen von selbst ab (sog. selbstlimitierende Epilepsien), andere bedürfen einer lebenslangen Therapie. Mehr als zwei Drittel der Kinder mit Epilepsie werden durch ein richtig ausgewähltes Medikament anfallsfrei, andere Kinder und Jugendliche haben die Chance, mittels einer Operation anfallsfrei zu werden. Es gibt verschiedene Versuche, diese Vielzahl von Situationen systematisch zu ordnen und damit besser zu verstehen.

Eine Möglichkeit zur Klassifikation von Epilepsien besteht darin, sie anhand ihrer Ursachen einzuteilen. Man unterscheidet strukturell, metabolisch, genetisch, entzündlich und infektiös bedingte sowie ursächlich nicht geklärte Epilepsien. Dabei schließen sich diese Kategorien nicht gegenseitig aus. Eine strukturelle Epilepsie auf Basis einer Hirnfehlbildung kann ebenso wie eine stoffwechselbedingte (metabolische) Epilepsie eine genetische Ursache haben.

Viele Ursachen von Epilepsien lassen sich erst seit wenigen Jahren abklären. Daher hat man diesen Aspekt lange Zeit kaum berücksichtigt und Epilepsien weniger differenziert eingeteilt:

- *Idiopathisch* wurde im Weiteren mit genetisch gleichgesetzt. Im Wortsinne bedeutet „idiopathisch" soviel wie „eigenständiges Leiden". Nach diesem Verständnis wäre die Epilepsie die einzige Erkrankung des Kindes.
- *Symptomatisch* sind Epilepsien, die im Rahmen einer zugrundeliegenden Erkrankung, z. B. bei Anlagestörungen (Hirnfehlbildungen) oder Tumoren, bzw. nach einer Schädigung des Gehirns durch Infarkt, Entzündung, Blutung oder Sauerstoffmangel auftreten.
- *Kryptogen* war eine Kategorie für Patienten, bei denen man eine symptomatische Epilepsie vermutete, diese aber nicht belegen konnte.

Elektroklinische Epilepsie-Syndrome

Eine wichtige Form der Beschreibung von Epilepsien stützt sich auf typische Merkmale; klinische Beobachtung und EEG-Befunde führten zur Kategorie der elektroklinischen Syndrome. Diese sind gekennzeichnet durch:

- typisches Alter des Anfallsbeginns
- spezifische oder typische Anfallsformen
- spezifische oder typische EEG-Befunde
- typische Verläufe und Komorbiditäten

Die Zuordnung zu einem elektroklinischen Epilepsie-Syndrom ermöglicht eine gezielte Ursachendiagnostik und die Auswahl geeigneter Medikamente. Sie ist die wichtigste Grundlage für die Beratung der Familie über die Prognose, sowohl hinsichtlich der Anfälle als auch der allgemeinen Entwicklung. Zu Beginn gelingt die Zuordnung zu einem Epilepsie-Syndrom allerdings nur bei einem Drittel der Patienten.

Aktuell sind folgende Epilepsie-Syndrome von der ILAE als eigenständige Krankheitsbilder anerkannt [4–6], die hier zur Orientierung in Form einer Liste ohne Anspruch auf Vollständigkeit aufgeführt werden. Weitere Informationen zu den einzelnen Syndromen sind den zitierten Quellen oder der Website der ILAE (www.epilepsydiagnosis.org) zu entnehmen.

Elektroklinische Epilepsie-Syndrome, geordnet nach Anfallsbeginn

Neugeborenenalter	Benigne (selbstlimitierende) Neugeborenen-Anfälle Benigne (selbstlimitierende) familiäre Epilepsie des Neugeborenenalters Frühe myoklonische Enzephalopathie (EME) Ohtahara-Syndrom
Säuglingsalter und 2. Lebensjahr	Fieberkrämpfe Fieberkrämpfe plus (Febrile Seizures +) Epilepsie des Säuglingsalters mit wandernden fokalen Anfällen West-Syndrom Myoklonische Epilepsie des Kleinkindalters Benigne (selbstlimitierende)

	Epilepsie des Säuglingsalters (Watanabe-Syndrom) Benigne (selbstlimitierende) familiäre Epilepsie des Säuglingsalters Dravet-Syndrom Myoklonische Enzephalopathie bei nicht-progredienten Erkrankungen
Kindesalter	Fieberkrämpfe Fieberkrämpfe plus (FS+) Früh beginnende okzipitale Epilepsie des Kindesalters (Typ Panayiotopoulos) Idiopathisch fokale Epilepsie des Kindesalters mit zentrotemporalen Spikes (Rolando-Epilepsie, selbstlimitierende Epilepsie des Kindesalters mit zentrotemporalen Spikes) Autosomal-dominante nächtliche Frontallappen-Epilepsie (ADNFLE) Spät beginnende okzipitale Epilepsie des Kindesalters (Typ Gastaut) Absence-Epilepsie des Kindesalters Epilepsie mit myoklonischen Absencen Lennox-Gastaut-Syndrom Epileptische Enzephalopathie mit kontinuierlichen Spikes and Waves im Schlaf (CSWS) Landau-Kleffner-Syndrom (Epilepsie-Aphasie-Syndrom)
Adoleszenz und Erwachsenenalter	Juvenile Absence-Epilepsie Juvenile myoklonische Epilepsie Epilepsie mit ausschließlich generalisiert tonisch-klonischen Anfällen Autosomal-dominante Epilepsie mit auditorischen Merkmalen (ADEAF)
Familiäre Epilepsie-Syndrome	Familiäre fokale Epilepsie mit variablen Foci (FFEVF) Genetische Epilepsie mit Fieberkrämpfen plus (GEFS+)

Der Begriff „selbstlimitierend“ soll den bisher verwendeten Begriff „benigne“ ersetzen. Als selbstlimitierend werden Epilepsie-Syndrome bezeichnet, bei denen mit hoher Wahrscheinlichkeit die Anfälle in einem bestimmten Alter (z. B. nach der Pubertät) enden.

MERKE

Die genaueste Beschreibung einer Epilepsie-Erkrankung erfolgt über das Epilepsie-Syndrom. Diese Zuordnung ist zu Beginn der Erkrankung häufig noch nicht möglich.

3.9.3 Ausgewählte Epilepsie-Syndrome im Kindesalter

Absence-Epilepsie

Die Absence-Epilepsie des Kindesalters beginnt meist zwischen 5 und 7 Jahren, kann sich aber bereits im Alter von 2 Jahren und bis zum Alter von 12 Jahren zeigen. Sie ist mit 12 % aller neu diagnostizierten Epilepsie-Syndrome im Kindes- und Jugendalter das häufigste Epilepsie-Syndrom mit generalisierten Anfällen. Absencen treten in hoher Frequenz (oft mehrfach pro Stunde) auf – daher die frühere Bezeichnung „Pyknolepsie“ (pyknos = dicht). Die Anfälle sind durch einen abrupt einsetzenden und ebenso abrupt endenden Bewusstseinsverlust über 2–20 Sekunden gekennzeichnet. Häufig kommt es zum Abbruch der gerade ausgeführten Tätigkeit und zu einer Aufwärtsbewegung der Augäpfel, teils zu Zuckungen der Augenlider oder zu milden Automatismen.

Fallbeispiel 3.13

Absence-Epilepsie des Kindesalters

Carolina hatte seit dem Alter von 5 Jahren kurze Aussetzer, bei denen sie mitten im Gespräch innehielt, die Augen nach oben verdrehte und mit den Augenlidern flackerte. Das EEG zeigt ein typisches Muster von 3/s-Spike-Wave-Komplexen (➤ Abb. 3.21). Seit ihrer Behandlung mit Ethosuximid ist sie anfallsfrei.

Die Prognose für die initiale Behandlung ist günstig. Mit Medikamenten werden nahezu alle Patienten für mehr als ein Jahr anfallsfrei. In einer Langzeitstudie blieben im Verlauf mehr als 60 % der Patienten über fünf Jahre komplett anfallsfrei ohne Medikation. Fehlende stabile Anfallsfreiheit geht mit einem ungünstigeren psychosozialen Entwicklungsverlauf (Beruf, Familie, psychische Gesundheit) einher. Dabei sind die fortbestehenden Anfälle vermutlich weniger der Grund des Problems als viel-

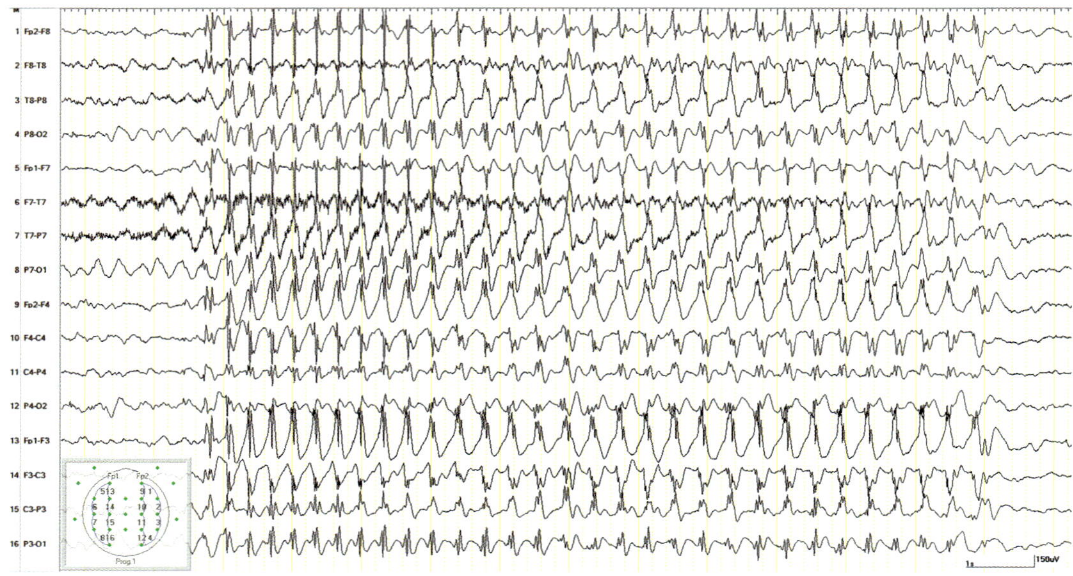

Abb. 3.21 Anfallsmuster bei Absence: generalisierte Spike-Wave-Komplexe [T844]

mehr der Hinweis auf eine Hirnfunktionsstörung, die die anderen Lebensbereiche beeinträchtigt. Dies zeigt sich auch darin, dass frühe Entwicklungsauffälligkeiten oder Probleme in der Schule ein Risiko für langfristig fortbestehende Anfälle sind. Etwa ein Viertel aller Patienten berichtet über anfallsbedingte Verletzungen, 10 % benötigten eine stationäre Behandlung [7]. Absencen sind also nicht in allen Fällen eine harmlose, rasch kontrollierte Anfallsform. Kinder mit fortbestehenden Anfällen bedürfen einer genauen Diagnostik in einem Zentrum sowohl hinsichtlich ihres Epilepsie-Syndroms als auch begleitender Beeinträchtigungen.

Bei Kindern unter 4 Jahren sprechen viele Autoren von einer frühkindlichen Absence-Epilepsie. In diesem Fall muss als mögliche Ursache ein Glukose-Transporter-Defekt abgeklärt werden, der eine vollkommen andere, aber sehr effektive Therapie (ketogene Diät, ➤ Kap. 3.9.4) erforderlich macht. Bei einem Beginn mit 8–12 Jahren ist die Diagnose einer juvenilen Absence-Epilepsie zu erwägen. Dieses Syndrom ist wesentlich seltener (< 2,5 % aller Epilepsien im Kindes- und Jugendalter). Absencen treten meist nur vereinzelt am Tag auf, während generalisierte tonisch-klonische Anfälle häufig (> 80 %) vorkommen.

Rolando-Epilepsie

Synonym: idiopathisch fokale Epilepsie mit zentrotemporalen Spikes oder selbstlimitierende fokale Epilepsie mit zentrotemporalen Spikes
Dieses Epilepsie-Syndrom ist mit 10–15 % aller Epilepsien das häufigste Syndrom mit fokalen Anfällen im Kindesalter. Der Name geht auf die nach Luigi Rolando (1773–1831) benannte zentrale Hirnregion der Motoriksteuerung zurück, die die symptomatogene Zone im Anfall darstellt. Das entscheidende Merkmal dieses Syndroms ist seine Prognose hinsichtlich des Langzeitverlaufs: Alle Patienten sind im Erwachsenenalter anfallsfrei, über 90 % bereits im Alter von 12 Jahren. Die Anfälle beginnen im Alter zwischen 3 und 12 Jahren bei Kindern ohne vorbestehende neurologische oder kognitive Defizite. Im EEG finden sich charakteristische *Sharp Waves* (SW) mit einem Generator in der Zentralregion, die der Epilepsie ihren Namen („mit zentrotemporalen Spikes“) gegeben haben (➤ Abb. 3.22). Die EEG-Merkmale sind jedoch nicht spezifisch für das Syndrom und können auch bei Epilepsien mit anderer Ursache (z. B. einer Anlagestörung in der Zentralregion) auftreten. Die reguläre Funktion des Areals epileptischer Aktivität in der Zentralregion – einem

Bereich, der die Motorik von Gesicht, Mund und Kehlkopf steuert – erklärt, warum die Anfälle häufig mit Kribbeln der Zunge, Zuckungen am Mundwinkel oder gurgelnden Geräuschen aus dem Schlund einhergehen, die bei Eltern häufig die Sorge auslösen, ihr Kind drohe zu ersticken.

Dieses Epilepsie-Syndrom ist das häufigste in einer Gruppe von Epilepsien, die sich dadurch auszeichnen, dass die epileptische Aktivität im Erwachsenenalter verschwunden ist. Daher wurden sie früher als „benigne Epilepsien des Kindesalters" bezeichnet. Sie verlaufen jedoch keineswegs immer gutartig, da es bei einem Teil der Kinder während der aktiven Phase der Epilepsie zu irreversiblen Beeinträchtigungen von Hirnfunktionen (Kognition, Sozialkompetenz) kommen kann. Viel genauer beschreibt der aktuell von der ILAE vorgeschlagene Begriff „selbstlimitierend" die Charakteristika dieser Gruppe von Epilepsien. Dass die epileptische Aktivität im Erwachsenenalter nicht mehr vorhanden ist, tritt unabhängig von der Behandlung der Epilepsie ein.

Fallbeispiel 3.14

Rolando-Epilepsie

Torben lag morgens mit Zuckungen der rechten Gesichtshälfte im Bett. Seine Eltern hörten Geräusche, als ob er keine Luft mehr bekäme. Torben konnte reagieren, aber nicht richtig antworten. Er ist 8 Jahre alt und normal entwickelt. Die Abklärung einer Lese-Rechtschreib-Schwäche ist gerade eingeleitet. Das EEG (➤ Abb. 3.22) zeigt zentrotemporal rechts und links Sharp Waves (SW), die unabhängig voneinander sind. Dies ist ein typischer Befund bei der idiopathisch fokalen Epilepsie des Kindesalters. Eine Behandlung wurde nach einem ersten Anfall nicht empfohlen.

Nicht beantwortet ist die Frage, inwieweit eine Behandlung der epileptischen Aktivität Einfluss auf die Hirnfunktionsstörung nehmen kann. Kinder, bei denen eine epileptische Aktivität sehr hoher Dichte im EEG nachweisbar ist, die sich medikamentös nicht kontrollieren lässt, haben aber eindeutig ein hohes Risiko kognitiver Defizite. Für diese Konstellation hat sich der Begriff „epileptische Enzephalopathie" etabliert. Damit wird beschrieben, dass die Beeinträchtigung der Hirnfunktionen bei den Betroffenen über das hinausgeht, was anhand der Ursache der Anfälle zu erwarten wäre. Das heißt, die Anfälle und die interiktale pathologische EEG-Akti-

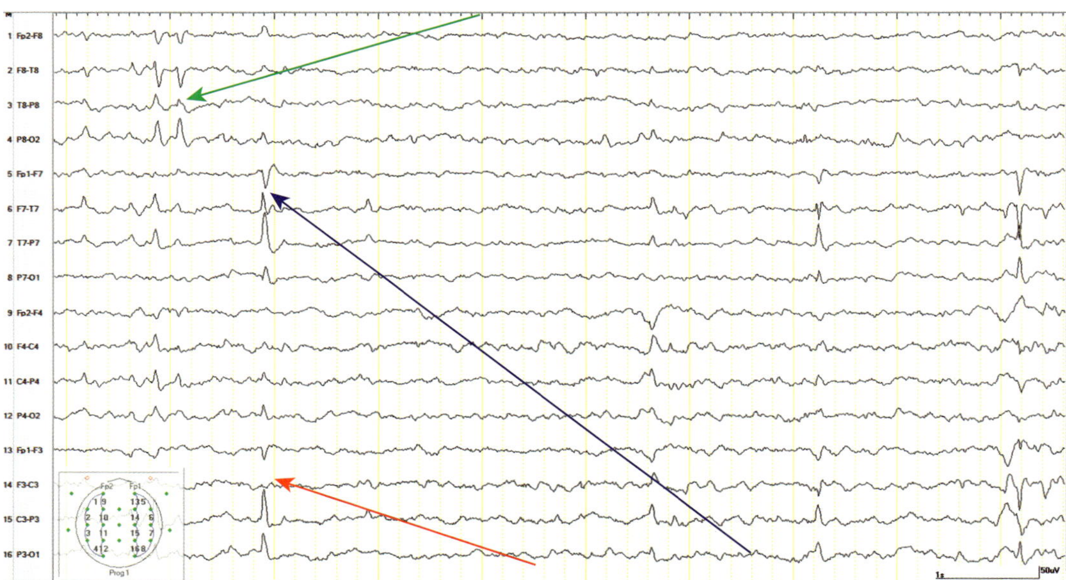

Abb. 3.22 Rolando-Epilepsie. SW mit Maximum temporal rechts (grüner Pfeil) sowie SW mit Maxima zentral (roter Pfeil) und temporal (blauer Pfeil) links. [T844]

vität werden als ursächlich angesehen. Ziel der Behandlung ist daher die Kontrolle der epileptischen Aktivität (iktal und interiktal), was längst nicht immer gelingt.

Aphasie-Epilepsie-Syndrom (Landau-Kleffner-Syndrom)

Eine sehr schwere Form epileptischer Enzephalopathie bei selbstlimitierender epileptischer Aktivität im EEG ist das Landau-Kleffner-Syndrom. Diese Erkrankung ist sehr selten. Wegen ihrer Symptomatik wird sie auch als Aphasie-Epilepsie-Syndrom bezeichnet und ist daher für Sprachtherapeuten von Bedeutung. Mit 5–7 Jahren, in Ausnahmefällen aber schon im Alter ab 2 oder erst ab 10 Jahren, kommt es zu einer zunehmenden auditorischen Agnosie: Innerhalb weniger Wochen bis Monate verstehen die Kinder gesprochene Sprache nicht mehr und wirken wie taub. Ihr sprachliches Ausdrucksvermögen ist reduziert, ihr Sozialverhalten wird auffällig und sie zeigen Merkmale autistischer Störungen. Nur bei etwa 70 % kommt es auch zu epileptischen Anfällen [8].

Besonders interessant ist, dass bei einigen Patienten mit Rolando-Epilepsie Mutationen in demselben Gen (GRIN2A) wie bei einigen Patienten mit Landau-Kleffner-Syndrom nachgewiesen wurden.

Die Behandlung erfolgt mit Antikonvulsiva (➤ Kap. 3.9.4 „Dauertherapie") und – im Gegensatz zu vielen anderen Situationen – meist von Beginn an mit Steroiden, z. B. in Form einer Dexamethason-Pulstherapie. Es gibt eine Vielzahl unterschiedlicher Behandlungsansätze, ohne dass deren Effektivität in Studien belegt ist. Unzweifelhaft benötigen die Kinder von Anfang an eine Sprachtherapie. Bei einigen Kindern tritt im weiteren Verlauf eine Störung der expressiven Sprache in den Vordergrund, die ebenfalls einer gezielten Behandlung bedarf. Berichtet wurde auch, dass der Einsatz von Zeichensprache die Restitution der verbalen Sprache fördern kann [9].

Epilepsie und kognitive Beeinträchtigungen: epileptische Enzephalopathie

Ausgehend von schweren epileptischen Enzephalopathien wie dem Landau-Kleffner-Syndrom entstand die Überlegung, eine Beeinträchtigung von Hirnfunktionen aufgrund epileptischer Aktivität sei als Prozess im Verlauf einer Epilepsie zu verstehen, der sehr selektiv einzelne Funktionen stören oder zu einer globalen Hirnfunktionsstörung führen kann. Nach diesem Konzept kann die epileptische Enzephalopathie ganz unterschiedliche Schweregrade aufweisen. Von diesem Ansatz ausgehend wird verständlich, dass sich auch bei Kindern mit Rolando-Epilepsie (die in der Regel bei normaler Entwicklung auftritt) im Verlauf der Erkrankung kognitive Beeinträchtigungen zeigen können. Störungen in Kognition und Verhalten sind für 28–53 % der untersuchten Kinder berichtet, insbesondere in der aktiven Phase der Epilepsie.

MERKE

Einige Studien lassen auf einen Zusammenhang zwischen Rolando-Epilepsie und sprachlichen Beeinträchtigungen schließen, z. B. in Bezug auf das semantische Wortwissen [10] und den Leseerwerb [11]. Bei Bedarf sollte frühzeitig eine Sprachtherapie eingeleitet werden, um Folgeprobleme zu vermeiden.

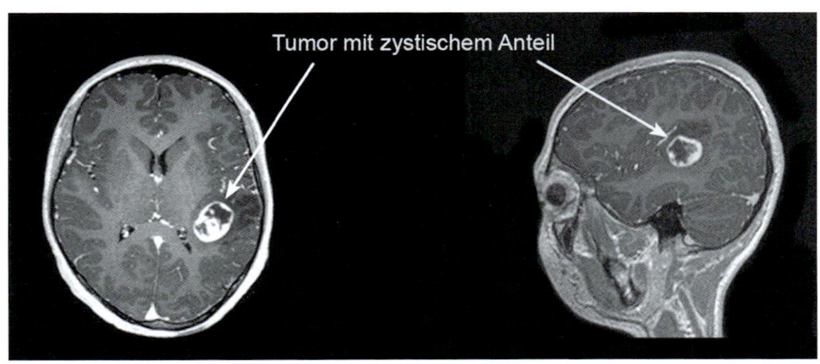

Abb. 3.23 Epileptogene Läsion im MRT mit Kontrastmittel [T844]

Auch in dieser Situation kann eine Sprachtherapie, also eine am Symptom orientierte Behandlung, von Bedeutung sein. Dies ist umso wichtiger, als sich in vielen Fällen die Ursache einer Hirnfunktionsstörung bei einem Kind mit Epilepsie nicht sicher klären lässt. Folgende Faktoren müssen immer berücksichtigt werden:

1. Epileptische Aktivität (entsprechend dem geschilderten Konzept einer epileptischen Enzephalopathie)
2. Ursache der Epilepsie: Sowohl durch eine Anlagestörung des Gehirns als auch durch eine veränderte Funktion der Synapsen (typische Situation bei genetischen Epilepsien) können Anfälle verursacht und zugleich die Funktion des Gehirns auf anderem Wege beeinträchtigt werden.
3. Behandlung der Epilepsie: Antikonvulsiva wirken nicht nur auf die epileptisch aktiven Zellen, sondern auf das gesamte Gehirn. Somit besteht auch das Risiko von Nebenwirkungen in Form einer Hirnfunktionsstörung.

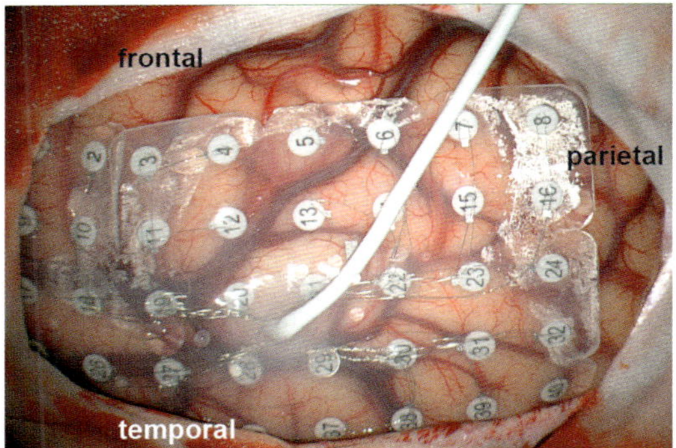

Abb. 3.24 Strukturelle Epilepsie: Lage der Gitterelektroden [T844]

Strukturelle fokale Epilepsie der linken Hemisphäre

Als „strukturell“ werden Epilepsien bezeichnet, wenn sich in der anfallsauslösenden Region ein morphologisches Korrelat, d. h. eine Veränderung der Gewebestruktur findet, die sich in der Regel im MRT nachweisen lässt. Bei Kindern und Jugendlichen handelt es sich dabei am häufigsten um einen epilepsie-assoziierten Tumor, der zur Gruppe der niedrig-gradigen (niedrig-malignen, früher „gutartigen“) Hirntumoren gehört, die nach der WHO-Klassifikation als „WHO I“ bezeichnet werden, um ihre geringe Zellteilungsaktivität zu beschreiben. Dies gilt besonders für die am häufigsten mit Epilepsie assoziierten dysembryoplastischen neuroepithelialen Tumoren (DNT) und das Gangliogliom.

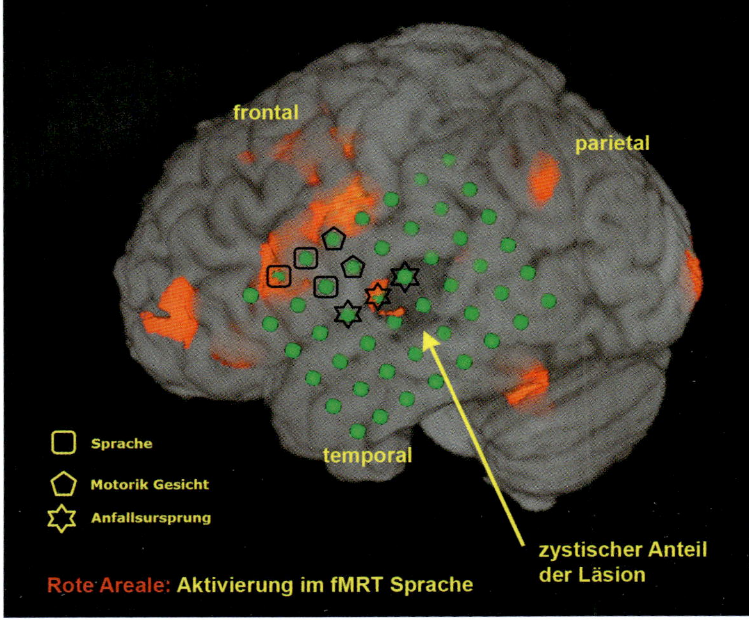

Abb. 3.25 Überlagerung von strukturellem und funktionellem MRT mit EEG und Simulation [T844]

Fallbeispiel 3.15

Strukturelle Epilepsie in der linke Hemisphäre

Paulina bekam mit 9 Jahren ihren ersten Anfall während eines Telefonats, bei dem sie nicht mehr antworten konnte. Sie hatte unverständliche Stimmen gehört und konnte sie weder richtig verstehen noch normal sprechen. Ihr Vater bemerkte zudem ungelenke Bewegungsmuster. Der Anfall dauerte etwa 3 Minuten. Im weiteren Verlauf wurden Paulinas Anfälle mit kurzer Sprachstörung fast immer durch das Hören von Stimmen eingeleitet. Ein MRT ergab Hinweise auf einen Hirntumor, der im Verlauf ein Wachstum zeigte. Um ein Sprachdefizit zu vermeiden, wurde vor der Tumorresektion mittels invasiver Diagnostik die Sprachverarbeitung in der direkten Umgebung des Tumors abgeklärt. Die Resektion gelang ohne Defizit (➤ Abb. 3.23, ➤ Abb. 3.24 und ➤ Abb. 3.25).

Strukturelle Epilepsien sind häufig pharmakoresistent, sodass der Nachweis der verursachenden Hirnläsion hohe Bedeutung für das therapeutische Vorgehen hat. Der Begriff „Läsion" wird für alle strukturellen Veränderungen des Gehirns verwendet, auch wenn keine verletzungsbedingte Schädigung (laedere=verletzen) vorliegt. Die mit Abstand beste Chance auf Anfallsfreiheit bietet eine epilepsiechirurgische Behandlung, also eine Resektion der epilepsieverursachenden Läsion. Es hat sich gezeigt, dass auch angrenzendes Gewebe, das im MRT nicht verändert ist, entfernt werden muss. Dieses epilepsiechirurgische Vorgehen wird als „erweiterte Läsionektomie" bezeichnet. Die Überlegenheit des chirurgischen Vorgehens auch gegenüber einer bestmöglichen medikamentösen Therapie ist bei Patienten mit strukturellen Schläfenlappen-Epilepsien durch Studien belegt.

3.9.4 Medikamentöse Therapie

Therapie des akuten Anfalls

Wer erstmals bei einem Kind einen Anfall ohne jede Vorinformation erlebt, sieht sich in mehrfacher Hinsicht mit verunsichernden Unwägbarkeiten konfrontiert: Was wird als Nächstes passieren? Bekommt das Kind etwas mit? Wird der Anfall von selbst aufhören? Was kann ich tun, um den Anfall zu stoppen?

Die meisten dieser Fragen lassen sich vorab mit den Eltern klären, wenn bei ihrem Kind eine Epilepsie bekannt ist. Hinsichtlich der Symptome und der Dauer laufen die Anfälle eines Patienten sehr gleichförmig ab. Ein Status epilepticus, bei dem der Anfall nicht von selbst sistiert (also zum Stillstand kommt) und ohne Eingreifen über 30 Minuten andauert, tritt nur sehr selten neu auf. Dies bedeutet, dass man – wenn man kein Medikament zur Hand hat, um einen Anfall zu unterbrechen (was die einzig verlässliche Form der Anfallsunterbrechung ist) – zunächst abwarten kann, bis der Anfall von selbst aufhört. Im akuten Anfall ist also nicht das Unterbrechen von außen, sondern das Beschützen des Kindes die wichtigste Aufgabe. Um zusätzliche Verletzungen bei einem generalisiert tonisch-klonischen Anfall zu vermeiden, sollte man z. B. den Kopf des Kindes durch eine Unterlage schützen. Ein Zungenbiss passiert, wenn überhaupt, gleich zu Beginn eines generalisiert tonisch-klonischen Anfalls. Man kann also das Kind nicht durch einen Beißkeil während des Anfalls davor schützen, sondern riskiert beim Versuch, ihm den Keil zwischen die Zähne zu schieben, eher noch eine zusätzliche Verletzung.

Zur Anfallsunterbrechung außerhalb einer ärztlichen Behandlung sind Diazepam-Rektal-Lösung in Dosierungen von 5 mg (bis zu einem Gewicht von 15 kg) und 10 mg sowie Midazolam-Lösung zur Anwendung in der Mundhöhle zugelassen. Es gibt 4 zugelassene Dosierungen für verschiedene Altersgruppen: 2,5 mg (6–12 Monate), 5 mg (1–4 Jahre), 7,5 mg (5–9 Jahre) und 10 mg (10–17 Jahre). Das Wirkprinzip beider Darreichungsformen ist die Resorption des Medikaments über die Schleimhaut mit direkter Verteilung im Blutkreislauf – im Gegensatz zur Resorption über den Magen-Darm-Trakt, die in das Pfortadersystem und damit zur Verstoffwechselung in der Leber führt. Die rektale Verabreichung ist überwiegend für Säuglinge und Kleinkinder geeignet. Generalisierte tonisch-klonische Anfälle sollten spätestens nach einer Dauer von 5 Minuten medikamentös unterbrochen werden. Bei fokalen Anfällen sollte man, wenn keine individuelle Regelung bekannt ist, spätestens nach 10-minütiger Anfallsdauer medikamentös eingreifen. Endet ein Anfall nicht nach einmaliger Gabe eines solchen Medikaments innerhalb von 3–5 Minuten, sollte in der Regel ein Notarzt hinzugezogen werden.

Dauertherapie

Primäres Ziel einer Behandlung von Epilepsien ist die Anfallsfreiheit. Diese scheinbar selbstverständliche Aussage stimmt bei genauer Betrachtung nur dann, wenn man „primär" im zeitlichen Sinne versteht, also als erstes Ziel am Anfang einer Behandlung. Wird dem Primat der Anfallsfreiheit alles andere untergeordnet, ist der Satz hingegen keine gute Handlungsrichtlinie. Wie eingangs erwähnt, umfasst die Erkrankung Epilepsie weit mehr als das Auftreten von Anfällen. Ihre Behandlung muss daher alle Konsequenzen, die sich in diesem umfassenden Sinne aus der Erkrankung ergeben, berücksichtigen. Dies bedeutet, dass für jedes Kind und in jeder Behandlungssituation neu geklärt werden muss, welches Behandlungsziel realistisch ist. Letztendlich geht es um die Lebensqualität des Kindes und seiner Familie. Dieses Konzept kann nur eine Orientierung für das Vorgehen bieten, darf aber nicht ein konkret formuliertes Behandlungsziel ersetzen, um nicht zu einer Leerformel zu werden.

Im Folgenden werden einige Therapieansätze dargestellt. Dabei ist das Ziel nicht die Vollständigkeit, sondern eine Übersicht über aktuell etablierte Methoden.

Erster Schritt der Behandlung ist immer eine ausführliche Beratung zu den Anfällen des Kindes und – wenn bereits möglich – ihrer Prognose.

Ist die Diagnose einer Epilepsie gestellt und die Entscheidung für eine Behandlung getroffen, beginnt man in den allermeisten Fällen eine Behandlung mit Medikamenten. Diese werden häufig als Antikonvulsiva oder Antiepileptika bezeichnet, auch wenn beide Begriffe nicht exakt sind. Der Begriff „Antikonvulsiva" legt nahe, dass Anfälle immer aus „Konvulsionen" (Krämpfen) bestehen, was – wie oben dargestellt – nicht stimmt. Der Begriff „Antiepileptika" suggeriert eine Wirkung gegen die anfallsauslösenden Mechanismen, also die epileptogenen Prozesse im Gehirn, was (noch) nie in der klinischen Anwendung gelungen ist. Es gibt allerdings Konstellationen, in denen die epileptiformen Entladungen im Gehirn durch Medikamente beeinflussbar sind. Dies konnte z. B. für Sultiam in der Behandlung der idiopathisch fokalen Epilepsie mit zentrotemporalen Spikes gezeigt werden.

Bei vielen Medikamenten zur Behandlung von Anfällen hat man eine Vorstellung von der Wirkungsweise. So lassen sich die Medikamente anhand unterschiedlicher Ansatzpunkte einteilen:

1. Wirkung an spannungsabhängigen Ionenkanälen, insbesondere Natrium- und Kalziumkanälen: Hemmung des Aktionspotenzials der Nervenzellen.
2. Wirkung über das GABA-System: GABA (Gamma-Amino-Buttersäure) ist der wichtigste hemmende Neurotransmitter im ZNS, dessen Wirkung verstärkt wird.
3. Wirkung über das exzitatorische Glutamat-System. Glutamat ist der wichtigste erregende Neurotransmitter im ZNS. Dabei können präsynaptische Effekte, die sich auf die Ausschüttung des Transmitters auswirken, von postsynaptischen Effekten unterschieden werden, die den Einfluss des Transmitters auf die nachgeschaltete Zelle reduzieren.

Viele Medikamente haben mehrere nachweisbare Wirkmechanismen. Kombinationen von Medikamenten mit unterschiedlichen Wirkmechanismen können besonders sinnvoll sein. Dabei muss allerdings berücksichtigt werden, dass die Häufigkeit kognitiver Beeinträchtigungen durch die Therapie mit jedem zusätzlichen Medikament steigt.

Unerwünschte Wirkungen

Es gibt Nebenwirkungen, die unbehandelt lebensbedrohlich werden können oder die nach Absetzen des Medikaments nicht reversibel und somit als schwerwiegend einzuschätzen sind. Hierzu zählen unter anderem allergische Reaktionen in den ersten Wochen, eine Hepatopathie oder eine Einschränkung des Gesichtsfelds.

Viel häufiger und hinsichtlich der Lebensqualität bedeutsam sind unerwünschte Effekte auf Kognition, Aufmerksamkeit und Emotionen. Für Sprachtherapeuten ist wichtig, dass Topiramat und Zonisamid sprachliche Funktionen (Wortflüssigkeit) beeinträchtigen können.

MERKE

Ziele der Epilepsiebehandlung sind Anfallsfreiheit und Nebenwirkungsfreiheit. Die Bedeutung beider Faktoren für die Lebensqualität muss individuell bewertet werden, um daran das konkrete Vorgehen zu orientieren.

Ketogene Diät

Aus der Beobachtung, dass Fasten zu einem Rückgang von Anfällen führen kann, wurde die Idee abgeleitet, zur Behandlung von Epilepsien den Organismus durch eine bestimmte Ernährung in eine ähnliche Situation zu bringen. Im Zustand der Ketose gewinnt das Gehirn seine Energie nicht mehr aus Glukose, sondern aus dem Abbau von Fetten, aus Ketonkörpern. Dazu werden 60–90 % der notwendigen Kalorien als Fette zuführt. Dies lässt sich berechnen, indem man den Kalorien- und Proteinbedarf ermittelt und auf dieser Basis den Fett- und Kohlenhydratanteil der Ernährung bestimmt. Üblich ist ein Verhältnis von Fetten zu Nichtfetten zwischen 2:1 und 4:1. Vitamine und Spurenelemente müssen ergänzt werden.

Die ketogene Diät ist Therapie der ersten Wahl bei einem Glukose-Transporter-(GLUT-1-)Defekt. GLUT-1 sorgt dafür, dass Glukose die Blut-Hirn-Schranke überwindet und den Nervenzellen zur Verfügung steht. Zudem sprechen bestimmte Epilepsie-Syndrome besonders gut darauf an. Für die ketogene Diät konnten randomisierte Studien die Wirksamkeit belegen. Nebenwirkungen der ketogenen Diät im Bereich Aufmerksamkeit und Kognition sind selten, es kommt allerdings zu Therapieabbrüchen wegen gastrointestinaler Beschwerden oder einer Abneigung gegenüber dieser Ernährung, insbesondere bei Jugendlichen. Es gibt keine Daten zum Langzeiteffekt dieser Ernährungsumstellung. In der Regel wird der Behandlungszeitraum auf etwa 2 Jahre begrenzt.

3.9.5 Epilepsiechirurgie

Unter Epilepsiechirurgie versteht man die operative, neurochirurgische Behandlung von Epilepsien auf der Basis einer präoperativen epileptologischen Diagnostik. Dieses Vorgehen ist für Epilepsien geeignet, bei denen eine strukturelle, umschriebene Läsion im Gehirn als Ursache identifiziert werden kann. Angestrebt wird die Resektion oder Diskonnektion des betroffenen Areals. Bei einer Diskonnektion wird das anfallsauslösende Gewebe abgetrennt und somit funktionell ausgeschaltet, es bleibt aber zum großen Teil samt seiner versorgenden Blutgefäße erhalten.

Da sich gezeigt hat, dass strukturelle Epilepsien sehr häufig pharmakoresistent sind, bietet die Epilepsiechirurgie in diesen Fällen eine hervorragende Behandlungsoption, indem sie nicht nur eine wesentlich bessere Chance auf Anfallsfreiheit, sondern auch die Perspektive auf ein Absetzen der Medikamente eröffnet.

Die präoperative epileptologische Diagnostik muss klären,

1. was entfernt werden muss, um Anfallsfreiheit zu erzielen, und
2. was nicht entfernt werden darf, um ein (nicht zu akzeptierendes) Funktionsdefizit durch die Operation zu vermeiden.

Diese Aufgabe lässt sich in Form von Fragen konkretisieren:

1. Fragen zur Art und Lokalisation, die sich in den meisten Fällen mittels Anamnese, klinischer Untersuchung, Wach- und Schlaf-EEG sowie MRT-Bildgebung des Gehirns und Video-EEG-Registrierung der Anfälle beantworten lassen:
   a. Handelt es sich um epileptische Anfälle?
   b. Sind es fokale Anfälle, die ihren Ursprung in einem in einer Hemisphäre lokalisierten Netzwerk haben?
   c. Lässt sich die anfallsauslösende Region mit der notwendigen Sicherheit identifizieren?
2. Fragen zur Funktion
   a. Trägt das zu resezierende oder das angrenzende Gewebe eine Funktion?
   b. Ist dieses Gewebe unverzichtbar für die Funktion?
   c. Besteht bereits ein Funktionsdefizit?

Diese Fragen lassen sich mittels neuropsychologischer Diagnostik sowie funktioneller Untersuchungen beantworten. Dazu zählen die funktionelle MRT-Bildgebung, funktionelle neurophysiologische Methoden wie die transkranielle Magnetstimulation, der Wada-Test (siehe unten) und die intrakranielle neurophysiologische Diagnostik.

Abschließend erfolgt eine Abwägung der Chancen und Risiken eines operativen Eingriffs. Dies beinhaltet im ersten Schritt die ärztliche Abwägung, ob ein operatives Vorgehen unter den gegebenen Bedingungen prinzipiell verantwortbar ist. Im zweiten Schritt entscheiden die Eltern (bzw. Patienten), ob sie das vorgeschlagene Vorgehen wollen. Für die Abwägung und die nachfolgende Aufklärung der Eltern bedarf es hinreichender eigener Erfahrung mit postoperativen Verläufen, wie sie nur in epilepsiechirurgischen Zentren vorhanden ist. Dort werden alle Patienten in der Regel mindestens über 2 Jahre, häufig auch länger, nach einer Operation begleitet und die Folgen des operativen Eingriffs intensiv nachuntersucht. Die Überweisung an ein epilepsiechirurgisches Zentrum ist somit keine Entscheidung für eine Operation, sondern ermöglicht die Prüfung einer Chance, die man den Patienten andernfalls vorenthalten würde. Etwa die Hälfte aller operierten Patienten bleibt langfristig anfallsfrei. In Vergleichsstudien war die Epilepsiechirurgie etwa achtmal erfolgreicher als die medikamentöse Therapie [12].

Funktionelle präoperative Sprachdiagnostik

Der **Wada-Test** ist ein von dem japanisch-kanadischen Neurologen Juhn Wada entwickeltes Verfahren, bei dem Amobarbital (ein kurzwirksames Barbiturat) in die Arteria carotis interna einer Seite injiziert wird, um große Teile dieser Hirnhälfte für 5–10 Minuten in ihrer Funktion auszuschalten. Da sowohl die anatomische Region des Broca- als auch des Wernicke-Areals von der Arteria carotis interna versorgt wird, erhält man durch den Test eine Aussage über die komplette Sprachfunktion der nicht-anästhesierten Hemisphäre.

Diese Untersuchung hat entscheidend dazu beigetragen, dass man nicht mehr allein aus der Händigkeit auf die sprachtragende Hirnhälfte schließt. Üblicherweise wird von einer Dominanz der linken Hemisphäre sowohl für die Hand- als auch die Sprachfunktion ausgegangen und somit bei Rechtshändigkeit auf eine linkshemisphärische Sprachverarbeitung geschlossen. Die Auswertung von Wada-Tests größerer Patientengruppen zeigte, dass bei mindestens 5 % der Rechtshänder eine Rechtsdominanz der Sprache vorliegt. Bei Linkshändern (und Menschen ohne eindeutig dominante Hand) liegt diese Rate deutlich höher, aber auch nicht höher als 25–50 %, je nach Patientenserie. Da die Untersuchung mit dem Wada-Test nur bei einer klinischen Fragestellung erfolgte, ist davon auszugehen, dass diese (Patienten-)Daten die Allgemeinbevölkerung nicht exakt repräsentieren. Aber auch bei gesunden Probanden ergab eine Untersuchung mit der nicht-invasiven Methode der funktionellen transkraniellen Doppler-Sonografie eine Rate von 4 % rechtshemisphärisch sprachdominanten Rechtshändern [13].

Die **funktionelle MRT (fMRT)** ist ein nicht-invasives bildgebendes Verfahren, das auf dem BOLD-Effekt (Blood Oxygen Level-Dependent MRI Contrast) beruht. Da Hirnregionen mit vermehrter neuronaler Aktivität verstärkt durchblutet werden, zeigt sich dort ein stärkeres Signal des sauerstoffreichen Blutes. In der Regel erfolgt die Untersuchung in der Form, dass sich Aktivierung (z. B. Wörter ausdenken) und Ruhebedingung abwechseln und die Phasen dann verglichen werden (Block-Design). Die fMRT hat den großen Vorteil, dass sie eine gute räumliche Auflösung bietet. Ihr Nachteil ist, dass sie alle durch die Aufgabe aktivierten Areale darstellt, sodass es nicht möglich ist zu entscheiden, wie sehr die Resektion von Anteilen die Funktion wirklich beeinträchtigen würde. Anders ausgedrückt, mit der fMRT kann man nicht zwischen funktionell essenziellen und akzessorischen Aktivierungen unterscheiden.

Kortikale Stimulation: Mittels Elektroden von wenigen Millimetern Durchmesser, die in Form eines Gitternetzes unter der harten Hirnhaut auf dem Gehirn liegen (➤ Abb. 3.24), oder ins Gewebe eingebrachten Tiefenelektroden kann man gezielt niedrige Stromstärken applizieren. Dies kann während der Operation mit Stahlelektroden geschehen. Implantierte Platinelektroden können etwa 7–10 Tagen verbleiben und ermöglichen eine ausführlichere Stimulation auf Station. Im primär-motorischen Kortex lassen sich dadurch aktive motorische Antworten auslösen, im sensorischen Kortex entsprechende Empfindungen. Die Diagnostik sprachtragender Areale erfolgt anhand von Störungen der Funktion. In der Regel werden dazu verschiedene Modalitäten der Sprachverarbeitung (Benennen, Nachsprechen, Token-Test, ggf. Lesen oder Schreiben) überprüft. Histologische Nachuntersuchungen des Gewebes, das zur Behandlung der Epilepsie anschließend entfernt werden musste, haben keinen Hinweis auf Schäden durch die angewendeten Stromstärken erbracht.

Die **funktionelle transkranielle Doppler-Sonografie (fTCD),** ein nicht-invasives Verfahren auf der Basis der Doppler-Untersuchung, zeigt die Veränderung der Flussgeschwindigkeit in Blutgefäßen. Aus den Veränderungen in der gleichen Arterie in beiden Hirnhälften kann man rückschließen, welche Hirnhälfte während einer Aufgabe aktiver ist, also auf die Lateralisierung der Verarbeitung schließen. Die fTCD kann auch bei Kindern angewendet werden, die ihren Kopf nicht ruhig halten können, wie es bei der fMRT notwendig ist. Demgegenüber hat sie den Nachteil, dass sich die Verlässlichkeit einer Messung nicht gut überprüfen lässt, da auch andere Regionen einer Hirnhälfte als die durch die Aufgabe aktivierten für die Mehrdurchblutung verantwortlich sein könnten. Sie ist ein gutes Verfahren zur Untersuchung von Gruppen gesunder Kinder in der Forschung, ihre Bedeutung für die individuelle klinische Diagnostik ist jedoch begrenzt.

Postoperative Funktionsstörungen der Sprache

Grundsätzlich muss man bei Funktionsstörungen nach (epilepsie)chirurgischen Eingriffen mehrere Kategorien unterscheiden:

1. Reversible Störungen:
   Es kann zu kurzfristigen vorübergehenden Einschränkungen kommen, wenn funktionelles Gewebe postoperativ von einem Ödem im Randbereich der Resektion betroffen ist.
   Es kann auch zu längerfristigen, aber reversiblen Einschränkungen kommen, wenn funktionell relevante, aber nicht essenzielle Areale in die Resektion einbezogen waren und es einer Reorganisation bedarf, bis die Funktion wieder intakt ist. Dies betrifft z. B. die Resektion des temporalen basalen Sprachareals der dominanten Hemisphäre.
2. Irreversible Störungen:
   Werden essenzielle, funktionstragende Areale entfernt oder geschädigt, kommt es zu einem anhaltenden Funktionsverlust. In diesem Fall liegt das Ziel einer rehabilitativen Behandlung darin, Ersatzfunktionen zu etablieren.

Zudem muss für alle erwähnten Kategorien unterschieden werden zwischen präoperativ erwarteten Störungen und solchen, die als Komplikation aufgetreten sind, die also präoperativ als möglich, aber nicht wahrscheinlich eingeschätzt wurden. In der Regel wird man reversible Störungen der Sprache als erwartetes Ereignis in Kauf nehmen, aber nur in Ausnahmefällen eine irreversible Sprachfunktionsstörung nach einer epilepsiechirurgischen Behandlung akzeptieren. Auch hier gilt, dass eine Entscheidung immer alle Folgen des Vorgehens (Chance auf Kontrolle der Anfälle vs. fortbestehende Epilepsie) für das Leben des einzelnen Kindes und seiner Familie berücksichtigen muss.

Therapie von Epilepsien durch Stimulationsverfahren

Aktuell sind in Europa zwei unterschiedliche Stimulationsverfahren zur Behandlung von Epilepsien zugelassen: zum einen die Stimulation des Nervus vagus und zum anderen die tiefe Hirnstimulation. Für die tiefe Hirnstimulation liegen keine Daten zur Wirksamkeit bei Kindern vor, während eine randomisierte Studie zur Vagusnerv-Stimulation (VNS) einen Rückgang von stationären Behandlungen nach Implantation der Elektrode belegte. Daher kann man bei Kindern nur die VNS als etabliertes Verfahren bezeichnen. Die Stimulation erfolgt per Schrittmacher über eine implantierte Elektrode am Hals. Es kann dabei zu Komplikationen wie Veränderung der Stimme während der Stimulation sowie zu Heiserkeit und Stimmbandlähmung als Folge der Operation kommen. Diese werden hier nicht wegen ihrer Häufigkeit, sondern wegen ihrer Bedeutung für Sprachtherapeuten erwähnt.

Fragen zur Wissensprüfung

1. Wie lautet eine allgemein anerkannte, konzeptionelle Definition der Epilepsie?
2. Was ist das Kriterium, um fokale Anfälle von generalisierten Anfällen zu unterscheiden?
3. Was ist das Landau-Kleffner-Syndrom?
4. Was untersucht der Wada-Test?

LITERATUR

1. Shinnar S, Pellock JM. Update on the epidemiology and prognosis of pediatric epilepsy. J Child Neurol. 2002; Suppl. 1: S4–S17.
2. van Emde Boas W, Blume W, Elger C, Lee P, Engel J Jr. Epileptic seizures and epilepsy: definitions proposed by the International League Against Epilepsy (ILAE) and the International Bureau for Epilepsy (IBE). Epilepsia 2005; 4: 470–472.
3. Fisher RS, Acevedo C, Arzimanoglou A, et al. ILAE official report: a practical clinical definition of epilepsy. Epilepsia 2014; 4: 475–482.
4. Berg AT, Berkovic SF, Brodie MJ, et al. Revised terminology and concepts for organization of seizures and epilepsies: Report of the ILAE Commission on Classification and Terminology, 2005–2009. Epilepsia 2010; 51: 676–685.
5. Berg AT, Shinnar S, Levy S, Testa FM. Newly diagnosed epilepsy in children: presentation at diagnosis. Epilepsia 1999; 40: 445–452.
6. Scheffer IE, Berkovic S, Capovilla G, et al. The Organization of the Epilepsies: Report of the ILAE Commission on Classification and Terminology (2013). Website der ILAE (abzurufen unter: www.ilae.org/Visitors/Centre/Organization.cfm).
7. Wirrell EC, Camfield PR, Camfield CS, Dooley JM, Gordon KE. Accidental injury is a serious risk in children with typical absence epilepsy. Arch Neurol. 1996; 53(9): 929–932.
8. Van Bogaert P. Epileptic encephalopathy with continuous spike-waves during slow-wave sleep including Landau-Kleffner syndrome. Handb Clin Neurol. 2013; 111: 635–640.
9. Deonna T, Prelaz-Girod AC, Mayor-Dubois C, Roulet-Perez E. Sign language in Landau-Kleffner syndrome. Epilepsia 2009; 50 (Suppl. 7): 77–82.
10. Overvliet GM, Besseling RMH, van der Kruijs SJM, et al. Clinical evaluation of language fundamentals in Rolandic epilepsy, an assessment with CELF-4. European Paediatric Neurology Society 2013; 17: 390–396.
11. Oliveira EP, Neri ML, Capelatto LL, Guimarães CA, Guerreiro MM. Rolandic epilepsy and dyslexia. Arq Neuropsiquiatr. 2014; 72 (11): 826–831.
12. Ryvlin P, Cross JH, Rheims S. Epilepsy surgery in children and adults. Lancet Neurol. 2014; 13: 1114–1126.
13. Hamberger MJ, Cole J. Language organization and reorganization in epilepsy. Neuropsychol Rev. 2011; 21: 240–251.

WEITERFÜHRENDE LITERATUR

Neubauer B, Hahn A. Dooses Epilepsien im Kindes- und Jugendalter. 13. Aufl. Berlin, Heidelberg: Springer-Verlag, 2014.

Panzer A, Polster T, Siemes H. Epilepsien bei Kindern und Jugendlichen. 3. Aufl. Bern: Hans Huber Verlag/Hogrefe AG, 2015.

3.10 Raumfordernde intrakranielle Prozesse

Marec von Lehe

3.10.1 Einleitung

Im vorliegenden Kapitel werden „Volumenvermehrungen“ im Gehirn dargestellt, die aufgrund der anatomischen und physiologischen Besonderheiten des ZNS (➤ Kap. 2.1) fast immer Folgen für das betroffene Kind haben. Auf raumfordernde Prozesse im Rückenmark wird dagegen nicht eingegangen.

Die Ausprägung der Folgen – im Sinne von Symptomen – hängt nicht nur vom Volumen der Raumforderung ab, sondern auch von der Geschwindigkeit, mit der sie auftritt bzw. sich vergrößert, und insbesondere von der Lokalisation. So können Zysten oder gutartige (und damit langsam wachsende) Tumoren die Größe einer halben Großhirnhemisphäre erreichen und doch nur wenige Symptome verursachen; dagegen können kleine und akut auftretende Blutungen im Hirnstamm sofort zum Tode führen.

Verglichen mit dem Gehirn eines Erwachsenen ist das Besondere am kindlichen Gehirn die rasch ablaufende Entwicklung des Organs, die z. B. zur

3

motorischen, kognitiven oder sprachlichen Reifung führt. Dies kann durch Hirntumoren oder andere Raumforderungen sowie deren Therapien negativ beeinflusst werden.

Bei der Geburt sind die Funktionen des menschlichen Gehirns noch unreif und wenig entwickelt, sie reichen ohne Hilfe kaum zum Überleben. Innerhalb kurzer Zeit entwickelt es sich dann jedoch zu einem der komplexesten Systeme, die das Universum bietet. Störungen der Entwicklung des Gehirns in unterschiedlichen Stadien der Entwicklung bei Kindern oder Jugendlichen können sehr gravierende und unter Umständen nicht aufholbare Defizite bedeuten [1]. Durch frühe Schädigungen des Gehirns und von Hirnfunktionen, die mit Sprach- und Sprechstörungen einhergehen, wird der Alltag später oft erheblich beeinträchtigt, was sich auch negativ z. B. auf die Ausbildung bzw. die Berufswahl auswirken kann.

Das Gehirn ist mit unterschiedlichen Funktionsbereichen das zentrale Organ für die Entwicklung der Sprache und des Sprechens. Raumfordernde Prozesse im Gehirn können Störungen auslösen, die sich oft überlappen und deren Ursprung nicht immer problemlos zu erkennen ist. Bei epileptischen Anfällen treten z. T. nur sehr kurz und diskret ausgeprägte Symptome auf, sodass eine genaue (Fremd-) Anamnese notwendig ist. Einen besonderen Stellenwert für die klinische Diagnostik hat daher die Kenntnis der verschiedenen Sprach- und Sprechstörungen, um sie der entsprechenden Lokalisation einer Schädigung zuordnen zu können. Darüber hinaus ist die physiologische Entwicklung der Sprache in den unterschiedlichen Stadien von pathologischen Verzögerungen und Rückschritten abzugrenzen, was eine besondere Herausforderung in der Diagnostik und hinsichtlich der Förderung der betroffenen Kinder darstellt [2].

In der Neurochirurgie kommt der Sprachtherapie nicht nur in der postoperativen Rehabilitation, sondern vor allem auch für elektive, gut planbare Eingriffe große Bedeutung zu. Um Sprachdefizite nach der Operation zu vermeiden, werden z. B. die Effekte mit einer direkten Stimulation an der Hirnoberfläche bei Wach-Operationen oder mit in den Kopf implantierten Elektroden analysiert, damit die Entfernung von Tumorgewebe oder eines epilepsie-auslösenden Areals sicher geleitet wird [3]. Die Betreuung von Kindern ist deutlich anspruchsvoller als die von Erwachsenen, da sie die komplexen und z. T. unangenehmen Prozeduren nicht immer gut tolerieren.

3.10.2 Symptomatik und Diagnostik intrakranieller Raumforderungen

Ein Erklärungsmodell für die Besonderheiten der Symptomatik intrakranieller Raumforderungen ist die **Monro-Kellie-Doktrin.** Sie wurde Ende des 18. Jahrhunderts formuliert und besagt, dass der Schädel als „rigid box" keine Volumenvermehrung durch Ausdehnung zulässt, wie es z. B. im Bauchraum um mehrere Liter Volumen möglich wäre. Eine Ausnahme stellt der Schädel eines Neugeborenen oder jungen Säuglings dar, bei dem die Schädelnähte noch offen sind und bis zu einem bestimmten Alter in begrenztem Umfang eine Ausdehnung zulassen.

Der physiologische Hirndruck ist abhängig von einem ausgewogenen Mengenverhältnis der drei Hauptkomponenten im Schädelinneren: Hirngewebe, Blut und Liquor cerebrospinalis.

Kleine und insbesondere langsam wachsende Raumforderungen können z. B. durch Minderung der Liquormenge bis zu einer gewissen Größe unerkannt bleiben, da sie keine schwerwiegenden Symptome verursachen. Ab einer bestimmten Größe treten dann Symptome auf:

- durch direkten Druck der Raumforderung auf das umgebende Hirngewebe oder weil
- durch den erhöhten Druck im Schädelinneren die Blutversorgung eingeschränkt und letztendlich zum Erliegen kommen wird, was innerhalb kurzer Zeit zu schweren Schäden infolge des Sauerstoffmangels im Hirngewebe führt.

Wie oben schon erwähnt, ist neben der Größe einer Raumforderung die Geschwindigkeit ihrer Größenzunahme relevant. Wenn sich eine intrakranielle Blutung nach einem Schädel-Hirn-Trauma rasch vergrößert, bleibt dem Gewebe im Schädelinneren keine Möglichkeit, sich z. B. durch Verdrängung des Liquors zu adaptieren. Es treten daher akute Symptome auf, die sehr schnell lebensbedrohlich werden können und eine notfallmäßige Operation erforderlich machen.

Bei länger bestehenden Symptomen durch lokale Effekte einer Raumforderung (z. B. einer langjährigen Epilepsie aufgrund eines gutartigen und größenstabilen Tumors) ist meist eine genaue Diagnostik und Beratung hinsichtlich einer chirurgischen Therapie möglich. Dann rückt die Lokalisation einer Raumforderung als wichtigstes Kriterium in den Mittelpunkt. Durch den lokalen Druck und die Auswirkungen auf das umliegende Hirngewebe kommt es zu Symptomen, die eine gezielte Suche im entsprechenden Hirnareal ermöglichen. Ein Beispiel hierfür ist eine aphasische Störung im Rahmen von epileptischen Anfällen, die auf eine Lokalisation in Nähe des Broca-Areals hinweist. Aus der Lokalisation der Raumforderung und der Funktionsdiagnostik der umgebenden Hirnareale ergibt sich dann eine Prognose zum Operationsrisiko (im Sinne von möglicherweise postoperativ auftretenden neurologischen Defiziten).

Entsprechend der Funktion der Hirnareale führen Beeinträchtigungen durch lokalen Druck zu unterschiedlichen Hirnfunktionsstörungen. Neben den schon erwähnten vorübergehenden Störungen bei epileptischen Anfällen können durch lokalen Druck oder Infiltration auch permanente neurologische Defizite verursacht werden. Bei Läsionen im Großhirn können es Paresen, Sensibilitätsstörungen, Seh- oder Sprachstörungen sein, bei Läsionen im Kleinhirn Koordinationsstörungen der Motorik oder des Sprechens.

Abgesehen von diesen fokalen Symptomen (epileptische Anfälle bzw. neurologische Defizite) sind folgende Zeichen des gesteigerten Hirndrucks typisch und alarmierend für intrazerebrale Raumforderungen: Kopfschmerzen, Übelkeit und Erbrechen, insbesondere Nüchternerbrechen, Schwindel, Sehstörungen und schließlich Eintrübung des Bewusstseins (Vigilanzstörung) bis hin zu Koma und Tod.

Diagnostik

Über die (Fremd-)Anamnese und die klinische Untersuchung lassen sich wichtige Informationen für die weitere apparative Diagnostik, die Therapie und die Geschwindigkeit des Handelns erheben.

In Notfallsituationen nach einem Schädel-Hirn-Trauma oder bei akut einsetzenden schweren Symptomen mit Bewusstseinsstörungen als Zeichen des akuten Hirndruckanstiegs ist die Computertomografie (CT) Mittel der Wahl für die Untersuchung des Schädels (➤ Kap. 1 und ➤ Kap. 3.11). Sie ist in den allermeisten Krankenhäusern jederzeit verfügbar und liefert in wenigen Sekunden Informationen über eine mögliche intrakranielle Raumforderung. Mit dieser auf Röntgenstrahlen basierenden Untersuchungsmethode [4] lassen sich Blutungen, Liquorzirkulationsstörungen und Traumafolgen wie Frakturen mit ausreichender Genauigkeit feststellen, um in Notfallsituationen eine Operation durchzuführen.

Die Kernspin- oder Magnetresonanztomografie (MRT) ist Mittel der Wahl in elektiven Situationen, d.h. wenn mehr Zeit für die Diagnostik zur Verfügung steht (➤ Kap. 1 und ➤ Kap. 3.11). Diese Untersuchungsmethode steht nur in wenigen Kliniken rund um die Uhr zur Verfügung. Da es länger dauert, verwertbare Ergebnisse zu erhalten, ist die MRT für Fragestellungen in akuten Notfällen, insbesondere ob eine Schädelfraktur oder eine intrakranielle Blutung vorliegt, nicht immer geeignet. Andererseits lassen sich mit dieser Methode die Lagebeziehungen zwischen Läsionen und wichtigen Hirnarealen (besonders in der hinteren Schädelgrube) viel besser darstellen, sodass z.B. die Operationsplanung bei einem Hirntumor mit der MRT viel sicherer ist.

MRT und CT sind Schnittbildverfahren, deren Informationsgehalt sich durch intravenös applizierte Kontrastmittel oft verbessert. Dies gilt insbesondere für eine Vielzahl von Hirntumoren, die sich aufgrund ihres unterschiedlichen Kontrastmittelverhaltens differenzieren lassen.

Für besondere Fragestellungen ist eine Darstellung der Blutgefäße im Gehirn (sog. Angiografie) notwendig. Auch wenn sich die Arterien und Venen im Gehirn mittels CT oder MRT visualisieren lassen, gilt weiterhin die Katheterangiografie bzw. die digitale Subtraktionsangiografie (DSA) als Goldstandard. Dabei wird der Katheter nacheinander bis in die vier hirnversorgenden Arterien vorgeschoben, um ein Kontrastmittel zu injizieren. Durch das Kontrastmittel erhält man ein genaues Bild vom jeweiligen Versorgungsgebiet, denn es verteilt sich bis in die Kapillaren und gelangt dann mit der entsprechenden Dynamik des Blutflusses in die Venen. Letzteres ist wichtig für die Diagnostik von arteriovenösen Malformationen (AVM), die die häufigste Ursache von spontanen Hirnblutungen bei Kindern sind.

Tab. 3.8 Diagnostische Methoden für die Lateralisation („in welcher Großhirnhemisphäre") und Lokalisation sprachrelevanter Hirnareale („Wo in den Großhirnhemisphären sind Sprachfunktionen angesiedelt?"). Eignung und Altersgrenze der jeweiligen Methode sind individuell unterschiedlich einzuschätzen und insbesondere abhängig von der Compliance.

Methode	Erläuterung	Vorteile	Nachteile
Funktionelle Kernspintomografie (fMRT)	Detektion von „aktivierten Hirnarealen" (höhere Oxygenisierung des Blutes) bei Sprachtestung	• Nicht invasiv	• Compliance notwendig • Räumliche Auflösung methodenabhängig • Beeinflussung der Ergebnisse durch benachbarte Hirnläsionen
Transkranielle Magnetstimulation	Stimulation von Hirngewebe mittels Magnetfeld von außen	• Wenig invasiv • Lokalisationsdiagnostik mit hoher räumlicher Auflösung	• Auslösung epileptischer Anfälle (selten) • Compliance notwendig • Für kleine Kinder ungeeignet
Transkranielle Doppler-Sonografie	Messung der Durchblutung der Großhirnhemisphären bei Sprachtestung	• Nicht invasiv • Für Kinder tolerabel	• Keine Lokalisations-, nur Lateralisations-Diagnostik
Magnetenzephalografie	Messung magnetischer Signale, die durch die Hirnströme verursacht werden	• Nicht invasiv • Auch unter Sedierung möglich	• Hoher technischer Aufwand • Neue Methode, bisher keine Routine-Untersuchung
Wada-Test	Sprachtestung unter selektiver Sedierung einer Großhirnhemisphäre im Rahmen einer Katheterangiografie; Applikation eines Barbiturats in eine Hirnarterie	• Genaueste Lateralisations-Diagnostik • EEG-Diagnostik mit zusätzlichen Informationen	• Keine Lokalisations-, nur Lateralisations-Diagnostik • Invasiv, nicht für Kinder geeignet • Strahlenbelastung
Wach-Operation mit „Brain-Mapping"	Direkte Stimulation der Hirnoberfläche (kortikal) und von Faserbahnen (subkortikal) im Rahmen der Resektions-OP. Testung von Sprache (und anderer Funktionen) beim wachen Patienten	• Genaueste Lokalisation von funktionstragenden (eloquenten) Arealen	• Hoher technischer und personeller Aufwand • Maximale Compliance notwendig • Testung unter Stressbelastung • Für Kinder nicht geeignet
„Brain-Mapping" mit intrakraniellen Elektroden	Direkte Stimulation der Hirnoberfläche mit Gitterelektroden, die operativ implantiert werden	• Genaue Lokalisation • Testung ohne Stressbelastung • EEG-Diagnostik an der Hirnoberfläche möglich	• Zwei Operationen (Implantation und Explantation/Resektion) mit jeweiligen Risiken • Keine Informationen zu Faserbahnen • Für kleine Kinder nicht geeignet
Neuropsychologische Testung	Unterschiedliche Testverfahren	• Nicht invasiv • Verlaufskontrollen im Rahmen der Rehabilitation	• Nur ergänzende Befunde zu Lateralisation und Lokalisation von Sprache und Gedächtnis

Neben diesen strukturellen Untersuchungsmethoden sind in den letzten Jahren insbesondere in der Diagnostik von Sprachfunktionen zahlreiche funktionelle Untersuchungsmethoden entwickelt worden, die über die Lateralisation und Lokalisation von sprachrelevanten Hirnarealen Auskunft geben (➤ Tab. 3.8 mit kurzen Erläuterungen der jeweiligen Methode).

3.10.3 Hydrozephalus

Ein Hydrozephalus („Wasserkopf") entsteht aus einem Ungleichgewicht von Produktion und Resorption des Liquor cerebrospinalis bzw. durch ein Abflusshindernis. Durch ein Zuviel an Nervenwasser vergrößern sich die Liquorräume im Gehirn, und es entsteht ein erhöhter Hirndruck. Säuglinge haben noch offene Schädelnähte, sodass der Schädel auch überproportional wachsen kann (im Sinne eines Makrozephalus; zu den Hydrozephalusformen ➤ Kap. 2.2).

Häufigste Ursache für einen erworbenen Hydrozephalus ist mangelnde Liquorresorption. Dies kann eine vorübergehende Erscheinung, z. B. während der akuten Phase einer Hirnblutung, oder ein dauerhafter Zustand sein, z. B. nach einer Meningitis. Bei Kindern mit Hirntumoren führen manchmal erst die Symptome des Hydrozephalus mit erhöhtem Hirndruck zur Tumordiagnose (zur Hirndrucksymptomatik ➤ Kap. 3.10.2 und ➤ Kap. 2.2).

In sehr seltenen Fällen kann unter engmaschiger Kontrolle eine medikamentöse Therapie indiziert sein. Ansonsten ist in den allermeisten Fällen eine Operation notwendig, um den erhöhten Hirndruck über eine Liquorableitung zu entlasten. Bei einem Verschlusshydrozephalus sollte man versuchen, das Hindernis (z. B. einen Kleinhirntumor) operativ zu beseitigen. Wenn dies nicht möglich ist, kann mit einem endoskopischen Eingriff eine Umgehung des Hindernisses hergestellt werden.

Weitaus häufiger besteht die Behandlung des Hydrozephalus in einer Shuntanlage zur Ableitung des Liquors (ergänzend zu möglichen akuten und chronischen Komplikationen und zur Entwicklungsprognose ➤ Kap. 2.2). Dieses Schlauchsystem wird in den Liquorraum, meist in einen der beiden Seitenventrikel des Gehirns, eingebracht und dann unter der Haut zum Resorptionsort geführt. So kann „überschüssiger" Liquor von den Hirnkammern in eine Körperhöhle außerhalb des ZNS drainiert und dort resorbiert werden. Meist wird die Bauchhöhle für die Ableitung des Liquors genutzt (ventrikuloperitonealer Shunt, VP-Shunt), seltener der rechte Herzvorhof (ventrikuloatrialer Shunt, VA-Shunt). Nur in Ausnahmefällen muss der Shunt in andere Körperhöhlen (z. B. in die Brusthöhle) gelegt werden. Die abgeleitete Liquormenge wird über das zwischengeschaltete Ventil reguliert, das sich meist unter der Haut am Kopf befindet.

3.10.4 Intrakranielle Blutungen

Die Einteilung intrakranieller Blutungen wird vornehmlich nach ihrer Lokalisation in Relation zu den Hirnhäuten vorgenommen. Unter den Schädelknochen folgen von außen nach innen: die Dura mater mit Blutgefäßen; die Arachnoidea, in der große hirnversorgende Blutgefäße verlaufen und der Liquor zirkuliert; die Pia mater, die sich mit kleinen Blutgefäßen ins Hirngewebe hineinzieht; und dann das Hirngewebe (Parenchym), in dem sich die kleinen Blutgefäße für den Stoffaustausch zu Kapillaren verzweigen (➤ Kap. 2.1).

Hirnblutungen kommen bei Kindern und Jugendlichen sehr selten vor, wenn man von Kontusionsblutungen im Hirnparenchym und von epiduralen bzw. subduralen Hämatomen (Blutungen auf bzw. unter der Dura mater) als Folge eines Schädel-Hirn-Traumas absieht (➤ Kap. 3.11).

Spontane Hirnblutungen führen häufig schlagartig zu einem Hirndruckanstieg und stellen daher eine akute und nicht selten lebensbedrohliche Situation dar – wiederum abhängig von Lokalisation und Größe der Raumforderung. Da die Ursache meist in Veränderungen der hirnversorgenden größeren und kleineren Blutgefäße liegt, handelt es sich bei spontanen Blutungen entweder um eine umschriebene intraparenchymatöse Blutung oder um eine subarachnoidale Blutung (SAB) bzw. eine Kombination aus beiden. Eine SAB zeichnet sich durch eine diffuse, flächige Verteilung im subarachnoidalen Raum aus, in dem normalerweise der Liquor zirkuliert, sodass es in der akuten Phase der Blutung oder auch danach (chronisch) zu einem Hydrozephalus kommen kann. In diesem Fall spricht man von einem posthämorrhagischen bzw. malresorptiven Hydrozephalus.

Wenn die akute Phase einer spontanen Blutung überstanden ist, folgt oft – wie bei Kindern mit einem schweren Schädel-Hirn-Trauma – eine lange Phase intensivmedizinischer und interdisziplinärer Behandlung und Rehabilitation. Trotzdem sind die Kinder oft lebenslang beeinträchtigt und auf Unterstützung angewiesen [5].

Ursachen

Die Ursache spontaner Blutungen ist meist eine Veränderung der hirnversorgenden Blutgefäße. Bei Kindern sind Aneurysmablutungen, die bei – älteren – Erwachsenen recht häufig vorkommen, sehr selten. Aneurysmen sind einrissgefährdet und können aufgrund des hohen Drucks in der Arterie dann zu schwerwiegenden subarachnoidalen Blutungen führen.

Hirnblutungen bei Kindern entstehen häufiger durch sog. arteriovenöse Malformationen (AVM). Bei diesen knäuelartigen Gefäßveränderungen fehlt das Kapillarbett zwischen Arterien und Venen, das normalerweise den Stoffaustausch zwischen Blut und Gewebe ermöglicht und dafür sorgt, dass in den abführenden dünnwandigen Venen ein niedriger Druck herrscht. Durch den höheren Druck in den Venen und den pathologischen Aufbau der Gefäßwände bei einer AVM kann es dann zu Blutungen in das umliegende Hirnparenchym kommen.

Eine weitere Gefäßmalformation, die – sehr selten lebensbedrohliche – Hirnblutungen verursachen kann, sind die aus sehr dünnwandigen kleinsten Blutgefäßen bestehenden Kavernome. Aufgrund des niedrigen (Blut-)Drucks sind Einblutungen in das Hirngewebe, je nach Lokalisation, meist klein und symptomarm. Sie verursachen aber häufig epileptische Anfälle oder werden als Zufallsbefund entdeckt.

Sehr selten können Gefäßentzündungen zu einer Hirnblutung führen. Gelegentlich ist ein eingebluteter Hirntumor oder eine Blutgerinnungsstörung im Zusammenhang mit anderen schwerwiegenden Zuständen (Sepsis, Herzerkrankungen) die Ursache einer Hirnblutung.

Diagnostik

Die Anamnese und die klinische Untersuchung liefern wichtige Hinweise für die Verdachtsdiagnose einer akuten Hirnblutung. Die Symptome beginnen schlagartig und der Verlauf ist oft dramatisch. Die Betroffenen berichten von akut einsetzenden stärksten Kopfschmerzen („so schlimm wie noch nie"; im Sinne von Vernichtungskopfschmerzen) und Nackenschmerzen mit hochgradiger Bewegungseinschränkung der Nackenmuskulatur (sog. Meningismus). Aufgrund der akuten Hirndruckerhöhung kommt es häufig zu einer Bewusstseinsstörung bis zum Koma (➤ Fallbeispiel 3.16). Neurologische Defizite bis hin zu Zeichen einer Hirnstammeinklemmung und auch epileptische Anfälle sind möglich, je nach Lokalisation und Größe der Blutung.

Fallbeispiel 3.16

Akute spontane Hirnblutung

Der zehnjährige Junge klagt über plötzlich einsetzende starke Kopfschmerzen, die spontan und ohne äußere Einwirkung auftraten. Nachdem er sich hingelegt hat, können die Eltern ihn kurze Zeit später nicht wieder aufwecken und rufen daher den Notarzt. Bei Eintreffen des Notarztes ist der Junge bewusstseinsgetrübt und kann die linke Körperhälfte nicht bewegen (Befund: GCS 10; zur Definition ➤ Kap. 3.11).

Die Eltern berichten, dass es vor zwei Wochen eine Rangelei mit einem anderen Jungen auf dem Schulhof gab: Bei einem Sturz auf den Kopf habe sich ihr Sohn eine Kopfplatzwunde zugezogen. Eine Bewusstlosigkeit, Übelkeit/Erbrechen oder eine Amnesie bestand nach dem Ereignis nicht, sodass man nicht von einem signifikanten Schädel-Hirn-Trauma ausgehen kann und kein Zusammenhang mit der aktuellen Notfallsituation besteht.

Nach Intubation und notfallmäßigem Transport in die Klinik wird mittels CT eine parenchymatöse Blutung rechts-parietal diagnostiziert (➤ Abb. 3.26). Die in der Notaufnahme durchgeführte CT-Angiografie zeigt keine pathologischen Veränderungen der hirnversorgenden Blutgefäße. Es erfolgt die notfallmäßige Operation zur Versorgung der Blutung. Im Rahmen der intensivmedizinischen und dann rehabilitativen Behandlung bildet sich die Halbseitenschwäche vollständig zurück.

Drei Monate nach der Operation erfolgt wie geplant eine ergänzende MRT-Untersuchung. Sie zeigt, dass eine AVM im Bereich der ehemaligen Blutungshöhle vorliegen könnte. Mittels Katheterangiografie (DSA) wird diese Verdachtsdiagnose bestätigt und eine kleine AVM rechts-parietal nachgewiesen.

Der Junge wird über denselben Zugang wie beim ersten Eingriff erneut operiert, um die AVM zu entfernen und weitere Blutungen zu vermeiden. Postoperativ erholt er sich problemlos und ohne neurologisches Defizit. Geplant ist eine weitere angiografische Kontrolle drei Monate nach der zweiten Operation.

Abhängig von der Symptomatik besteht nicht selten eine absolute Notfallsituation mit entsprechendem Handlungsbedarf. Mittels CT können Lokalisation und Ausdehnung einer Blutung und auch deren Folgen (z. B. ein Hydrozephalus) rasch dargestellt werden. Die Ursache einer Hirnblutung lässt sich anhand der CT-Befunde aber nur vermuten. Bei den wichtigsten Ursachen – Schädel-Hirn-Trauma versus spontane Blutung durch eine Gefäßveränderung – können sich initial sehr ähnliche Befunde zeigen.

Wenn aus der Anamnese nicht klar hervorgeht, dass eine diagnostizierte Hirnblutung auf andere Ursachen (z. B. ein adäquates Schädel-Hirn-Trauma) zurückzuführen ist, muss eine Darstellung der Blutgefäße erfolgen. Dies geschieht im Idealfall mittels Katheterangiografie (➤ Kap. 3.10.2).

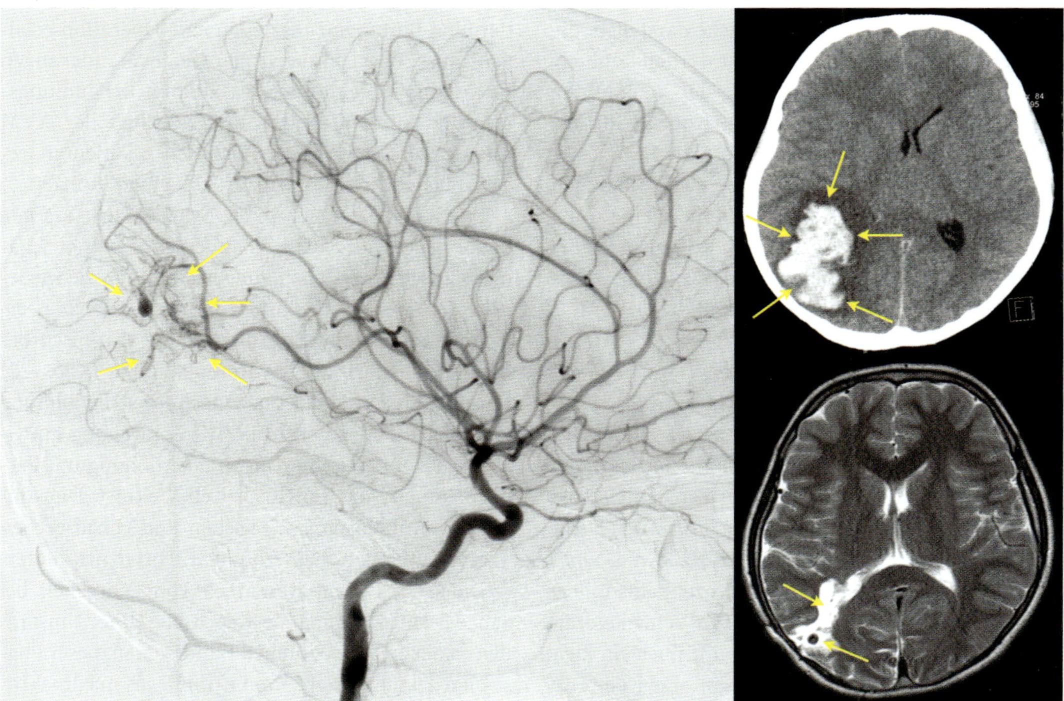

Abb. 3.26 Akute spontane Hirnblutung aus einer AVM
Rechts oben: Notfallmäßige CT bei Aufnahme mit Nachweis einer etwa 5 × 4 cm großen Blutung rechts-parietal im Parenchym (gelbe Pfeile). Die Mittellinie ist um etwa 1 cm zur Gegenseite verlagert, als Zeichen der Raumforderung und des resultierenden Hirndrucks. Die Angiografie zeigte zu diesem Zeitpunkt keine pathologische Gefäßveränderung. Direkt nach der Untersuchung wird der Junge operiert.
Rechts unten: Etwa drei Monate nach der Operation ergibt sich kernspintomografisch der Verdacht auf eine AVM im Bereich der ehemaligen Blutungshöhle als Ursache der Hirnblutung (gelbe Pfeile).
Links: Darstellung der Hirngefäße mittels DSA (Kontrastmittel in der rechten Arteria carotis interna). Die Pfeile markieren das „Gefäßknäuel" der AVM. [T842]

Auch bei Zweifeln hinsichtlich der Blutungsursache ist eine weitere angiografische Diagnostik unabdingbar, da eine nicht erkannte Gefäßveränderung ohne entsprechende Behandlung erneut zu einer Hirnblutung führen kann. Das würde die Prognose für den Patienten weiter verschlechtern. Ein typischer Zweifelsfall ist, wenn ein Patient in einer Situation stürzt, in der es eigentlich keinen Auslöser für einen Sturz gab – also z. B. nicht beim Klettern oder bei Spielen mit Körperkontakt. Dann liegt der Verdacht nahe, dass eine Gefäßveränderung zu einer spontanen Hirnblutung mit akuter Bewusstlosigkeit geführt hat und dass es infolgedessen zu einem Sturz gekommen ist, dann oft auch ohne Schutzreflexe.

In weniger akuten Situationen oder wenn die Ursache einer Hirnblutung mit der bisherigen Diagnostik unklar blieb, muss eine MRT ergänzt werden. Hiermit lassen sich z. B. auch kleine Hirntumoren oder Kavernome als Blutungsursache darstellen, die mit der CT-Auflösung nicht erfasst werden können.

Sollte sich in der ersten Phase der Behandlung auch mit der MRT keine Blutungsquelle für die Hirnblutung darstellen lassen, muss die Diagnostik nach Resorption der Blutung bzw. nach Abklingen der Operationsfolgen wiederholt werden. Eine akute Einblutung im Gewebe kann durch Kompression die eigentliche Blutungsursache maskieren, ohne dass die Blutungsgefahr damit ausgeschaltet ist.

Therapie

Abhängig von der Symptomatik und den Befunden der Notfalldiagnostik besteht unter Umständen eine absolute Indikation zur Entlastung des akuten Hirndrucks. Dies kann nach dem CT-Nachweis eines akuten posthämorrhagischen Hydrozephalus innerhalb von Minuten mit einer externen Ventrikeldrainage geschehen. Diese Drainage wird über ein kleines Bohrloch im Schädelknochen in einen der Seitenventrikel eingebracht, sodass über ein angeschlossenes Ablaufsystem rasch Liquor aus den Hirnkammern abgeleitet und der intrakranielle Druck entlastet werden kann.

Bei einer spontanen Hirnblutung ohne Schädel-Hirn-Trauma muss nach der ergänzenden angiografischen Diagnostik entschieden werden, ob zur weiteren Entlastung des akuten Hirndrucks die Entfernung einer umschriebenen parenchymatösen Blutung indiziert ist. Darüber hinaus ist auch der Verschluss einer zugrundeliegenden Gefäßveränderung das Ziel der Notfallversorgung, um weitere Blutungen zu vermeiden. Dies kann im Rahmen der Entlastungsoperation der parenchymatösen Blutung geschehen (z. B. Resektion der pathologisch veränderten Blutgefäße bei AVM).

In den letzten Jahren hat sich die endovaskuläre Behandlung von Gefäßveränderungen schnell weiterentwickelt, sodass diese Therapieoption immer mehr auch bei pädiatrischen Patienten eingesetzt wird [6]. Dabei werden über einen Katheter wiederum sehr kleine Katheter bis in die Gefäßveränderung vorgebracht, um sie dann mittels unterschiedlicher Verfahren zu verschließen und weitere Blutungen zu verhindern. Das ins Gewebe ausgetretene Blut lässt sich auf diesem Weg nicht entfernen, sodass bei raumfordernden Blutungen zusätzlich eine Operation erfolgen muss. Bestrahlungen von Gefäßveränderungen in Kombination mit endovaskulären Behandlungsschritten können zwar zum Verschluss der AVM führen, werden aber bei pädiatrischen Patienten wegen möglicher Spätfolgen zurückhaltend indiziert.

Wie bei einem schweren Schädel-Hirn-Trauma können nach der akuten Phase einer primären Schädigung sekundäre Schädigungen eintreten, die wiederum der Therapie bedürfen. Neben dem schon erwähnten akuten und möglicherweise chronisch behandlungsbedürftigen Hydrozephalus (➤ Kap. 2.2) kann sich in den ersten Tagen nach einer Hirnblutung eine globale oder perifokale Hirnschwellung entwickeln, die zur weiteren Hirndruckerhöhung mit Perfusionsminderung im Hirngewebe beiträgt. Die konservativen intensivmedizinischen und chirurgischen Therapieoptionen bei erhöhtem Hirndruck unterscheiden sich nicht wesentlich vom Vorgehen bei Schädel-Hirn-Trauma (➤ Kap. 3.11). Unter Umständen ist auch nach spontanen Blutungen in dieser Phase eine dekompressive Kraniektomie als maximal-invasive Maßnahme der Hirndrucktherapie notwendig.

Als weitere Folge einer spontanen Subarachnoidalblutung nach Ruptur einer Gefäßveränderung kann es zu einem sog. zerebralen Vasospasmus kommen. Er beginnt etwa fünf Tage nach der eigentlichen Blutung und kann manchmal 2–3 Wochen anhalten. Daraus resultiert eine Minderperfusion des Hirngewebes, die sich auch als Schlaganfall manifestieren und dann wiederum zu einer Hirndrucksteigerung führen kann [7].

Insgesamt werden unter „Hirnblutungen" sehr heterogene Krankheitsbilder zusammengefasst. Sie reichen von kleinen kavernom-assoziierten Blutungen als Zufallsbefund über chronische Zustände wie Hydrozephalus und medikamentös schwer zu behandelnde epileptische Anfälle bis hin zu lebensbedrohlichen Situationen. Dies gilt es nicht nur in der akuten Phase, sondern auch im Rahmen der intensivmedizinischen Betreuung sowie während der interdisziplinären Rehabilitation zu beachten.

3.10.5 Hirntumoren

Hirntumoren bei Kindern und Jugendlichen sind selten, machen aber nach Erkrankungen des blutbildenden Systems mit 24 % den größten Anteil der Tumorerkrankungen aus und sind eine häufige Todesursache in dieser Altersgruppe. In Deutschland erkranken jedes Jahr etwa 350–400 Kinder und Jugendliche an einem Tumor des ZNS. Es gibt eine Vielzahl unterschiedlicher Hirntumoren, die entsprechend der WHO-Klassifikation nach ihrem Ursprungsgewebe und ihrer Dignität („Wertigkeit" im Sinne von gutartig oder bösartig) als WHO-I bis WHO-IV eingeteilt werden [8].

Hirntumoren pädiatrischer Patienten mit WHO-Klassifikation [8]

- Tumoren der Stützzellen im Hirngewebe
  - Astrozytome (WHO-I bis WHO-III)
  - Glioblastoma multiforme (WHO-IV)
  - Ependymome, Subependymome (WHO-I bis WHO-III)
  - Oligoastrozytome, Oligodendrogliome (WHO-I bis WHO-III)
  - Hirnstammgliome
- Embryonale Tumoren
  - Medulloblastom (WHO-IV)
  - Atypischer teratoider/rhabdoider Tumor (WHO-IV)
  - Primitiver neuroektodermaler Tumor (PNET, WHO-IV)
- Tumoren des Plexus choroideus
  - Plexuspapillom (WHO-I bis WHO-II)
  - Plexuskarzinom (WHO-III)
- Keimzelltumoren
  - Germinom
  - „Nicht-Germinome" (z. B. Teratom, Dottersacktumor, Chorionkarzinom)
- Kraniopharyngeom (WHO-I)
- Tumoren der Pinealis-Region (z. B. Pineozytom: WHO-I; Pineoblastom: WHO-IV)
- Tumoren mit neuronaler Zellkomponente (z. B. Gangliogliom: WHO-I bis WHO-III; dysembryoblastische neuroepitheliale Tumore, DNT: WHO-I)

Bei pädiatrischen Patienten wird über die Hälfte der Tumoren als gutartig klassifiziert. Der mit etwa 30–35 % häufigste Hirntumor ist das pilozytische Astrozytom (WHO-I), das im Großhirn, häufiger jedoch im Kleinhirn entstehen kann. Darüber hinaus ist auch das Medulloblastom (WHO-IV), das als zweithäufigster Tumor zusammen mit anderen embryonalen Tumoren einen Anteil von etwa 20–25 % hat, im Kleinhirn lokalisiert, sodass Kleinhirntumoren fast die Hälfte aller Hirntumoren in dieser Altersgruppe ausmachen.

Ein weiterer, mit etwa 5–10 % aller Hirntumoren relativ häufiger Tumor in dieser Altersgruppe ist das Kraniopharyngeom, das nach der WHO-Klassifikation zwar als gutartig (WHO-I) eingeteilt wird, aber aufgrund seiner Lokalisation in Nähe der Hirnanhangsdrüse und der Sehbahn trotz sehr langsamer Wachstumstendenz z. T. erhebliche Einschränkungen hervorruft.

In den letzten Jahrzehnten haben sich Prognose und Lebensqualität der Patienten durch Fortschritte in der chirurgischen Behandlung, aber auch in der Nachbehandlung im Sinne von Bestrahlung und Chemotherapie deutlich verbessert.

Ursachen

Ursachen oder Risikofaktoren für eine Hirntumorerkrankung sind auch nach umfangreicher Forschung weitestgehend unbekannt. Es wurde bisher kein Zusammenhang zwischen der Entstehung eines Hirntumors einerseits und Umweltfaktoren, Ernährung, Hirnverletzungen oder Lebensumständen andererseits festgestellt. Lediglich durch Bestrahlungen des Kopfes im Kindesalter zur Therapie von Krebserkrankungen oder wiederholte CT-Untersuchungen [4] erhöht sich das Risiko für Hirntumoren im höheren Lebensalter.

Darüber hinaus gibt es genetische Dispositionen, die mit einem erhöhten Risiko für Hirntumoren einhergehen. Zum Beispiel haben die als „Phakomatosen" zusammengefassten Erkrankungen gemeinsam, dass sie zu Fehlbildungen und/oder Tumoren der Haut und im Bereich des Nervensystems führen können. Bei einigen dieser Erkrankungen sind der zugrundeliegende genetische Defekt und der Erbgang bekannt. Hier eine Auswahl:

Neurofibromatose Typ I (Morbus von Recklinghausen)

Neben typischen Hautveränderungen wie hellbraunen „Café-au-lait"-Flecken oder sommersprossenartigen Flecken („axillary freckling") unter der Achsel und in der Leiste tritt bei Neurofibromatose Typ I (➤ Kap. 3.2) als typischer Hirntumor ein Astrozytom (meist WHO-I) im Bereich der Sehbahn auf. Dieses „Optikusgliom" ist ein Tumor, der durch Größenzunahme zu einseitiger oder beidseitiger Erblindung führen kann.

Neurofibromatose Typ II

Das typische Kennzeichen dieser Erkrankung sind beidseitige Vestibularis-Schwannome (WHO-I, früher als Akustikusneurinome bezeichnet), die von Stützzellen des N. vestibularis (sog. Schwann-Zellen) ausgehen. Dieser „Gleichgewichtsnerv" verläuft in enger Nachbarschaft zum N. cochlearis, dem Hörnerv. Die Erkrankung beginnt häufig schon im Jugendalter und führt ohne Behandlung zur beidseitigen Ertaubung. Als weitere ZNS-Manifestationen finden sich Schwannome im Bereich des Rückenmarks oder auch Meningeome und Ependymome.

Tuberöse-Sklerose-Komplex (Morbus Bourneville-Pringle)

Als prominentes Symptom dieser Erkrankung (➤ Kap. 3.2) zeigen sich Hautveränderungen mit rötlichen Papeln um Mund und Nase im Gesicht (Adenoma sebaceum). Anlagestörungen im Großhirn (Dysplasien) können zu – häufig schweren – Epilepsien und zu einer allgemeinen Entwicklungsverzögerung ab dem Säuglingsalter führen. Als weitere Manifestation können Tumoren im Bereich der Hirnkammern (sog. subependymale Riesenzellastrozytome, SEGA) durch Größenzunahme zu einem Hindernis für den zirkulierenden Liquor werden und einen Verschlusshydrozephalus verursachen.

Symptome

Die Ausprägung der Symptome bei Hirntumoren ist abhängig von ihrer Lokalisation, Größe und Wachstumsgeschwindigkeit (➤ Kap. 3.10.2). Das Spektrum reicht von einer geringen Beeinträchtigung (z. B. medikamentös behandelbare epileptische Anfälle) bis zu dramatischen Verläufen mit akuter Bewusstseinsstörung. Darüber hinaus können Hirntumoren als Zufallsbefund diagnostiziert werden.

Wie oben erwähnt, sind Kleinhirntumoren im Vergleich zu erwachsenen Patienten bei Kindern viel häufiger. Symptome, die durch eine Beeinträchtigung von Großhirnarealen entstehen (z. B. Lähmungen oder Sprachstörungen), treten daher bei Kindern eher selten auf. Durch Beeinträchtigung des Kleinhirns verursachte Symptome (z. B. Koordinationsstörungen oder Dysarthrien) sind dagegen häufiger.

Tumoren in dieser Lokalisation blockieren häufig die Passage des Liquors durch den IV. Ventrikel. Die Symptome des erhöhten Hirndrucks bei einem Verschlusshydrozephalus machen häufig eine akute Behandlung notwendig (➤ Fallbeispiel 3.17).

Fallbeispiel 3.17

Verschlusshydrozephalus durch Kleinhirntumor

Ein fast vierjähriger Junge mit bisher unauffälliger Entwicklung leidet zunehmend an Erbrechen, über Monate hat sich sein Allgemeinzustand verschlechtert. Seit einigen Wochen erbricht er auch nüchtern nach dem Aufstehen und klagt zunehmend über Kopfschmerzen. Nach Angaben der Eltern stolpert und stürzt er häufiger und spricht undeutlicher, „wie verwaschen". In den letzten Tagen schläft er viel und hat zu schielen begonnen. Bei der klinischen Untersuchung fällt ein Makrozephalus auf.

Mittels MRT wird ein etwa 5 × 8 cm großer Tumor im Bereich des Kleinhirns und des IV. Ventrikels diagnostiziert, der zu einem Verschlusshydrozephalus mit deutlicher Erweiterung der vorgeschalteten Ventrikel (Seitenventrikel und III. Ventrikel) geführt hat (➤ Abb. 3.27).

Nach Anlage einer externen Ventrikeldrainage zur Behandlung des Hydrozephalus erfolgt die weitestgehende Entfernung des Tumors (ca. 90 %). Der Tumorrest wird belassen, um eine Schluckstörung oder eine bleibende immobilisierende Ataxie zu vermeiden. Postoperativ zeigt sich eine deutlichere zerebelläre Symptomatik mit Mutismus für wenige Tage, Nystagmus sowie Dysarthrie und Ataxie beim Gehen für einige Wochen.

Nach Entfernen der Drainage entwickelt sich wiederum eine hydrozephale Symptomatik mit Müdigkeit und Erbrechen, sodass ein ventrikuloperitonealer Shunt implantiert wird.

Die histopathologische Untersuchung des Tumorgewebes ergibt ein Ependymom (WHO-III), das entsprechend dem Liquorbefund schon Tumorzellen gestreut hat. Es erfolgt eine Nachbehandlung mittels Chemotherapie und Bestrahlung.

Fast ein Jahr nach der Operation kann der Junge nach sprachtherapeutischer und physiotherapeutischer Betreuung wieder unbeeinträchtigt sprechen. Beim freien und schnellen Laufen ist er noch unsicher. In den bisherigen MRT-Verlaufskontrollen war der Tumorrest größenstabil.

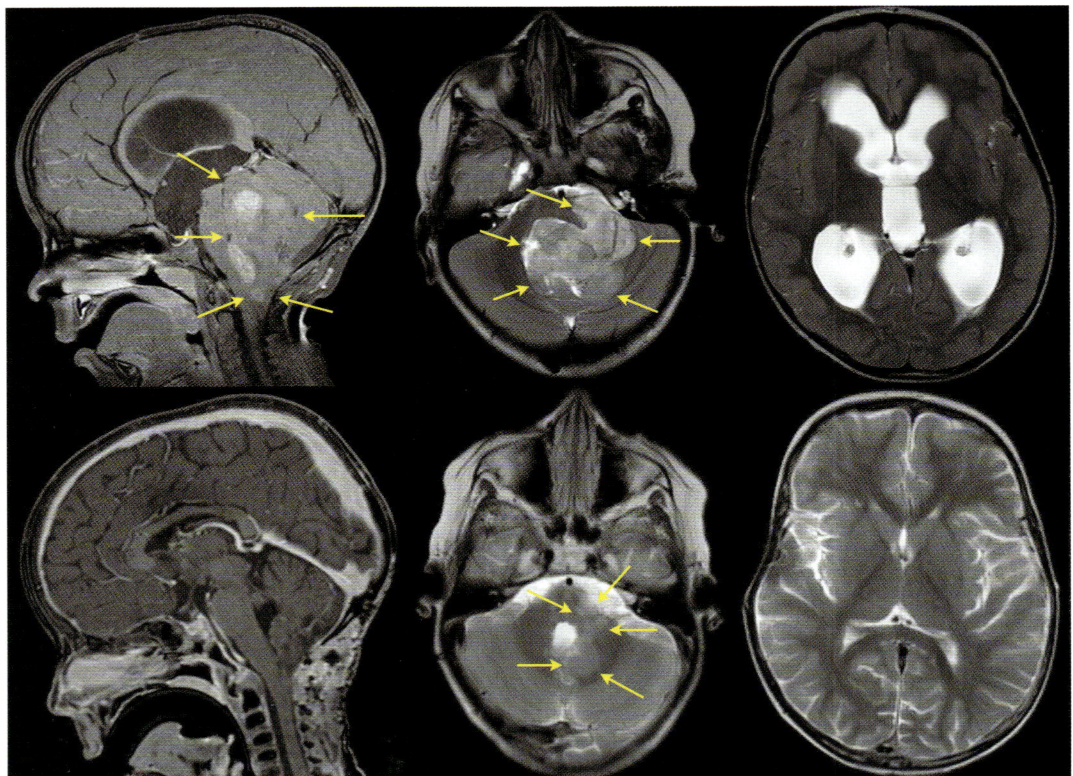

Abb. 3.27 Kleinhirntumor und Verschlusshydrozephalus:
Obere Reihe: präoperative Kernspintomografie mit Nachweis eines partiell kontrastmittel-aufnehmenden Tumors (gelbe Pfeile) im IV. Ventrikel und links im Kleinhirnstiel sowie Nachweis eines deutlichen Verschlusshydrozephalus.
Untere Reihe: Etwa ein Jahr nach der Operation und nach Bestrahlungs- und Chemotherapie zeigt sich größenstabiler Resttumor (gelbe Pfeile); die Hirnkammern sind normal groß, ohne Anzeichen eines Liquorstaus. [T842]

Therapie

Es besteht fast immer und aus mehreren Gründen eine Operationsindikation. Neben der lokalen Druckentlastung und Wiederherstellen der Liquorzirkulation ist die Gewinnung von Tumorgewebe für die histopathologische Befundung ein wichtiger Aspekt der Operation. Die chirurgische Reduktion von Tumorgewebe hat immer einen positiven Effekt auf die Prognose der Erkrankung. (Einzige Ausnahme ist das Germinom, das nach Entnahme einer Biopsie mit Bestrahlung und Chemotherapie geheilt werden kann.)

Die chirurgische Therapie ist kurativ, wenn z. B. ein pilozytisches Astrozytom (WHO-I) vorliegt, das bei entsprechender Lokalisation komplett entfernt werden kann. In vielen Fällen ist jedoch eine Nachbehandlung mittels Bestrahlung und/oder Chemotherapie notwendig (sog. adjuvante Therapie). Die Aggressivität der Nachbehandlung hängt in erster Linie vom histopathologischen Befund ab, aber auch von einer Ausbreitung der Tumorzellen im Liquor oder in anderen ZNS-Arealen. Ein weiterer Faktor ist das Alter des Kindes: Je jünger es ist, desto schwerwiegendere Folgen kann eine Bestrahlung hinsichtlich der Hirnentwicklung haben.

Das Ziel der Operation muss neben der weitestgehenden Tumorentfernung immer auch der Erhalt der Lebensqualität sein. Daraus ergibt sich die Notwendigkeit einer bestmöglichen technischen Vorbereitung des Eingriffs, aber auch einer bestmöglichen Schonung funktionstragender Hirnareale (z. B. hinsichtlich der Sprachfunktionen, ➤ Tab. 3.8), unter Umständen zu dem Preis, dass Tumorgewebe belassen wird. Die postoperative Rehabilitation richtet sich nach den Defiziten, die durch das Tumorwachstum und perioperativ entstanden sind.

Zerebellärer Mutismus

Aufgrund der häufigen Tumorlokalisation im Kleinhirn und angrenzenden Strukturen kommt es postoperativ bei bis zu einem Drittel der pädiatrischen Patienten zu einem zerebellären Mutismus [9, 10]. Interessanterweise ist dieses Syndrom sehr selten bei erwachsenen Patienten. Da neben dem eigentlichen Mutismus bzw. Sprechantriebsverlust auch andere Sprechstörungen wie Dysarthrie, Verhaltensstörungen (Autismus) und kognitive Störungen auftreten, wurde vorgeschlagen, diesen Symptomkomplex als „*posterior fossa syndrome*" zu bezeichnen.

Der zeitliche Ablauf dieses postoperativen Syndroms ist typisch: Auf eine Stunden bis wenige Tage dauernde symptomfreie Phase folgt eine Phase, in der sich der Mutismus und assoziierte Störungen entwickeln, die wenige Tage bis einige Monate lang anhalten können. Nach spontaner Erholung des Mutismus bleiben häufig im Langzeitverlauf Einschränkungen des Sprechens oder des Verhaltens bestehen.

Die Ursache ist weitgehend unklar und lässt sich aufgrund der verschiedenen Funktionseinschränkungen und des zeitlichen Verlaufs auch nicht mit einfachen Erklärungsmodellen erfassen. Sowohl eine Verletzung von Kleinhirnstrukturen (Vermis, Nucleus dentatus) als auch eine Unterbrechung von Faserbahnen, die das Kleinhirn mit anderen Hirnstrukturen verbinden, werden diskutiert.

Aktuell ist eine sprachtherapeutische und physiotherapeutische Rehabilitation die einzige Option. Eine sichere Methode der medikamentösen Beeinflussung wurde bisher noch nicht gefunden.

Fragen zur Wissensprüfung

1. Was besagt die Monro-Kellie-Doktrin?
2. Was sind Vor- und Nachteile der Computertomografie (CT) und der Kernspintomografie (MRT) in der Diagnostik von raumfordernden Läsionen im Gehirn bei pädiatrischen Patienten?
3. Was ist – abgesehen von Blutungen nach einem Schädel-Hirn-Trauma – die häufigste Ursache für Hirnblutungen bei Kindern?
4. In welchem Teil des Gehirns sind bei pädiatrischen Patienten viel häufiger als bei erwachsenen Patienten Hirntumore lokalisiert?
5. Wodurch entsteht der sog. Verschlusshydrozephalus bei Kindern mit Hirntumoren?
6. Was ist der „zerebelläre Mutismus"?

WEITERFÜHRENDE LITERATUR

Anderson V, Spencer-Smith M, Wood A. Do children really recover better? Neurobehavioural plasticity after early brain insult. Brain 2011; 134(Pt 8): 2197–2221.

Dennis M. Language disorders in children with central nervous system injury. J Clin Exp Neuropsychol. 2010; 32(4): 417–432.

Balogun JA, Khan OH, Taylor M, et al. Pediatric awake craniotomy and intra-operative stimulation mapping. J Clin Neurosci. 2014; 21(11): 1891–1894.

Pearce MS, Salotti JA, Little MP, et al. Radiation exposure from CT scans in childhood and subsequent risk of leukaemia and brain tumours: a retrospective cohort study. Lancet 2012; 380(9840): 499–505.

von Lehe M, Kim HJ, Schramm J, Simon M. A comprehensive analysis of early outcomes and complication rates after 769 craniotomies in pediatric patients. Child Nerv Syst. 2013; 29(5): 781–790.

Niazi TN, Klimo P Jr, Anderson RC, Raffel C. Diagnosis and management of arteriovenous malformations in children. Neurosurg Clin N Am. 2010; 21(3): 443–456.

Mehrotra A, Nair AP, Das KK, Srivastava A, Sahu RN, Kumar R. Clinical and radiological profiles and outcomes in pediatric patients with intracranial aneurysms. J Neurosurg Pediatr. 2012; 10(4): 340–346.

Louis DN, Ohgaki H, Wiestler OD, Cavenee WK, Burger PC, Jouvet A, Scheithauer BW, Kleihues P. The 2007 WHO classification of tumours of the central nervous system. Acta Neuropathol. 2007; 114(2): 97–109.

Küper M, Timmann D. Cerebellar mutism. Brain Lang. 2013; 127(3): 327–333.

Gudrunardottir T, Sehested A, Juhler M, Schmiegelow K. Cerebellar mutism: review of the literature. Child Nerv Syst. 2011; 27(3): 355–363.

3.11 Schädel-Hirn-Trauma

Tobias Rothoeft und Thomas Lücke

3.11.1 Einleitung

Genaue Untersuchungen zu Häufigkeit, Art und Schwere von Schädel-Hirn-Traumata (SHT) bei Kindern und Jugendlichen in der Bundesrepublik Deutschland liegen nicht vor. Die vorliegenden Daten sind teilweise widersprüchlich. Man geht in Deutschland davon aus, dass jährlich etwa 70 000 Kindern unter 16 Jahren ein SHT erleiden. In den meisten Fällen handelt es sich natürlich um eine leichte Form; etwa 350 Kinder und Jugendliche sterben allerdings jährlich an den Folgen eines schweren SHT [1]. Jenseits des ersten Lebensjahres sind Unfälle, und zwar vorwiegend solche mit begleitendem Schädel-Hirn-Trauma, die häufigste Todesursache im Kindesalter.

Die Ursachen und beobachteten Verletzungsmuster bei kindlichen SHT sind je nach Altersklasse unterschiedlich. Bei Säuglingen ist ein SHT in 80 % Folge eines Sturzes, meist in häuslicher Umgebung (vom Wickeltisch, vom Arm der Eltern, aus dem Tragekorb). Seltenere Ursachen sind Verkehrsunfälle und Kindesmisshandlungen (2–3 % der SHT). Bei Letztgenannten kann die Diagnose sehr schwierig sein, da die Eltern zum Unfallhergang oft falsche Angaben machen oder gar nicht von einer Gewalteinwirkung als Ursache der akuten Gesundheitsverschlechterung berichten. Bei Schulkindern sind Verkehrsunfälle und Stürze aus großer Höhe die wichtigsten Ursachen eines schweren SHT. In den meisten Fallserien werden diese Verletzungen gehäuft bei Jungen beschrieben.

3.11.2 Definition und Einteilung nach Schweregrad

Definition

Ein Schädel-Hirn-Trauma (SHT) ist die Folge einer Gewalteinwirkung, die zu einer Funktionsstörung und/oder Verletzung des Gehirns führt. Eine Kopfverletzung ohne Hirnfunktionsstörung oder Verletzung des Gehirns bezeichnet man als Schädelprellung.

Schädel-Hirn-Traumata werden in unterschiedliche klinische Schweregrade eingeteilt:

1. Commotio cerebri, eine „Gehirnerschütterung“ ohne dauerhafte Schädigung von Hirnstrukturen
2. Contusio cerebri, eine „Gehirnprellung“ mit initialer Bewusstlosigkeit >15 Minuten und mit offener oder gedeckter Schädigung der Hirnsubstanz
3. Compressio cerebri, eine „Gehirnquetschung“ mit intrakranieller Drucksteigerung (Hirnödem oder Hirnblutung) und/oder direkter Verletzung des Gehirns und mit Tage oder Wochen andauernder Bewusstlosigkeit

3

In Deutschland weit verbreitet ist die Klassifikation nach Tönnis und Loew [2] in drei Schweregrade, die retrospektiv nach Rückbildung der neurologischen Symptome erfolgt und die Dauer der posttraumatischen Amnesie sowie bleibende Folgeschäden berücksichtigt. Dabei entspricht:

- Grad I der Commotio ohne Bewusstseinsverlust
- Grad II der leichten Contusio mit initialer Bewusstlosigkeit variabler Länge und Abklingen der Ausfälle innerhalb von 3 Wochen
- Grad III der Compressio cerebri mit Ausfällen, die länger als 3 Wochen persistieren

Die heute auch international gebräuchlichste Klassifikation ist die Einteilung nach der **Glasgow Coma Scale (GCS),** die 1974 von Teasdale und Jennet eingeführt wurde [3]. Die GCS ermöglicht eine aktuelle Einschätzung des neurologischen Zustands des Patienten anhand einfach zu erhebender Parameter (➤ Tab. 3.9 und ➤ Tab. 3.10) und dient in erster Linie dazu, eine sofortige Therapieentscheidung zu treffen. Dem leichten SHT wird ein GCS-Wert (Score) von 13–15 Punkten, dem mittelschweren SHT ein Score von 9–12 Punkten und dem schweren SHT ein Score von weniger als 9 Punkten zugeordnet. Prognostisch ist die GCS nur von beschränktem Wert. Der 24 Stunden nach dem SHT ermittelte GCS-Wert hat wahrscheinlich einen höheren prognostischen Wert als der direkt nach dem Unfall erhobene GCS-Wert, da die Entwicklung gerade in den ersten Stunden nach dem Ereignis eine erhebliche Dynamik aufweist. Durch eine zielgerichtete initiale Therapie mit frühzeitiger Intubation und Analgosedierung bei schwerem SHT ist eine wiederholte Erhebung des GCS-Werts über den Initialbefund hinaus aber nicht möglich [4].

Die Anwendung der GCS beim Säugling oder Kleinkind ist unbefriedigend, da im Score Reaktionen auf verbale Aufforderungen enthalten sind, denen ein Säugling oder Kleinkind natürlich nicht Folge leisten kann. Für diese Altersklasse stehen daher modifizierte Formen der GCS zur Verfügung (➤ Tab. 3.10).

Eine Korrelation zwischen dem zu Beginn der Therapie ermittelten GCS-Wert und dem Behandlungsergebnis besteht wahrscheinlich nicht. Somit ist die GCS für unmittelbare Therapieentscheidungen anzuwenden, aber nicht unbedingt als prognostischer Faktor zu sehen.

Eine **Gewalteinwirkung auf den Schädel** kann sowohl zu einem direkten als auch zu einem indirekten Trauma führen.

Je nach Stärke der **direkten** Gewalt kann es am Ort der Einwirkung zu einer Prellung oder Verletzung der Kopfschwarte, zu Frakturen der Kalotte und/oder

Tab. 3.9 Glasgow Coma Scale (GCS) [F210–010]

Punkte	Augen öffnen	Verbale Kommunikation	Motorische Reaktion
6 Punkte			befolgt Aufforderungen
5 Punkte		konversationsfähig, orientiert	gezielte Schmerzabwehr
4 Punkte	spontan	konversationsfähig, desorientiert	ungezielte Schmerzabwehr
3 Punkte	auf Aufforderung	unzusammenhängende Worte	auf Schmerzreiz Beugesynergismen (abnormale Beugung)
2 Punkte	auf Schmerzreiz	unverständliche Laute	auf Schmerzreiz Strecksynergismen
1 Punkt	keine Reaktion	keine Reaktion	keine Reaktion

Tab. 3.10 Glasgow Coma Scale für Kinder

Punkte	Augen öffnen	Verbale Kommunikation	Motorische Reaktion
6 Punkte			greift gezielt
5 Punkte		angemessenes Weinen, Lächeln	gezielte Schmerzabwehr
4 Punkte	spontan	Schreien, aber tröstbar	auf Schmerzreiz Beugung
3 Punkte	auf Ansprache	Schreien, nicht tröstbar	auf Schmerzreiz abnorme Beugung
2 Punkte	auf Schmerzreiz	Stöhnen oder unverständliche Laute	auf Schmerzreiz Strecksynergismen
1 Punkt	keine Reaktion	keine Reaktion	keine Reaktion

der Schädelbasis, zu direkten Läsionen des Hirngewebes durch Anprall gegen die Kalotte („coup") und zu Gefäßverletzungen mit nachfolgender Blutung kommen. Blutungen zwischen harter Hirnhaut (Dura) und Kalotte (epidurale Hämatome) sind meist arteriellen Ursprungs. Darüber hinaus können Scherkräfte oder Druckeinwirkung zu Verletzungen der Hirnhäute oder einer direkten Zerstörung von Hirngewebe führen. Falls die Dura infolge einer Knochen- und Weichteilverletzung zerrissen ist, besteht eine Verbindung des Schädelinneren mit der Außenwelt. Dies bezeichnet man als offenes SHT.

Indirekte Gewalteinwirkungen entstehen durch Beschleunigung und Abbremsen von direkt auf den Kopf einwirkenden Kräften oder durch Schleuderbewegungen des Körpers. Die Verletzungen sind hierbei diffus verteilt und die Folge von Relativbewegungen zwischen Gehirn und Kalotte. Diese Verletzungen können sich als Blutungen zwischen Dura und Arachnoidea (subdurale Hämatome) durch Abscherung von Brückenvenen manifestieren und/oder als diffuse axonale Schädigung durch Zerreißen von Nervenbahnen sowie diffuse vaskuläre Schäden durch Zerstörung von Blutgefäßen. Eine Folge indirekter Gewalteinwirkung ist zudem der „contrecoup", eine fokale Kontusion auf der Gegenseite der Gewalteinwirkung durch erneutes Anschlagen der Hirnoberfläche am Schädelknochen.

Man unterscheidet beim SHT zudem zwischen einer **primären** und einer **sekundären** Läsion. Die oben beschriebenen Primärläsionen entstehen durch den Aufprall zum Unfallzeitpunkt und sind therapeutisch nicht mehr beeinflussbar. Aus Primärläsionen können sich Sekundärläsionen entwickeln, deren Verhinderung oder Abschwächung ein wesentliches Therapieziel ist. Die einzelnen Sekundärläsionen können sich in einem Circulus vitiosus gegenseitig verstärken. Durch unterschiedlich stark ausgeprägte Gewebeschwellungen (Ödeme) kann der Druck innerhalb des Schädels weiter steigen. Ab einer gewissen Erhöhung des intrakraniellen Drucks wird dann die Durchblutung gestört. Falls der Patient so schwer verletzt ist, dass die Atmung beeinträchtigt ist, kommt es zu einer Unterversorgung des Hirngewebes mit Sauerstoff und zu einem Kohlendioxid-/CO_2-Anstieg (Hyperkapnie), was den intrakraniellen Druck ebenfalls erhöht. Bei großem Blutverlust aus blutenden Wunden kann der verminderte Blutdruck zu einem Abfall des zerebralen Perfusionsdrucks führen.

Das Gehirn hat die geringste Sauerstoffmangeltoleranz aller Organe. Eine rasche Behandlung ist daher häufig entscheidend für das Überleben bzw. für das Ausmaß bleibender Behinderungen. Da das Gehirn bereits beim Gesunden ca. 17–20 % des Herzzeitvolumens erhält und 20–25 % des Sauerstoffs verbraucht, hat die Aufrechterhaltung einer ausreichenden Durchblutung höchste Priorität.

Das Gehirn ist von Knochen umschlossen. Somit kann es sich räumlich nicht ausdehnen. Nur bei Säuglingen mit noch weit offener großer Fontanelle ist eine gewisse Ausdehnungsfähigkeit gegeben. Lediglich im Foramen magnum geht der intrakranielle Raum in den Rückenmarkkanal über. Der intrakranielle Raum wird durch Falx und Tentorium unterteilt. Die Falx trennt die beiden Großhirnhemisphären, das Tentorium trennt Großhirn und Kleinhirn (➤ Kap. 2.1). Eine Volumenzunahme – z. B. infolge einer Blutung oder eines Ödems – führt zu einer Zunahme des intrakraniellen Drucks. Diese Druckerhöhung kann in gewissen Grenzen ausgeglichen werden, indem Blut aus dem venösen Kompartiment in die Sinus abfließt oder Liquor cerebrospinalis in den Spinalraum verschoben wird. Falls die Kapazität dieser Kompensationsmechanismen überschritten wird, kommt es rasch zu einem weiteren Druckanstieg.

Bei einer fokalen Raumforderung in einer Großhirnhälfte (Blutung, Kontusion, Ödem, Schwellung) kommt es zu einer Verschiebung bzw. Verdrängung des angrenzenden Hirngewebes. Es verlagert sich zunächst unterhalb der Falx auf die Gegenseite und wird bei Vergrößerung der Raumforderung zwischen den Rändern des Tentoriums und der Schädelbasis nach unten gequetscht. Diese **transtentorielle Herniation** (Gehirneinklemmung) führt zunächst zu einer Schädigung des N. oculomotorius (lichtstarre, weite Pupille) und im Weiteren durch Unterbrechung der Durchblutung zu Schädigungen im Mittelhirnbereich (**Mittelhirnsyndrom** mit Beuge- und Strecksynergismen). Bei weiterer Verlagerung nach unten kommt es zu einer Schädigung des Hirnstamms und schließlich durch Einklemmung im Foramen magnum zum Hirntod.

Insbesondere in der Akutphase ist das Schädel-Hirn-Trauma eine dynamische Störung. Das heißt, es sind sowohl rasche Verschlechterungen als auch Verbesserungen des klinischen Zustands möglich, sodass der Patient wiederholt untersucht und eingeschätzt werden muss. Mit der GCS (➤ Tab. 3.9) werden die Aspekte „Augen öffnen", „verbale Kommunikation" und „motorische Reaktion" bewertet und zu einem Summenscore zusammengefasst. Die klinischen Zeichen der lebensbedrohlichen Einklemmung (z. B. Hemiparese, Pupillenstörungen und Strecksynergismen) werden mit diesem Score zwar teilweise erfasst, führen aber nur zu einer Verringerung der Punktzahl und haben somit keinen Alarmcharakter, der direkt auf eine extrem schwere Schädigung hinweisen würde.

3.11.3 Erstversorgung

Der Patient wird körperlich untersucht und eingeschätzt. Extrem wichtig ist die Erhebung des Bewusstseinszustands, der Pupillenfunktion und der motorischen Funktionen der Extremitäten mit seitengetrennter Untersuchung von Armen und Beinen. Falls der Patient sich nicht spontan oder auf Aufforderung bewegt, wird die Reaktion auf Schmerzreize getestet. Falls der Patient bei Bewusstsein ist, werden zusätzlich Orientierung, Hirnnervenfunktionen, Koordination und Sprachfunktion erfasst. Aus diesen Parametern wird dann der GCS-Score gebildet. Bei Säuglingen und Kleinkindern wird die Untersuchung entsprechend abgewandelt (➤ Tab. 3.10).

Eine stationäre Aufnahme ist laut der S2k-Leitlinie [5] bei folgenden Symptomen unbedingt erforderlich:

- Koma
- Bewusstseinstrübung
- Neurologische Ausfälle
- Krampfanfall
- Hinweise auf Schädelfraktur
- Verdacht auf nasale oder otogene Liquorfistel

Bei folgenden Symptomen bzw. kritischen Situationen im Zusammenhang mit einer Gewalteinwirkung auf den Schädel wird die Einweisung in ein Krankenhaus empfohlen:

- Erbrechen, insbesondere wenn es mehrfach auftritt und ein enger zeitlicher Zusammenhang zur Gewalteinwirkung besteht
- Hinweise auf eine Gerinnungsstörung (Fremdanamnese, nicht-sistierende Blutung aus oberflächlichen Verletzungen usw.)
- Starke andauernde Kopfschmerzen
- Bei Verdacht auf Kindesmisshandlung mit Wiederholungsgefahr
- In Zweifelsfällen, z. B. bei kindlicher Verhaltensänderung aus elterlicher Sicht, insbesondere bei Kindern < 24 Monaten

Dabei ist zu unterscheiden, ob der Patient lediglich überwacht oder bei einem schweren SHT direkt in ein entsprechendes Zentrum gebracht werden muss. Für Patienten mit anhaltender Bewusstlosigkeit (GCS < 9), zunehmender Eintrübung (Verschlechterung einzelner GCS-Werte), Pupillenstörung, Lähmung oder epileptischen Anfällen sollte im aufnehmenden Krankenhaus eine sofortige operative Intervention möglich sowie eine pädiatrische Intensivstation vorhanden sein.

Sauerstoffversorgung des Gehirns sicherstellen

Die präklinische Therapie bei Patienten mit schwerem SHT zielt auf eine Optimierung der Sauerstoffversorgung des Gehirns (die vom Sauerstoffgehalt des arteriellen Blutes und von der Durchblutung des Gehirns abhängig ist). Durch adäquate Sauerstoffzufuhr und die Vermeidung eines pathologischen intrakraniellen Druckanstiegs sowie durch die Aufrechterhaltung eines adäquaten arteriellen Mitteldrucks muss die Versorgung des Gehirns sichergestellt werden.

Bereits am Unfallort ist daher auf einen Blutdruckabfall oder eine Abnahme der Sauerstoffsättigung im Blut zu achten, um die Ursache zu erkennen und zu beseitigen: Große Blutungen müssen gestillt und Verletzungen des Brustkorbs, die die Atmung beeinträchtigen (z. B. Pneumothorax oder Hämatothorax bei einem Polytrauma), behandelt werden. Bei Hirnverletzungen ist jederzeit damit zu rechnen, dass eine Verschlechterung der Atmung eintritt. Maßnahmen zur Sicherstellung der Sauerstoffversorgung des Gehirns haben somit oberste Priorität [6].

Bei bewusstlosen Patienten (GCS < 9) ist eine endotracheale Intubation und Beatmung zur Sicherstellung des Gasaustauschs indiziert. Anzustreben sind Normwerte für Sauerstoff und Kohlendioxid im Blut. Der Sauerstoffgehalt ist wichtig für die Sauerstoffversorgung des Gehirns, über den Kohlendioxid-Partialdruck (pCO_2) wird die Durchblutung des Gehirns teilweise geregelt. Ein deutlich zu niedriger pCO_2 (Hypokapnie) führt zu einer Verminderung der zerebralen Durchblutung.

Auch die Herz-Kreislauf-Funktion sollte überwacht werden. Falls erforderlich, müssen Flüssigkeitsverluste durch Infusion ausgeglichen werden. Anzustreben ist ein normaler arterieller Blutdruck.

Zusätzliche Verletzungen der Wirbelsäule bei einem SHT sind im Kindesalter zwar selten, kommen aber in bis zu 10 % der Fälle vor. Daher sind bei der Erstversorgung von bewusstlosen Patienten Bewegungen des Kopfes gegen die Körperachse zu vermeiden. Beim Transport muss die Wirbelsäule mit Stiff-Neck, Gurten und Lagerungskissen stabilisiert werden, um eine achsengerechte Kopflagerung sicherzustellen.

Die Oberkörperhochlagerung um 15–30° ist eine einfache und effektive Maßnahme zur Verringerung des (pathologisch erhöhten) intrazerebralen Drucks. Bei stabilen Kreislaufverhältnissen wird der Perfusionsdruck durch diese Maßnahme kaum beeinträchtigt. Bei der Lagerung sollte auf eine Mittelstellung des Kopfes Wert gelegt werden, da eine abgewinkelte Kopfhaltung den venösen Rückstrom beeinträchtigen kann.

Durch eine Analgosedierung kann sowohl der erhöhte Sauerstoffverbrauch als auch der intrazerebrale Druck gesenkt werden. Dies ist bei einem schweren SHT wichtiger als die eingeschränkte Beurteilbarkeit nach Einleitung therapeutischer Maßnahmen.

Bei Verdacht auf eine transtentorielle Herniation und Zeichen eines Mittelhirnsyndroms (Pupillenerweiterung, Strecksynergismen, Streckreaktion auf Schmerzreize, progrediente Bewusstseinstrübung) kann Hyperventilation während des Transports eine Behandlungsoption sein, um über die Hypokapnie den zerebralen Blutfluss zu vermindern und dadurch den Hirndruck kurzfristig zu senken.

3.11.4 Diagnostik im Krankenhaus

Bei nicht bewusstlosen Patienten (> 95 % aller Kinder mit SHT) orientiert sich die Indikationsstellung zur Schädel-CT oder zur Schädel-MRT am klinischen Zustand. Bei diesen Patienten kann je nach Dringlichkeit ggf. der MRT gegenüber der CT der Vorzug gegeben werden, da diese Untersuchung keine Strahlenbelastung aufweist. Nach Studienlage ist bei einem leichten SHT ohne Bewusstlosigkeit und ohne fokale neurologische Auffälligkeiten eine sorgfältige Beobachtung unter stationären Bedingungen über 12–48 Stunden ohne Bildgebung ausreichend. Anschließend kann der klinisch unauffällige Patient wieder entlassen werden.

Bei bewusstlosen Patienten besteht die Möglichkeit einer unerkannten Mehrfachverletzung, deshalb ist nach Überprüfung des klinischen Befundes und der Sicherstellung der Vitalfunktionen eine bildgebende Diagnostik erforderlich. Die sofortige Entlastung einer raumfordernden intrakraniellen Blutung kann lebensrettend sein kann, daher sollte bei stabiler Atem- und Kreislauffunktion umgehend eine kraniale CT (cCT) durchgeführt werden. Dies gilt auch für Kinder, die am Unfallort ansprechbar waren, aber für den Transport sediert und intubiert wurden. Sie sind daher einer neurologischen Beurteilung nur sehr eingeschränkt zugänglich; eine neurologische Verschlechterung würde somit unbemerkt bleiben.

Obligate Indikationen für eine cCT sind:

- Koma
- Anhaltende Bewusstseinstrübung
- Fokale neurologische Störungen (z. B. Paresen, Hirnnervenausfälle, zerebraler Anfall)
- Verdacht auf Impressionsfraktur, Schädelbasisfraktur und offene Verletzungen

Bei Säuglingen mit offener Fontanelle kann auch eine sonografische Untersuchung wertvolle Informationen erbringen. Blutungen direkt unter der Kalotte oder in der hinteren Schädelgrube können so aber nur unzureichend erfasst werden.

Die schnellste und im Hinblick auf die weitere Behandlung aussagekräftigste bildgebende Diagnostik bei Mehrfachverletzung ist eine Spiral-CT mit Darstellung des Schädels, der Wirbelsäule, des Thorax und des Abdomens. Nach Ausschluss bzw. Behandlung der akut lebensbedrohlichen SHT-Folgen (Blutung in Schädel, Thorax und Abdomen) sind im Anschluss auch alle anderen Verletzungen zu behandeln.

Die kraniale MRT (cMRT) ist als Untersuchungsmethode bei akut schwerverletzten Patienten aufgrund der längeren Untersuchungszeit und des hohen apparativen Aufwands nur bedingt geeignet. Bei Patienten mit neurologischen Auffälligkeiten nach SHT und unauffälligem cCT-Befund ist sie allerdings indiziert, da sich mittels cMRT diffuse axonale Schädigungen wesentlich besser nachweisen lassen.

Das EEG spielt in der Akutphase diagnostisch keine Rolle, kann aber im Verlauf, wenn Allgemeinstörungen oder Herdbefunde als Folge einer funktionellen oder strukturellen Hirnschädigung auftreten, prognostische Hinweise geben.

Serummarker wie S100-Beta-Protein und Neuronen-spezifische Enolase (NSE) haben allein wahrscheinlich keinen prädiktiven Wert.

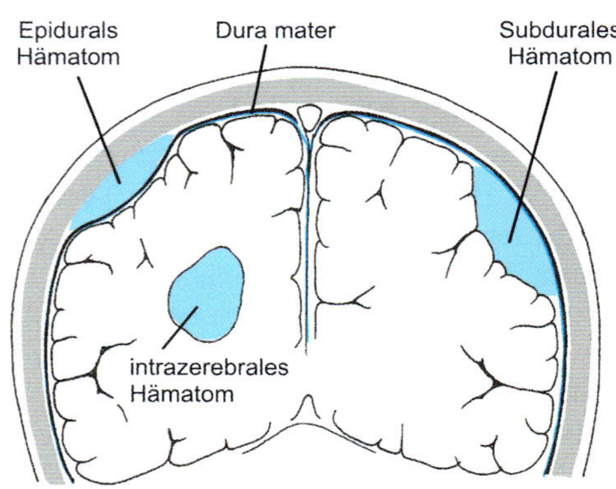

Abb. 3.28 Intrakranielle Hämatome [L157]

3.11.5 Therapie im Krankenhaus

Wie bereits erwähnt, ist es ein wesentliches Therapieziel nach einem schweren SHT, Sekundärläsionen zu verhindern oder abzumildern, um eine weitergehende Hirnschädigung zu vermeiden [7]. Wie schon bei der Erstversorgung am Unfallort muss die Sauerstoffversorgung des Gehirns durch adäquate Sauerstoffzufuhr, Vermeidung eines pathologischen Anstiegs des intrakraniellen Drucks (ICP) sowie durch Aufrechterhaltung eines adäquaten arteriellen Mitteldrucks (MAP) sichergestellt werden.

Im Stehen liegt der Hirndruck normalerweise zwischen -5 und +2 mmHg, im Liegen zwischen 5 und 10 mmHg. Ab 15 mmHg spricht man von einem pathologischen ICP, ab 20–25 mmHg wird eine konservative hirndrucksenkende Therapie angewandt. Bei einem ICP über 30–35 mmHg („stark pathologischer ICP") ist eine operative Therapie erforderlich. Ab 40 mmHg liegt ein kritischer ICP vor; ein länger anhaltender ICP über 50 mmHg wird in der Regel nicht überlebt.

Operative Therapie

Das Ziel aller chirurgischen Maßnahmen ist eine Senkung des ICP, am häufigsten durch Entlastung fokaler Raumforderungen. Dies gilt sowohl für traumatische intrakranielle Blutungen (Epiduralhämatom, Subduralhämatom, Intrazerebralhämatom/Kontusion) als auch für raumfordernde Impressionsfrakturen (➤ Abb. 3.28). Die Raumforderung ist dabei als Verlagerung zerebraler Strukturen definiert, insbesondere von Strukturen in der Mittellinie wie der III. Ventrikel.

Neben dem CT-Befund (Dicke, Volumen und Lokalisation des Hämatoms, Ausmaß der Mittellinienverlagerung) ist auch der klinische Zustand des Patienten entscheidend für die Indikationsstellung und die Schnelligkeit, mit der die operative Versorgung durchgeführt werden muss. Bei Zeichen einer transtentoriellen Herniation ist immer eine sofortige Intervention erforderlich, da es bei Einklemmung des Hirnstamms zum Hirntod kommen kann.

Epidurale Hämatome im Raum zwischen harter Hirnhaut (Dura) und Knochen sind in der Regel Folge einer Schädelfraktur. Sie können sowohl arteriell (Blutung aus der Meningealarterie) als auch venös (Blutung aus der Knochenhaut) entstehen. Epidurale Hämatome können auch zeitverzögert auftreten, mit einem freien Intervall zwischen SHT und neurologischer Verschlechterung. Bei rechtzeitiger chirurgischer Therapie (Eröffnung des Knochens, Blutabsaugung) ist die Prognose hier eher günstig.

Subduralblutungen, die meist infolge einer indirekten Gewalteinwirkung mit oberflächlicher Venenruptur auftreten, sind im vorbestehenden Raum zwischen Dura und Arachnoidea lokalisiert (➤ Kap. 2.1). Die sich rasch entwickelnde Raumforderung bei einem Subduralhämatom führt zur Kompression von Brückenvenen und zu einer venösen Abflussbehinderung. Dadurch kommt es oft schon frühzeitig zu einer neurologischen Beeinträchtigung mit schneller Dynamik hin zur Einklemmung. Insgesamt ist die Prognose auch bei rechtzeitiger chirurgischer Therapie (Eröffnung des Knochens und der Dura, Blutabsaugung) schlechter als beim epiduralen Hämatom, da die indirekte Gewalteinwirkung oft auch eine diffuse Hirnschädigung verursacht.

Primäre **Einblutungen** ins Gehirn stellen ebenso wie **Hirnkontusionen,** in denen sich größere Einblutungen gebildet haben, eine Indikation zur operativen Ausräumung dar, wenn sie ein gewisses Volumen überschreiten oder zu einer Verlagerung der Mittellinie führen.

MERKE

Operationen von (nicht vitalen) Begleitverletzungen sollten im Rahmen der Primärversorgung nur durchgeführt werden, soweit dies für die weitere Intensivtherapie erforderlich ist. Operationen mit größeren Blutvolumenverlusten und damit einhergehender Instabilität des Blutdrucks sind unbedingt zu vermeiden.

Offene oder geschlossene Impressionsfrakturen ohne Verlagerung der Mittellinie und Schädelbasisfrakturen mit Liquorrhö aus Nase oder Ohr stellen Operationsindikationen geringerer Dringlichkeit dar. Gegebenenfalls ist dann aber eine Antibiotikaprophylaxe erforderlich.

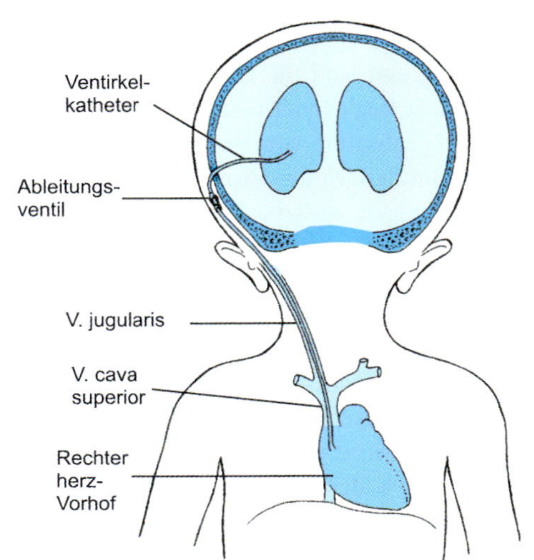

Abb. 3.29 Ventrikeldrainage [L215]

Sollte es nach einem schweren SHT im weiteren Verlauf durch diffuse Hirnschwellung zu einer intrakraniellen Druckerhöhung kommen, die durch konservative Maßnahmen nicht beherrscht werden kann, wird diese in der Regel durch eine operative Dekompression (Kraniektomie mit Duraerweiterungsplastik) entlastet. Dieser Eingriff kann auch erst nach einigen Tagen notwendig sein, da ein Hirnödem seine maximale Ausprägung nach ca. 48–72 Stunden erreicht [8].

Eine im weiteren Krankheitsverlauf zunehmende Ansammlung von Hirnwasser infolge einer Liquorzirkulationsstörung nach einem SHT (posttraumatischer Hydrozephalus) wird über eine Liquordrainage (Shunt) abgeleitet (➤ Abb. 3.29, ➤ Kap. 2.2 und ➤ Kap. 3.10).

Überwachung und konservative Therapiemaßnahmen

Die klinische Überwachung richtet sich nach dem neurologischen Befund: So können engmaschige klinische Verlaufskontrollen wegen der oft raschen Verschlechterung des neurologischen Befunds erforderlich sein.

Sollte sich bei einem schweren SHT aus den cCT-Befunden keine unmittelbare chirurgische Therapienotwendigkeit ergeben, wird der Patient zur Überwachung und konservativen Therapie auf die Intensivstation aufgenommen [9]. Eine kontinuierliche invasive Blutdruck- und ICP-Messung ist nach einem schweren SHT üblicher Standard. Als Indikationen für eine ICP-Messung mit Hirndrucksonden werden folgende Punkte angesehen:

- Initialer GCS-Score < 9
- Initiale cCT-Veränderungen (Hämatom, Kontusion, Hirnödem, Kompression der basalen Zisterne)
- Zustand nach kardiopulmonaler Reanimation

Diese Sonden werden in die Ventrikel, epidural oder direkt ins Hirngewebe eingelegt. Bei sedierten Patienten kann eine Druckerhöhung auf eine drohende Mittelhirneinklemmung durch zunehmende Hirnschwellung oder raumfordernde intrakranielle Hämatome hinweisen. Das Risiko einer intrazerebralen Blutung durch diese invasive Messung kann laut Studien aber bei bis zu 10 % liegen. Mit einer

Hirndrucksonde kann man auch den zerebralen Perfusionsdruck (CPP) bestimmen. Falls der Liquor nicht schon vollständig aus den Ventrikeln herausgedrückt wurde, bietet das ICP-Monitoring ggf. auch die Möglichkeit, über eine Ventrikeldrainage Liquor abzuleiten, um einen erhöhten ICP zu senken [10].

3

MERKE

Ein kontinuierliches EEG-Monitoring sollte erwogen werden, um klinisch nicht sichtbare Krampfanfälle zu erfassen.

Ziel aller konservativen Maßnahmen ist, wie mehrfach beschrieben, die Schaffung weitgehend normaler Bedingungen inkl. eines normalen CPP. Hierzu gehört ein normaler Blutdruck, der bei Bedarf durch Volumengaben oder Katecholamine angehoben werden muss. Bei einer Bewusstseinstrübung (GCS < 9) besteht die Indikation zur Sedierung und Beatmung zur Sicherung der Atemwege. Die Sauerstoffsättigung sollte > 95 % bzw. der Sauerstoff-Partialdruck (pO_2) im Blut > 100 mmHg betragen, und Normokapnie (pCO_2 von 35–42 mmHg) ist ebenfalls anzustreben. Wichtig sind auch normale Blutzuckerwerte, die Vermeidung von Fieber und Infektionen sowie ausgeglichene Blutsalze (Elektrolyte). Eine parenterale Ernährung oder frühzeitige enterale Ernährung per Magensonde sollte erfolgen. Die Oberkörperhochlagerung auf 30° wird empfohlen, um hohe ICP-Werte zu reduzieren.

Zur Verhinderung oder Senkung eines erhöhten ICP stehen folgende Möglichkeiten zur Verfügung:

- Die Sedierung eines Patienten an sich hat keinen ICP-senkenden Effekt, hilft aber Unruhezustände und damit ICP-Erhöhungen zu vermeiden.
- Barbiturate werden oft bei anderweitig nicht beherrschbaren Hirndruckkrisen angewendet, bewirken aber möglicherweise einen Blutdruckabfall. Somit ist eine invasive Blutdruckmessung zur Überwachung und eventuelle Gabe von Katecholaminen erforderlich.
- Hyperosmolare Medikamente wie Mannitol oder hypertone Kochsalzlösung (NaCl 3 %) können einen erhöhten ICP kurzzeitig senken.

Eine milde Hyperventilation mit einem pCO_2 von 30–35 mmHg kann bei erhöhtem Hirndruck und fehlender Wirksamkeit der oben beschriebenen Therapiemaßnahmen hilfreich sein. Es kommt durch Hypokapnie zu einer Verminderung des intrakraniellen Blutvolumens und somit zu einer ICP-Senkung. Eine Hyperventilation mit einem pCO_2 von <30 mmHg kann bei drohender Einklemmung kurzfristig erwogen werden; allerdings kann die Verringerung der zerebralen Durchblutung zu einer schlechteren Gewebeperfusion und damit zu nachteiligen Ergebnissen führen.

Die Messung der Sauerstoffkonzentration im Hirngewebe ($PbtO_2$) mittels einer Sonde ist zur Vermeidung einer kritischen Verminderung der zerebralen Durchblutung und damit der Sauerstoffversorgung vorteilhaft.

Krampfanfälle sollten konsequent mit z. B. Phenytoin behandelt werden; auch eine prophylaktische Gabe von Antikonvulsiva kann sinnvoll sein.

Obwohl Glukokortikoide gegen Hirnödeme z. B. im Rahmen von Hirntumoren gegeben werden, können sie beim SHT die 14-Tage-Letalität erhöhen und sollten daher nicht verabreicht werden.

Nicht endgültig geklärt ist, ob eine systemische Hypothermie (32–34 °C über 48 Std.) das Outcome verbessert. Bei fehlenden Kontraindikationen kann sie allerdings angewendet werden.

3.11.6 Spätfolgen, Prognose und Rehabilitation

Direkt nach einem SHT lässt sich die Prognose nur mit großer Ungenauigkeit abschätzen. Wesentlich für die Prognose sind die Dauer der initialen Bewusstlosigkeit, begleitende neurologische Störungen sowie die Lokalisation von Hirnschädigungen, insbesondere im Bereich des Hirnstamms. Nachuntersuchungen zeigen, dass nach einem leichten SHT nur selten mit Spätfolgen zu rechnen ist.

Da aber bei einem leichten SHT in Ausnahmefällen nach längerer Latenz eine intrakranielle Raumforderung durch Blutung (z. B. chronisches subdurales Hämatom) entstehen kann, sollte bei chronischen Kopfschmerzen nach einem SHT eine Bildgebung in Betracht gezogen werden.

Etwa 10–50 % der Patienten leiden nach einem schweren SHT an Epilepsien. Diese treten insbesondere nach fokalen Hirnläsionen auf, wobei die Häufigkeit generell mit der Schwere des Traumas korreliert.

MERKE

Nach einem schweren Schädel-Hirn-Trauma können abhängig von der Lokalisation, des Ausmaßes und dem Schweregrad der erlittenen Verletzungen verschiedene Defizite persistieren. Diese können einzeln oder kombiniert im Bereich der motorischen Fähigkeiten, im sensorischen Bereich, im kognitiven Bereich oder als psychische Störungen oder Verhaltensveränderungen auftreten [11, 12]. Insbesondere nach Schütteltraumen (im Rahmen einer Kindesmisshandlung) ist mit schweren Folgeschäden zu rechnen. [13].

Zu bleibenden **motorischen Einschränkungen** in Form von spastischen Hemi- oder Tetraparesen unterschiedlicher Ausprägung nach einem schweren SHT kann es durch Verletzungen der Hirnrinde (motorischer Kortex) oder der entsprechenden Nervenbahnen (z. B. im Balken oder im Bereich des Hirnstamms) kommen. Auch Gangunsicherheiten und Störungen der Bewegungskoordination können zu Problemen in der Bewältigung des Alltags (Treppensteigen, Essen, Trinken, Anziehen, Schreiben) führen.

Nach Verletzungen des Hirnstamms sind sehr häufig Schluckstörungen (Dysphagien) und Schwierigkeiten mit der Nahrungsaufnahme (Aspiration) zu beobachten [14]: Bei $^3/_4$ der Patienten im Akutstadium auf der Intensivstation, bei $^2/_3$ auch noch zu Beginn der Rehabilitation und bei $^1/_6$ bleibt das Problem dauerhaft bestehen.

Als ursächlich für Störungen der Ausführung von Sprechbewegungen (Dysarthrien) werden Stirnhirnsymptome sowie kognitive Defizite und eine psychomotorische Verlangsamung gesehen. Bei Sprechstörungen – wie verlangsamtes und schwer verständliches Sprechen bis hin zur Sprechunfähigkeit – bestehen enge Verflechtungen zwischen Aphasie und organischem Psychosyndrom. Auch Sprachstörungen können auftreten. Häufig zeigen sich Wortfindungsprobleme oder ein eingeschränkter Wortschatz, während das Sprachverständnis recht gut erhalten, aber ebenfalls beeinträchtigt ist. Auch die schriftsprachliche Ausdrucksfähigkeit und das Textverständnis sind oft durch kognitive Defizite gestört. Hirnverletzungen im frühen Kindesalter vor Abschluss des Spracherwerbs können zu Sprachentwicklungsverzögerungen führen.

Das **Sehvermögen** kann durch Schädigungen der Sehbahn beeinträchtigt sein. Bei Verletzungen der Hirnnerven II, IV und VI oder ihrer Kerne kommt es zu Störungen der Okulomotorik mit Doppelbildern.

Durch Schädelbasisfrakturen (Felsenbeinfraktur) mit Innenohr- und/oder Hörbahnläsionen kann das **Hörvermögen** erheblich beeinträchtigt werden. Funktionsstörungen des VIII. Hirnnervs führen aber auch zu Tinnitus und Schwindel. Durch elektrophysiologische Untersuchungen (BERA) kann eine Schädigung des Hörvermögens schon beim sedierten Patienten diagnostiziert werden.

In den ersten 12 Monaten nach einem SHT mit Hirnschädigung zeigt sich eine recht gute, wenn auch oft nicht vollständige Erholung der sensorisch-motorischen Defizite.

Eine häufig übersehene Spätfolge ist eine verminderte Funktion der Hirnanhangsdrüsen (hypophysäre Insuffizienz) nach einem SHT. Bei Verdachtszeichen wie Antriebslosigkeit, Abgeschlagenheit, Müdigkeit sollte daher eine endokrinologische Abklärung erfolgen.

Kognitive Defizite, affektiv-emotionale (Antriebslosigkeit, Stimmungslabilität) und Sozialverhaltensstörungen können ebenfalls nach einem SHT auftreten. Oft erweisen sich die neuropsychologischen Defizite im Langzeitverlauf als gravierender als die motorischen Defizite von Hirnverletzten. Diese Veränderungen, die schon nach einem leichten SHT mit rascher Erholung und vermeintlich vollständiger Heilung auftreten können, sind bei mittelschweren und schweren SHT so gut wie immer vorhanden. Da sie in der Regel während des Klinikaufenthalts noch nicht auffallen, werden diese Störungen häufig erst im weiteren Verlauf in differenzierten neuropsychologischen Untersuchungen diagnostiziert [15].

Kognitive Defizite, vor allem Störungen von Aufmerksamkeit und Konzentration, der Informationsverarbeitungsgeschwindigkeit und der Handlungsplanung sowie Lern- und Gedächtnisstörungen, sind nach einem SHT besonders häufig und gleichzeitig nur schwer therapeutisch beeinflussbar. Diese Defizite können die schulische Leistungsfähigkeit erheblich behindern.

Affektiv-emotionale Störungen können sowohl hirnorganisch (durch Verletzungen) bedingt sein als auch reaktiv auftreten. Sie führen zu Veränderungen des Erlebens und Verhaltens. Das neuropsychiatrische Störungsmuster ist abhängig von der Lokalisation und dem Ausmaß der erlittenen Hirnschädi-

3

gung. Nach Frontalhirnverletzungen sind z. B. insbesondere Selbstkontrolle und soziale Wahrnehmung beeinträchtigt. Die psychiatrischen Störungen überdauern häufig andere funktionelle Störungen und bestimmen damit oft den Langzeitverlauf nach einer Hirnschädigung. Es kann sowohl zu externalisierenden Störungen (ADHS, aggressive und sozial unverträgliche Handlungen durch mangelnde Selbstkontrolle) als auch zu internalisierenden Störungen mit Depressionen und Angststörungen kommen.

Die Rehabilitation nach einem schweren SHT sollte schon während der Akutbehandlung beginnen. Zum Ende der Akutbehandlung muss dann entschieden werden, ob die Notwendigkeit einer Rehabilitation weiterhin besteht. Diese sollte in einer auf die neurologische Rehabilitation von Kindern spezialisierten Klinik fortgesetzt werden.

Im weiteren Verlauf ist je nach Schweregrad der verbleibenden Behinderung eine Unterstützung der Familie durch sozialpädagogische Familienhilfe, Pflegedienste und andere Institutionen erforderlich.

Fallbeispiel 3.18

Schädel-Hirn-Trauma

Der 11-jährige Louis ist nachts beim Schlafwandeln aus einem Fenster im zweiten Stock gestürzt. Der herbeigerufene Notarzt findet einen nicht ansprechbaren Patienten mit einem GCS-Score von 5. Nach Erstversorgung mit Stabilisierung der Halswirbelsäule und Intubation wird der Junge in ein nahe gelegenes Unfallkrankenhaus gebracht. Im cCT sieht man multiple Hirnkontusionen sowie ein generalisiertes Hirnödem. Zudem fällt eine Leberlazeration auf. Zur Dekompression wird eine Kraniektomie durchgeführt und eine Hirndrucksonde eingelegt. Die Leberlazeration kann konservativ behandelt werden. Nach tiefer Sedierung über eine Woche und mehrfacher Gabe von Mannitol normalisiert sich der Hirndruck und der Junge kann langsam aufwachen. Initial ist er desorientiert, kann nicht sprechen, nicht schlucken und nur den rechten Arm bewegen. Nach mehrwöchiger Ernährung per Magensonde kann er langsam wieder schlucken und ausreichend Nahrung zu sich nehmen. In den folgenden Wochen wird er langsam mobilisiert; er kann zunächst wieder frei sitzen, später auch stehen. Nach drei Monaten wird der Knochendeckel wieder eingesetzt. Kurz darauf wird Louis in eine Rehabilitationseinrichtung verlegt. Nach sechs Monaten kann er ohne fremde Hilfe laufen, allerdings keine Treppen steigen. Sein Sprachverständnis ist normal, er spricht allerdings recht langsam und klagt über Wortfindungsstörungen.

Fragen zur Wissensprüfung

1. Nach welcher Klassifikation wird das Schädel-Hirn-Trauma heutzutage eingeteilt?
2. Sind nur nach einem schweren SHT Folgeschäden zu erwarten?
3. Ist die initiale Einschätzung des Schweregrads prognostisch relevant?
4. Ist ein direktes Trauma mit epiduralem Hämatom oder ein indirektes Trauma mit axonaler Schädigung prognostisch schwerwiegender?
5. Sind im Langzeitverlauf die motorischen Einschränkungen oder die neuropsychiatrischen Störungsmuster schwerwiegender?

LITERATUR

1. Rickels E, von Wild K, Wenzlaff P. Head injury in Germany: A population-based prospective study on epidemiology, causes, treatment and outcome of all degrees of head-injury severity in two distinct areas. Brain Inj. 2010; 24: 1491–1504.
2. Tönnis W, Loew F. Einteilung der gedeckten Hirnschädigungen. Ärztliche Praxis 1953; 5: 13–14.
3. Teasdale G, Jennett B. Assessment of coma and impaired consciousness. A practical scale. Lancet 1974; 2: 81–84.
4. Stevens RD, Sutter R. Prognosis in severe brain injury. Crit Care Med. 2013; 41: 1104–1123.

5. Arbeitsgemeinschaft der Wissenschaftlichen Medizinischen Fachgesellschaften. S2k-Leitlinie: Das Schädel-Hirn-Trauma im Kindesalter. 13.2.2011. http://www.awmf.org/uploads/tx_szleitlinien/024-018l_S2k_Schaedel-Hirn-Trauma_im_Kindesalter-2011-03.pdf.
6. Zebrack M, Dandoy C, Hansen K, et al. Early Resuscitation of Children With Moderate-to-Severe Traumatic Brain Injury. Pediatrics 2009; 124: 56–64.
7. Kochanek PM, Carney N, Adelson PD, et al. Guidelines for the acute medical management of severe traumatic brain injury in infants, children, and adolescents, 2nd edition. Pediatr Crit Care Med. 2012; 13, 1 (Suppl.): S1–S82.
8. Cooper DJ, Rosenfeld JV, Murray L, et al. Decompressive Craniectomy in Diffuse Traumatic Brain Injury. N Engl J Med. 2011; 364: 1493–1502.
9. Sheriff FG, Hinson HE. Pathophysiology and clinical management of moderate and severe traumatic brain injury in the ICU. Semin Neurol. 2015; 35: 42–49.
10. Stocchetti N, Maas AIR. Traumatic Intracranial Hypertension. N Engl J Med. 2014; 370: 2121–2130.
11. Eapen BC, Allred DB, O'Rourke J, Cifu DX. Rehabilitation of Moderate-to-Severe Traumatic Brain Injury. Semin Neurol. 2015; 35: e1–e13.
12. Iaccarino MA, Bhatnagar S, Zafonte R. Rehabilitation after traumatic brain injury. Handb Clin Neurol. 2015; 127: 411–422.
13. Chevignard MP, Lind K. Long-term outcome of abusive head trauma. Pediatr Radiol. 2014; 44 (Suppl 4): S548–S558.
14. Morgan AT. Dysphagia in childhood traumatic brain injury: a reflection on the evidence and its implications for practice. Dev Neurorehabil. 2010; 13: 192–203.
15. Arbeitshilfe für die Rehabilitation und Teilhabe schädelhirn-verletzter Kinder und Jugendlicher. Schriftenreihe der Bundesarbeitsgemeinschaft für Rehabilitation. 2007; Heft 1: 14–17.

3

3.12 Motorische Störungen und Zerebralparese

Uta Diebold

In diesem Kapitel soll es um zwei unterschiedliche, in der Pädiatrie häufig diagnostizierte Entwicklungsstörungen der Motorik von Kindern gehen: umschriebene Entwicklungsstörung motorischer Funktionen (UEMF) und infantile Zerebralparese (ICP).

3.12.1 Umschriebene Entwicklungsstörung motorischer Funktionen (UEMF)

Kinder mit einer umschriebenen Entwicklungsstörung motorischer Funktionen (UEMF) werden häufig auch als ungeschickte, tollpatschige Kinder beschrieben. Die UEMF ist eine sowohl dem Kinderarzt in der Praxis als auch Sozialpädiatern und Neuropädiatern sehr geläufige Diagnose [1]. Aktuelle Schätzungen zur Prävalenz reichen von 5–20 %, wobei in der Literatur am häufigsten 5–6 % angegeben werden [2]. Dabei sind nur Kinder berücksichtigt, deren motorische Fertigkeiten so auffällig „abweichend" sind, dass sie das soziale Zusammenleben bzw. den schulischen Erfolg beeinträchtigen. Eine UEMF tritt häufiger bei Jungen als bei Mädchen auf, wobei die Angaben zum Verhältnis von Jungen zu Mädchen zwischen 2:1 und 7:1 variieren. Obwohl diese Entwicklungsproblematik relativ häufig vorkommt, wird sie von vielen im Gesundheits- und pädagogischen Bereich Tätigen noch unterbewertet; den Problemen der Kinder wird im Alltag zumeist zu wenig Aufmerksamkeit zugebilligt. Nach der ICD-10 ist die UEMF eine Entwicklungsstörung, deren Hauptmerkmal eine deutliche Beeinträchtigung der motorischen Koordination ist, die **nicht** durch eine Einschränkung der Intelligenz oder durch angeborene oder erworbene neurologische Störungen erklärt werden kann.

Definition

Die Diagnose sollte unter Berücksichtigung folgender drei Kriterien gestellt werden:

1. Die motorischen Leistungsfähigkeiten des Kindes liegen deutlich unter denen von Gleichaltrigen, obwohl es von seinen Möglichkeiten her die entsprechenden Fertigkeiten hätte erwerben können.
2. Die Bewegungs- und Koordinationsprobleme haben deutliche Auswirkungen auf Alltagsfertig-

keiten oder schulische Leistungen (z. B. An-und Ausziehen, Essen mit Besteck, Schreiben, Spielaktivitäten usw.).
3. Die Bewegungs- und Koordinationsprobleme können nicht anderen körperlichen oder neurologischen Erkrankungen oder Verhaltensstörungen zugeschrieben werden.

Die Diagnose einer UEMF lässt sich in der Regel ab fünf, in schweren Fällen schon ab drei Jahren stellen.

Normale Entwicklung der motorischen Fähigkeiten im Vorschulalter

Bei den durch niedergelassene Kinderärzte durchgeführten Vorsorgeuntersuchungen (U1–U9) im Vorschulalter werden regelmäßig u. a. die motorischen Fähigkeiten überprüft (➤ Kap. 1.2). Hier einige Beispiele:

- Mit 2 Jahren (U7) sollte ein normal entwickeltes Kind in der Lage sein, rückwärts zu gehen, einen Ball zu werfen und einen Ball zu schießen.
- Mit 4 Jahren (U8) sollte ein normal entwickeltes Kind mehr als 5 Sekunden auf einem Bein stehen und auf einem Bein hüpfen können.
- Mit 5 Jahren (U9) sollte es auf Zehenspitzen gehen und z. B. dreimal auf einem Bein hüpfen können.

Bezüglich der feinmotorischen Entwicklung sollte ein Kind mit 2 Jahren aus Klötzchen einen Turm bauen können, mit 4 Jahren einen Stift richtig halten und mit einer Schere schneiden können.

Diagnostik

Sollte sich bei einer Vorsorgeuntersuchung im Vorschul- oder später im Schulalter der Verdacht auf das Vorliegen einer UEMF ergeben, werden diese Kinder in der Regel gezielt zur weiteren Überprüfung in einem sozialpädiatrischen Zentrum vorgestellt. Unter Zuhilfenahme einer standardisierten Testdiagnostik, z. B. der Movement Assessment Battery for Children 2 (M-ABC-2) ist es möglich, die Fragestellung zu überprüfen [3].

Mit der aktuell vorliegenden M-ABC-2 (für die drei Altersgruppen 3–6, 7–10 und 11–16 Jahre) können die folgenden Bereiche überprüft werden: Handgeschicklichkeit, Ballfertigkeiten und Balance. Die Ergebnisse der Untertests werden zu einem Gesamttestwert summiert, der eine genaue Einordnung der motorischen Fähigkeiten ermöglicht.

Ergänzend zur M-ABC-2-Diagnostik sollte idealerweise den Eltern ein Fragebogen zur Einschätzung der Beeinträchtigung des Kindes im Alltag ausgehändigt werden, z. B. der Developmental Coordination Disorder Questionnaire – German (DCDQ-G) [4]. Diese Einschätzung der Eltern erlaubt zwar eine validere Aussage im Hinblick auf die Alltagsrelevanz der UEMF, der Elternfragebogen allein reicht aber nicht zur Diagnosestellung aus!

Wichtig bei der Untersuchung von Patienten mit UEMF ist die Abklärung von **Komorbiditäten** bzw. Begleitstörungen, die häufig vorkommen. Überzufällig häufig bestehen Sprachentwicklungsstörungen, Störungen des Sozialverhaltens, ADHS, Lese-Rechtschreib-Probleme, emotionale Probleme, aber auch Übergewicht.

Therapie

Grundsätzlich sollte bei der Diagnose UEMF eine Behandlung eingeleitet werden. Dabei sollten alltagsbezogene Behandlungsinhalte im Mittelpunkt stehen und unbedingt die Mitarbeit der Eltern und des sonstigen Umfelds durch regelmäßige Beratung sichergestellt werden. Die Behandlung (z. B. psychomotorische Therapie oder Ergotherapie) sollte im Sinne einer Intervalltherapie blockweise mit Pausen durchgeführt werden. Liegen weitere Entwicklungsstörungen vor, sollte gewichtet werden, welche Behandlung am dringlichsten ist, damit das Kind nicht noch zusätzlich durch einen „Therapiemarathon“ überfordert wird.

3.12.2 Infantile Zerebralparese (ICP)

Das Krankheitsbild der infantilen Zerebralparese (ICP) ist seit Jahrhunderten bekannt. Dabei handelt es sich um eine primär klinische Diagnose. Hinter dieser Diagnose verbirgt sich ein sehr heterogenes Spektrum: von einem nur milde betroffenen, kognitiv normalen Hemiparetiker, also einem Patienten mit spastischer Halbseitenlähmung, der evtl. sogar ohne Orthesen und Hilfsmittel laufen kann, bis zum schwerst-/mehrfachbehinderten Rollstuhlfahrer. Auch wenn sich durch bildgebende Verfahren wie die Kernspintomografie des Kopfes (kraniale MRT) insgesamt das Verständnis des Krankheitsbilds verbessert hat, bleibt es doch eine rein klinische Diagnose.

Kinder mit ICP benötigen von klein auf therapeutische Unterstützung. Häufig haben sie von Geburt an eine ausgeprägte Störung der Mund- und Schluckmotorik, die eine früh einsetzende logopädische Behandlung erforderlich machen kann. Im Vordergrund steht dabei die Störung der Nahrungsaufnahme: Um den betroffenen Säuglingen ein adäquates Gedeihen zu ermöglichen, ist ggf. eine Sondenernährung oder sogar die Anlage eines Gastrostomas notwendig. Bei oraler Fütterung besteht durch die Schluckkoordinationsstörung ein hohes Risiko für Aspirationen mit konsekutiven Pneumonien.

Im weiteren Verlauf rückt die gestörte Sprechmotorik in den Fokus. Neben einer primären Sprachtherapie kann ggf. der Einsatz von Gebärden oder elektronischen Kommunikationsmitteln erwogen werden (➤ Kap. 4.7).

In dem 1593 entstandenen Werk „Richard III." beschreibt William Shakespeare die typische Physiognomie eines Menschen mit Zerebralparese:

„… Ich, um dies schöne Ebenmaß verkürzt, von der Natur um Bildung falsch betrogen, entstellt, verwahrlost, vor der Zeit gesandt in diese Welt des Atmens, halb kaum fertig gemacht, und zwar so lahm und ungeziemend, daß Hunde bellen, hink ich wo vorbei."

Der Text lässt die Vermutung zu, dass Richard III. eine Frühgeburt war (*„vor der Zeit gesandt in diese Welt des Atmens, halb kaum fertig gemacht"*) und neben einer Körperbehinderung auch eine kognitive Beeinträchtigung hatte (*„von der Natur um Bildung falsch betrogen"*).

Der englische Orthopäde William John Little hat 1862 eine detaillierte Beschreibung von körperbehinderten und teilweise auch entwicklungsverzögerten Kindern mit dem Bild einer Zerebralparese veröffentlicht. Das zeigt, dass die Definition der Zerebralparese seit Jahrhunderten diskutiert wurde.

Definition und Prävalenz

Die durch die Europäische Union geförderte Arbeitsgruppe SCPE (Surveillance of Cerebral Palsy) hat 2011 ihre Empfehlungen bezüglich der Definition der Zerebralparese (CP) veröffentlicht [5]. Diese CP-Definition beruht auf dem klinischen Bild und der Anamnese und nicht primär auf der Ätiologie.

1. Die Zerebralparese zeigt sich in Form einer Störung von Haltung und Bewegung, neurologisch definiert als
   a. **Spastik** (pathologisch erhöhter Skelettmuskeltonus, bedingt durch eine Schädigung des Gehirns oder des Rückenmarks)
   b. **Dyskinesie** (Störung des physiologischen Bewegungsablaufs)
   c. **Ataxie** (Störung der Bewegungskoordination und Haltungsinnervation mit unkontrollierten und funktionell nicht abgestimmten überschießenden Bewegungen)
2. Die Störung ist bleibend, aber nicht progredient. Veränderungen im klinischen Erscheinungsbild entstehen primär durch das Wachstum und eine veränderte Statik.
3. Die Zerebralparese beruht auf einer angeborenen Störung des sich entwickelnden, unreifen Gehirns.
4. Komorbiditäten (Epilepsie, Lernschwäche, geistige Behinderung, Sehstörung) sind häufig vorhanden, aber für die Definition der CP nicht entscheidend [6].

Als kritischer Zeitraum für die Entstehung der Zerebralparese wird üblicherweise die Fetalzeit bis Ende der Neonatalperiode (mit Vollendung des 28. Lebenstags) definiert.

Die **Prävalenz** der CP liegt relativ stabil bei 2–3 Kindern pro 1 000 Lebendgeborenen. Das größte Risiko für eine CP besteht bei sehr kleinen und unreifen Frühgeborenen, also Kindern, die vor Vollendung der 28. SSW geboren werden. Dementsprechend steigt die Prävalenz bei niedrigem Geburtsgewicht deutlich an, sodass sie bei Kindern mit einem Geburtsgewicht unter 1 500 g bei 50–80 pro 1 000 Lebendgeborenen liegt!

Da sich die Überlebenschancen von kleinen Frühgeborenen seit Einführung der Lungenreifebehandlung bei Müttern mit drohender Frühgeburt und durch die Entwicklung von synthetischem Surfactant zunehmend verbessert haben, ist die CP-Inzidenz in den 1970er Jahren zunächst angestiegen.

Subtypen und neurologische Symptomatik

Einheitlich werden die Zerebralparesen in folgende Subtypen eingeteilt (➤ Abb. 3.30):

1. Spastische Zerebralparese (90 %): in 60 % der Fälle bilateral-spastisch und in 30 % unilateral-spastisch (früher: „ spastische Hemiparese")
2. Dyskinetische Zerebralparese (6 %) mit einer eher dystonen und einer eher choreoathetoiden Unterform
3. Ataktische Zerebralparese (4 %)

Die neurologische Symptomatik bei Patienten mit **spastischer CP** beinhaltet eine Muskelhypertonie vornehmlich der Extremitäten bei deutlicher Hypotonie im Rumpf- und Schultergürtelbereich. Bei der neurologischen Untersuchung zeigen sich gesteigerte Muskeleigenreflexe, verbreiterte Reflexzonen sowie persistierende Pyramidenbahnzeichen (z. B. ein positives Babinski-Phänomen).

Durch die pathologische Steuerung der Muskelaktivität bei nicht vorhandenem Gleichgewicht zwischen Agonisten und Antagonisten kommt es zu einem typischen Bewegungs- und Haltungsmuster mit Spitzfußstellung, Innenrotation und Adduktion im Hüftgelenk sowie Pronation und Flexion im Unterarm- und Handgelenk. Die Patienten bewegen sich, wenn sie laufen können, im sog. „Kauergang" fort.

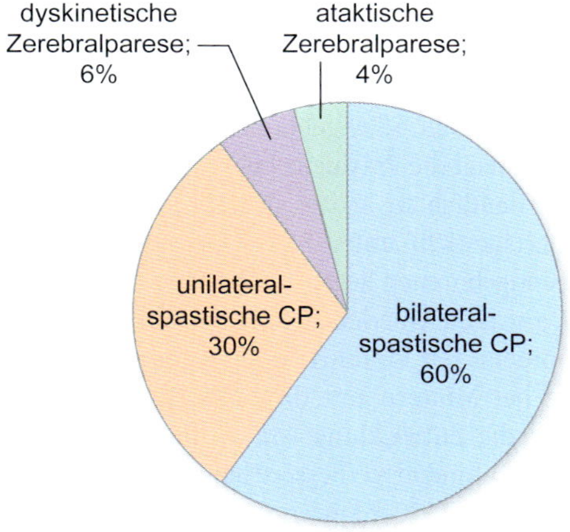

Abb. 3.30 Verteilung der CP-Subtypen [L231]

Die neurologische Symptomatik bei Patienten mit **dyskinetischer CP** beinhaltet unwillkürliche, unkontrollierte, sich wiederholende, teilweise stereotype Bewegungen und persistierende primitive Reflexe (z. B. Moro-Reaktion), verbunden mit einem sehr fluktuierenden, wechselhaften Muskeltonus.

- Bei der dystonen Unterform dominieren abnorme, z. T. bizarre Haltungsmuster sowie eine Muskelhypertonie.
- Die choreoathetoide Unterform ist durch Hyperkinesien bzw. rasche, unwillkürliche Bewegungen oder langsame, eigenartig „schraubende" Bewegungen bei gleichzeitiger Muskelhypotonie gekennzeichnet.

Im Gegensatz zur bilateral-spastischen CP ist bei der dyskinetischen CP die mimische (Gesichts-)Muskulatur häufiger mitbetroffen, sie ist also generalisierter als die spastische CP. Bei Patienten mit dyskinetischer CP liegt in der Regel eine schwere, schlecht zu behandelnde Störung der Sprechmotorik vor. Dadurch ist es häufig extrem schwierig, ihre geistige Entwicklung adäquat einzuschätzen. Diese Patienten können im Einzelfall sehr von einer Versorgung mit elektronischen Kommunikationshilfen profitieren.

Die neurologische Symptomatik bei Patienten mit **ataktischer CP** (die mit nur 4 % die kleinste Gruppe bilden) beinhaltet vorwiegend eine Stand- und Gangataxie mit Dysmetrie und Muskelhypotonie. Die meisten Patienten lernen nicht, frei zu laufen [7].

Bildgebende Diagnostik

Die Untersuchung auf morphologische Veränderungen im Gehirn der Patienten kann bis zum Verschluss der großen Fontanelle mittels Ultraschall (Schädelsonografie) durchgeführt werden.

Seit den 1980er Jahren gibt es die Kernspintomografie bzw. MRT als diagnostische Option, um nach einer eventuellen Läsion des kindlichen Gehirns als Ursache für das klinische Bild der CP zu suchen. Diese Untersuchung wird idealerweise nach Abschluss der Myelinisierung des Gehirns – nach dem 18. bis 24. Lebensmonat – durchgeführt, da erst dann eine optimale Beurteilung möglich ist (➤ Kap. 2.1).

MERKE

Aber nicht immer zeigt das MRT einen auffälligen Befund, bei etwa 15 % der CP-Patienten ergibt sich nur ein unauffälliger oder unspezifischer Befund, der die Symptomatik nicht erklären kann.

Doch bei einem Großteil der Patienten liefert das MRT oft wertvolle Informationen über den möglichen Zeitpunkt der intrauterinen oder postpartalen Schädigung, die zum Bild der Zerebralparese geführt hat [7, 8].

Schädigungszeitpunkt und mögliche morphologische Korrelate

Im **ersten und zweiten Trimenon** der Schwangerschaft (zwischen 4. und 24. SSW), also in der Phase der frühen Gehirnentwicklung, wirkt sich eine Schädigung vornehmlich auf die makroskopisch sichtbare Anatomie des Gehirns aus. Diese Schädigung kann durch eine fehlerhafte Anlage des Gehirns bedingt sein. Aber auch toxische Ursachen, Stoffwechselstörungen oder Infektionen in der frühen Schwangerschaft können zu Anlage- oder Entwicklungsstörungen des Gehirns führen und somit ursächlich für das spätere klinische Bild der Zerebralparese sein. Durch kleinere Störungen der Gehirnentwicklung zu diesem Zeitpunkt kann die Ausbildung der grauen Substanz (Kortex des Gehirns) beeinträchtigt werden. Neben Heterotopien, also „verstreuter" grauer Substanz, oder Auffälligkeiten der Hirnwindungen kann es aber auch zu Fehlanlagen des Balkens (Corpus callosum) kommen.

Im **dritten Trimenon** der Schwangerschaft (ab der 24. SSW) entstehen durch Entwicklungsstörungen des Gehirns folgende Defektmuster:

Bis zur 36. SSW eingetretene Schädigungen im Bereich der weißen Substanz bzw. der Nervenbahnen können sich als sog. „periventrikuläre Leukomalazie" (PVL) mit typischen Veränderungen im Ultraschall oder MRT bei Frühgeborenen darstellen. Auch größere Untergänge von Hirngewebe sind zu finden, z. B. nach Hirnblutung oder -Infarkt.

Ab der 37. SSW, also beim reifen Kind, wird primär die graue Substanz der Hirnrinde (Kortex), oft kombiniert mit tieferen Hirnstrukturen geschädigt. Als schwerste Form einer Hirnschädigung zu diesem Zeitpunkt kann eine „multizystische Enzephalopathie" auftreten, wie wir sie zumeist nach schwerer perinataler Asphyxie sehen. Im MRT oder Ultraschall zeigt sich ein polyzystischer Untergang von grauer und weißer Substanz des Hirngewebes sowie des Kleinhirns. Die betroffenen Patienten lernen in der Regel nie das freie Laufen und leiden an schweren Begleitstörungen wie einer therapieresistenten Epilepsie, kortikaler Blindheit, da die Sehrinde schwerst geschädigt ist, sowie einer hochgradigen geistigen Behinderung. Diese Patienten haben sehr häufig Probleme beim Schluckakt und bei fast allen bleibt die Sprachentwicklung vollständig aus.

Ein weiteres Läsionsmuster, das in der Regel auch reifgeborene Kinder betrifft, sind zumeist einseitige Infarkte der großen Hirnarterien, vor allem der Arteria cerebri media. Diese führen zu unterschiedlich schweren Formen der unilateral-spastischen Zerebralparese.

Klinische Klassifikation des Schweregrads

Für die Klassifizierung des Schweregrads von Zerebralparesen haben Palisano et al. (1997) das „Gross Motor Function Classification System" (GMFCS) eingeführt, bei dem anhand der motorischen Fähigkeiten in den verschiedenen Altersstufen eine Schweregradeinteilung von 1–5 erfolgt [9]. Diese Einteilung ist im Verlauf überarbeitet und erweitert worden, um die Auswahl angemessener Therapieoptionen zu erleichtern und vor allem schon früh den Eltern prognostische Aussagen bezüglich der motorischen Fähigkeiten ihrer Kinder geben zu können. Dabei ist von Heinen et al. (2009) ein grafikgestützter Konsensus für die Behandlung von Bewegungsstörungen bei Kindern mit bilateral-spastischer Zerebralparese entwickelt worden [10] (➤ Abb. 3.31).

Allerdings werden in dieser Klassifikation nur die lokomotorischen Fähigkeiten der Kinder berücksichtigt. Es werden also weder die handmotorischen noch die orofazialen Fähigkeiten der Patienten bewertet und dementsprechend für diese Bereiche auch keine Therapieempfehlungen gegeben!

3

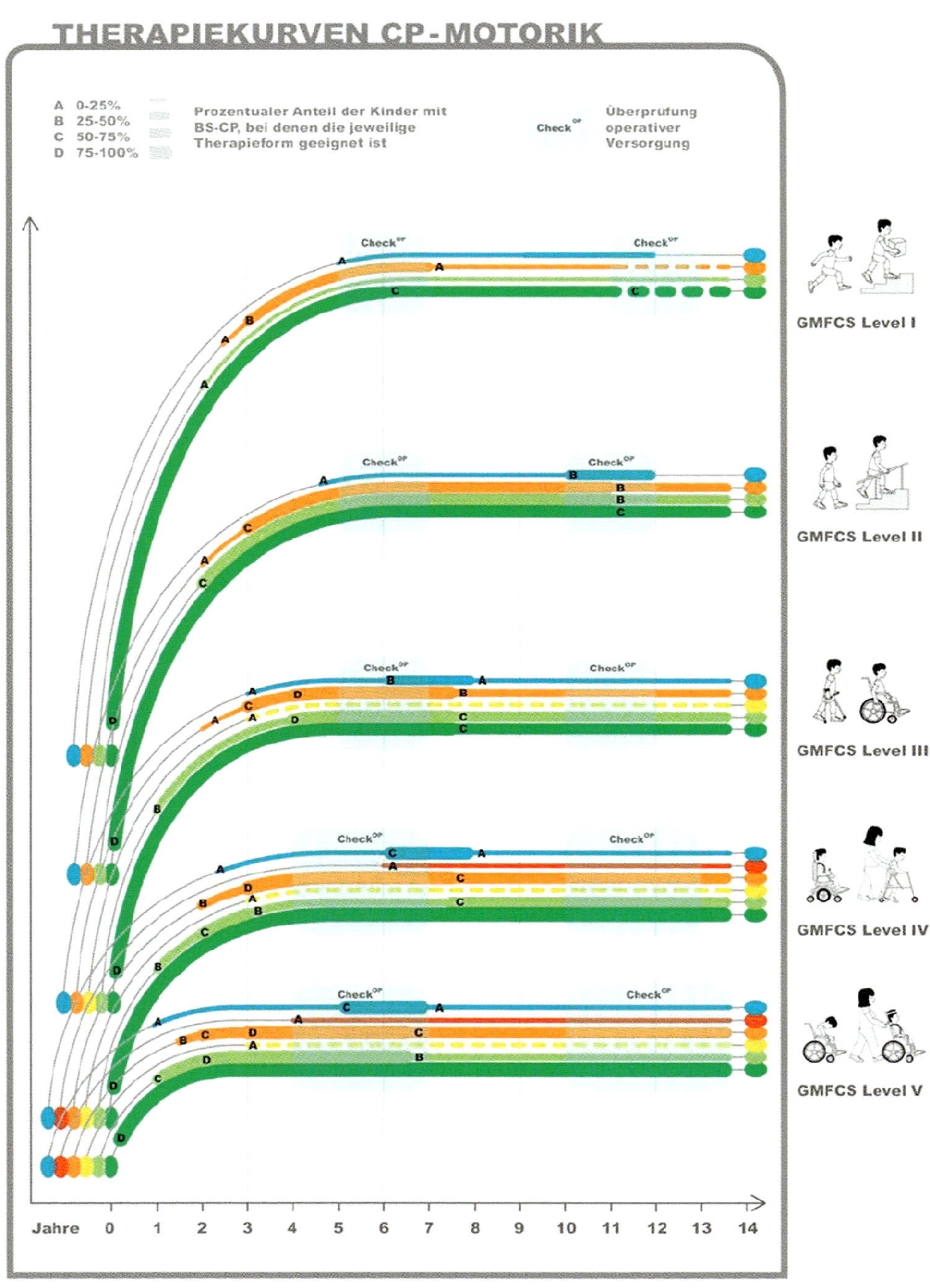

Abb. 3.31a Therapiekurven CP-Motorik (nach Heinen et al. [10]) [F705–004]

INDIKATION, PRINZIP & LIMITATION

Orthopädie

- Therapieoption: für Spastizität jeden Schweregrades etabliert. Je höher das GMFCS-Level, desto früher dran denken.
- Ziel (individuell und konkret festlegen!): Korrektur spastisch bedingter struktureller Fehlstellungen über ein oder mehrere Gelenke (multilevel) zur Prävention sekundärer muskulärer und knöcherner Deformitäten. Im Falle irreversibler knöcherner Deformitäten: Rekonstruktion zur Funktionsverbesserung oder zur Pflegeerleichterung und Linderung von Folgeschäden.
- Prinzip: Der Schwerpunkt-Kinderorthopäde ist Partner jeder CP-Behandlung.
- Beispiele: GMFCS I: Struktureller Spitzfuß, Kniebeugekontraktur, Plattfuß; GMFCS II: Struktureller Spitzfuß, Klumpfuß, z.T. in Kombination, Kniebeugekontraktur mit eingeschränkter Aufrichtung; GMFCS III: s.o. PLUS Hüftbeugekontrakturen, Hüft(sub-)luxationen, Patellaprobleme; GMFCS IV-V: s.o. PLUS Skoliosen, Strukturelle Armdeformitäten.
- Limit/Kontroversen: Ko-Morbidität der CP, Rezidiv-OP, unzureichende Daten zur Evidenz, Überkorrektur.

Intrathekales Baclofen

- Therapieoption: ab GMFCS IV (selten III).
- Ziel (individuell und konkret festlegen!): Verminderung der generalisierten Spastizität verbunden mit Zugewinn an Lebensqualität: Verbesserung der Sitzfähigkeit, Zunahme der Beweglichkeit, Orthesentoleranz, Pflegeerleichterung, Schmerzlinderung, Verbesserung des Schlafes, Verminderung sedierender Medikation, Gewichtszunahme.
- Prinzip: Agonist des hemmenden Neurotransmitters GABA-B: Modulation im Rückenmark, antidystoner Effekt durch Modulation im ZNS. Eine intrathekale Gabe mit programmierbarer Medikamentenpumpe über einen Spinalkatheter ermöglicht eine Therapie mit 100-1000fach geringeren (wirksameren) Dosen als bei oraler Gabe.
- Limit/Kontroversen: keine Beeinflussung der strukturellen Veränderungen, induzierte Schwäche, technische Komplikationen, Infektion, positiver oder negativer Einfluss auf Skoliose möglich.

Botulinumtoxin

- Therapieoption: für Spastizität jeden Schweregrades etabliert.
- Ziel (individuell und konkret festlegen!): Korrektur dynamischer spastischer Fehlstellungen (mit aktivem Muskel!) über ein oder mehrere Gelenke (multi-level).
- Prinzip: Lokale, komplett reversible Hemmung der Freisetzung von Acetylcholin als Botenstoff der motorischen Endplatten und Muskelspindeln und somit Senkung des Tonus des injizierten Muskels (dosisabhängig), Wirkung im Muskel UND seinen Regelkreisen, Reduktion der Muskelkraft ca. 20%, Wirkungsdauer ca. 3-6 Monate (und länger). Bei guter Wirksamkeit (2/3 der Patienten) erfolgt eine erneute Behandlung 1-3x/Jahr.
- Beispiele: GMFCS I-II (-III): Funktionelle Indikation: Verminderung der muskulären Hypertonie und damit Vermeidung der Dysbalance zwischen Beugern und Streckern bei (noch) passiv korrigierbaren bzw. reponierbaren Deformitäten der Beine oder Arme. Strukturelle Indikation: Verzögerung der Entwicklung von Kontrakturen, Verbesserung Orthesentoleranz. GMFCS (III-) IV-V: Funktionelle Indikation: selten, evtl. verbesserte Bedienung von Hilfsmitteln. Strukturelle Indikation: Schmerzreduktion, Pflegeerleichterung, Verbesserung der Orthesentoleranz, Prävention in Kombination mit „postural management". Reduktion des Speichelflusses.
- Limit/Kontroversen: Schwäche, fokales Prinzip für nicht fokale Erkrankung, mögliche Fernwirkung und systemische Wirkung, keine Wirkung im strukturell verkürzten Muskel. Aktuelle Diskussion und Zulassungsstatus siehe unter 1

Orale Medikamente

- Therapieoption (GMFCS IV-V, selten III): seltene, zeitlich begrenzte Therapieoption, z.B. Baclofen oral, Benzodiazepine, u.a.
- Ziel (individuell und konkret festlegen!): generalisierte Tonusreduktion z.B. zur Schmerzlinderung, Lagerungs- und Pflegeerleichterung, Überbrückungsbehandlung z.B. perioperativ, bei Hospitalisierung.
- Prinzip: generalisierte Reduktion der Spastizität/z.B. GABAerge Wirkung
- Limit/Kontroversen: kognitive Nebenwirkungen/Sedierung, Toleranzentwicklung, Schwäche, Atemdepression.

Orthesen / Hilfsmittel / Mobilitätshilfen

- Therapieoption: enge, interdisziplinäre, kontinuierliche Kooperation mit Schwerpunkt-Kinderorthopäden und erfahrenem Orthopädietechniker und/oder Reha-Techniker.
- Ziel (individuell und konkret festlegen!): Funktion, Partizipation, Prävention und/oder Reduktion von Muskelverkürzung (Kontrakturbildung und knöcherne Deformitäten), Brückenfunktion zur Teilhabe, „postural management" für Stehen, Sitzen, Liegen (GMFCS IV-V, 24h).
- Prinzip: Extremitäten: Funktionserhalt und -verbesserung durch maximale Ausschöpfung der funktionellen Reserven. Rumpf: Aufrichtung durch Stabilisierung und Rumpfunterstützung, lotrechte Einstellung der Beingelenkkette.
- Beispiele: GMFCS I: Schuheinlagen, unterschenkellange Nachtlagerungsschienen, evtl. Beinlängenausgleich ab > 1 cm Differenz; GMFCS II: siehe I, PLUS evtl. dynamische Sprunggelenksorthesen; GMFCS III: Unterschenkel- (Carbon-) Orthesen, Nachtlagerungsschienen, oberschenkellang, Aktivrollstuhl mit individuellem Sitzelement, Gehhilfen (Posteriorwalker, o.a.); GMFCS IV: Leichtbausitzschalen zum Erhalt der Sitzfähigkeit, Schaumstofflagerung mit Becken-, Rumpfführung, Korsett bei Skoliosen; GMFCS V: siehe IV, PLUS Innenschuhe/orthopädische Schuhe, Kopfstabilisierung, Schalenlagerung. Obere Extremität in Abhängigkeit der Aktivität: Handschienen (Tag-, Nacht-), Handorthesen.
- Limit/Kontroversen: fehlende Daten zur Evidenz, Akzeptanz (?), keine einheitlichen Kriterien/keine Standards.

Funktionelle Therapien

- Therapieoption: entwicklungsbegleitend (fördernd), zielorientiert: kontinuierlich/Intervall/Blockdesign/Therapiepausen.
- Ziel (individuell und konkret festlegen!): Unterstützung der motorischen Entwicklung, Handling, Elternanleitung/-edukation, Motivation; Übung von Aktivität, Muskelkraft, Muskelausdauer; Dokumentation/Änderung.
- Prinzip: problembezogene Therapie/Therapieintensität in Abhängigkeit des Schweregrades der CP: aktive Funktion/passive Funktions-Imitation/Dehnung (Erhalt der Muskellänge); Lernprinzip Repetition; Muskelaktivierung unmittelbar nach Behandlung mit Botulinumtoxin, Umsetzen der Veränderung des muskulären Gleichgewichts (zwischen Agonisten und Antagonisten) alltagsbezogen mit Richtung funktioneller/pflegerischer Ziele/Partizipation.
- Limit/Kontroversen: keine Methodenspezifität, unzureichende Daten zu Evidenz/Intensität/Frequenz, therapeutische Konzepte nur partiell wissenschaftlich fundiert.

1 Bundesinstitut für Arzneimittel und Medizinprodukte (BfArM: www.bfarm.de); European Medicines Agency (EMEA: www.emea.europe.eu); Food and Drug Administration (FDA: www.fda.gov); Schweizerisches Heilmittelinstitut (Swissmedic: www.swissmedic.ch)

Abb. 3.31b Therapiekurven CP-Motorik (nach Heinen et al. [10]) [F705–004]

3

Therapeutische Optionen

Die Behandlung von CP-Patienten ist eine interdisziplinäre Aufgabe und erfordert die enge Zusammenarbeit von Ärzten und Therapeuten der verschiedensten Professionen:

- Neuropädiater
- Epileptologen
- Sozialpädiater
- Orthopäden
- Kinderchirurgen
- Neurochirurgen sowie weitere Fachärzte je nach Begleitproblematik
- Physiotherapeuten
- Ergotherapeuten
- Sprachtherapeuten („klassische" Logopädie, orofaziale Regulationstherapie nach Castillo Morales, gebärdenunterstützte Kommunikation, elektronische Kommunikationshilfen usw. [11])

Hinzu kommt die Versorgung mit unterstützenden Hilfsmitteln und Orthesen (je nach Lebensalter, Entwicklungsstand und Grad der Einschränkung) sowie die psychologische Begleitung des Patienten, aber auch der gesamten Familie.

Die Einleitung einer *Frühförderung* oder heilpädagogischer Maßnahmen im Kindergarten sowie die Unterstützung und Beratung bei der Wahl der Schule sind weitere Themen in der Betreuung von CP-Patienten. Gegebenenfalls sind stationäre Rehabilitationsmaßnahmen erforderlich.

Je nach Schweregrad der spastischen Komponente können *spastiklösende Medikamente,* in der Regel Baclofen (oral oder intrathekal), oder Botulinumtoxin sinnvoll sein. Die intramuskuläre Injektion von Botulinumtoxin hat seit dem Ende des letzten Jahrhunderts zunehmend Eingang in die Behandlung von CP-Patienten gefunden. Nachdem es zunächst darum ging, den Zeitpunkt einer orthopädischen Operation (Eingriff zur Beseitigung möglicher Kontrakturen) hinauszuzögern, hat diese Behandlung inzwischen durchaus ihren Stellenwert zur Erleichterung der Pflege und zur Schmerzreduktion bei nicht-gehfähigen Patienten bekommen [12, 13].

Orthopädische Maßnahmen ggf. mit einer Weichteilrelease-Operation – also einer Operation mit partieller Durchtrennung von Muskelanteilen zur Verlängerung eines kontrakten Muskels – oder auch knöcherne Operationen können im Verlauf erforderlich werden, um die Geh- oder Stehfähigkeit der Patienten zu erhalten [14].

Zur Verbesserung der Lebensqualität von schwer behinderten Kindern mit Zerebralparese hat die *intrathekale Baclofen-(ITB-)Therapie* in den letzten Jahren einen wichtigen Stellenwert erhalten [15]. Dabei wird eine Medikamentenpumpe in die Bauchhöhle implantiert, um über einen Spinalkatheter kontinuierlich Baclofen verabreichen zu können. Ziel der Behandlung sind unter anderem eine Pflegeerleichterung und Reduktion der durch die Spastik erzeugten Schmerzen.

In den letzten Jahren ist auch zunehmend die *selektive dorsale Rhizotomie (SDR)* in den Fokus gerückt. Die SDR ist eine neurochirurgische Therapieoption, bei der die für die Spastik verantwortlichen afferenten Anteile der Nervenwurzeln in einem mikrochirurgischen Eingriff selektiv ausgeschaltet werden. Diese Therapieoption ist derzeit für kooperative gehfähige Patienten mit nichtluxierter Hüfte zu empfehlen, bei denen Physiotherapie, Botulinumtoxin und Orthesenversorgung das spastische Bewegungsmuster der unteren Extremitäten nicht erfolgreich genug verbessern konnten [16, 17].

Bei der ganzheitlichen Behandlung von CP-Patienten durch Sozialpädiater und Neuropädiater sind neben allen medizinischen Aspekten auch die Beratung bezüglich der sozialen Teilhabe am Leben in der Gemeinschaft (Wahl des adäquaten Kindergartens, Optimierung der Unterstützung in der Schule) und später natürlich auch Hilfestellung bei der Eingliederung in den Arbeitsmarkt wichtige Aufgaben. Dies umfasst auch eine adäquate Beratung zur Beantragung einer Pflegestufe und eines Schwerbehindertenausweises.

Fragen zur Wissensprüfung

1. Welche Kriterien müssen erfüllt sein, damit die Diagnose UEMF gestellt werden kann?
2. Gibt es einen Unterschied in der Prävalenz zwischen Mädchen und Jungen?
3. Welche Ursachen für das Krankheitsbild der infantilen Zerebralparese (ICP) sind Ihnen bekannt?
4. Welches sind die neurologischen Symptome der CP?
5. Welche Unterformen der CP kennen Sie?
6. Welche Aufgaben hat die Sprachtherapeutin/der Sprachtherapeut bei der Behandlung von Kindern mit einer CP?
7. Welche Therapiemaßnahmen zur Reduktion der Spastik kennen Sie?

LITERATUR

1. Blank R. Umschriebene Entwicklungsstörungen motorischer Funktionen – Definition, Diagnose, Ätiologie, Verlauf. Kinderärztliche Praxis 2012; 83: 14–18.
2. Leitlinie Umschriebene Entwicklungsstörung motorischer Funktionen (UEMF). Registernummer 022–017. Klassifikation S3. Stand: 11.7.2011, gültig bis 31.5.2016 (in Überarbeitung); www.awmf.org/leitlinien/detail/ll/022-017.html.
3. Petermann F. (Ed.). Movement Assessment Battery for Children-2 (Movement ABC-2). Frankfurt: Pearson PLC, 2008.
4. Kennedy-Behr A, Wilson BN, Rodger S, Mickan S. Cross-cultural adaptation of the developmental coordination disorder questionnaire 2007 for German-speaking countries: DCDQ-G. Neuropediatrics 2013; 44(5): 245–251. doi: 10.1055/s-0033–1347936. Epub 2013 May 28.
5. Cans C, Dolk H, Platt MJ, Colver A, Prasauskiene A, Krägeloh-Mann I; SCPE Collaborative Group. Recommendations from the SCPE collaborative group for defining and classifying cerebral palsy. Dev Med Child Neurol. 2007; 109 (Suppl.): 35–38.
6. Borggräfe I, Heinen F. Komorbiditäten bei Zerebralparesen, Epilepsien. Monatsschrift Kinderheilkunde 2009; 157: 1137–1140.
7. Krägeloh-Mann I. Zerebralparesen Update. Monatsschrift Kinderheilkunde 2007; 155: 523–528.
8. Krägeloh-Mann I, Horber V. The role of magnetic resonance imaging in elucidating the pathogenesis of cerebral palsy: a systematic review. Dev Med Child Neurol. 2007; 49(2): 144–151.
9. Palisano R, Rosenbaum P, Walter S, Russell D, Wood E, Galuppi B. Development and reliability of a system to classify gross motor function in children with cerebral palsy. Dev Med Child Neurol. 1997; 39(4): 214–223.
10. Heinen F, Schröder AS, Döderlein L, et al. Grafikgestützter Konsensus für die Behandlung von Bewegungsstörungen bei Kindern mit bilateralen spastischen Zerebralparesen (BS-CP). Therapiekurven CP-Motorik. Monatsschrift Kinderheilkunde 2009; 157: 789–794.
11. Karch D, Groß-Selbeck G, Pietz J, Schlack HG. Orofaziale Regulationstherapie nach Castillo Morales – Stellungnahme der Gesellschaft für Neuropädiatrie, Kurzfassung der Kommission zu Behandlungsverfahren bei Entwicklungsstörungen und zerebralen Bewegungsstörungen. Monatsschrift Kinderheilkunde 2005; 153: 782–785.
12. Molenaers G, Desloovere K, De Cat J. Botulinumtoxin A bei der Behandlung der infantilen Zerebralparese. Orthopäde 2004; 33: 1119–1128.
13. Placzek R. Botulinumtoxin A bei Kindern mit infantiler Zerebralparese, Indikationen und Anwendungskonzepte. Orthopäde 2010; 39: 23–30.
14. Brunner R. Prinzipien der Behandling spastischer Paresen bei Kindern. Orthopäde 2014; 43: 643–648.
15. Voss W, Gad D, Mücke KH, Christen HJ. Intrathekale Baclofentherapie: Palliativmaßnahme bei spastischen und dystonen Bewegungsstörungen. Monatsschrift Kinderheilkunde 2009; 157: 1128–1136.
16. Brunner R. Prinzipien der Behandlung spastischer Paresen bei Kindern – Eine kritische Übersicht. Orthopäde 2014; 43: 643–648.
17. Lundkvist Josenby A, Wagner P, Jarnlo GB, Westbom L, Nordmark E. Functional performance in self-care and mobility after selective dorsal rhizotomy: a 10-year practice-based follow-up study. Dev Med Child Neurol. 2015; 57: 286–293.

KAPITEL

4 Besondere Aspekte der sprachtherapeutischen Diagnostik und Therapie im Rahmen der Neuropädiatrie

4.1 Pädaudiologische Diagnostik und Therapie bei neuropädiatrischen sprachassoziierten Krankheitsbildern

Katrin Neumann

4.1.1 Ursachen und Einteilung kindlicher Hörstörungen

Angeborene oder in der Neonatalperiode erworbene behandlungbedürftige Hörstörungen kommen im deutschen Sprachraum bei 2–3 von 1 000 Neugeborenen vor [1]. Ein Drittel davon betrifft nur ein Ohr, zwei Drittel bestehen binaural. Bei Risiken für neonatale Hörstörungen, wie sie auch bei Kindern mit neuropädiatrischen Krankheitsbildern oft vorkommen, liegt die Prävalenz von Hörstörungen bei 1–3 % [2].

Risikofaktoren für neonatale Hörstörungen [3, 4]:

- genetische Defekte
- seit der Kindheit bestehende Hörstörungen bei Familienmitgliedern
- intrauterine Infektionen wie CMV-Infektionen, Röteln, Herpes oder Toxoplasmose
- Syndrome, die mit Hörstörungen einhergehen können
- kraniofaziale Fehlbildungen, die morphologische Abnormitäten von äußerem Ohr und Gehörgang einschließen können
- Krankheiten oder Umstände, die den Aufenthalt auf einer neonatologischen Intensivstation von mindestens 48 Stunden notwendig machen (➢ Kap. 3.1.1)
- Frühgeburtlichkeit – insbesondere Kinder mit Geburtsgewicht unter 1 500 g (➢ Kap. 3.1.2)
- Apgar-Werte von 0 bis 4 (nach 1 min) oder 0 bis 6 (nach 5 min)
- kritische Hyperbilirubinämie
- Einsatz ototoxischer Medikamente
- postnatale Infektionen, die Hörstörungen hervorrufen (z. B. bakterielle Meningitis)
- respiratorischer Distress mit apparativer Beatmungsnotwendigkeit für mehrere Tage (➢ Kap. 3.1.1)

Etwa 30 % dauerhafter kindlicher Hörstörungen entwickeln sich erst nach der Geburt als progredienter oder spät auftretender (*late onset*) Hörverlust; sie sind häufig genetisch oder durch eine CMV-Infektion bedingt.

Zum Zeitpunkt der Einschulungsuntersuchungen sind permanente Schwerhörigkeiten bei 3–4 pro 1 000 Kindern zu erwarten [5], im Alter von 14 Jahren bei ca. 1 % [6].

Ursachen frühkindlicher Hörstörungen

Frühkindlichen permanenten Hörstörungen liegen meist Innenohrschäden, aber auch Fehlbildungen des äußeren und des Mittelohrs zugrunde. Etwa die Hälfte von ihnen hat genetische Ursachen, für einen Großteil lässt sich keine Ursache finden, der Rest gilt als erworben [7]. Prä-, peri- und postnatale Krankheitsursachen sind bekannt. Zu den **pränatalen** Ursachen zählen in erster Linie mütterliche Infektionen, vor allem im ersten Schwangerschaftstrimenon (z. B. Röteln oder CMV-Infektion), aber auch Stoffwechselerkrankungen oder ein Alkoholabusus der Mutter. **Perinatale** Ursachen sind z. B. ein Sauerstoffmangel unter der Geburt, ein Geburtsgewicht unter 1 500 g, eine Frühgeburtlichkeit vor der 28. SSW oder eine Hyperbilirubinämie über 20 mg/dl. **Postnatal** erworbene Hörstörungen können durch Meningitiden in der Neugeborenenperiode, durch ototoxische Medikamente (z. B. zur Behandlung von Neugeboreneninfektionen), insbesondere bei gestörter Nierenfunktion oder genetisch bedingter Unverträglichkeit, aber auch durch Mumps- oder Maserninfektionen verursacht werden.

Unter den genetisch bedingten Hörstörungen finden sich ca. 30 % syndromale und 70–80 % nichtsyndromale, monosymptomatische Hörstörungen. Erbliche Hörstörungen zählen zu den häufigsten monogenen Erkrankungen des Menschen [8]. Man geht von etwa 200 monogen vererbten, nicht-syndromalen Hörstörungen aus; 70–80 % davon werden autosomal-rezessiv, 10–25 % autosomal-dominant und 2–3 % X-chromosomal vererbt [9].

Etwa 400 Syndrome sind als Ursachen für kindliche Hörstörungen bekannt. Bei ihnen liegen zusätzlich zur Hörstörung häufig Krankheiten der Augen (Waardenburg-, Cogan-I-, Alström-, Refsum-, Usher-Syndrom, branchio-oto-renales/BOR-Syndrom), der Niere (Alport-Syndrom), der Schilddrüse (Pendred-Syndom) oder der Nebenschilddrüse vor. Zudem bestehen oft geistige Behinderungen, weitere Sinnesschäden oder Körperbehinderungen wie zerebrale Bewegungsstörungen mit nachfolgenden Sprachentwicklungs-, Lern-, Verhaltens- und Wahrnehmungsstörungen [10].

Bisher sind 54 autosomal-dominante, 60 autosomal-rezessive und 7 X-chromosomal rezessive Gene oder Loci sowie ca. 12 Mutationen in der mitochondrialen DNA als hörstörungsrelevant beschrieben. Die rezessiv vererbten Hörstörungen treten bereits im frühen Säuglingsalter auf, also prälingual. Hingegen verlaufen die dominant vererbten Hörstörungen meist weniger schwer und progredient und werden daher oft erst postlingual diagnostiziert. Die häufigste Form genetischer Hörstörungen basiert auf Mutationen im GJB2-Gen, dem Gen für Connexin 26, das 35–50 % der rezessiven und 10–30 % der sporadischen oder dominanten Hörstörungen auslöst [11]. Eine starke Heterogenie und ausgeprägte klinische Variabilität verkomplizieren die humangenetische Diagnostik. Andererseits ermöglicht die moderne Hochdurchsatz-Sequenzierung (*next generation sequencing*) die gleichzeitige Auffindung vieler monogener Hörstörungen und eine differenziertere Beratung betroffener Eltern.

Einteilung von Hörstörungen

Hörstörungen können nach verschiedenen Gesichtspunkten wie Lokalisation, Schweregrad und Art eingeteilt werden.

Bei der Einteilung nach der **Lokalisation** der Schädigung (➤ Abb. 4.1) wird zwischen peripheren (Läsion im Bereich von Mittelohr und Innenohr), neuralen (Läsion im Verlauf des Hörnervs bis zu seinem Eintritt in den Hirnstamm) und zentralen Hörstörungen (Läsion im Bereich der Hörbahn von den auditorischen Hirnstammgebieten bis zum auditorischen Kortex und seinen Assoziationsgebieten) unterschieden.

Im deutschen Sprachraum sind mehrere Einteilungen kindlicher Hörstörungen nach dem **Schweregrad** gebräuchlich, ermittelt aus tonaudiometrischen oder von akustisch evozierten Potenzialen abgeleiteten Hörschwellen oder aus dem Sprachaudiogramm. Nachfolgend ist die Einteilung der Deutschen Gesellschaft für Phoniatrie und Pädaudiologie [9] entsprechend dem mittleren Hörverlust aufgeführt:

Grad des Hörverlusts	mittlerer Hörverlust
geringgradig	25 (20) – 40 dB
mittelgradig	40–60 (70) dB
hochgradig	60 (70) – 90 (95) dB
Resthörigkeit/Taubheit	≥ 90 (95) dB

Die Angaben zum Schweregrad einer kindlichen Hörstörung spiegeln das Hörvermögen nur für einen bestimmten Moment. Ein Merkmal kindlicher Hörstörungen ist aber gerade ihre Dynamik: So kann eine verzögerte Nachreifung der Hörbahn in einigen Fällen zur Besserung einer frühkindlichen Hörstörung führen. In anderen Fällen tritt die bereits beschriebene progrediente Verschlechterung des Hörverlusts ein. Hinzu kommen rezidivierende Hörstörungen, z. B. infolge von Mittelohrbelüftungsstörungen mit Paukenergüssen oder Vernarbungen, Verklebungen oder Verkalkungen von Mittelohrstrukturen. Häufig lässt bei solchen Kindern eine „Jahreshörbilanz" (die erfasst, wie oft und in welchen kumulierten Zeiträumen sie schwer hören) eine treffendere Einschätzung der Situation und Aussage zum weiteren Prozedere zu als eine punktuelle Schweregradbestimmung [7]. Auch eine zentrale Schwerhörigkeit bedarf einer speziellen Bewertung, da hier Ton- und Sprachhörvermögen oft diskrepant sind.

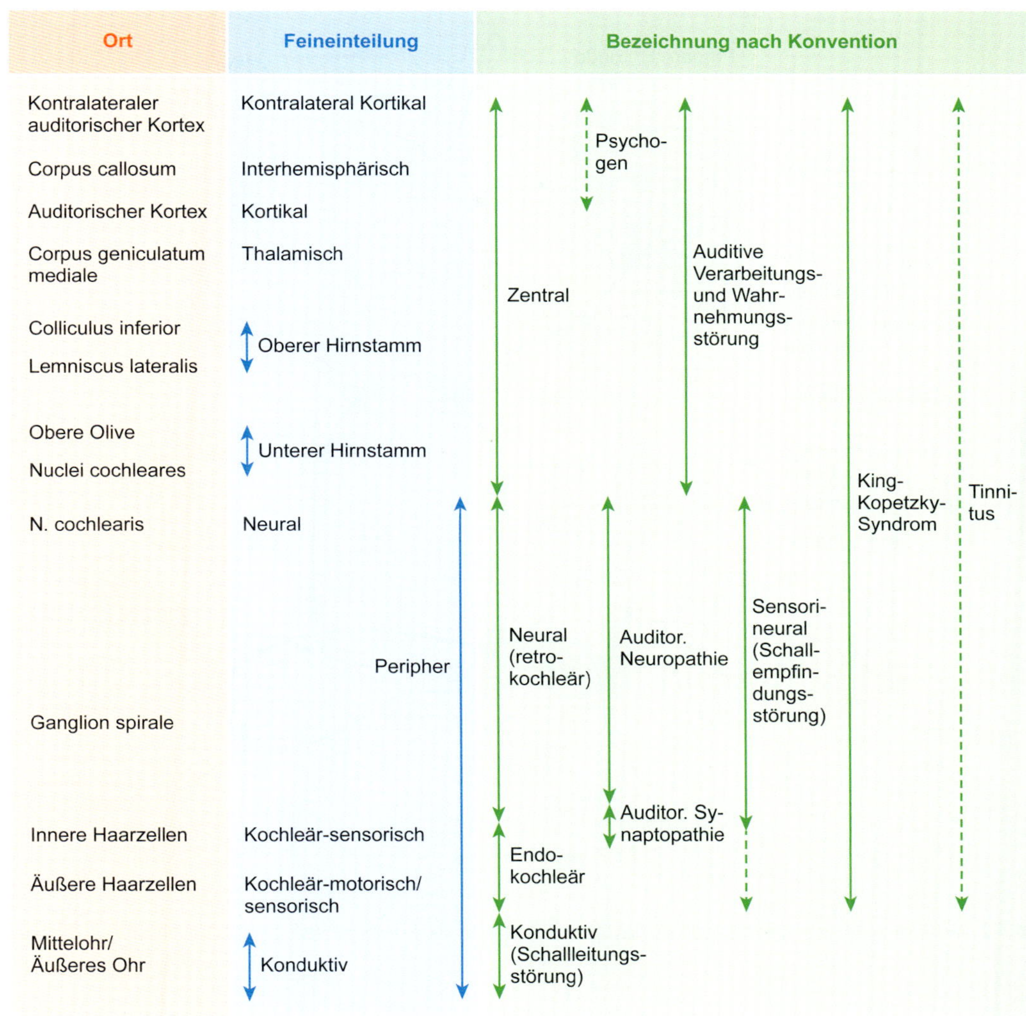

Abb. 4.1 Einteilung und Benennung der Hörstörungen von peripher (unten) nach zentral (oben) (modifiziert nach [12]) [G561]

Nach der **Art** von Hörstörungen werden Schallleitungs-, Schallempfindungsstörungen und kombinierte Hörstörungen unterschieden.

4.1.2 Pädaudiologische Diagnostik

Das pädaudiologische Methodeninventar umfasst objektive und subjektive Testverfahren. Es eignet sich auch für die Untersuchung Jugendlicher oder Erwachsener mit geistiger Behinderung, die daher häufig von pädaudiologischen Einrichtungen betreut werden. Da kindliche Hörstörungen seit Einführung des Neugeborenen-Hörscreenings immer früher erkannt werden und junge oder mehrfach behinderte Kinder einer subjektiven Diagnostik nur eingeschränkt zugänglich sind, spielt die Darstellung auditorischer Prozesse entlang der Hörbahn durch objektive Verfahren eine bedeutsame Rolle (➤ Abb. 4.2). Nachfolgend werden zunächst die wichtigsten objektiven, dann die subjektiven Verfahren kurz erläutert.

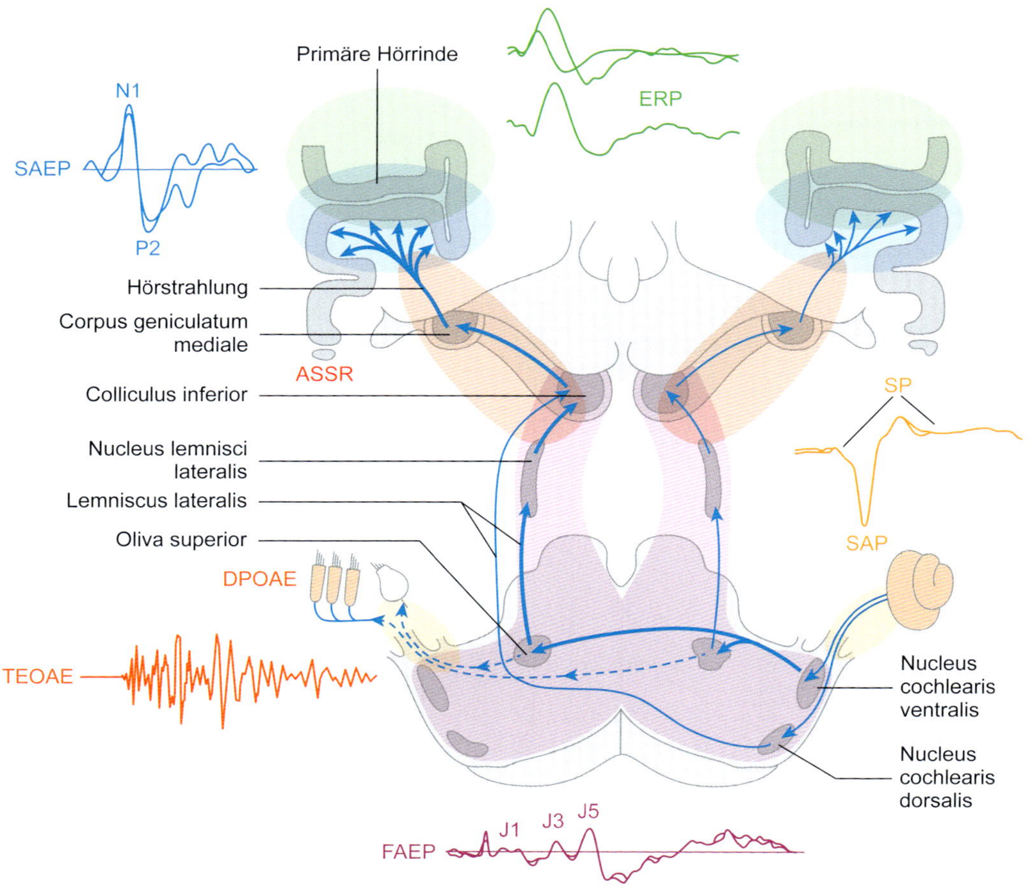

Abb. 4.2 Akustisch evozierte Signale des auditorischen Systems (nach einer von S. Hoth zur Verfügung gestellten Vorlage) [T852/L231]

Objektive Messverfahren

Impedanzaudiometrie

Hierbei wird mit einer Sonde im äußeren Gehörgang die Eingangsimpedanz, d. h. der akustische Widerstand in der Trommelfellebene, gemessen. Damit lässt sich das Schwingungsverhalten im Mittel- und Innenohr beurteilen. Die Impedanzaudiometrie umfasst die Tympanometrie (Messung der Impedanzänderung bei Druckänderung im äußeren Gehörgang) und die Stapediusreflexmessung (Registrierung der Kontraktion des M. stapedius).

Tympanometrie: Bei dieser Messung des akustischen Widerstands des Trommelfells wird seine Nachgiebigkeit bzw. Steifigkeit (Compliance) bestimmt, um den Druck im Mittelohr, den Zustand der Gehörknöchelchenkette und eventuelle pathologische Veränderungen beurteilen zu können. Dazu werden im Gehörgang zunächst ein Unterdruck, dann ein leichter Überdruck erzeugt. Durch diese Druckänderungen verändert sich die Spannung des Trommelfells, was sich als veränderte Reflexion eines Sondentons mit einer gehörgangsabdichtenden Sonde messen lässt.

- Eine Kurve mit Gipfel um 0 daPa (Dekapascal, Maßeinheit des Drucks) weist auf regelrechte Druckverhältnisse im Mittelohr hin,
- eine nach links verschobene Kurve auf einen Unterdruck,
- eine flache Kurve auf einen Paukenerguss.

Stapediusreflexmessung: Messung der Funktionstüchtigkeit des Reflexes, der bei höheren Schallpegeln eine Kontraktion des M. stapedius auslöst. Dies führt zur Erhöhung des akustischen Widerstands (Impedanz) durch Versteifung der Gehörknöchelchenkette und eine veränderte Compliance des Trommelfells. Der Reflex schützt das Innenohr vor zu lautem Schall, indem dessen Energie nur noch zum Teil auf die Cochlea übertragen wird. Der Stapediusreflex wirkt in beiden Ohren, auch wenn nur ein Ohr beschallt wird. Daher kann die Reflexmessung entweder an dem Ohr, an dem „Beschallung" stattfindet (ipsilaterale Reflexmessung) oder am Gegenohr (kontralaterale Reflexmessung) erfolgen; den afferenten Reflexschenkel bildet der Hörnerv, den efferenten Schenkel der N. stapedius.

Bei stärkeren Schallleitungs-, Schallempfindungs- oder neuralen Hörstörungen fällt der Reflex aus oder hat eine erhöhte Reizschwelle; bei Innenohrhörstörungen kann seine Schwelle wegen eines starken Recruitments (➤ Kap. 4.1.4 Schallempfindungsstörungen) erhalten bleiben oder sogar verringert sein; bei neuralen Hörstörungen ermüdet er rasch (Reflex-Decay).

Otoakustische Emissionen (OAE)

Aktive (Schall-)Aussendungen aus dem Innenohr infolge einer Kontraktion der äußeren Haarzellen nach Deflektion (Abscherung) ihrer Zilien durch einen Schallreiz; rücklaufend gelangen die otoakustischen Emissionen zum Mittelohr, dann über Gehörknöchelchen und Trommelfell in den Gehörgang, wo sie mit hochempfindlichen Messmikrofonen registriert werden können (➤ Abb. 4.2).

Transitorisch evozierte otoakustische Emissionen **(TEOAE):** OAE als Reizantwort auf kurze, breitfrequente akustische Stimuli (Clicks), die bei Hörverlusten ab 30 dB fehlen. TEOAE werden oft zum Neugeborenen-Hörscreening eingesetzt.

Distorsionsprodukte otoakustischer Emissionen (DPOAE): durch zwei gleichzeitig dargebotene Sinustöne unterschiedlicher Frequenz (f1 und f2) entstehende OAE. Im nichtlinearen System der Cochlea werden dabei Verzerrungen (engl. *distortion*) generiert, die sich als Amplitudenerhöhung im Messspektrum abheben. Frequenzen und Amplituden der Verzerrungsprodukte hängen von den Stimulationsfrequenzen und -amplituden ab. DPOAE fehlen bei Hörverlusten ab ca. 50 dB.

Efferente Suppression otoakustischer Emissionen: Zur Erkennung von Nutzsignalen im Störgeräusch ist das mediale olivokochleäre System (MOCS) bedeutsam, das efferent den Hörvorgang durch Modifikation der Aktivität der äußeren Haarzellen steuert. Normalerweise verkleinert sich die OAE-Amplitude eines Ohres, wenn auf das Gegenohr ein maskierendes Störgeräusch gegeben wird. Diese Suppression otoakustischer Emissionen kann bei Störungen des efferenten auditorischen Systems, z. B. bei Kindern mit Hirnreifungsstörung oder -läsionen, bei auditorischer Synaptopathie/Neuropathie (AS/AN) oder bestimmten Formen auditiver Verarbeitungs- und Wahrnehmungsstörungen vermindert sein oder fehlen.

Akustisch evozierte Potenziale (AEP)

AEP sind elektrische Reizantworten des Hörsystems auf eine akustische Reizung als Ausdruck der zeitlich und räumlich überlagerten Aktivität des Hörnervs und der zentralen Hörbahn. Sie können über Messelektroden entweder direkt nach der Reizung als poststimulatorische oder transiente (flüchtige) Reizantworten registriert werden oder während der Reizung als perstimulatorische bzw. stationäre AEP.

Transiente AEP werden nach der zwischen Reizbeginn und Reizantwort verstrichenen **Latenzzeit** eingeteilt. Sie können den anatomischen Orten ihrer Erzeugung auf der von peripher nach zentral aufsteigenden Hörbahn zugeordnet werden und zeigen typische Wellenmuster (➤ Abb. 4.3): Auf die mit der Elektrocochleografie (ECochG) messbaren sehr frühen AEP (sFAEP) folgen die mit der Hirnstammaudiometrie (BERA – *brainstem evoked response audiometry*) ermittelbaren frühen AEP (FAEP), dann die mittels *middle latency response audiometry* (MLRA) ableitbaren AEP mittlerer Latenz (MAEP) und die mittels Hirnrindenaudiometrie (CERA – *cortical evoked response audiometry*) registrierbaren späten AEP (SAEP).

An dieses poststimulatorische Zeitfenster bis etwa 200 Millisekunden (ms) schließen sich die ereigniskorrelierten Potenziale (EKP oder *event related potentials*, ERP) mit Latenzzeiten bis etwa 800 ms an. Auch sie zählen zu den späten AEP, unterscheiden

4

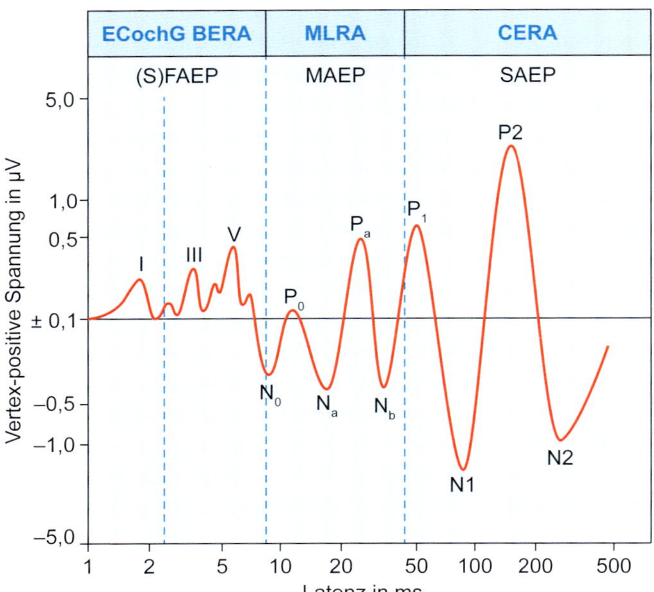

Abb. 4.3 Systematik der AEP und der Nachweismethoden. Die logarithmische Achseneinteilung ermöglicht die Darstellung von Reizantworten kurzer und langer Latenz sowie kleiner und großer Amplitude in nur einem Diagramm. Das mit der ECochG registrierte Summenaktionspotenzial (SAP) ist mit Welle I der BERA identisch (aus [12]). [G561]

sich aber von den klassischen SAEP dadurch, dass sie vorbewusste oder bewusste Diskriminationsleistungen des limbischen Systems und der Hörrinde sowie Leistungen des Kurzzeitgedächtnisses und der gezielten Aufmerksamkeit reflektieren.

Elektrocochleografie: Hierbei werden die mit Erregung (Stimulation) der Haarzellen bei akustischer Reizung verbundenen Spannungsveränderungen in der Cochlea und die auf dem Hörnerv ausgelösten Aktionspotenziale im Nahfeld gemessen, üblicherweise mit einer transtympanal am Promontorium des Mittelohrs platzierten Nadelelektrode. Die präsynaptischen schnellen De- und Repolarisationsvorgänge werden als kochleäre Mikrophonpotenziale (*cochlear microphonics,* CM) registriert, an den Haarzellen erzeugte Gleichspannungsänderungen als Summationspotenziale (SP) und postsynaptisch ausgelöste Nervenimpulse als Summenaktionspotenziale (SAP, engl. *compound action potential,* CAP). Sie erlauben eine sehr genaue Bestimmung der Erregungsschwellen und eine frequenzspezifische Feindiagnostik der sensorischen und neuralen Komponenten der Reizantworten des Innenohrs.

Alle anderen transienten AEP werden im Fernfeld gemessen, d. h. die Reizantwort wird entfernt vom Ort ihrer Entstehung mittels Oberflächenelektroden an der Schädeloberfläche registriert.

FAEP: Ihre Registrierung ist die wichtigste Methode zur Bestimmung der Hörschwelle von Kindern. Sie kann mit kurzen Schallreizen (Clicks) oder Chirps (Signale, deren Frequenz sich zeitlich ändert) für einen breiteren Frequenzabschnitt (ca. 1,5–4 kHz) oder mit speziellen Stimuli wie maskierten Chirps für Frequenzbereiche zwischen 0,5 und 4 kHz erfolgen. Anhand typischer Potenzialmuster (Jewett-Wellen J_I–J_V), der Potenzialmorphologie, der Pegel-Latenz- und Pegel-Amplituden-Beziehungen lassen sich weitere Aussagen zur Art der Hörstörung, zum Reifezustand des Hörsystems, zu Recruitment-Phänomenen und zur Lokalisation von Läsionen innerhalb der Hörbahn ablesen.

MAEP: Sie treten im Latenzbereich von ca. 10 bis 100 ms auf und spiegeln die reizkorrelierte neurale Aktivität der thalamokortikalen Projektionsbahnen und des auditorischen Kortex wider. Bei Kindern werden sie zur Funktionsdiagnostik der Hörbahn oberhalb des Hirnstamms eingesetzt, um den Reifungszustand zu objektivieren und um Läsionen oder Verarbeitungsstörungen bis zur Hörrinde nachzuweisen. Zudem werden sie in der Diagnostik von AS/AN benutzt und zur objektiven frequenzspezifischen Bestimmung der Erregungsschwellen, insbesondere im niedrigen Frequenzbereich von 500 Hz.

SAEP: Diese späten AEP, die üblicherweise im Latenzbereich von 50 bis 200(–300) ms erscheinen, reflektieren die neuronale Aktivität thalamokortikaler Projektionsbahnen sowie des auditorischen Kortex und seiner assoziierten Hirnareale. Sie werden eingesetzt, um die Reifung, plastische Veränderungen und Erholungsprozesse auditorischer Kortexareale (z. B. nach auditorischer Deprivation) zu objektivieren und die frequenzspezifischen Erregungsschwellen zu bestimmen (z. B. bei der Indikationsstellung und Therapieverlaufskontrolle für Hörgeräte und Cochlea-Implantate). Anwendung finden sie auch in der Diagnostik zentraler Hörbahnläsionen oberhalb der Hirnstammebene, einer auditorischen Synaptopathie/Neuropathie (AS/AN), zentral-auditiver Verarbeitungs- und Wahrnehmungsstörungen (AVWS), Lern- und Aufmerksamkeitsstörungen, psychogener Hörstörungen und eines Autismus sowie zum Nachweis von Aggravation und Simulation.

ERP: Auch ereigniskorrelierte Potenziale sind späte Potenziale. Anders als die Potenzialkomponenten P1-N1-P2 der SAEP entstehen sie aber endogen durch zentral-auditive Verarbeitungsprozesse akustischer Reize, z. B. von Sprachsignalen. Häufig untersuchte Potenzialkomponenten sind die *mismatch negativity* (MMN) und P300, die semantische Komponente N400 und weitere Komponenten der Sprachverarbeitung. Zur Generierung von ERP tragen bewusste und vorbewusste Diskriminationsleistungen, Kurzzeitgedächtnis- und gezielte Aufmerksamkeitsleistungen bei [13, 14].

Mit Hilfe der ERP können Reifungsprozesse, plastische Veränderungen und mögliche Störungen der Detektion und Diskrimination akustischer Signale im Bereich des zentral-auditorischen Systems untersucht werden. Aber auch Prozesse der Sprachverarbeitung (z. B. Diskrimination prosodischer Sprachmerkmale oder Verarbeitung zeitlicher Strukturen), Musikwahrnehmung, Richtungshören oder die zentrale Analyse akustischer Szenen sowie Risiken für und Auswirkungen von Sprachentwicklungsstörungen, Lese-Rechtschreib-Störungen, AVWS sowie die Auswirkungen peripherer Hörstörungen auf zentral-auditive Verarbeitungs- und Wahrnehmungsleistungen lassen sich mittels ERP beurteilen [15]. Zudem können sie die Hör- und Sprachverarbeitung nach einer Versorgung mit Hörgeraten und Cochlea-Implantaten abbilden, zu deren optimaler Einstellung sowie generell zu einer verbesserten Therapie bzw. Rehabilitation von Hör- und Sprachentwicklungsstörungen beitragen [13].

Veränderungen der P300 spiegeln vor allem auditiv vermittelte globale kognitive Prozesse wider, z. B. bei Störungen wie AVWS, Lese-Rechtschreib-Schwäche, AD(H)S, Schizophrenie, Autismus, Down-Syndrom sowie bei weiteren funktionellen und organisch bedingten kognitiven Störungen.

ASSR *(auditory steady state responses):* Anders als die transienten Potenziale, bei denen jeder Stimulus jeweils ein Potenzial erzeugt, werden ASSR durch in der Reizfolgerate modulierte, i. d. R. frequenzspezifische Stimuli (Chirps oder Tonepips) hervorgerufen, die mit so hoher Wiederholungsrate angeboten werden, dass sich die transienten Reizantworten überlappen und eine Art periodische Dauerantwort entsteht. Die Analyse der Antwortpotenziale erfolgt dabei im Frequenzbereich, indem durch statistische Verfahren das Vorhandensein einer signifikant erhöhten Frequenzkomponente bei der Reizfolgefrequenz nachgewiesen wird. Damit ist keine visuelle, subjektive Kurvenbeurteilung durch den Untersucher möglich, aber auch nicht nötig. Bei einer Reizdarbietung von Chirps unterschiedlicher Frequenzintervalle mit leicht differenter Wiederholungsrate können an beiden Ohren zeitgleich mehrere Frequenzbereiche gemessen werden, was eine Zeitersparnis gegenüber herkömmlichen Methoden bedeutet. Aus den ASSR errechnet das Gerät dann ein Audiogramm [16]. ASSR werden zur zeitökonomischen, frequenzspezifischen Bestimmung der Hörschwelle benutzt.

Subjektive pädaudiologische Verfahren

Mit den nachfolgend beschriebenen Verfahren der Verhaltens-Reaktions-Audiometrie können die altersabhängigen Reflex- und Reaktionsschwellen auf auditive Reize ermittelt werden. Auch wenn sich das Hörvermögen bereits intrauterin ab dem sechsten fetalen Entwicklungsmonat ausbildet und elektrophysiologische Messungen zum Zeitpunkt der Geburt ähnliche kochleäre Antwortschwellen (bei 0 dB HL) wie bei Erwachsenen ergeben, entwickeln sich die Schwellenwerte für die Auslösung von Reflexen oder Verhaltensänderungen nach akustischer Reizung altersabhängig. Diesbezügliche Unterschiede zwischen Säuglingen und älteren Kindern erklären sich durch die zunehmende Reife von Mittelohr, Hörbahn (z. B. Myelinisierung der Hörnervenfasern) und den motorischen Funktionen.

Reflexaudiometrie (Geburt bis 6. Lebensmonat): Sie basiert auf unkonditionierten Reaktionen auf Schall. Beurteilt werden primitive Reflexe (Auropalpebralreflex, Moro-Reflex, Schreck-Reflex; ➤ Kap. 1.2 und ➤ Kap. 2.1) sowie Änderungen von Atmung, Nuckeln, Mimik und Gestik als Reaktion auf akustische Reize (Töne, Rauschen, Kinderlieder). Diese Reize werden mit kindgerechten Instrumenten dargeboten, z. B. einer Glocke, einem Tamburin oder einer Spieluhr, die in unterschiedlichen Frequenzbereichen verschieden hohe Schalldruckpegel erzeugen. Die akustische Reizung kann über Luftleitung im freien Schallfeld, wobei beide Ohren gleichzeitig geprüft werden, oder über Knochenleitungshörer erfolgen. Bei der Reflexaudiometrie wird nur das bessere Ohr bewertet. Wegen eines erheblichen Beobachterbias ist sie wenig reliabel für die Hörschwellenbestimmung und nicht ausreichend für die Diagnosestellung einer Hörstörung. Die Verwendung objektiver Hörprüfmethoden ist in dieser Altersklasse unabdingbar.

Konditionierte Verhaltens-Reaktions-Audiometrie (7. Lebensmonat bis 2 Jahre): Hier werden Wobbeltöne (frequenzmodulierte Sinustöne) und Schmalbandrauschen als akustische Stimuli benutzt, um in einem freien Schallfeld, z. B. in einem Halbkreis von Lautsprechern, die Zuwendung des Kindes zur Schallquelle, die Änderung seiner Mimik, Gestik, Atmung oder weiterer hörbezogener Aktivitäten zu ermitteln. Die mit dieser Methode erzeugten normalen Reaktionsschwellen liegen zum Ende des ersten Lebensjahres bei ca. 30 dB für Luftleitung und bei 10 dB für Knochenleitung.

Die Verhaltens-Reaktions-Audiometrie *mit Kinderliedern und Umweltgeräuschen* eignet sich zur orientierenden Hörschwellenbestimmung und hat sich bei Kindern bewährt, da auch unkooperative Kinder mit Aufmerksamkeit auf Lieder reagieren. Auch andere Umweltgeräusche werden benutzt (z. B. Glockengeläut, Hundebellen, Hupen, Motorgeräusche und Telefonklingeln) und können zumindest eine grobe Frequenzinformation liefern.

Die *visuelle Verstärkungsaudiometrie* bedient sich einer speziellen visuellen Konditionierung. Die Kinder werden zunächst trainiert, sich beim Hören eines Schallreizes einem animierten Spielzeug oder Videoclip zuzuwenden. Im Anschluss daran folgt die Messphase. Mit diesem operanten Verstärkungsverfahren können bereits bei 7–12 Monate alten Säuglingen mittlere Reaktionsschwellen erreicht werden, die lediglich 10 dB über denen von Erwachsenen liegen [17].

Konditionierte Spielaudiometrie (ab 2–5 Jahre): Dieser Test verbindet eine spielerische Aktivität mit einem Schallreiz. So darf das Kind z. B. ein Klötzchen in ein Steckbrett stecken oder eine Murmel in einen Behälter werfen, sobald es etwas hört. Bei Drei- bis Vierjährigen werden die Schallreize über Kopfhörer dargeboten, um die Reaktionen getrenntohrig zu erheben.

Getrenntohrige Tonschwellenaudiometrie (ab 3–4 Jahre): Die Kinder sollen hierbei ein Klötzchen in ein Steckbrett stecken, einen Knopf drücken oder ihre Hand heben, wenn sie einen Ton hören, der ihnen über Kopfhörer oder Einsteckhörer dargeboten wird. Bei seitendiskrepanten Hörstörungen wird das bessere Ohr mit einem Rauschen vertäubt oder – falls das Kind das nicht toleriert – verstopft.

Sprachaudiometrie (ab 3–4 Jahre): Mit ihr wird die Fähigkeit des Kindes getestet, Sprache in Ruhe und/oder im Störschall zu verstehen. Als Testmaterial werden einsilbige oder mehrsilbige Wörter oder Sätze von genormten Tonträgern angeboten. Die Sprachaudiometrie wird insbesondere bei der Anpassung von Hörhilfen zur Erfolgs- und Verlaufskontrolle benötigt. Außerdem spielt sie eine besondere Rolle in der Diagnostik von AVWS, AS/AN sowie neuraler und zentraler Hörstörungen, bei denen im Vergleich zum Hörvermögen für Töne häufig ein schlechtes Sprachverstehen zu beobachten ist. Dieses ist dann zudem im Störgeräusch oft auffällig schlechter als unter Ruhebedingungen.

4.1.3 Früherkennung

Hörbahn und auditorischer Kortex reifen in sensiblen Phasen. Da sich die Zeitfenster, in denen kindliche Hörstörungen optimal behandelt werden können, rasch wieder schließen, müssen sie so früh wie möglich identifiziert, mit objektiven Methoden diagnostiziert, therapiert und rehabilitiert werden. Andernfalls sind gravierende Störungen der Hör-, Sprach-, psychosozial-emotionalen, schulischen und späteren beruflichen Entwicklung zu erwarten. Das Spektrum der Therapieoptionen schließt hörverbessernde Operationen, medikamentöse Behandlungen sowie die Versorgung mit Hörgeräten, Cochlea-, Mittelohr- und weiteren Hörimplantaten ein [12]. Für einen optimalen Behandlungserfolg sind eine pädaudiologische Frühförderung, eine individuell zugeschnittene Hör- und Sprachrehabilitation und regelmäßige pädaudiologische Kontrollen unabdingbar. Elektrophysiologische und Längsschnittstudien haben nachgewiesen, dass die Hör-, Sprach- und Lernentwicklung betroffener Kinder umso erfolgreicher verläuft, je früher die Behandlung beginnt [1, 18, 19].

Seit 2009 hat durch Beschluss des Gemeinsamen Bundesausschusses (G-BA) jedes Neugeborene in Deutschland den Anspruch auf ein – von den Krankenkassen finanziertes –Hörscreening, d. h. einen kurzen Hörtest mit objektiven Methoden [20]. Der Test erfolgt entweder mit automatisiert ausgewerteten transitorisch evozierten otoakustischen Emissionen (ATEOAE) oder mit automatisiert ausgewerteten *auditory brainstem responses* (AABR). So sollen Hörverluste ab 35 dB HL detektiert und einer weiteren pädaudiologischen Abklärung zugeführt werden. Die 35-dB-Detektionsschwelle weicht zwar etwas von der Zielsetzung ab, kindliche Hörstörungen ab einem Hörverlust von 20 bis 30 dB HL versorgen zu können, entspricht aber dem Leistungsvermögen moderner AABR-Verfahren.

Neonatale Hörstörungen sollen spätestens bis zum dritten Lebensmonat diagnostiziert und bis zum sechsten Lebensmonat initial behandelt sein. Bei reif und gesunden geborenen Kindern soll das Hörscreening bis zum dritten Lebenstag, spätestens aber bis zur Klinikentlassung durchgeführt werden, bei Frühgeborenen bis zum errechneten Geburtstermin. Bei kranken oder mehrfach behinderten Kindern, oft auch mit neuropädiatrischen Störungsbildern, sollte das Hörscreening – unter Beachtung von Zusatzstörungen und notwendiger klinischer Maßnahmen – bis spätestens zum Ende des dritten Lebensmonats erfolgen.

Das Hörscreening wird meist von geschulten Krankenschwestern/-pflegern, Hebammen oder anderem medizinischen Personal durchgeführt. Das Ergebnis wird durch einen Signalerkennungs- und Auswertealgorithmus ermittelt und als PASS (Screening bestanden) oder REFER (Screening nicht bestanden) eingestuft. Bei auffälligem Befund schließt sich eine Kontroll-AABR an. Wenn einer der o. g. Risikofaktoren für neonatale Hörstörungen vorliegt, ist mindestens ein Screening mit AABR vorgeschrieben, da hier ein gegenüber der Normalpopulation deutlich erhöhter Anteil an Kindern mit auditorischer Synaptopathie/auditorischer Neuropathie (AS/AN) von etwa 1:1 000 zu erwarten ist. Bleibt das Kontrollscreening auffällig, wird das Kind einer umfänglichen pädaudiologischen Abklärungsdiagnostik zugeführt. Der Pädiater überprüft während der Vorsorgeuntersuchungen, ob das Screening und ggf. Kontrollscreenings, eine weiterführende Diagnostik und eine Therapieeinleitung erfolgt und im Gelben Untersuchungsheft dokumentiert sind (➤ Kap. 1.2).

MERKE

Bei der Identifikation und Diagnostik von Hörstörungen im Kindesalter und insbesondere bei neuropädiatrischen Störungsbildern spielen objektive Prüfverfahren wie die Messung otoakustischer Emissionen, die Tympanometrie, die Ermittlung der Stapediusreflexschwelle und -ermüdung und vor allem die Ableitung akustisch evozierter Potenziale eine herausragende Rolle. In Kombination mit subjektiven Verfahren steht damit ein Portfolio diagnostischer Methoden für die Hörprüfung zur Verfügung, das auch bei jungen und unkooperativen Kindern eine exakte, frequenzspezifische Bestimmung der Hörschwelle und eine sichere Diagnose erlaubt.

4.1.4 Wichtige Hörstörungen des Kindesalters

Schallleitungsstörungen

Sie sind charakterisiert durch eine gestörte Zuleitung des Schalls über die Luft durch das äußere und/oder das Mittelohr zum Innenohr. Der Hörverlust kann maximal 60 dB betragen, z. B. bei Gehörgangsatresie oder bei Unterbrechung, Fixierung bzw. Fehlen der Gehörknöchelchen-(Ossikel-)Kette. Ihr Nachweis gelingt durch Vergleich der Luft- und Knochenleitungsschwellen in der Tonaudiometrie oder mittels FAEP-Ableitung, Impedanzaudiometrie und Informationen aus der Ohrmikroskopie sowie ggf. der hochauflösenden Computertomografie.

Bereits ein Zerumenpfropf im Gehörgang kann eine Schallleitungsstörung hervorrufen. Vergrößerte Rachenmandeln (Adenoide, kindliche „Polypen"), Schleimhautschwellungen der Eustachischen Tube oder im Nasenrachen und gehäufte Infekte der oberen Luftwege führen im Kleinkindalter oft zu einer Verlegung der pharyngealen Tubeneingänge oder der gesamten Tube, sodass kein ausreichender Druckausgleich zwischen Mittelohr und Außenluft hergestellt werden kann. Aber auch Allergien, Gaumenspalten, Sinusitiden oder eine eingeschränkte Nasenatmung können Tubenbelüftungsstörungen verursachen. Bei einem akuten Tubenverschluss kommt es innerhalb von zwei Stunden zu einem tympanalen Unterdruck, der die Schwingung von Trommelfell und Ossikeln behindert, und zu einer Schallleitungsstörung vor allem für tiefe Frequenzen.

Persistiert die Mittelohrbelüftungsstörung, entwickelt sich zunächst ein seröser Erguss, der in der Folgezeit immer dickflüssiger (Mukotympanon) wird bis hin zum „Leimohr". Durch die Transformation der Mittelohrmukosa in eine sekretbildende Schleimhaut nimmt die Schallleitungsstörung zu und weitet sich auf den gesamten Sprachfrequenzbereich aus [12]. Ein Unterdruck im Mittelohr bewirkt eine Hörminderung von 10–30 dB, ein Paukenerguss eine Hörminderung von 20–50 dB [21].

Schallleitungsstörungen im Kleinkindalter sind häufig. Das liegt am alterstypischen Verlauf der Eustachischen Tube, der anatomischen Enge von Tube und Mittelohr, an häufigen Infekten der oberen Atemwege und Verlegung der pharyngealen Tubenöffnungen durch vergrößerte Rachenmandeln (Adenoide) oder Sekret. Paukenergüsse mit Schallleitungsstörung treten bei 10–30 % aller Kinder im ersten bis dritten Lebensjahr auf, bei 10–20 % im Vorschulalter und bei 5–10 % im Schulalter [22, 23]. Da Auftreten und Ausmaß der Tubenbelüftungsstörungen und der resultierenden Hörstörungen oft schwanken, entscheidet die Jahreshörbilanz über die Beeinträchtigung der Sprachentwicklung. Für Paukenergüsse, die länger als drei Monate persistieren, wird die operative Beseitigung mit/ohne Einlage von Paukenröhrchen empfohlen (➤ Abb. 4.4) [9]. In der Regel wird die Operation mit einer Adenotomie (Entfernung der Rachenmandel) verbunden. Besteht die Mittelohrbelüftungsstörung fort, entwickelt sich meist ein chronischer Tuben-Mittelohrkatarrh mit zunehmender Einziehung des Trommelfells. Dieses kann mit der gegenüberliegenden Wand der Paukenhöhle (Promontorium) verkleben und narbig verwachsen (Adhäsivprozess). Auch die Gehörknöchelchen können verkleben und verwachsen, was ihre Schwingungsfähigkeit behindert. Das Endstadium ist häufig eine Paukensklerose mit bindegewebig-verkalkenden, degenerativen Umbauprozessen des Mittelohrs, das zunehmend seine Schallverstärkungs- und Impedanzanpassungsfunktionen verliert.

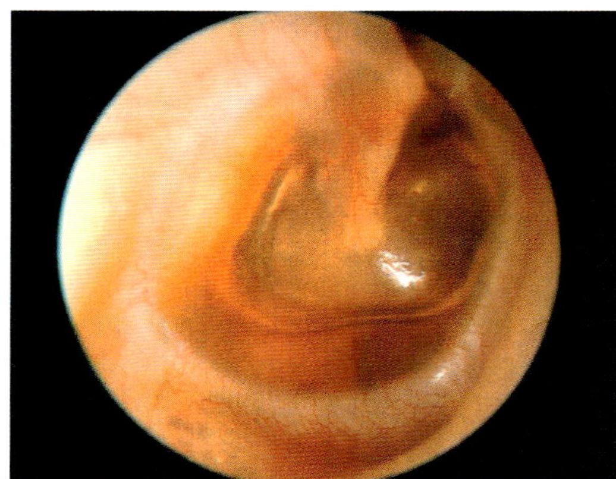

Abb. 4.4 Paukenerguss (Serotympanon) (mit freundlicher Genehmigung von C. von Ilberg) [T852]

Eine permanente Schallleitungsschwerhörigkeit kann auch durch chronische Mittelohrentzündungen entstehen, die sich entweder als chronische Schleimhauteiterung (chronische mesotympanale Otitis media) oder als chronische Knocheneiterung (Cholesteatom) entwickeln. Sie können die Ossikelkette zerstören und eine maximale Schallleitungsstörung von ca. 60 dB hervorrufen.

Häufig bestehen Schallleitungsstörungen bei Syndromen, die mit kraniofazialen Fehlbildungen wie z. B. (Lippen-Kiefer-)Gaumenspalten einhergehen, auch nach deren operativem Verschluss weiter. Ein- oder beidseitige Gehörgangsatresien, oft mit Mittelohrfehlbildungen vergesellschaftet, führen zu hochgradigen Schallleitungsstörungen und müssen bereits im Säuglingsalter mit stirnbandintegrierten Knochenleitungshörgeräten versorgt werden, die später auch an Bügeln oder Brillen befestigt sein können. Besser vom Hörgewinn und Tragekomfort sind jedoch meist knochenverankerte oder implantierbare Knochenleitungshörgeräte bzw. Mittelohr-Implantate.

Beim Down-Syndrom treten gehäuft Mittelohrbelüftungsstörungen mit und ohne Paukenerguss auf, die vorwiegend auf anatomische Anomalien (flach verlaufende Tuba Eustachi, tiefstehende mittlere Schädelgrube, flacher Gaumen, Makroglossie) sowie auf Mundmotorikstörungen zurückzuführen sind. Auch bei Frühgeborenen kommen Mittelohrbelüftungsstörungen und Paukenergüsse häufiger vor als bei Reifgeborenen.

Schallempfindungsstörungen oder sensorineurale Hörstörungen

Sie entstehen durch Schädigungen von Innenohr oder Hörbahn. In 98 % liegt ihnen eine Innenohrschädigung zugrunde [10], die zunächst die äußeren Haarzellen betrifft und die audiometrische Knochenleitungsschwelle auf bis zu 50 dB senkt. Stärkere Hörminderungen gehen auch mit Schädigungen der inneren Haarzellen einher. Schallempfindungsstörungen sind oft von einem Recruitment begleitet. Dabei kommt es durch den Verlust der aktiven Eigenschaften der geschädigten äußeren Haarzellen bei zunehmenden Schallpegeln zu einem steilen Anstieg der empfundenen Lautheit (höhere Schwelle für leise Töne, geringere Dämpfung von lauten Tönen) und einer eingeschränkten Frequenzselektivität mit verzerrten Höreindrücken.

Die meisten genetisch verursachten Schallempfindungsstörungen sind autosomal-rezessiv vererbt. Die wichtigste hörstörungsverursachende Mutation betrifft Gene, welche die Synthese der Transmembranproteine Connexin 26 und 30 verschlüsseln, die für den Ionentransport zwischen den Zilien einer Haarzelle wichtig sind. Vorübergehende oder bleibende Innenohrhörstörungen können auch durch ototoxische Medikamente verursacht werden (im Kindesalter häufig durch Aminoglykosid-Antibiotika, Zytostatika oder Schleifendiuretika). Ototoxisch wirken zudem sowohl virale oder bakterielle Toxine oder Entzündungsstoffe im Rahmen einer Grippeotitis mit Einbezug des Labyrinths, einer eitrigen Meningitis oder einer chronischen Mittelohrentzündung als auch systemische Virusinfektionen wie Röteln, Masern, Mumps, HIV oder Zytomegalie (CMV) [24]. Zu einer plötzlichen Hörminderung kann es u. a. bei einem kindlichen Hörsturz, bei Meningitis, konnataler Lues oder HIV-Infektion kommen. Kindliche Schallempfindungsstörungen erfordern eine Versorgung mit Hörgeräten, Cochlea-Implantaten oder Hirnstamm-Implantaten.

Auditorische Synaptopathien/ Neuropathien (AS/AN)

Für diese spezielle Form sensorineuraler Hörstörungen wird die Prävalenz im Kindesalter mit bis zu 11 % aller Schallempfindungsstörungen, aber auch deutlich geringer angegeben [25]. Als ursächlich gelten der Verlust oder eine Funktionsstörung der inneren Haarzellen und ihrer Synapsen mit nachfolgender Störung der synaptischen Schallkodierung (auditorische Synaptopathie, AS) oder der Spiralganglienneurone (auditorische Neuropathie, AN). Dies führt zu einer gestörten oder gänzlich fehlenden Synchronisation der Erregung der Spiralganglienneurone und ihrer Weiterleitung zum Hörnerv [25]. Mehr als die Hälfte der betroffenen Kinder weist o. g. Risikofaktoren für frühkindliche Hörstörungen auf, insbesondere Frühgeburtlichkeit und neonatale Hyperbilirubinämie (➤ Kap. 4.1.1). In einem Teil der Fälle liegen Mutationen des Otoferlin-(OTOF-)Gens vor. Eine AS/AN kann auch erworben sein, z. B. durch Carboplatin-Ototoxizität oder – meist erst im Jugend- oder Erwachsenenalter – durch ein Lärmtrauma. Das Sprachverstehen der Patienten, insbesondere im Störgeräusch, ist meist stark beeinträchtigt [12].

Diagnostisch fallen in der Tonschwellenaudiometrie unterschiedlich stark ausgeprägte, meist beidseitige Hörminderungen auf (geringgradige Schwerhörigkeit bis Taubheit) mit häufigen intraindividuellen Fluktuationen, sprachaudiometrisch ein meist ausgesprochen schlechtes Sprachverstehen (insbesondere im Störgeräusch), zumindest anfänglich nachweisbare OAE und/oder kochleäre Mikrophonpotenziale bei fehlenden oder auffälligen FAEP mit erhöhten Schwellen und häufig deformierter Potenzialmorphologie, fehlenden Stapediusreflexen oder erhöhten Reflexschwellen und fehlender kontralateraler Suppression der OAE. Auch psychoakustische Tests der zeitlichen Hörverarbeitung zeigen schlechte Ergebnisse. Meist wird nur wenig oder kein Gewinn durch eine Hörgeräteversorgung erzielt [25]. Die betroffenen Kinder werden in der Regel mit Cochlea-Implantaten versorgt, die dem Hörnerv durch direkte elektrische Stimulation eine synchronisierte Erregung aufzwingen.

Zentrale Hörstörungen

Sie können alle höheren Ebenen der Hörbahn betreffen, angefangen von den Kerngebieten des N. cochlearis im Bereich des Hirnstamms bis hin zum auditorischen Kortex. Kennzeichnend ist meist eine spezielle Symptomatik. Ihr Nachweis, ihre nähere Beschreibung und ihre Unterscheidung von anderen Hörstörungen gelingen mittels Messung der OAE, FAEP, MAEP, SAEP, einer vergleichenden Ton- und Sprachaudiometrie, dem Ergebnisvergleich einer in Ruhe und im Störgeräusch durchgeführten Sprachaudiometrie, mittels Registrierung einer pathologischen Höradaptation (erkennbar an einer auffällig frühen Ermüdung beim Hören von Dauertönen, die früher als normal nicht mehr gehört werden), durch den Nachweis fehlender Stapediusreflexe oder erhöhter Reflexschwellen und einer pathologischen Reflexermüdung sowie der Hinzuziehung weiterer Befunde, insbesondere der bildgebenden und neuropsychologischen Diagnostik. Die Therapie erfolgt versuchsweise mit Hörgeräten, Cochlea-Implantaten oder Hirnstamm-Implantaten, vor allem aber durch eine intensive Sprachrehabilitation oder Unterstützte Kommunikation (➤ Kap. 4.7).

Auditive Verarbeitungs- und Wahrnehmungsstörungen (AVWS)

Dieser Begriff bezeichnet ein ganzes Spektrum von Störungen der zentralen Weiterleitung und Verarbeitung auditiver Informationen entlang der Hörbahn. Die Störung betrifft die Analyse und Integration der in Schallsignalen enthaltenen Frequenz-, Zeit-, Intensitäts- und Phaseninformation, die Verarbeitung beidohriger Informationen und weiterer, z. T. sehr komplexer auditiver Funktionen [12]. Für die Diagnosestellung einer AVWS müssen periphere Hörstörungen, kognitive Beeinträchtigungen und hörbeeinträchtigende Hirnläsionen ausgeschlossen sein.

Die Symptomatik umfasst Schwierigkeiten bei der Erkennung und Unterscheidung von Schallreizen, bei der Lokalisation von Schallquellen, beim Richtungshören, in der Interaktion beider Ohren (z. B. bei der Unterdrückung von bzw. beim Sprachverstehen in Störgeräuschen), beim Verstehen gesprochener Instruktionen und veränderter Sprachsignale (u. a. bei zeitkomprimierter oder unvollständiger Sprache) sowie bei der Unterscheidung, Identifizierung, Synthese und Analyse von Sprachlauten. Da aus diesem Spektrum meist nur einzelne Symptome auftreten, werden verschiedene AVWS-Subprofile angenommen.

Diagnostisch werden – nach Ausschluss peripherer Hörstörungen und kognitiver Defizite – Testbatterien eingesetzt, die entsprechend der AVWS-Leitlinie der Deutschen Gesellschaft für Phoniatrie und Pädaudiologie [26] audiometrische und Sprachtests kombinieren. Audiometrisch kommen vorwiegend psychoakustische Verfahren zur Anwendung, die den Zusammenhang zwischen Schall als subjektivem Hörerlebnis und den dazugehörigen physikalisch-akustischen Parametern untersuchen, erst in zweiter Linie objektive Verfahren. Folgende Konstituenten von Testbatterien werden empfohlen: (1) Tests der auditiven Diskrimination, z. B. für Frequenzunterschiede oder minimal kontrastierende Sprachlaute, (2) Tests der auditiven Zeitverarbeitung und Mustererkennung, (3) dichotische Hörtests der Fähigkeit, für jedes Ohr verschiedene, aber gleichzeitig präsentierte Stimuli zu separieren oder zu integrieren, (4) sprachaudiometrische Tests mit verminderter Redundanz, veränderter oder qualitätsreduzierter Sprache, (5) binaurale Interaktionstests, (6) elektroakustische Messungen, z. B. kontralaterale OAE-Suppression, Stapediusreflexschwellen, (7) elektrophysiologische Testverfahren, z. B. FAEP, MAEP, ASSR, SAEP, ERP (MMN, P300), insbesondere bei unklaren Ergebnissen behavioraler

Tests oder bei Verdacht auf neurologische Störungen [26, 27].

Therapeutisch kommen audiologische Trainings zum Einsatz, entweder im Rahmen einer Sprachtherapie oder durch häusliches Üben mit Computerprogrammen oder Arbeitsblättern als (1) zielgerichtetes, defizitbezogenes auditives Training und (2) zur Erarbeitung individueller Kompensationen (Zweikomponenten-Therapie), außerdem signalverbessernde Maßnahmen (Verbesserung der Akustik im Klassenraum, z. B. durch Trittschallreduktion, Wandvorhänge oder Akustikdecken/-segel; Benutzung von Frequenzmodulationsanlagen; Sitzplatzoptimierung) und spezielle linguistische, kognitive, metakognitive sowie Bildungs- und Erziehungsstrategien [26].

Weitere Störungsbilder

King-Kopetzky-Syndrom: Das Störungsbild geht mit einer Reihe minimaler auditorischer Fehlfunktionen einher, wobei vor allem Hörprobleme in geräuschvoller Umgebung angegeben werden. Neben organischen und möglicherweise psychischen Ursachen lässt die familiäre Häufung auch genetische Faktoren vermuten. Die Diagnose kann ton- und sprachaudiometrisch, durch spezielle Hörtests und evtl. durch AEP-Messungen gestellt werden. Hiermit ist meist eine geringfügige Pathologie in verschiedenen Abschnitten des Hörsystems (Cochlea, zentral) nachzuweisen [28].

Psychogene Hörstörungen treten gelegentlich im Schulkind-/Jugendalter auf. Subjektiv nimmt das Kind eine Hörminderung wahr, die audiometrisch nicht bestätigt werden kann und psychogene Ursachen hat. Diagnosesichernd ist die Diskrepanz zwischen den Ergebnissen wiederholter ton- und sprachaudiometrischer Tests und den Ergebnissen subjektiver und objektiver audiometrischer Tests. Die Symptomatik verschwindet oft nach einem ausführlichen Beratungsgespräch über ihre Natur der Störung. Eventuell ist eine Psychotherapie notwendig.

Tinnitus aurium und **Hyperakusis:** Beide Störungsbilder werden meist kochleär und/oder zentralnervös verursacht. Beim Tinnitus nimmt das Kind Töne oder Geräusche wahr, denen keine für andere wahrnehmbare oder nachweisbare Schallquelle zugrunde liegt. Insbesondere bei Persistenz eines kindlichen Tinnitus oder Einseitigkeit sollte eine bildgebende Diagnostik mit kranialer Magnetresonanztomografie erwogen werden, da er ein erstes Symptom für Hirnpathologien (z. B. Neurofibrome) sein kann.

Abzugrenzen sind seltene objektive Ohrgeräusche, die nicht nur für den Betroffenen, sondern auch für den Untersucher hör- oder messbar und meist gefäß- oder muskelbedingt sind. Hier findet sich im Ohr oder ohrnah eine körpereigene Schallquelle, z. B. eine Gefäßfehlbildung.

Als Hyperakusis bezeichnet man ein pathologisch gesteigertes Lautheitsempfinden. Sie lässt sich mitunter durch die Amplituden-Wachstumsfunktion der akustisch evozierten Potenziale nachweisen.

Beide Störungsbilder werden vor allem durch Desensitivierungsverfahren behandelt.

4.1.5 Besonderheiten bei Kindern mit neuropädiatrischen Störungsbildern

In der phoniatrisch-pädaudiologischen Sprechstunde werden häufig Kinder mit Sprachentwicklungsstörungen und einem bekannten Syndrom bzw. neuropädiatrischen Krankheitsbild vorgestellt. Hier stehen meist die Untersuchung des Hörvermögens, möglichst mit objektiven Methoden, sowie die Diagnostik und Therapieberatung bezüglich der Kommunikationsstörung im Vordergrund. Neben der audiologischen Diagnostik (wie oben und nachfolgend beschrieben) werden eine Sprachentwicklungsdiagnostik (➤ Kap. 4.2) sowie ggf. eine psychologische Entwicklungsdiagnostik durchgeführt. Das therapeutische Vorgehen wird möglichst interdisziplinär mit Kollegen weiterer Fachrichtungen und mit den Eltern abgestimmt. Regelmäßige Verlaufskontrollen sind notwendig.

Bei Kindern mit ausgeprägten Sprachentwicklungsstörungen bzw. nicht sprechenden Kindern kann sich häufig erstmals der Verdacht auf ein übergreifendes allgemeines Entwicklungsdefizit, einen Autismus oder ein anderes neuropädiatrisches Störungsbild ergeben. Auch hier werden zunächst der Hör- und Sprachentwicklungsstatus sowie ggf. der allgemeine Entwicklungsstatus erhoben. Dann erfolgt – je nach Störungsprofil des Kindes – eine neuropädiatrische Diagnostik mit EEG-, bildgebenden, humangenetischen, metabolischen, neurologischen und entwicklungspsychologischen Untersuchungen. Ziel ist die Erstellung eines individuell abgestimmten, interdisziplinären Therapie- und Förderplans mit Einbeziehung der Eltern bzw. der Familie und einem regelmäßigen Monitoring des Interventionserfolgs.

In der Pädaudiologie spielt die Diagnostik der Hörfähigkeit bei Kindern mit geistiger Behinderung oder Mehrfachbehinderung eine wichtige Rolle – und stellt eine besondere Herausforderung dar (➤ Kap. 4.4). Die Prävalenz geistiger Behinderungen beträgt in westlichen Ländern etwa 3 %. Menschen mit geistiger Behinderung haben ein erhöhtes Risiko für Hörstörungen, die in etwa einem Viertel der Fälle vorliegen [29, 30]. Die hohen Prävalenzen sind hauptsächlich auf genetische Ursachen, Syndrome oder eine chronische Otitis media zurückzuführen. So werden z. B. beim Down-Syndrom in 28 % [31] bis 73 % [32] der Fälle Hörstörungen berichtet. Auch eine auditorische Synaptopathie bzw. Neuropathie (AS/AN) tritt häufiger auf. Impaktiertes Zerumen führt ebenfalls öfter zu Hörstörungen, da sich – basierend auf einer speziellen Gehörgangsanatomie und gestörten Selbstreinigungsmechanismen – seine Produktion und Zusammensetzung oft von der nicht behinderter Personen unterscheiden [30, 33].

Die genannten Hörstörungen bleiben oft unerkannt oder werden unterschätzt, nicht selten wegen Informationsdefiziten bei Eltern, Betreuungspersonen und Medizinern. Die Betroffenen selbst (insbesondere Kinder) sind meist nicht in der Lage, ihre Hörprobleme wahrzunehmen oder zu äußern. Etwa drei Viertel der beidohrigen Hörstörungen, die bei Hörscreenings während der Deutschen Special Olympics (nationale Sportwettkämpfe für Menschen mit geistiger Behinderung) identifiziert wurden, waren bis dahin unerkannt [29]. Ähnliche Befunde wurden regelmäßig auch bei anderen nationalen und internationalen Spielen der Special Olympics erhoben [29, 30]. Hohe Prävalenzen von Hörstörungen liegen auch bei der inhomogenen Gruppe mehrfach behinderter Kinder vor. Wenn Ohrerkrankungen und Hörstörungen bei Kindern mit geistiger Behinderung oder Mehrfachbehinderungen frühzeitig und konsequent behandelt und kontinuierlich nachkontrolliert werden, bestehen meist gute Chancen einer Rehabilitation. So profitieren z. B. viele geistig oder mehrfach behinderte Kinder von Cochlea-Implantaten, wenngleich sich ihre Hörfähigkeit damit langsamer entwickelt als bei hochgradig hörgestörten Kindern ohne zusätzliche Behinderung [34]. Bei 98 % der Kinder mit Down-Syndrom normalisierten sich in einer Studie die Hörschwellen nach medikamentöser oder chirurgischer Therapie der typischen chronischen Mittelohrbelüftungsstörung und Otitis media [35], wenn die Behandlung beharrlich und mit den obligatorischen, akribischen Kontrolluntersuchungen durchgeführt wurden.

Es ist essenziell, diese Kinder mit ihren chronischen Mittelohrbelüftungsstörungen und Paukenergüssen durch die Kindheit „hindurchzutragen", bis sich die Bedingungen im Mittelohr stabilisiert haben. Kinder mit geistiger Behinderung benötigen regelmäßige Gehörgangsreinigungen und Überprüfungen ihres Hörvermögens, evtl. ohrchirurgische Maßnahmen, regelmäßige Verlaufs-/Erfolgskontrollen nach der Anpassung von Hörhilfen und eine Hör-Sprachrehabilitation, die zeitaufwändiger ist als bei normal entwickelten Kindern. Es gehört zum spezifisch phoniatrisch-pädaudiologischen Aufgabenprofil, ein regelmäßiges Monitoring dieser Kinder durchzuführen und aus einem integrierten Blickwinkel in interdisziplinären Konsultationen mit Ärzten, Therapeuten und Pädagogen sowie kontinuierlicher professioneller Elternberatung dafür Sorge zu tragen, dass alle notwendigen Konstituenten der Kommunikationsrehabilitation installiert sind. Regelmäßige otologische und audiologische Screenings für Menschen mit geistiger Behinderung sind wünschenswert und in den Niederlanden bereits etabliert [36]. Die *International Association of Scientific Studies on Intellectual Disability* (IASSID) hat ein Konsensuspapier zur frühen Identifikation von Hör- und Sehschädigungen bei Kindern und Erwachsenen mit geistiger Behinderung publiziert [37].

Nicht erkannte und nicht bzw. inkonsequent behandelte Hörstörungen bei Kindern mit geistiger oder Mehrfachbehinderung verstärken ihre kommunikativen und sozio-emotionalen Probleme, insbesondere in der ohnehin oft verspätet und verlängert ablaufenden Sprachentwicklungsperiode [30]. Außerdem muss berücksichtigt werden, dass bei diesen Kindern regelmäßig zentrale Hör- und Sprachverarbeitungsprobleme vorliegen. Eine Studie belegte zentrale Hörverarbeitungsprobleme auf

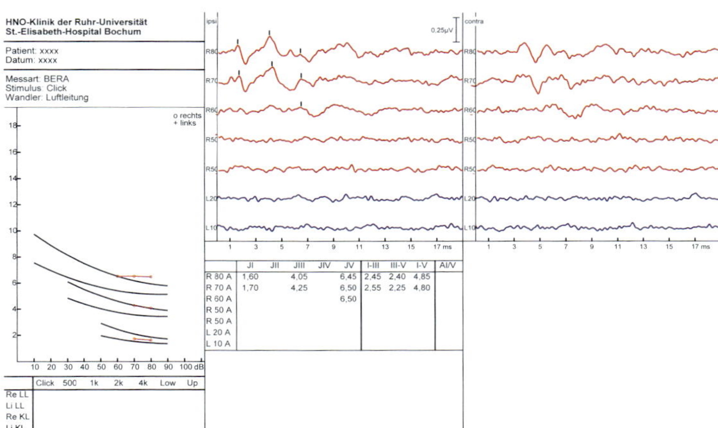

Abb. 4.5 Die FAEP-Ableitung am rechten Ohr mit Click-Stimuli zeigt eine rechtsseitige Hörstörung mit peripherer und zentraler Komponente bei einem 2-jährigen Jungen mit einer Mitochondriopathie: Reizantwortschwelle bei 60 dB nHL mit abnormaler Potenzialmorphologie, reduzierter Amplitude der Welle J_V, hörstörungs- und reifungsbedingt verlängerten Interpeak- und Absolut-Latenzen und flachen, vertikal verschobenen Pegel-Latenz-Kurven (aus [12]) [G561]

Hirnstammebene in etwa drei Viertel und auf kortikaler Ebene in etwa zwei Drittel der Fälle bei Erwachsenen mit geistiger Behinderung, abhängig von der untersuchten Verarbeitungsleistung [38]. Die auditiven Diskriminationsschwellen für nichtsprachliche (Frequenz, Tondauer und -intensität) und sprachliche Stimuli (stimmhafte/stimmlose Konsonanten, Konsonanten verschiedener Artikulationszonen) dieser Erwachsenen befanden sich auf dem Niveau von Kindern zwischen weniger als 4 und 6 Jahren, ebenso die untersuchten Grammatikfähigkeiten, wie z. B. die Pluralbildung [39].

Für die Hördiagnostik bei Kindern mit neuropädiatrischen Störungsbildern, insbesondere mit geistiger oder Mehrfachbehinderung, sind objektive audiometrische Verfahren von zentraler Bedeutung. Häufig muss eine Bestimmung der Hörschwelle über frequenzspezifische AEP erfolgen, meist in Vollnarkose unter Beachtung aller medizinischen und körperlichen Bedingungen. Eine sorgfältige Analyse von Pegel-Latenz- und Pegel-Amplituden-Funktionen der FAEP ermöglicht eine Spezifizierung der Art der Hörstörung und lässt das Ausmaß einer Schallleitungskomponente beurteilen. Liegt ein Recruitment vor, zeigt sich eine steilere Pegel-Latenz-Kurve für leisere Schalle, während die Kurve für hohe Schallpegel in den Normbereich einmündet.

Bei Kindern mit Down-Syndrom oder kraniofazialen Anomalien (z. B. BOR-Syndrom) besteht häufig eine Schallleitungs- oder kombinierte Hörstörung, und die Separierung der einzelnen Komponenten des Hörverlusts ist anspruchsvoll. Eine Schallleitungskomponente ist an einer Horizontalverschiebung der Welle J_I-Latenz aus dem Normbereich erkennbar; ihr Ausmaß kann an der Strecke dieser Horizontalabweichung oder einer Knochenleitungs-AEP abgelesen werden.

Ist die Kurve der Welle J_V-Latenz im Pegel-Latenz-Diagramm flacher als normal und vertikal aus ihrem Normbereich verschoben, kann dies auf eine neurale Hörstörung hinweisen. In ➤ Abb. 4.5 ist z. B. die rechtsseitige Hörstörung mit peripherer und zentraler Komponente eines Jungen mit einer Mitochondriopathie dargestellt. In solchen Fällen können MAEP- und SAEP-Ableitungen die zentrale Komponente und Kompensation des Hörverlusts anzeigen.

Eine Beobachtungsreaktions- oder Tonschwellenaudiometrie lässt sich oft mit verwertbaren Ergebnissen durchführen, wenn sie kurz ist und zuvor ein überschwelliges Training durchgeführt wurde. Eventuell müssen die Antworten verbal oder durch Handheben gegeben werden, wenn die Spielaudiometrie nicht ausreichend verstanden wird. Die Sprachaudiometrie beansprucht höhere kognitive Funktionen, sodass die Ergebnisse meist weniger reliabel sind. Da sie aber für die Anpassung von Hörgeräten oder -implantaten notwendig ist und eine Diskrepanz zwischen Sprachverstehen in Ruhe und im Störgeräusch auf neurale oder zentrale Komponenten von Hör- und Sprachproblemen hinweist, sollte man zumindest versuchen, die Sprachaudiometrie in Ruhe und im Störschall angepasst an die kognitiven Möglichkeiten des Kindes durchzuführen.

Mit elektrophysiologischen Messungen wie ECochG, FAEP-, MAEP- und SAEP-Ableitungen lassen sich zentrale Aspekte der Hörschwierigkeiten von Kindern mit neuropädiatrischen Störungsbildern aufdecken. Die Kombination einer normal ausfallenden Tonaudiometrie mit normalen oder annähernd normalen FAEP-Ergebnissen, aber einem gestörten Verstehen von Sprache, Musik, Umweltgeräuschen oder Tierlauten, einem pathologischen Stapediusreflex-Decay sowie deformierten oder fehlenden MAEP und/oder SAEP zeigt häufig einen zentralen Hörverlust an, wie er z. B. bei verschiedenen Formen der kongenitalen oder erworbenen auditiven Agnosie oder Amusie auftritt [12].

MERKE

Bei etwa einem Viertel aller Kinder mit geistiger Behinderung ist eine permanente, versorgungsbedürftige Hörstörung zu erwarten, bei Kindern mit Down-Syndrom in deutlich höherem Maße. Diese Kinder benötigen regelmäßige pädaudiologische Untersuchungen ihres Hörvermögens, Gehörgangsreinigungen und eine konsequente, fortgesetzte Behandlung ihrer Hörstörungen durch ohrchirurgische und medikamentöse Maßnahmen sowie ggf. eine Versorgung mit Hörgeräten und -implantaten.

Fragen zur Wissensprüfung

1. Welcher diagnostische Wert kommt ereigniskorrelierten Potenzialen zu? Wie werden sie erzeugt?
2. Welche Methoden werden beim Neugeborenen-Hörscreening eingesetzt, und was messen sie?
3. Was für Hörstörungen sind beim Down-Syndrom zu erwarten?

LITERATUR

1. Neumann K, Gross M, Böttcher P, Euler HA, Spormann-Lagodzinski, M, Polzer M. Effectiveness and efficiency of a universal newborn hearing screening in Germany. Folia Phoniatr Logop. 2006; 58: 440–455.
2. Oudesluys-Murphy AM, van Straaten HL, Bholasingh R, van Zanten GA. Neonatal hearing screening. European journal of pediatrics 1996; 155: 429–435.
3. Joint Committee on Infant Hearing. Position statement. ASHA 1994; 2: 27–33.
4. Joint Committee on Infant Hearing. Year 2000 position statement: Principles and guidelines for early hearing detection and intervention programs. Am J Audiol. 2000; 9: 9–29.
5. Bamford J, Fortnum H, Bristow K, et al. Current practice, accuracy, effectiveness and cost-effectiveness of the school entry hearing screen. Health Technol Assess. 2007; 11: 1–168, iii-iv.
6. Sohn W. Schwerhörigkeit in Deutschland, repräsentative Hörscreening-Untersuchung bei 2 000 Probanden in 11 Allgemeinpraxen. Z Allg Med. 2001; 77: 143–147.
7. Ptok M. Früherkennung von Schwerhörigkeiten im Neugeborenen- und Säuglingsalter. Dtsch Arztebl. 2011; 108: 426–431.
8. Kubisch C. Genetische Grundlagen nichtsyndromaler Hörstörungen. Dtsch Arztebl. 2005; 102: A-2946/B-2489/C-2343.
9. Deutsche Gesellschaft für Phoniatrie und Pädaudiologie. S2-Leitlinie: Periphere Hörstörungen im Kindesalter. AWMF-Registernummer 049/010. 2013; gelesen am 10.5.2015 unter http://www.awmf.org/leitlinien/detail/ll/049-010.html.
10. Kießling J, Kollmeier B, Diller G. Versorgung und Rehabilitation mit Hörgeräten. 2. Aufl. Stuttgart: Thieme, 2008.
11. Institut für Humangenetik an der Universitätsmedizin der Johannes Gutenberg-Universität Mainz. Gelesen am 10.5.2015 unter http://www.unimedizin-mainz.de/?id=2363.
12. Hoth S, Mühler R, Neumann K, Walger M. Objektive Audiometrie im Kindesalter. Berlin, Heidelberg: Springer, 2014.
13. Hall JW, Bantwal AR, Ramkumar V, Chhabria N. Electrophysiological assessment of hearing with auditory middle latency and auditory late responses. In: Seewald R, Tharpe AM (eds.), Comprehensive Handbook of Pediatric Audiology (pp. 449–482). San Diego (CA): Plural Publishing Inc, 2011.
14. Picton TW. Human Auditory Evoked Potentials. San Diego (CA): Plural Publishing Inc., 2011.
15. Ludwig A. Psychoakustische und elektrophysiologische Untersuchungen zu zentral-auditiven Verarbeitungsstörungen während der Kindesentwicklung. Dissertationsschrift. Universität Leipzig, 2008.
16. Hall JW. New Handbook of Auditory Evoked Potentials. Boston (MA): Pearson, 2006.
17. British Society of Audiology. Recommended procedure: Visual reinforcement audiometry. 2014; gelesen am 10.5.2015 unter http://www.thebsa.org.uk/wp-content/uploads/2014/04/BSA_VRA_24June2014_Final.pdf.
18. Kral A. Auditory critical periods: A review from system's perspective. Neuroscience 2013; 247C: 117–133.

19. Nelson HD, Bougatsos C, Nygren P. Universal Newborn Hearing Screening: Systematic Review to Update the 2001 U.S. Preventive Services Task Force Recommendation. Pediatrics 2008; 122: e266–e276.
20. Bundesministerium für Gesundheit. Bekanntmachung eines Beschlusses des Gemeinsamen Bundesausschusses über eine Änderung der Kinder-Richtlinien: Einführung eines Neugeborenen-Hörscreenings vom 19. Juni 2008. Gelesen am 10.05. 2015 unter http://www.g-ba.de/downloads/39-261-681/2008-06-19-Kinder-%C3%B6rscreening_BAnz.pdf.
21. Schönweiler R. Eine Untersuchung an 1300 Kindern zur Inzidenz und Therapie von Hörstörungen bei kindlichen Sprachstörungen. Laryngorhinootologie 1992; 71: 637–643.
22. Fiellau-Nikolajsen M. Epidemiology of secretory otitis media. A descriptive cohort study. Ann Otol Rhinol Laryngol. 1983; 92: 172–177.
23. Northern JL, Downs MP. Hearing in children (5. ed). Baltimore: Lippincott Williams & Wilkins, 2002.
24. Probst R. Innenohr und retrocochleare Störungen. In: Probst R, Grevers G, Iro H (Hrsg.), Hals-Nasen-Ohren-Heilkunde, 3. Aufl. (S. 240). Stuttgart: Thieme, 2008.
25. Moser T, Strenzke N, Meyer A, et al. Diagnostik und Therapie der auditorischen Synaptopathie/Neuropathie. HNO 2006; 54: 833–839.
26. Deutsche Gesellschaft für Phoniatrie und Pädaudiologie (DGPP). S1-Leitlinie: Auditive Verarbeitungs- und Wahrnehmungsstörungen (AVWS), 2012. AWMF-Registernummer 049/012.2012; gelesen am 10.5.2015 unter http://www.awmf.org/leitlinien/detail/ll/049-012.html.
27. American Speech-Language-Hearing Association (ASHA). (Central) Auditory Processing Disorders. Technical Report 2005. Gelesen am 10.5.2015 unter http://www.asha.org/policy/TR2005-00043.html.
28. Zhao F, Stephens D. Subcategories of patients with King-Kopetzky syndrome. Br J Audiol. 2000; 34: 241–250.
29. Hild U, Hey C, Baumann U, Montgomery J, Euler HA, Neumann K. High prevalence of hearing disorders at the Special Olympics indicate need to screen persons with intellectual disability. J Intell Dis Res. 2008; 52: 520–528.
30. Neumann K, Dettmer G, Euler HA, et al. Auditory status of persons with intellectual disability at the German Special Olympic games. Int J Audiol. 2006; 45: 83–90.
31. van Schrojenstein Lantman-de Valk HJM, Havemann MJ, Maaskant MA, Kessels AG, Urlings HF, Sturmans F. The need for assessment of sensory functioning in ageing people with mental handicap. J Intellect Disabil Res. 1994; 38: 289–298.
32. Squires N, Ollo C, Jordan R. Auditory brain stem responses in the mentally retarded: audiometric correlates. Ear Hear 1986; 7: 83–92.
33. Evenhuis HM. Medical aspects of ageing in a population with intellectual disability: II. Hearing impairment. J Intellect Disabil Res. 1995; 39: 27–33.
34. Waltzman SB, Scalchunes V, Cohen NL. Performance of multiply handicapped children using cochlear implants. Am J Otol. 2000; 21: 329–335.
35. Shott SR, Joseph A, Heithaus D. Hearing loss in children with Down syndrome. Int J Pediatr Otorhinolaryngol. 2001; 61: 199–205.
36. Evenhuis HM. Dutch consensus in diagnosis and treatment of hearing impairment in children and adults with intellectual disability. J Intellect Disabil Res. 1996; 40: 451–456.
37. Evenhuis HM, Nagtzaam LMD (Eds.). Early Identification of Hearing and Visual Impairment in Children and Adults with an Intellectual Disability, IASSID International Consensus Statement. Manchester, UK: SIRG Health Issues, 1998.
38. Neumann K, Ludwig A, Montgomery J, Euler HA, Hild U. Special Olympics as research platform of hearing disorders in people with intellectual disabilities. In: Wegner M, Schulke HJ (Hrsg.), Kieler Schriften zur Sportwissenschaft – Behinderung, Bewegung, Befreiung: Gewinn von Lebensqualität und Selbständigkeit durch Wettbewerb und sportliches Training bei Menschen mit geistiger Behinderung (S. 25–28). Kiel: Christian-Albrechts-Universität, 2008.
39. Neumann K, Waschkies L, Thomas JP, Rosenberger D, Schirkonyer V, Oswald J, Euler HA. Hearing and communication situation of persons with intellectual disability (ID). Paper presented at the Coalition for Global Hearing Health conference, Oxford, July 25–26, 2014. Book of Abstracts.
40. Jewett DL. An average response technique for recording potentials relative to a distant point without EKG interference. Electroencephalogr Clin Neurophysiol. 1970; 28(4): 414–416.
41. Jewett DL, Williston JS. Auditory-evoked far fields averaged from the scalp of humans. Brain 1971; 94(4): 681–696.

4.2 Diagnostik und Therapie von Sprachentwicklungs-störungen und weiteren sprachassoziierten Störungen bei neuropädiatrischen Krankheitsbildern

Katrin Neumann

4.2.1 Diagnostik von Sprachentwicklungsstörungen bei neuropädiatrischen Krankheitsbildern

Ziel der Sprachentwicklungsdiagnostik ist die frühe Identifikation von Kindern mit Sprachentwicklungsstörungen (SES) und die Klärung von Art, Schweregrad und eventuell vorliegenden Komorbiditäten. Aufgrund der großen Variabilität der Sprachentwicklung ist die Erfassung von Sprachleistungen bereits bei gesunden Kindern oder bei Kindern mit umschriebenen Sprachentwicklungsstörungen (USES) nicht trivial; umso schwieriger ist sie bei Kindern mit neuropädiatrischen Störungsbildern, die oft altersüblichen Testverfahren nicht zugänglich sind. Da USES eine Ausschlussdiagnose darstellen, muss bereits im ersten Diagnostikschritt nach Komorbiditäten gesucht werden. Zudem müssen SES von soziokulturell/umgebungsbedingten Sprachentwicklungsauffälligkeiten abgegrenzt werden, die keine Therapie, sondern ausreichenden Sprachinput und Förderung benötigen. Die Untersuchungsmethoden beinhalten die Anamnese als standardisierte, teilstandardisierte oder nichtstandardisierte Befragungen von Bezugspersonen, strukturierte oder nichtstrukturierte Alltagsbeobachtungen, Spontansprachanalysen, informelle Prüfmittel sowie standardisierte und normierte Tests.

Die Schritte einer interdisziplinären Diagnostik von SES und daraus folgende Interventionen lassen sich als diagnostischer Algorithmus darstellen (➤ Abb. 4.6). Wird eine nicht altersgemäße Sprachentwicklung eines Kindes vermutet, ist eine audiologische Diagnostik seines Hörvermögens unverzichtbar. Anschließend werden die Sprachfähigkeiten erfasst. Bestätigt sich der Verdacht auf eine SES, müssen symptomspezifisch mögliche Komorbiditäten abgeklärt werden [1].

Anamnese

Am Anfang der Diagnostik steht die Anamnese. Sie ist bei Kindern mit bekanntem neuropädiatrischem Krankheitsbild, aber auch bei Kindern mit unklaren und schweren Störungsbildern von besonderer Bedeutung, da sie Hinweise auf mögliche Ursachen von Sprachentwicklungsdefiziten und eventuell notwendige weiterführende Untersuchungen geben kann. Zudem werden Art, Zeiträume und Verlauf bisheriger Förder- und Therapiemaßnahmen dokumentiert.

Folgende **Risikofaktoren** müssen daher erfragt werden:

- Krankheiten der Mutter während der Schwangerschaft
- Geburtsverlauf
- schwerwiegende Krankheiten des Kindes, Medikamenteneinnahme, Krankenhausaufenthalte, Operationen
- motorische und psychoemotionale/psychosoziale Entwicklungsstörungen
- Hörstörungen, vor allem Phasen von Schallleitungsschwerhörigkeit
- Familienanamnese im Hinblick auf familiäre SES, Lese-Rechtschreib-Störungen und andere Sprachdefizite, geistige Behinderungen und Syndrome
- Familiensituation (Herkunftsland, elterliche Beziehungs- und berufliche Situation, ggf. elterliche Konsanguinität, Familienkonstellation, Zahl und Geschlecht der Geschwister, Position in der Geschwisterfolge, Betreuung des Kindes)
- Umgang mit der Sprachstörung des Kindes, familiärer Kommunikationsstil

Spontansprachanalysen und informelle Verfahren zur Diagnostik der Sprachleistungen

Diese Verfahren werden oft orientierend und mit nichtstandardisierter Beurteilung eingesetzt. Sie bilden wichtige Ergänzungen zu Sprachtests, insbesondere, wenn diese bei schweren neuropädiatrischen Störungsbildern nicht anwendbar oder nicht aussagekräftig sind.

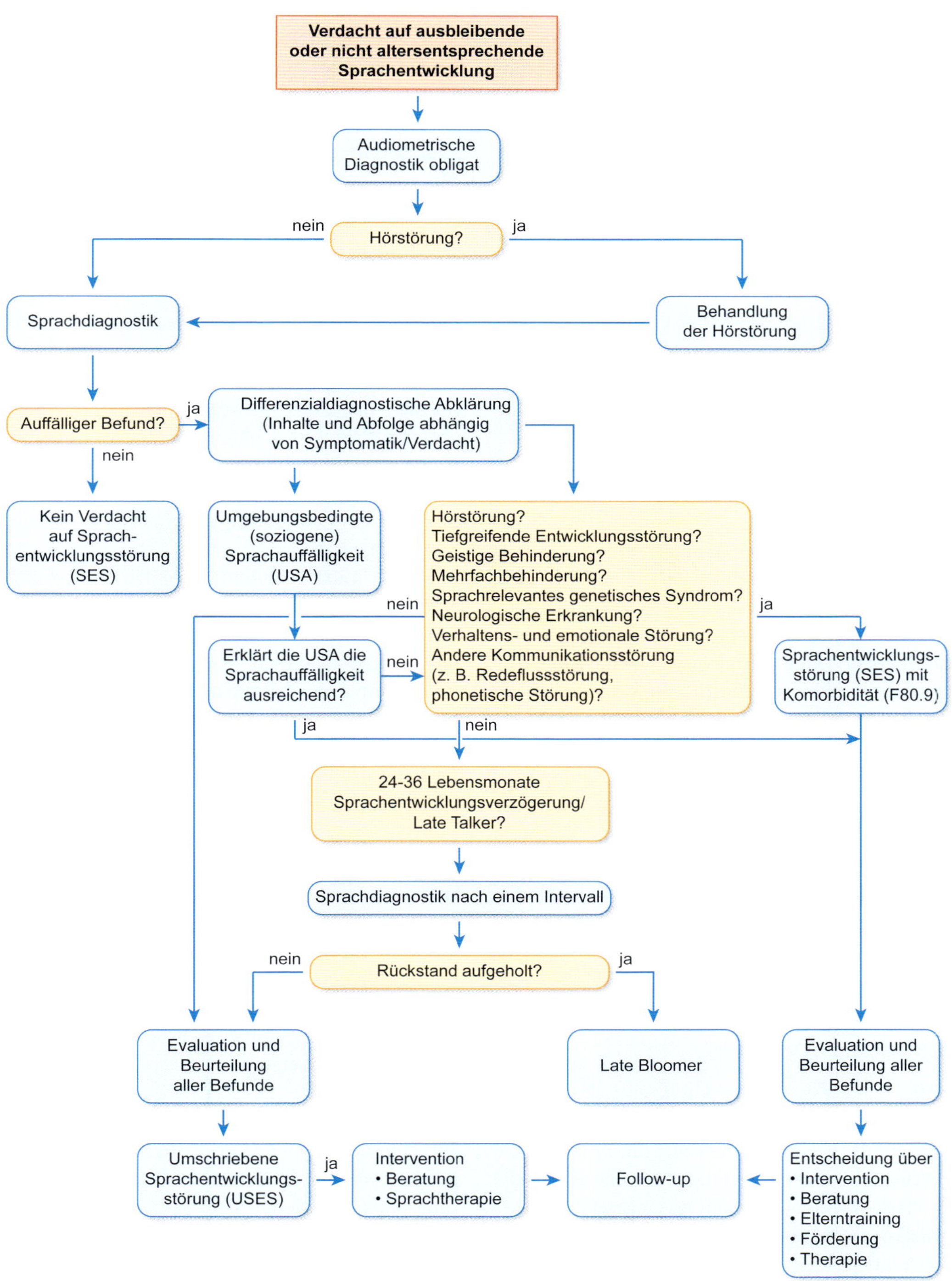

Abb. 4.6 Diagnostischer Algorithmus zu den Schritten einer interdisziplinären Diagnostik von SES und den daraus folgenden Interventionen (modifiziert nach Abb. 1 aus [1], S. 54) [G544]

4

Spontansprachanalysen basieren auf Beobachtung des Kindes beim Dialog oder gelenkten Spiel:

- Empfohlen wird die Protokollierung des kommunikativen Verhaltens und der Äußerungen des Kindes, ggf. über Videodokumentation.
- Bewertet werden die phonetisch-phonologischen, semantisch-lexikalischen, morphologisch-syntaktischen und pragmatisch-kommunikativen Kompetenzen des Kindes sowie Sprechantrieb und Redeflüssigkeit.

Informelle Verfahren:

- Unter Verwendung einfacher Prüfmittel wie Bildkarten dienen sie zur Ausspracheprüfung oder zur Einschätzung grammatischer Fähigkeiten.
- Als Bezugsmaßstab ist ein Vergleich mit der normalen Sprachentwicklung notwendig (➤ Kap. 2.3, ➤ Tab. 2.2).

Sprachscreenings und Sprachdiagnostikverfahren

Um weitestgehend untersucherunabhängige, reproduzierbare und gültige Ergebnisse zu erzielen, ist die Sprachentwicklungsdiagnostik eines Kindes, wenn immer möglich, mit validen und normierten Tests[1] mit publizierten psychometrischen Gütekriterien durchzuführen. Nur dies erlaubt eine differenziertere Einschätzung eines Kindes verglichen mit seiner Altersnorm. Unterschieden werden Kurztests (Screenings), allgemeine (auf mehrere/alle linguistischen Sprachdimensionen bezogene) und spezielle (auf einzelne linguistische Ebenen bezogene) Sprachtests sowie Entwicklungstests, die auch Untertests zur Sprachentwicklung enthalten.

Sprachstandsscreenings

Hierbei handelt es sich um kurze, einfach durchzuführende und auszuwertende Elternfragebögen (meist für das Kleinkindalter) oder um Kurztests, die entweder als Risikoscreenings oder als universelle bzw. flächendeckende Screenings eingesetzt werden.

Risikoscreenings werden bei Verdacht auf eine Sprachentwicklungsstörung oder Vorliegen eines Risikos für den Laut- oder Schriftspracherwerb (z. B. Komorbiditäten, Frühgeburtlichkeit), bei Late Talkern oder einer auffälligen Familienanamnese bezüglich SES und Lese-Rechtschreib-Störungen angewendet. Kinder, die in einem Screening auffällig sind, bedürfen einer differenzierten Sprachdiagnostik.

Flächendeckende Screenings sollen möglichst alle Kinder einer Altersklasse in einer Region oder in einem Bundesland erfassen. Sie werden im Kindergarten- und Vorschulalter eingesetzt, um Sprachauffälligkeiten und ein SES-Risiko zu identifizieren. Mit ihnen soll einschrittig oder mehrschrittig unterschieden werden, ob ein Kind (1) sich sprachlich normal entwickelt, (2) wegen umgebungsbedingter Sprachauffälligkeiten ohne Krankheitswert eine pädagogische Sprachförderung benötigt, z. B. bei Mehrsprachigkeit oder sozial schwachem Hintergrund, oder (3) verdächtig auf eine SES ist, die einer Therapie bedarf.

Um die Güte (Validität) eines flächendeckenden Screenings beurteilen zu können, muss festgestellt werden, wie hoch jeweils der Anteil der Kinder ist, die es nicht bestehen (REFER, screening-positiv) und derer, die es bestehen (PASS, screening-negativ). Dazu werden die Screening-Ergebnisse mit denen von Referenztests (Goldstandard) in einer ausreichend großen Stichprobe verglichen. Zudem ist jeweils der Anteil falsch und richtig Positiver (REFER-Rate) sowie falsch und richtig Negativer (PASS-Rate) zu ermitteln (➤ Tab. 4.1). Aus diesen Werten lassen sich Sensitivität und Spezifität des Screenings ableiten, seine wichtigsten Gütekriterien. Dabei misst die Spezifität die Fähigkeit des Sprachscreenings, sprachlich normal entwickelte Kinder korrekt zu identifizieren und die Sensitivität seine Potenz, sprachentwicklungsauffällige bzw. -gestörte Kinder korrekt zu detektieren.

Sowohl für die BESTANDEN/NICHT BESTANDEN-Entscheidung eines Screenings als auch für die eines Sprachtests müssen *Cut-off*-Kriterien (Trennstellen) definiert werden, die sich an der Prävalenz eines Störungsbilds orientieren. Bei Prävalenzen von 4–8 % für USES und von mindestens 3 % für SES mit Komorbiditäten sollte ein diagnostischer Test für SES insgesamt bei nicht mehr als 10 % der Kinder einer Normalpopulation NICHT BESTANDEN ergeben, was einer Standardabweichung zwischen -1 und -2 von

[1] Die Normierung muss in Abständen aktualisiert werden.

Tab. 4.1 Übereinstimmung zwischen den Ergebnissen eines Sprachscreenings und den Ergebnissen einer Referenzdiagnostik. S+: screening-positiv, S-: screening-negativ; D+: diagnostik-positiv, D-: diagnostik-negativ, rp: richtig-positiv, rn: richtig-negativ, fp: falsch-positiv, fn: falsch-negativ

		Diagnostische(r) Test(s)		
		SES (D+)	**keine SES (D-)**	**Gesamt**
Screening	Nicht bestanden (S+)	**rp**	fp	rp+fp
	Bestanden (S-)	**fn**	rn	fn+rn
	Gesamt	rp+fn	fp+rn	rp+fp+rn+fn

einem altersbezogen durchschnittlichen Sprachentwicklungsstand entspricht. Für ein Screening müssen die Grenzen etwas weiter gefasst werden, da eine bestimmte Menge von falsch Positiven (Kinder, die den Test trotz eines normalen Sprachentwicklungsstands nicht bestehen) akzeptiert werden muss, um die Zahl der falsch Negativen (Kinder, die den Kurztest trotz vorliegender SES bestehen) zu minimieren. Der *Cut-off*-Wert eines Screenings resultiert aus einer Abwägung zwischen dem Anteil an falsch Negativen, der noch annehmbar erscheint, und dem Anteil an falsch Positiven, der die Menge der Kinder, die sich einer vollen Abklärungsdiagnostik unterziehen müssen, „aufblähen" würde. Es erscheint vernünftig, wenn mit einem Screening, das ungefähr 12–15 % Testauffällige ergibt, die (maximal) 10 % Kinder identifiziert werden, bei denen sich eine SES tatsächlich diagnostisch bestätigt.

Universelle Sprachstandsscreenings werden öfter kritisch beurteilt, weil

a. Kinder ohne Sprachauffälligkeiten leichter zu identifizieren sind als Kinder mit solchen [2],
b. bereits die normale Sprachentwicklung auf den einzelnen linguistischen Ebenen große Varianzen aufweist,
c. Referenztests oft auch keine ausreichenden Gütekriterien haben.

Daher gelten Sensitivitäten und Spezifitäten von Sprachscreenings, die 80 % nicht unterschreiten, als akzeptabel [3].

In einer Einschätzung der Gütekriterien aller flächendeckend in Deutschland angewendeten Sprachscreenings erhielten das *Kindersprachscreening* (KiSS.2) [2, 4, 5], und das *Dortmunder Entwicklungsscreening für den Kindergarten* (DESK 3–6) [6] die höchsten Bewertungen [7].

Sprachtests

Um die Ergebnisse einer Sprachdiagnostik richtig interpretieren zu können, ist es hilfreich, sich an einer glockenförmigen Normalverteilungsfunktion mit den üblichen Skalen psychometrischer Testverfahren (T-, C-, z-, IQ-Skala, Prozentränge) zu orientieren, von denen jede die Quantifizierung von Richtung und Ausmaß einer Abweichung vom Mittelwert durch einen spezifischen Skalenwert zulässt (➤ Abb. 4.7). Die erhobenen Testwerte werden am besten auf die erste und zweite Standardabweichung nach unten bezogen: unterhalb der -1 Standardabweichung finden sich die auf eine getestete Sprachleistung bezogen schwächsten 15,8 % der Mitglieder der Normstichprobe und unterhalb der -2 Standardabweichung die allerschwächsten 2,2 %.

Auf der IQ-Skala beispielsweise beträgt der Abstand zwischen Mittelwert und einer Standardabweichung 15 Skalenwerte (ein IQ-Wert von 85 entspricht einer Intelligenz, die eine Standardabweichung unter dem Mittelwert liegt, ein IQ von 70 weicht zwei Standardabweichungen nach unten ab). Auf der T-Skala beträgt der Abstand zwischen Mittelwert und einer Standardabweichung 10 Punkte.

Legt man die o. g. Prävalenzen für SES zugrunde, ist der *Cut-off*-Wert zwischen sprachentwicklungsgestört (und damit therapiebedürftig) oder nicht zwischen -1,5 und -2 Standardabweichungen anzusetzen. Beachtet werden muss auch, dass eine Addition der Testwerte einzelner linguistischer Leistungen zu einem Gesamtwert nicht zulässig ist [2] und dass eventuell eine Gewichtung nach der pathophysiologischen und prognostischen Bedeutung einer Sprachdimension vorzunehmen ist: So haben umschriebene Aussprachestörungen die beste Prognose, wohingegen rezeptive SES hartnäckig sind [8].

4

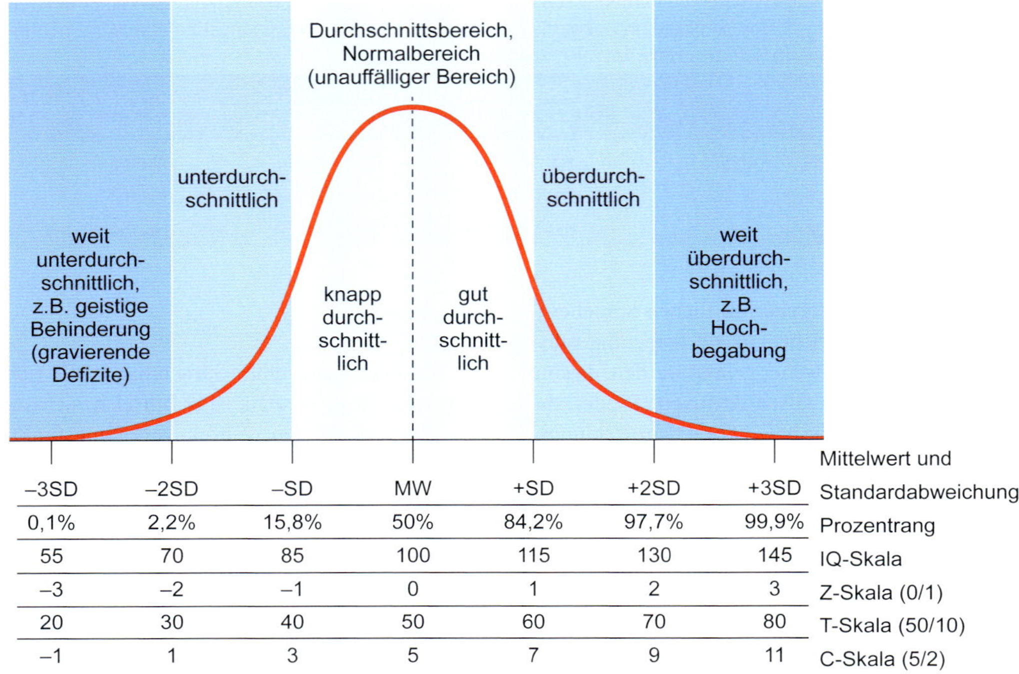

–3SD	–2SD	–SD	MW	+SD	+2SD	+3SD	Mittelwert und Standardabweichung
0,1%	2,2%	15,8%	50%	84,2%	97,7%	99,9%	Prozentrang
55	70	85	100	115	130	145	IQ-Skala
–3	–2	–1	0	1	2	3	Z-Skala (0/1)
20	30	40	50	60	70	80	T-Skala (50/10)
–1	1	3	5	7	9	11	C-Skala (5/2)

Abb. 4.7 Gebräuchlichste Standardskalen für die Diagnostik von Sprach- und Intelligenzleistungen; ausgewählte Standardwerte und Konventionen der Ergebnisinterpretation (nach [9]) [G582]

Die folgende Übersicht zeigt exemplarisch einige der gebräuchlichsten deutschsprachigen validierten und standardisierten Sprachscreenings und diagnostischen Tests sowie Entwicklungstests, die auch Sprachstandsüberprüfungen beinhalten (➤ Tab. 4.2a–c und ➤ Tab. 4.3).

Erläuterungen zu ➤ Tab. 4.2a-c (modifiziert nach [1]):

Fettgedruckt sind Verfahren, deren statistische Kennwerte noch ausreichend aktuell erscheinen, d. h. nicht früher als 2004 publiziert wurden.

Unterstrichen sind Verfahren, die das Institut für Qualität und Wirtschaftlichkeit im Gesundheitswesen (IQWiG) im Rahmen seines Abschlussberichts zur „Früherkennung auf Entwicklungsstörung des Sprechens und der Sprache" [10] geprüft hat; normaler (einfacher Druck): Untersuchungsinstrumente, die zwar das o. g. Aktualitätskriterium nicht erfüllen, aber wegen ihrer Testgüte und in Ermangelung aktualisierter Instrumente Anwendung finden.

kursiv sind Untersuchungsinstrumente, die keine ausreichend belegten Gütekriterien aufweisen, aber in der Praxis als informelle Verfahren in Ermangelung valider, reliabler und normierter Instrumente für die entsprechende Fragestellung Anwendung finden.

Tests und Verfahren in blauer Schrift sind von der Autorin ergänzt.

Tab. 4.2a Exemplarische deutsche Sprachscreening-Verfahren für SES-Risikokinder und flächendeckende Sprachstandsscreenings (modifiziert nach Tab. 10 aus [1], S. 68–74; Verfahren in blauer Schrift wurden von der Autorin hinzugefügt)

Zweck	Methode	Altersbezogene Screeningverfahren					
		Bis 12 Mon.	12–24 Mon.	25–36 Mon.	3–5 Jahre	6–10 Jahre	11 Jahre und älter
Risikofeststellung	**Screenings: Kurztests, Elternfragebögen**	**ELFRA 1 (1 J.)**	**ELFRA 2 (2 J.)** **ELAN (1;4–2;2J.)** **FRAKIS (2 J.)** **SBE-2-KT (1;9–2;0 J.)** *SBE-2-KTü (1;9–2;0 J.)*	**ELAN (1;4–2;2J.)** **SBE-3-KT (2;8–3;4 J.)**	**KISS.2 (4–4;5 J.)** **SSV (3–5 J.)** LSV (4–6 J.) BISC (5 J.) **HASE (4½–6 J.)** **DESK 3–6**	**DESK 3–6**	

Tab. 4.2b Exemplarische allgemeine deutsche Sprachtests und sprachprüfende Entwicklungstests (modifiziert nach Tab. 10 aus [1], S. 68–74; Tests in blauer Schrift wurden von der Autorin hinzugefügt)

Zweck	Methode	Altersbezogene allgemeine Sprachtests und sprachprüfende Entwicklungstests					
		Bis 12 Mon.	12–24 Mon.	25–36 Mon.	3–5 Jahre	6–10 Jahre	11 Jahre und älter
Feststellung einer Normabweichung	**Allgemeine Sprachprüfverfahren und Sprachentwicklungstests**			SETK-2 (2–2;11 J.) **PDSS (2–6;11 J.)**	**SETK 3–5** **PDSS (2–6;11 J.)** **ETS 4–8** **P-ITPA (4–11 J.)** BUEVA (4–5 J.) PET (3–10 J.) HSET (3–9 J.) NRDLS (3–7;6 J.) IDIS (Vorschulalter) **KISTE (3;3–6;11 J.)**	**PDSS (2–6;11 J.)** **ETS 4–8** **P-ITPA (4–11 J.)** **SET 5–10** PET (3–10 J.) HSET (3–9 J.) NRDLS (3–7;6 J.) **KISTE (3;3–6;11 J.)**	*LTB-J (Kl. 9–10)*

Tab. 4.2c Exemplarische deutsche sprachentwicklungsdiagnostische Testverfahren (modifiziert nach Tab. 11 aus [1], S. 68–74; Tests in blauer Schrift wurden von der Autorin hinzugefügt)

Diagnostikbereich	Kompetenzen	Altersbezogene Testverfahren					
		Bis 12 Mon.	12–24 Mon.	25–36 Mon.	3–5 Jahre	6–10 Jahre	11 Jahre und älter
Basis- bzw. Vorläuferfunktionen							
	Verbales/ phonologisches Arbeits- bzw. Kurzzeitgedächtnis				**Mottier (4–6 J.)** **KiSS.2 (4;0–4;5 J.)** **HASE (4½–6 J.)** BISC (5 J.)	**HASE (4½–6 J.)** BISC (5 J.) **AWMA**	**AWMA**
	Mundmotorik			*Informelle Prüfbögen (z. B. n. Garliner/Giel & Tillmanns-Karus/ Kittel)*	*Informelle Prüfbögen (z. B. n. Garliner/Giel & Tillmanns-Karus/Kittel)*	*Informelle Prüfbögen (z. B. n. Garliner/Giel & Tillmanns-Karus/Kittel)*	
	Phonologische Bewusstheit				**TPB (ab 4 J.)** **HASE (4;6–6 J.)** BISC (5 J.) **KiSS.2 (4;0–4;5 J.)**	**TPB (bis Ende 1. Kl.)** **HASE (4½–6 J.)** **MÜSC** (i. d. ersten 5 Schulwochen)	
Sprachliche Leistungen							
Phonetik/ Phonologie	Aussprache			*AVAK (4–7 J.)* *PLAKKS (ab 2,6 J.)* **PDSS (2–6 ;11 J.)**	*AVAK (4–7 J.)* *PLAKKS (ab 2,6 J.)* **PDSS (2–6; 11 J.)** **KiSS.2 (4;0–4;5 J.)** *LOGO (3–7 J.)* *LPB (3–5 J.)*	**PDSS (2–6;11 J.)** *LOGO (3–7 J.)* *PLAKKS (ab 2,6 J.)* **PDSS (2–6; 11 J.)**	
	Lautdiskrimination			**PDSS (2–6;11 J.)**	**PDSS (2–6;11 J.)** **KiSS.2 (4;0–4;5 J.)** *DLUT (4–7 J.)* *Werschgerberger*	**PDSS (2–6;11 J.)** *DLUT (4–7 J.)*	

Tab. 4.2c Exemplarische deutsche sprachentwicklungsdiagnostische Testverfahren (modifiziert nach Tab. 11 aus [1], S. 68–74; Tests in blauer Schrift wurden von der Autorin hinzugefügt) *(Forts.)*

Diagnostikbereich	Kompetenzen	Altersbezogene Testverfahren					
		Bis 12 Mon.	12–24 Mon.	25–36 Mon.	3–5 Jahre	6–10 Jahre	11 Jahre und älter
Sprachliche Leistungen							
Grammatik	Morphologische Strukturen						
	Verstehen			**PDSS (2–6;11 J.)**	**SETK 3–5 (3–5 J.)** **PDSS (2–6;11 J.)** **KiSS.2 (4;0–4;5 J.)**	**PDSS (2–6;11 J.)**	
	Produktion		**FRAKIS (18–30 Mon.)**	**PDSS (2–6;11 J.)**	**SETK 3–5 (3–5 J.)** **ESGRAF-R (4–16 J.)** **PDSS (2–6;11 J.)** **KiSS.2 (4;0–4;5 J.)**	**ESGRAF-R (4–16 J.)** **PDSS (2–6;11 J.)**	**ESGRAF-R (4–16 J.)**
	Syntaktische Strukturen						
	Verstehen			**TSVK (2–8 J.)** **PDSS (2–6;11 J.)**	**TSVK (2–8 J.)** **TROG-D 3–12** MSVK (5–7 J.) **SETK 3–5 (3–5 J.)** **PDSS (2–6;11 J.)** **KiSS.2 (4;0–4;5 J.)**	**TSVK (2–8 J.)** **TROG-D 3–12** MSVK (5–7 J.) **PDSS (2–6;11 J.)**	**TROG-D 3–12**
	Produktion		**ELFRA 2 (2 J.)** **FRAKIS (18–30 Mon.)**	**PDSS (2–6;11 J.)**	**SETK 3–5 (3–5 J.)** **PDSS (2–6;11 J.)** **KiSS.2 (4;0–4;5 J.)**	**PDSS (2–6;11 J.)**	
Semantik und Lexikon	Semantik	**ELFRA 1**		**PDSS (2–6;11 J.)**	Teddy-Test (3–8,6 J.) MSVK (5–7 J.) **PDSS (2–6;11 J.)** KiSS.2 (4;0–4;5 J.)	Teddy-Test (3–8,6 J.) MSVK (5–7 J.)	

Tab. 4.2c Exemplarische deutsche sprachentwicklungsdiagnostische Testverfahren (modifiziert nach Tab. 11 aus [1], S. 68–74; Tests in blauer Schrift wurden von der Autorin hinzugefügt) *(Forts.)*

Diagnostikbereich	Kompetenzen	Altersbezogene Testverfahren					
		Bis 12 Mon.	12–24 Mon.	25–36 Mon.	3–5 Jahre	6–10 Jahre	11 Jahre und älter
	Wortschatz						
	Verstehen (passiv)	**ELFRA 1**		**PDSS (2–6;11 J.)**	**PDSS (2–6;11 J.)** **KiSS.2 (4;0–4;5 J.)**	**PDSS (2–6;11 J.)**	**PPVT (14–60 J.)**
	Produktion (aktiv)	**ELFRA 1**	**ELFRA 2** **ELAN (16–26 Mon.)** **FRAKIS (18–30 Mon.)**	**PDSS (2–6;11 J.)**	**AWST-R (3;0–5;6 J.)** **PDSS (2–6;11 J.)** **KiSS.2 (4;0–4;5 J.)**	**WWT 6–10 (6–10 J.)** **PDSS (2–6;11 J.)**	
Pragmatik/ Kommunikation	Verstehen				MSVK (5–7 J.) **KiSS.2 (4;0–4;5 J.)**	MSVK (5–7 J.)	
	Produktion				*Das pragmatische Profil (bis 4 J)* **KiSS.2 (4;0–4;5 J.)**	*Das pragmatische Profil (5–10 J.)*	
bei Mehrsprachigkeit				*SBE-2-KTü* nicht-normierte Übertragung in >20 Sprachen	**KiSS.2 (4;0–4;5 J.)** **LiSe-DaZ (3–7 J.)**	**LiSe-DaZ (3–7 J.)**	

Tab. 4.3 Register validierter deutscher Sprachentwicklungstests und -screenings (modifiziert nach Tab. 12 aus [1], S. 68–74; Tests in blauer Schrift wurden von der Autorin hinzugefügt)

Test	Referenz
AVAK	Hacker, D. & Wilgermein, H. (2001). *AVAK-Test mit CD-ROM – Analyseverfahren zu Aussprachestörungen bei Kindern* (2. Aufl., CD-ROM von 2006). München: Reinhardt
AWST-R	Kiese-Himmel, C. (2005). *Aktiver Wortschatztest für 3- bis 5-jährige Kinder – Revision.* Göttingen: Beltz
BISC	Jansen, H., Mannhaupt, G., Marx, H. & Skowronek, H. (2002). *Bielefelder Screening zur Früherkennung von Lese-Rechtschreibschwierigkeiten* (2. überarb. Aufl., Neuauflage geplant). Göttingen: Hogrefe
BUEVA	Esser, G. & Wyschkon, A. (2002). *BUEVA – Basisdiagnostik umschriebener Entwicklungsstörungen im Vorschulalter.* Göttingen: Hogrefe
Das Pragmatische Profil*	Dohmen, A. (2009). *Das Pragmatische Profil – Analyse kommunikativer Fähigkeiten von Kindern.* München: Elsevier
DESK 3–6	Tröster, H., Flender, J. & Reineke, D. (2004). *DESK 3–6 – Dortmunder Entwicklungsscreening für den Kindergarten.* http://www.testzentrale.de/programm/dortmunder-entwicklungs-screening-fur-den-kindergarten.html [29.12.2015]
DLUT	Fried, L. (1980). *Diagnostischer Lautunterscheidungstest für Vorschulkinder.* Weinheim: Beltz
ELAN	Bockmann, A.-K. & Kiese-Himmel, C. (2006). *ELAN – Eltern Antworten.* Göttingen: Beltz
ELFRA	Grimm, H. & Doil, H. (2006). *ELFRA – Elternfragebögen für die Früherkennung von Risikokindern* (2., überarb. Aufl.). Göttingen: Hogrefe
ESGRAF-R	Motsch, H.-J. (2008). ESGRAF-R Testmanual: *Evozierte Sprachdiagnose grammatischer Fähigkeiten* (2., verb. Aufl.). München: Reinhardt
ETS 4–8	Angermaier, M. (2007). *Entwicklungstest Sprache 4 bis 8 Jahre (ETS 4–8).* Frankfurt: Pearson Assessment
FRAKIS	Szagun, G., Stumper, B. & Schramm, S. A. (2007). *Fragebogen zur frühkindlichen Sprachentwicklung und FRAKIS-K (Kurzform).* Frankfurt: Pearson
HASE	Schöler, H. & Brunner, M. (2008). *HASE – Heidelberger Auditives Screening in der Einschulungsdiagnostik* (2., überarb. u. erw. Aufl.). Wertingen: Westra
HSET	Grimm, H. & Schöler, H. (1991). *Heidelberger Sprachentwicklungstest* (HSET) (2., verbess. Aufl.). Göttingen: Hogrefe
IDIS	Schöler, H. (1999). *Inventar diagnostischer Informationen bei Sprachentwicklungsauffälligkeiten* (IDIS). Heidelberg: Universitätsverlag C. Winter
KISS.2	Euler, H. A, Holler-Zittlau, I., van Minnen, S., Sick, U., Dux, W., Zaretsky, Y. & Neumann, K. (2010). Psychometrische Gütekriterien eines Kurztests zur Erfassung des Sprachstandes vierjähriger Kinder. *HNO, 58*,1116–1123 Neumann, K., Holler-Zittlau, I. & Euler, H. A. (2011a). *Kinder-Sprach-Screening „KiSS".* Verfügbar unter: https://soziales.hessen.de/gesundheit/kinder-und-jugendgesundheit/kinder-sprachscreening-kiss [29.12.2015] Neumann, K., Holler-Zittlau, I., van Minnen, S., Sick, U., Zaretsky, Y. & Euler, H. A. (2011). Katzengoldstandards in der Sprachstandserfassung. Sensitivität-Spezifität des Kindersprachscreenings (KiSS). *HNO, 59,* 97–109
KISTE	Häuser, D., Kasielke, E. & Scheidereiter, U. (1994). *KISTE – Kindersprachtest für das Vorschulalter.* Weinheim: Beltz
LiSe-DaZ	Schulz, P. & Tracy, R. (im Druck). *Linguistische Sprachstandserhebung – Deutsch als Zweitsprache.* Göttingen: Hogrefe (bisher nur für sprachunauffällige Kinder normiert)
LOGO	Wagner, I. (2011). *LOGO: Ausspracheprüfung zur differenzierten Analyse von Dyslalien.* Wildeshausen: Logo. Verlag für Sprachtherapie
LPB	Frank, G., Grziwotz, P. (1985). Lautprüfbogen (LPB); Ravensburg: Sprachheilzentrum

4

4

Tab. 4.3 Register validierter deutscher Sprachentwicklungstests und -screenings (modifiziert nach Tab. 12 aus [1], S. 68–74; Tests in blauer Schrift wurden von der Autorin hinzugefügt) *(Forts.)*

Test	Referenz
LSV	Götte, R. (1976). *Landauer Sprachentwicklungstest für Vorschulkinder* LSV. Weinheim: Beltz
Mottier	Kiese-Himmel, C. & Risse, T. (2009). Normen für den *Mottier-Test* bei 4- bis 6-jährigen Kindern. *HNO, 57,* 943–948. Risse, T. & Himmel, C. (2009). Der *Mottier-Test.* Teststatistische Überprüfung an 4- bis 6-jährigen Kindern. *HNO 57,* 523–528.
MSVK	Elben, C. E. & Lohaus, A. (2000). *Marburger Sprachverständnistest für Kinder – MSVK.* Göttingen: Hogrefe
MÜSC	Mannhaupt, G. (2006). *Das Münsteraner Screening zur Früherkennung von Lese- und Rechtschreibschwierigkeiten* (MÜSC). Berlin: Cornelsen
NRDLS	Edwards, S., Letts, C. & Sinka I. (2011). *New Reynell Developmental Language Scales.* 4th ed. London: GL Assessment Ltd. (dt. Übersetzung einer älteren Version von K. Sarimski: *Sprachentwicklungsskalen nach Joan K. Reynell.* Hogrefe, Göttingen 1985)
PDSS	Kauschke, C. & Siegmüller, J. (2009). *Patholinguistische Diagnostik bei Sprachentwicklungsstörungen* (2. Aufl.). München: Elsevier
PET	Angermaier, M. (1977). *Psycholinguistischer Entwicklungstest* (2., korr. Aufl.). Weinheim: Beltz
P-ITPA	Ballaschk, K., Hänsch, S. & Esser, G. (2010). P-ITPA. *Potsdam-Illinois Test für Psycholinguistische Fähigkeiten.* Göttingen: Hogrefe
PLAKSS,	Fox, A. (2009). *PLAKSS Psycholinguistische Analyse kindlicher Sprechstörungen* (3., korr. Aufl.). Frankfurt: Harcourt-Test Services
PLAKSS-II	Fox-Boyer, A. (2014). *Psycholinguistische Analyse kindlicher Aussprachestörungen (PLAKSS-II)* (vollständig überarb. Neuauflage der PLAKSS, 1. Aufl.). Frankfurt: Pearson
PPVT	Dunn, L. M., Dunn, L. M. (dt. Bearb. von S. Bulheller und H. O. Häcker). (2004). *Peabody Picture Vocabulary Test (PPVT).* Frankfurt: Pearson
Prüfbögen zur Mundmotorik	Garliner, D. (1989). *Myofunktionelle Therapie in der Praxis – Gestörtes Schluckverhalten, gestörte Gesichtsmuskulatur und die Folgen – Diagnose, Planung und Durchführung der Behandlung.* Thieme: Stuttgart Giel, B. & Tillmanns-Karus, M. (2004). *Kölner Diagnostikbogen für Myofunktionelle Störungen (KDMS).* Köln 2004 Kittel, A. M. (2009). *Myofunktionelle Therapie.* Idstein: Schulz-Kirchner (9. überarb. Aufl.)
SBE-2-KT	Suchodoletz, W. v. & Sachse, S. (2009). *Sprachbeurteilung durch Eltern, Kurztest für die U7* (SBE-2-KT). http://www.kjp.med.uni-muenchen.de/download/SBE-2-KT.pdf
SBE-2-KTü	Nicht-normierte Übertragung in mehr als 20 Sprachen http://www.kjp.med.uni-muenchen.de/download/SBE-2-KT.pdf [29.12.2015]. https://www.ph-heidelberg.de/index.php?id=11082 [29.12.2015]
SBE-3-KT	Suchodoletz, W. v., Kademann, S. & Tippelt, S. (2009). *Sprachbeurteilung durch Eltern, Kurztest für die U7a* (SBE-3-KT). http://www.kjp.med.uni-muenchen.de/download/SBE-3-KT.pdf [29.12.2015]
SET 5–10	Petermann, F., Metz, D. & Fröhlich, L. P. (2010). *SES 5–10. Sprachstandserhebungstest für Kinder im Alter zwischen 5 und 10 Jahren.* Göttingen: Hogrefe
SETK-2	Grimm, H., Aktas, M. & Frevert, S. (2000, überarb. Neuauflage in Vorb.). *Sprachentwicklungstest für zweijährige Kinder SETK-2.* Göttingen: Hogrefe
SETK 3–5	Grimm, H., Aktas, M. & Frevert, S. (2010). *Sprachentwicklungstest für drei- bis fünfjährige Kinder SETK 3–5.* (2. überarb. Aufl.). Göttingen: Hogrefe
SSV	Grimm, H., Aktas, M. & Kießig, U. (2003). *Sprachscreening für das Vorschulalter SSV. Kurzform des SETK 3–5.* Göttingen: Hogrefe
Teddy-Test	Friedrich, G. (1998). *Teddy-Test.* Göttingen: Hogrefe

Tab. 4.3 Register validierter deutscher Sprachentwicklungstests und -screenings (modifiziert nach Tab. 12 aus [1], S. 68–74; Tests in blauer Schrift wurden von der Autorin hinzugefügt) *(Forts.)*

Test	Referenz
TPB	Fricke, S. & Schafer, B. (2008). Test phonologischer Bewusstheitsfähigkeiten. Idstein: Schulz-Kirchner
TROG-D	Fox, A. V. (2008). *TROG-D-Test zur Überprüfung des Grammatik-Verständnisses* (3. Aufl.). Idstein: Schulz-Kirchner
TSVK	Siegmüller, J., Kauschke, C., van Minnen, S. & Bittner, D. (2010). *Test des Satzverständnisses bei Kindern.* Eine profilorientierte Diagnostik der Syntax. München: Elsevier
Werscherberger	Gey, M. (1976). *Werscherberger Lautprüf- und Übungsmappe.* Oldenburg: H. Prull
WWT 6–10	Glück, C.-W. (2007). *WWT 6–10. Wortschatz- und Wortfindungstest für 6- bis 10-Jährige.* München: Urban & Schwarzenberg

Häufig werden mehrsprachig oder nicht muttersprachlich deutschsprachig aufwachsende Kinder mit Sprachentwicklungsauffälligkeiten in der phoniatrisch-pädaudiologischen Sprechstunde vorgestellt. Um hier zwischen einer SES oder einer umgebungsbedingten Sprachentwicklungsauffälligkeit ohne Therapienotwendigkeit, aber mit pädagogischem Förderbedarf zu unterscheiden, müssten diese Kinder entweder in einem muttersprachlichen Testverfahren (und durch einen die jeweilige Sprache nativ sprechenden Untersucher) beurteilt werden, oder die eingesetzten Fragebögen und Tests müssten zumindest partiell eine Beurteilung sprachübergreifender sprachlicher Leistungen zulassen. Die exemplarisch unten in ➤ Tab. 4.2c angeführten Verfahren sind für Kinder mit nichtdeutscher Muttersprache bzw. mehrsprachige Kinder validiert und normiert. Der in verschiedene Sprachen übertragene SBE-2-KT kann als Elternfragebogen hilfreich sein. Allerdings wird die einfache Übersetzung deutscher Wortlisten und deren Einsatz ohne Normierung für die Zielgruppe kritisiert, da der frühe Wortschatz von Kindern abhängig von der Sprache und vom sozio-geografischen Lebensumfeld variieren kann. Daher können die Deutschsprachkenntnisse mehrsprachiger Kinder ausschließlich mit zusätzlich erhobenen sprachbiografischen Daten zum Erwerb der Erstsprache(n) – Alter zu Beginn des Erwerbs und Kontaktdauer mit der deutschen Sprache – interpretiert werden [11]. In mehrere Sprachen übersetzte Anamnesebögen, die u. a. die Produktion der ersten Wörter und Mehrwortäußerungen [12] oder Aspekte der Sprach(en)verwendung erheben [13], bzw. informelle Verfahren, wie das in Kindertagesstätten eingesetzte SISMIK [14], können ebenfalls orientierend hilfreich sein.

Untersuchung auf Komorbiditäten von Sprech- und Sprachstörungen

Kinder, bei denen der Verdacht auf eine Störung des Sprechens und der Sprache vorliegt, benötigen zunächst eine fachärztliche Untersuchung der Ohren (einschließlich mikroskopischer Beurteilung des Trommelfells), weiterhin von Nase, Nasenrachen, Mundhöhle, Mundrachen und ggf. auch des Kehlkopfs. Diese Untersuchungen dienen der Abklärung von Trommelfell- und Mittelohrbefunden (z. B. Paukenergüssen), etwaigen Fehlbildungen (Lippen-Kiefer-Gaumen-Spalten, submuköse Gaumenspalten) oder anderen Veränderungen der Artikulationsorgane (wie hyperplastische Tonsillen, Adenoide) sowie des Zahnstatus. Als weitere Untersuchungen auf Komorbiditäten im Bereich der Sinnesorgane, der Wahrnehmung und der Kognition sowie anderer Entwicklungsbereiche werden empfohlen:

- Wiederholte (wegen rezidivierenden Schallleitungsstörungen) Untersuchung auf **Hörstörungen** mit altersgerechten subjektiven und objektiven audiometrischen Tests wie Impedanzaudiometrie (Tympanometrie, ggf. Stapediusreflexmessung), visuelle Verstärkungs-, Reaktions-, Spiel- oder Tonschwellenaudiometrie, Sprachaudiometrie, z. B. mit dem *Mainzer Kindersprachtest* (I bis III), dem *Göttinger Kindersprachtest* (I und II) oder dem *Oldenburger Kindersatztest* (OlKiSa)

4

- Untersuchung auf **auditive Verarbeitungs- und Wahrnehmungsstörungen (AVWS)** mit Testbatterien sprachbasierter und sprachfreier Prüfverfahren, z. B. Mottier-Test, *dichotischer Test nach Uttenweiler* oder *Feldmann,* Sprachaudiometrie in Ruhe und im Störgeräusch, Untertest Phonemdifferenzierung aus dem HLAD (*Heidelberger Lautdiskriminationstest*), BASD-Test (*Bochumer Auditiver und Sprachdiskriminationstest*), Tests der phonologischen Bewusstheit, z. B. aus dem P-ITBA (*Potsdam-Illinois Test für Psycholinguistische Fähigkeiten*), Geräuschlücken-Erkennungsschwellen
- Untersuchung auf **Sehstörungen** (insbesondere wenn eine bildbasierte Testung oder Therapie geplant ist) und **visuelle Wahrnehmungsstörungen:** Visusprüfung und weitere ophthalmologische Diagnostik wie Augenhintergrundspiegelung (Fundoskopie) mit Beurteilung der brechenden Medien, *Frostig Entwicklungstest der visuellen Wahrnehmung-2* (FEW-2), *Motor-Free-Visual-Perception-Test* (MVPT)
- Untersuchung auf **somatosensorische Dysfunktionen** (z. B. taktile Diskriminationsstörung, taktile Abwehr), **vestibulär-propriozeptive Dysfunktionen** und **Somatodyspraxie:** zumindest orientierende Abklärung der taktil-kinästhetischen Responsivität durch den *Diagnostischen Elternfragebogen zur Taktil-Kinästhetischen Responsivität* (DEF-TK; 1½–7;11 J.); bei Verdacht auf eine taktil-kinästhetische Wahrnehmungsstörung Diagnostik mit dem *Göttinger Entwicklungstest der TAktil-KInästhetischen WAhrnehmung* (TAKIWA 3;6–6 Jahre)
- Untersuchung auf **motorische Entwicklungsstörungen:** *Motoriktest für 4- bis 6-Jährige* (MOT 4–6; bei behinderten Kindern auch 7- und 8-Jährige), *Körperkoordinationstest für Kinder* (KTK) für 5–14-Jährige, *Movement Assessment Battery for Children-2,* in deutscher Bearbeitung (*Movement ABC-2*) für 3; 0–16; 11-Jährige Mundmotorik (vor allem bei phonetischen Störungen): informelle Prüfmittel
- Untersuchung der **Intelligenz:** Dies sollte bei sprachentwicklungsgestörten Kindern möglichst mit sprachfreien Intelligenztests erfolgen, da das sprachfreie Intelligenzniveau entscheidend für Prognose und Therapieplanung ist.
  - *Snijders-Oomen Non-verbaler Intelligenztest:* SON-R 2½–7 für 2;6–7;11-Jährige, SON-R 5½–17 für 5;6–17;11-Jährige
  - *Culture Fair Intelligence Test* (deutsche Version *Grundintelligenztest) Skala 1:* CFT 1: 5;3–9;11 Jahre, CFT 1R: 5;3–7;11 Jahre, CFT 2 (CFT 20): 8;7–70 Jahre, CFT 20-R: 8;5–60 Jahre, CFT 3: ab 14 Jahre
  - *Kaufman Assessment Battery for Children* (K-ABC) für 2;6–12;5-Jährige
  - *Columbia Mental Maturity Scale* (CMM 1–3) für 6- bis 9-jährige Grundschüler der 1.–3. Klasse
  - *Coloured Progressive Matrices* (CPM) für 3;9–11;8 Jahre, in deutscher Bearbeitung und Normierung
  - *Hamburg-Wechsler-Intelligenztest für Kinder IV* (HAWIK IV): 3 sprachfreie Skalen für 6;0–16;11-Jährige
- Untersuchung der **Lateralität:** (1) Händigkeit: Malen, *Frostig*-Test, feinmotorische Aufgaben wie Perlen auffädeln; *Handdominanztest nach Steingrüber und Lienert* für Sechs- bis Zehnjährige; (2) Füßigkeit/Beinigkeit: Einbeinstand, Einbeinhüpfen, Fußball spielen; (3) Züngigkeit: nacheinander mit der rechten und mit der linken Zungenseite schnalzen; (4) Äugigkeit: durch eine Röhre gucken lassen; (5) Ohrigkeit: beim Telefonieren benutztes Ohr, bevorzugtes Ohr beim dichotischen Hörtest. Bei Händigkeit und Beinigkeit werden Präferenz- und Leistungsdominanz unterschieden.

Allgemeine Entwicklungstests prüfen i. d. R. (mindestens) die kognitive, sprachliche und motorische Entwicklung: *Bayley Scales of Infant Development* (*Bayley-II*) für Kinder im Alter von 1–42 Monate, *Entwicklungstest 6 Monate bis 6 Jahre* (*ET 6–6*); *Wiener Entwicklungstest* (*WET*) für 3–6-Jährige.

MERKE

Die Erfassung und Verlaufskontrolle einer Sprachentwicklungsstörung sollte einem diagnostischen Algorithmus folgen (➤ Abb. 4.6), der zuerst das Vorliegen von Hörstörungen und weiterer sprachrelevanter Komorbiditäten abklärt. Zur eigentlichen Sprachdiagnostik reichen anamnestische, informelle oder Beobachtungsverfahren nicht aus, sondern es müssen regelhaft Testverfahren mit nachgewiesenen psychometrischen Gütekriterien eingesetzt werden.

Diagnostik spezifischer Störungen

Diagnostik der verbalen Entwicklungsdyspraxie

Ein spezielles Diagnostikverfahren für verbale Entwicklungsdyspraxien ist nicht verfügbar. Diagnostische Hinweise geben insbesondere folgende Symptome:

- inkonsistente Fehler bei der Bildung von Konsonanten und Vokalen während einer wiederholten Äußerung von Silben oder Wörtern
- verlängerte und koartikulatorisch gestörte Laut- und Silbenübergänge
- unpassende Prosodie (➤ Kap. 2.3.2)

Diagnostik der Aphasie im Kindesalter

Im deutschen Sprachraum existiert kein Testverfahren für die kindliche Aphasie. Diese muss aber diagnostisch von einer SES sowie von umgebungsbedingten und anderen Sprachauffälligkeiten (z. B. bei Zwei- und Mehrsprachigkeit), von einer eventuell gleichzeitig vorhandenen Dysarthrie und Sprechapraxie sowie von anderen sprachrelevanten neuropsychologischen Störungen abgegrenzt werden. Dafür werden meist Verfahren aus der Sprachentwicklungsdiagnostik bzw. der Aphasiediagnostik für Erwachsene verwendet (➤ Kap. 4.6). Weitere Informationen finden sich auf der Website des Deutschen Bundesverbandes für Logopädie.

Diagnostik neurogener Redeflussstörungen im Kindesalter

MERKE

Die Diagnose „erworbenes neurogenes Stottern oder Poltern" kann am eindeutigsten durch den Nachweis eines zeitlichen Zusammenhangs zwischen dem Auftreten der Symptome und einer Hirnschädigung gestellt werden.

Ausführliche Informationen zur Diagnostik des Stotterns finden sich in einer S3-Leitlinie zu Redeflussstörungen [15]. Für die Diagnosestellung aller dort beschriebenen vier Arten des Stotterns (originäres neurogenes nicht-syndromales Stottern, originäres neurogenes syndromales Stottern, erworbenes neurogenes Stottern und psychogenes Stottern) sollte eine Sprechprobe des Kindes über möglichst 300 zusammenhängend gesprochenen Silben elektronisch aufgezeichnet werden. Daraus kann ein objektives Stottermaß erhoben werden, vorzugsweise die prozentuale Häufigkeit gestotterter Silben (% SS). Als Testverfahren zur Quantifizierung kindlichen Stotterns haben sich international zwei ursprünglich englischsprachige Tests bewährt, das *Stuttering Severity Instrument – Fourth edition* (SSI-4 [16]) für Kinder und Erwachsene und der *Test of Childhood Stuttering* (TOCS [17]) für 4- bis 12-jährige Kinder. Bei beiden liegen für die wichtigsten Untertests auch deutsche Normen vor.

- Das SSI-4 erfasst (1) die Häufigkeit von Stotterereignissen (% SS) in Spontansprachproben und bei lesekompetenten Personen außerdem in einer Leseprobe; (2) die mittlere Dauer der drei längsten Stotterereignisse; (3) nichtsprachliche Begleiterscheinungen (Geräusche, mimische, Kopf- und Extremitätenbewegungen) in vier Rating-Skalen durch den Untersucher.
- Der TOCS besteht aus einer standardisierten Erhebung der Sprechflüssigkeit, zwei Beobachtungsskalen und ergänzenden klinischen Erhebungen. Beurteilt wird die Sprechflüssigkeit während (1) einer schnellen Bildbenennung, (2) einer Bildbeschreibung in einem einfachen Satz, (3) einer strukturierten Konversation anhand einer Bildvorlage und (4) beim Erzählen einer Geschichte zu einer Bildvorlage.

Die Schwere des Stotterns kann durch Therapeuten, Betroffene und Bezugspersonen auch auf standardisierten oder informellen Rating-Skalen erhoben werden. Zudem kann die Sprechnatürlichkeit auf einer Rating-Skala zwischen 1 (sehr natürlich) und 9 (sehr unnatürlich) erfasst und zur Beurteilung des Stotterverlaufs (z. B. nach Therapie) und der Funktionsfähigkeit im Alltag herangezogen werden [18]. Zu den Auswirkungen des Stotterns auf das Alltagsleben bietet sich das *Overall Assessment of the Speakers' Experience with Stuttering* (OASES) als Erhebungsinstrument an [19, 20]. Es ist in deutscher Übersetzung lizensiert zugänglich (www.StutteringTherapyResources.com [gelesen 29.8.2016]) und liegt auch für Schulkinder (7–12 Jahre, OASES-S) und Teenager (13–17 Jahre; OASES-T) vor. Mit den

Fragebögen werden auf einer fünfstufigen Bewertungsskala u. a. allgemeine Informationen über das eigene Sprechen, Reaktionen auf das Stottern, Kommunikationsschwierigkeiten in Alltagssituationen und Lebensqualität erfasst. Für Kinder und Jugendliche bietet sich auch der kürzere *Fragebogen zur psychosozialen Belastung durch das Stottern für Kinder und Jugendliche* von Cook [21] an.

Für die Diagnostik von Poltern empfehlen die Leitlinien eine Anamneseerhebung mit dem Anamnesebogen nach Sick [22], die Aufzeichnung von Sprechproben anhand von Audio-, besser noch Videoaufnahmen als Spontansprachprobe von mindestens 10 min Länge und weitere Proben von lautem Lesen und einer nacherzählten Geschichte [15]. Zudem sollte eine Schreibprobe genommen werden. Zur objektiven, fremd- und selbstperzeptiven Erfassung der Symptomatik bietet sich die *Fluency Assessment Battery* von van Zaalen und Reichel [23] an.

Diagnostik von Stimmstörungen bei neuropädiatrischen Krankheitsbildern im Kindesalter

Stimmveränderungen können bereits im Säuglingsalter als Indikatoren zur Aufdeckung des zugrundeliegenden Störungsbildes beitragen, wie z. B. eine tiefe, raue Stimme bei Hypothyreose oder beim Down-Syndrom oder ein hohes, schrilles Schreien beim Cri-du-chat-Syndrom. In der perzeptiven und akustischen Diagnostik werden Veränderungen des Säuglingschreis gegenüber dem Normalbefund registriert: Dauer des Schreis, Modulationen (Bruch, Wechsel, Gleiten) der Stimme, Grundtonhöhe und Merkmale der Obertöne (Verteilung, Anzahl, Breite, Intensität), Geräuschkomponenten, Heiserkeit und stridoröse Atemgeräusche. Im Kindesalter empfehlen sich diagnostisch eine perzeptive Beurteilung von Rauigkeit, Behauchtheit und Heiserkeit der Stimme sowie die akustische Analyse einer Stimmaufnahme. Eine laryngoskopische, ggf. stroboskopische Diagnostik gelingt mitunter im Wachzustand, eine gründliche Laryngoskopie erfordert aber häufig eine Narkose.

4.2.2 Therapie von Sprachentwicklungsstörungen und weiteren sprachassoziierten Störungen bei neuropädiatrischen Krankheitsbildern

Therapie von Sprachentwicklungsstörungen

Zeichnen sich Sprachentwicklungsverzögerungen oder -störungen ab, sollte früh interveniert werden, um negativen Auswirkungen auf die sozioemotionale, schulische und spätere berufliche Entwicklung vorzubeugen oder sie abzuwenden. Bereits bei Late Talkern sind präventive Maßnahmen sinnvoll und wirksam. Hier kommen individuelle Beratungen der Eltern zur sprachförderlichen Kommunikation mit dem Kind zum Einsatz, die auch deren Interaktionen mit dem Kind berücksichtigen [z. B. 24, 25]. Empfohlen werden unter anderem Merkblätter, spezielle Sprechtechniken (korrektives Feedback, paralleles Sprechen) oder narratives bzw. dialogisches Vorlesen [26]. Durch strukturierte Elterntrainings wie das *Heidelberger Elterntraining zur frühen Sprachförderung* [27] können die Eltern in Kursen sprach- und kommunikationsanregende Verhaltensweisen erlernen. Zudem sollten Late Talker in Kindergruppen (Krabbel-, Spielgruppe, Kindertagesstätte) integriert und dort – bei entsprechendem Angebot – in Sprachförderprogramme aufgenommen werden. Bei ausgeprägten Störungsbildern ist zudem eine heilpädagogische Frühförderung indiziert. Regelmäßige Verlaufskontrollen der Sprachentwicklung sind nötig.

Wenn trotz Anwendung der genannten Maßnahmen weiterhin wesentliche sprachliche Fähigkeiten oder bereits deren Vorläuferfähigkeiten (z. B. triangulärer Blickkontakt, Gebrauch referentieller Gesten) fehlen oder wenn Auffälligkeiten wie Echolalien (sinnfreies Nachsprechen) beobachtet werden, sind dies erste Hinweise für eine manifeste SES, eventuell im Rahmen eines neuropädiatrischen Krankheitsbildes. Hier sind eine alsbaldige interdisziplinäre (phoniatrisch-pädaudiologische, neuropädiatrische, ggf. radiologische, humangenetische, ophthalmologische, kinderpsychologische) testdiagnostische Abklärung und eine Therapie notwendig [28]. Eine solche kann bereits zum Ende des zweiten Lebensjahrs einsetzen [29].

Leitliniengemäß ist eine **Sprachtherapie** indiziert, wenn bei einem Kind eine gravierende inhaltliche Abweichung von der normalen Sprach- und Kommunikationsentwicklung mit Krankheitscharakter vorliegt, d. h. wenn seine mit standardisierten und normierten Tests erfassten rezeptiven und/oder expressiven Sprachfähigkeiten auf einer oder mehreren sprachlich-kommunikativen Ebenen 1,5 bis 2 Standardabweichungen unterhalb der Altersnorm liegen [30, 31].

Bei neuropädiatrischen Krankheitsbildern sind meist mehrere oder alle linguistischen Ebenen unterschiedlich stark von der Sprachstörung betroffen. Sie erfordern i. d. R. eine ärztlich verordnete Therapie und darüber hinaus sonderpädagogische Maßnahmen, z. B. eine heilpädagogische Frühförderung. Da sprachstrukturelle Defizite vorliegen, können Letztere aber keinesfalls eine Therapie ersetzen. Diese muss auf die Störungsursache und eventuelle Begleitstörungen zugeschnitten sein, sodass bei den Kindern meist mehrere Behandlungsmaßnahmen zu koordinieren sind. Zunächst müssen alle Optionen einer kausalen Therapie ausgeschöpft werden. Auch wenn diese meist eingeschränkt sind, gibt es sie in einigen Fällen (z. B. bei bestimmten hormonellen oder Stoffwechselerkrankungen). Weiterhin nehmen medizinische Behandlungsverfahren einen breiten Raum ein. Sie können unter anderem die Versorgung hörgestörter Kinder mit Hörgeräten, Cochlea- oder Mittelohrimplantaten bzw. mit frequenzmodulierenden Geräten sowie hörverbessernde Operationen mit großzügiger Indikationsstellung zur Beseitigung von Paukenergüssen oder anderweitigen Schallleitungsstörungen beinhalten (z. B. beim Down-Syndrom).

Es ist wichtig, Therapien ausreichend häufig durchzuführen, denn extensive Behandlungen sind meist weniger effektiv als intensive [32]. Auch wenn Sprech- und Sprachstörungen (wie orofazial-motorische Störungen, Dyspraxie, Dysarthrie und Dysarthrophonie), Zerebralparesen und auditive Verarbeitungs- und Wahrnehmungsprobleme vor dem Hintergrund neuropädiatrischer Störungsbilder oft eine längere Behandlung erfordern, sollte sie nur für umschriebene Zeiträumen stattfinden, eventuell in Intervallen mit Therapiepausen. Häufig werden Komplexleistungen nötig, die verschiedene Therapien kombinieren wie Krankengymnastik, motopädische, physio-, ergo- und sprachtherapeutische Behandlungen. Diese werden für das Kindergartenalter entweder im Rahmen des Regelkindergartenbesuchs angeboten oder in sonder- bzw. heilpädagogischen Kindergärten. Auch sensorische Integrationstherapien und therapeutisches Reiten können indiziert sein.

Für krankenkassenfinanzierte Sprach- und Sprechtherapien bei neuropädiatrischen Krankheitsbildern gelten die Heilmittelrichtlinien des Gemeinsamen Bundesausschusses (G-BA) [33]. Grundsätzlich sollte eine Sprachtherapie möglichst bis zur Einschulung beendet sein, da Studien zum Therapieerfolg bei Schulkindern nur wenig Evidenz und moderate Effektstärken zeigen (z. B. [34]). Dies gilt für Kinder mit neuropädiatrischen Krankheitsbildern nur mit Einschränkung. Ihre nach der Einschulung fortbestehende Sprech- und Sprachproblematik bzw. bisher therapieresistente Reststörungen müssen dann aber vorwiegend im Rahmen des Unterrichts weiterbearbeitet werden, wozu es häufig einer sonderpädagogischen Expertise bedarf, meist im Rahmen einer Sonder-, integrativen oder inklusiven Beschulung. Der sonderpädagogische Förderbedarf und der resultierende Beschulungsmodus müssen vor der Einschulung und ggf. später wiederholt festgestellt und angepasst werden. Falls Kinder mit neuropädiatrischen Störungsbildern trotz „I-Status" keine ausreichende Versorgung ihrer Sprachstörung erhalten, sollten die behandelnden Fachärzte die Schulen und Fördereinrichtungen kontaktieren oder, wenn dies nicht erfolgreich ist, die Heilmittelrichtlinien kulant zugunsten der betroffenen Kinder im Sinne einer Therapieverordnung auslegen.

Kinder mit schweren dauerhaften funktionellen und oder strukturellen Schädigungen, wie sie meist bei neuropädiatrischen Krankheitsbildern vorliegen, benötigen aber häufig eine langfristige Stimm-, Sprech- und Sprachtherapie. Diese kann nach §8 der Heilmittelrichtlinien außerhalb des Regelfalls verordnet werden; innerhalb von 12 Wochen nach der Verordnung ist dann mindestens eine ärztliche Untersuchung notwendig. Darüber hinaus besteht die Möglichkeit, medizinisch notwendige und dauerhaft benötigte Hilfsmittel für mindestens ein Jahr von der Krankenkasse bewilligt zu bekommen. Langfristige Verordnungen benötigen eine explizite Begründung mit Abschätzung der Prognose. Hier muss der

Arzt störungsbildabhängig eine weiterführende Diagnostik durchführen bzw. veranlassen, um den Therapiebedarf, die Therapiefähigkeit, die Behandlungsprognose und das Therapieziel neu festzustellen und auf dieser Basis die Heilmitteltherapie fortzuführen oder andere Maßnahmen einzuleiten. Die Langzeittherapie kann zeitlich befristet genehmigt werden, sollte aber mindestens über ein Jahr erfolgen. Gelegentlich stellen Eltern auch ältere Kinder und Jugendliche mit dem Wunsch nach einer Sprachtherapie vor; hier ist zu beachten, dass eine solche postpubertär meist nicht mehr effektiv ist [35].

Die Einleitung einer Sprachtherapie bei neuropädiatrischen Krankheitsbildern erfordert eine interdisziplinäre Diagnosesicherung mit präziser Beschreibung und Quantifizierung der Symptomatik sowie die Erstellung eines Behandlungsplans, der folgende Aspekte festlegt:

- Frequenz der Sprachtherapie
- Dauer einer Therapieeinheit (30 oder 45 Minuten)
- Einzel- oder Gruppentherapie oder Kombination aus beiden
- ambulante, teilstationäre oder stationäre Therapie
- ein- oder mehrdimensional angelegte Behandlung
- Abstimmung des Behandlungskonzepts bezüglich weiterer Entwicklungsauffälligkeiten (wie psychomotorische Förderung, Mototherapie, nonverbales kognitives Funktionstraining, neuropsychologische Interventionsstrategien, sensorische Integrationstherapie, orofaziale myofunktionelle Therapie, kommunikative Spieltherapie)
- Behandlung nichtsprachlicher Auffälligkeiten vor oder nach der Sprachtherapie [28]

Die sprachtherapeutischen Ziele bei Kindern mit neuropädiatrischen Krankheitsbildern orientieren sich einerseits an der Chronologie des ungestörten Sprachentwicklungsablaufs, andererseits an Spezifik und Schwere des jeweiligen Störungsbildes und den individuellen Möglichkeiten, der Motivation und der Belastbarkeit des Kindes. Sie sollten formuliert werden, um als Basis für einen abgestuften Übungskatalog aufeinander aufbauender Ziele zu dienen. Der Therapiefortschritt muss durch eine regelmäßig wiederholte Sprach- und ggf. Entwicklungsdiagnostik belegt und dokumentiert werden, um auf dieser Grundlage die weiteren Schritte zu planen. Moderne therapeutische Ansätze orientieren sich eher an den kindlichen Ressourcen als am Störungsbild und integrieren diese. So können zunächst das Herstellen einer Kommunikationsbereitschaft und das Wecken von Sprechfreude des Kindes im Vordergrund stehen, bevor spezifische linguistische Leistungen adressiert werden. Anfangs wird meist an den rezeptiven und darauf aufbauend an den expressiven Sprachleistungen gearbeitet. In jedem Fall ist die bei sprech- und sprachgestörten Kindern mit neuropädiatrischen Krankheitsbildern einzusetzende kommunikationsfördernde Intervention entsprechend der Grunderkrankung zu spezifizieren. So kann beim Angelman-Syndrom die Vorliebe der Kinder für Wasser genutzt werden.

Beim kindlichen **Autismus** werden die kommunikativen Fähigkeiten durch eine interdisziplinäre Kombination aus Verhaltenstherapie und pädagogischen Förderkonzepten trainiert – mit Sprach-, Psycho-, Familientherapie-Komponenten und ggf. kinder- und jugendpsychiatrischen Interventionen. Bei Jugendlichen ist eventuell zusätzlich eine antidepressive Pharmakotherapie nötig. Zur Anwendung kommen z. B. die nachfolgend genannten kommunikationsfördernden Konzepte, die sich aber auch zur Behandlung anderer Formen von Behinderung eignen:

- *TEACCH* (*Treatment and Education of Autistic and related Communication-handicapped Children*): zur Optimierung der Lebensqualität autistischer Menschen und ihres Zurechtfindens im Alltag; Einleitung von Lernprozessen durch Strukturierung und Visualisierung
- *ABA* (*Applied Behavior Analysis*): auf die Frühförderung ausgerichtetes operantes Konditionierungsverfahren, das mit Motivation und Verstärkung bei richtigem Verhalten und Löschung bei falschem Verhalten arbeitet und die Eltern beim Erlernen fehlender Fähigkeiten und Funktionen, auch sprachlicher [*Verbal Behavior*], mit einbezieht
- *PECS* (*Picture Exchange Communication System*): ein Kommunikationssystem zum Üben des Verstehens und Praktizieren von Kommunikation im sozialen Kontext anhand von Bild- oder Symbolkarten

Störungen im Sozialverhalten wie ein **(s)elektiver Mutismus** erfordern vor allem verhaltenstherapeutisch orientierte Methoden. Die Therapie sollte multimodal angelegt sein und kann bei schweren Formen auch eine Pharmakotherapie implizieren. Ein früher Therapiebeginn unter Einbezug der Eltern und von Situationen, in denen die mutistische Symptomatik auftritt, gilt als prognostisch günstig. Im deutschen Sprachraum kommen u. a. folgende Verfahren zum Einsatz:

- Systemische Mutismus-Therapie (SYMUT) nach Hartmann [36, 37], die sprach- und verhaltenstherapeutische Komponenten vereint
- Mutismus-Therapie nach Katz-Bernstein [38] mit Komponenten aus Psycho- und Kommunikationstherapie
- *Theraplay,* eine kommunikative Spieltherapie (Kind- und Familientherapie) für spracherwerbsgestörte und mutistische Kinder [39].
  Ausgehend von den (angenommenen) psychischen Bedürfnissen des Kindes werden vom Behandler Rituale und strukturierte, gut durchschaubare Interaktionsspiele angeboten, die keiner verbalen Kommunikation bedürfen, um eine positive Selbsterfahrung und Verstärkung beim Kind zu bewirken.

Auch bei anderweitig verhaltensauffälligen Kindern kann ein sprachlicher Zugang z. B. durch *Theraplay* angebahnt werden, das über eine natürliche, spielerische und gesunde Interaktion zwischen Eltern und Kind auf die Beförderung und den Aufbau von Bindung, einem freudigen Engagement, Selbstwertgefühl und Vertrauen in andere abzielt.

Für Kinder, die nicht oder nicht ausreichend sprechen, muss ggf. frühzeitig mit pädagogischen oder therapeutischen Mitteln der Unterstützten Kommunikation (UK), im angloamerikanischen Raum als *Augmentative* (ergänzende) *and Alternative Communication* (AAC) bezeichnet, eine Kommunikationsmöglichkeit angebahnt werden (➤ Kap. 4.7). Hierzu werden neben mimischen, gestischen und lautlichen Ausdrucksmitteln Bild- oder Symbolkarten, Kommunikationstafeln, Sprachausgabegeräte und weitere technische Hilfsmittel wie *Talker* und Tablets oder in Ergänzung der Lautsprache Gebärden von Schlüsselwörtern (Gebärdenunterstützte Kommunikation, GuK) verwendet.

Eine kontinuierliche Abstimmung mit den Eltern, ihre Beratung und ihr Einbezug in die Behandlung, ggf. als Kotherapeuten, ist unabdingbar [40]. Ein systematischer Review [41] zu Sprachtherapien bei USES belegt deren Effektivität für phonetische, phonologische und Wortschatzstörungen, weniger für rezeptive Störungen, und ergab uneinheitliche Ergebnisse für die expressive Syntax. Inwiefern dies auf SES bei neuropädiatrischen Krankheitsbildern übertragbar ist, ist nicht klar. Im Vergleich zu Kindern mit ausschließlicher USES scheinen aber Kinder mit Lernstörungen relativ stärker von sonderpädagogischen Fördermaßnahmen als von einer Sprachtherapie zu profitieren [42].

Mit Vorrücken in das Vorschul- und Schulalter gewinnt eine pädagogische Sprachintervention, unter Berücksichtigung eines eventuellen sonderpädagogischen Förderbedarfs, zunehmend an Bedeutung. Bei einer schweren Sprachentwicklungsstörung kann der Besuch eines Sprachheilkindergartens oder eines heilpädagogischen Kindergartens sinnvoll sein. Für Kinder ab fünf Jahren sind mitunter auch stationäre Sprachtherapien indiziert. Bei stagnierender Sprachentwicklung sollten das therapeutische Konzept und eventuell das Setting (Gruppen- statt Einzeltherapie) angepasst werden. Gegebenenfalls sind eine Intensivierung oder ein Therapeutenwechsel in Betracht zu ziehen. Besonders sorgfältig und interdisziplinär sollten der Beschulungsmodus und eine eventuelle Rückstellung vom Schulbesuch zugunsten einer Vorschuleinrichtung abgewogen werden. Abhängig von Art und Schwere des Störungsbildes bestehen folgende Optionen: Besuch (a) einer Regelschule mit zusätzlicher pädagogischer oder sonderpädagogischer Förderung als Einzelintegration, (b) einer Inklusionsklasse oder (c) einer Förderschule mit dem Förderschwerpunkt des vorherrschenden Störungsbildes (z. B. Sprache, soziale und emotionale Entwicklung, Lernen, geistige Entwicklung, Hören und Kommunikation, motorische Entwicklung).

Bei mehrsprachig aufwachsenden Kindern mit neuropädiatrischen Krankheitsbildern, insbesondere bei sukzessivem Bilingualismus (erst Erwerb der Muttersprache, dann der Verkehrssprache) wird die Situation dadurch erschwert, dass oft keine Behandlung in der Nativsprache verfügbar ist. Grundsätzlich sollten Kinder in der Sprache behandelt werden, die in ihrem Lebensumfeld die größere Rolle spielt. Zuvor ist zu prüfen, inwieweit zusätzlich zur SES noch umgebungsbedingte Sprachentwicklungsauffälligkeiten vorliegen. So sollte bei unzureichendem Erwerb der Verkehrssprache der diesbezügliche Sprachinput durch pädagogische Fördermaßnahmen erhöht werden. Für Sprachtherapien bei Kindern mit neuropädiatrischen Störungsbildern ist besonderer Wert auf die Einhaltung evidenzbasierter Behandlungsprinzipien zu legen. Die zeitliche, psychische und finanzielle Belastung der Familien durch lange und möglicherweise wenig wirksame Therapien ist so gering wie möglich zu halten.

MERKE

Sprachentwicklungsstörungen bei neuropädiatrischen Krankheitsbildern bedürfen einer interdisziplinär abgestimmten Intervention, in der Regel einer Kombination aus sonderpädagogischen Maßnahmen (vor allem heilpädagogische bzw. sinnesspezifische Frühförderung) und therapeutischen Maßnahmen (z. B. Krankengymnastik, Physio-, Moto-, Ergo- und Sprachtherapie). Die Intervention muss einem dynamischen Behandlungsplan mit klaren Zielen folgen und sollte zeitlich eingegrenzt werden. Bei nicht (ausreichend) sprechenden Kindern sollten frühzeitig Maßnahmen der Unterstützten Kommunikation zum Einsatz kommen. Eltern oder Bezugspersonen sollen professionell beraten und aktiv in die Behandlung einbezogen werden. Mit Erreichen des Schulalters werden sprachtherapeutische Maßnahmen zunehmend durch pädagogische Methoden der Kommunikationsförderung abgelöst.

Therapie sprachassoziierter Störungen

Verbale Entwicklungsdyspraxie: Trotz der meist schweren und komplexen Symptomatik hat sich bislang keine störungsspezifische Therapie etabliert, und ein systematischer Cochrane-Review konnte keine entsprechende Empfehlung liefern [43]. Daher wird meist ein ähnlicher Zugang wie bei Aussprachestörungen gewählt.

Kindliche Aphasie: Die Behandlung nutzt individuell erhaltene Fähigkeiten des Kindes (z. B. Gestik, Mimik, Tätigkeiten wie geben und nehmen, musikalische Fähigkeiten, malen, zeichnen) für eine verbesserte Kommunikation und zielt auf die Wiederherstellung vorheriger sprachlicher Fähigkeiten und den Erwerb neuer, z. B. schriftsprachlicher Fähigkeiten ab.

Neurogene Redeflussstörungen im Kindesalter: Leitlinienentsprechend (Neumann et al. [15]) bieten sich für die Therapie von Stottern drei Verfahren an, deren Wirksamkeit international belegt ist und die auch in Deutschland verfügbar sind: (1) das australische *Lidcombe-Programm,* ein operantes Verfahren vor allem für das Kindergartenalter, mit dem die Eltern lernen, verbale Rückmeldungen zum Sprechverhalten ihres Kindes zu geben, (2) Verfahren der globalen Sprechrestrukturierung (*Fluency Shaping*), bei denen eine komplett neue Sprechtechnik erlernt wird, und (3) Verfahren der lokalen Sprechrestrukturierung (*Stottermodifikation*), bei der nur die Stotterereignisse bearbeitet werden. Weiterhin können auch spezielle Eltern-Kind-Interaktionsverfahren angewendet werden. Für Poltern sind *Fluency-Shaping*-Strategien aus der Stottertherapie einsetzbar. Die Anwendbarkeit all dieser Verfahren kann bei neuropädiatrischen Krankheitsbildern allerdings eingeschränkt oder unmöglich sein.

Stimmstörungen bei neuropädiatrischen Krankheitsbildern: Da sich Indikationen bzw. Zugänge zu einer üblichen behavioralen Stimmtherapie hier meist nicht ergeben, ist die Stimmstörung eher als bloßes Symptom zu betrachten. Bei schwereren Stimmstörungen kann eine Therapie versucht werden, sobald das Kind einer solchen zugänglich ist.

Fragen zur Wissensprüfung

1. Wie würden Sie diagnostisch vorgehen, wenn Ihnen ein dreijähriges, nicht sprechendes Kind vorgestellt wird?
2. Welche diagnostischen Tests für welche linguistische Ebene würden Sie bei einem vierjährigen Kind mit Verdacht auf eine Sprachentwicklungsstörung einsetzen?
3. Welches Maßnahmenpaket würden Sie einem dreijährigen Mädchen mit Cornelia-de-Lange-Syndrom zukommen lassen, das fünf Einzelwörter sinnentsprechend produziert und unter Schluckstörungen leidet?

LITERATUR

1. de Langen-Müller U, Kiese-Himmel C, Neumann K, Noterdaeme M, Kauschke C (equal authorship). Diagnostik von (umschriebenen) Sprachentwicklungsstörungen: Eine interdisziplinäre Leitlinie. Frankfurt am Main: Peter Lang, 2012.
2. Neumann K, Holler-Zittlau I, van Minnen S, Sick U, Zaretsky Y, Euler HA. Katzengoldstandards in der Sprachstandserfassung. Sensitivität-Spezifität des Kindersprachscreenings (KiSS). HNO (eHNO) 2011; 59: 97–109.
3. Plante E, Vance R. Selection of preschool language tests: A data-based approach. Lang Speech Hear Serv Sch. 1994; 25: 15–24.
4. Euler HA, Holler-Zittlau I, van Minnen S, Sick U, Dux W, Zaretsky Y, Neumann K. Psychometrische Gütekriterien eines Kurztests zur Erfassung des Sprachstandes vierjähriger Kinder. HNO 2010; 58: 1116–1123.
5. Neumann K, Euler HA. Kann ein Sprachstandsscreening zwischen Sprachförder- und Sprachtherapiebedarf trennen? In: Redder A, Weinert S (Hrsg.), Sprachförderung und Sprachdiagnostik – interdisziplinäre Perspektiven (S. 297–321). Münster: Waxmann, 2013.
6. Tröster H, Reineke D. DESK 3–6. Dortmunder Entwicklungsscreening für den Kindergarten. Göttingen: Hogrefe, 2004.
7. Neugebauer U, Becker-Mrotzek M. Die Qualität von Sprachstandsverfahren im Elementarbereich. Eine Analyse und Bewertung. Köln: Mercator-Institut für Sprachförderung und Deutsch als Zweitsprache, 2013.
8. von Suchodoletz W. Sprech- und Sprachstörungen. In: Petermann F (Hrsg), Lehrbuch der klinischen Kinderpsychologie. 6. Aufl. (S. 123–237). Göttingen: Hogrefe, 2008.
9. Petermann F, Macha T. Psychologische Tests für Kinderärzte. Göttingen: Hogrefe, 2005.
10. Institut für Qualität und Wirtschaftlichkeit im Gesundheitswesen (IQWiG). Abschlussbericht zur „Früherkennung auf Entwicklungsstörung des Sprechens und der Sprache" 2009. Gelesen am 10.5.2015 unter https://www.iqwig.de/download/S06-01_Abschlussbericht_Frueherkennung_umschriebener_Stoerungen_des_Sprechens_und_der_Sprache.pdf.
11. Rothweiler M. Bilingualer Spracherwerb und Zweitspracherwerb. In Steinbach M, et al. (Hrsg.), Schnittstellen der germanistischen Linguistik (S. 103–135). Stuttgart: Metzler, 2007.
12. Chilla S, Rothweiler M, Babur E. Kindliche Mehrsprachigkeit. Grundlagen – Störungen – Diagnostik. München: Ernst Reinhardt, 2010.
13. Jedik L. Anamnesebogen für zweisprachige Kinder. Mappe A: Deutsch-Russisch, Deutsch-Polnisch, Deutsch-Griechisch, Deutsch-Serbokroatisch; Mappe B: Deutsch-Türkisch, Deutsch-Italienisch, Deutsch-Spanisch, Deutsch-Arabisch. Würzburg: Edition von Freisleben, 2003.
14. Ulich M, Mayr T. Sismik. Sprachverhalten und Interesse an Sprache bei Migrantenkindern in Kindertageseinrichtungen (Beobachtungsbogen und Begleitheft). Freiburg: Herder, 2003.
15. Neumann K, Euler HA, Bosshardt HG, Cook S, Sandrieser P, Schneider P, Sommer M, Thum G – im Auftrag der Leitliniengruppe (Hrsg. Deutsche Gesellschaft für Phoniatrie und Pädaudiologie). Pathogenese, Diagnostik und Behandlung von Redeflussstörungen. Evidenz- und konsensbasierte S3-Leitlinie, AWMF-Registernummer 049–013, Version 1. 2016 (http://www.awmf.org/leitlinien/detail/ll/049-013.html). Gelesen am 01.09. 2016.
16. Riley GD. SSI-4: Stuttering severity instrument – 4th ed. Austin (TX): Pro-Ed, 2009.
17. Gillam RB, Logan KJ, Pearson NA. TOCS: Test of childhood stuttering. Austin (TX): Pro-Ed, 2009.
18. Martin RR, Haroldson SK, Triden KA. Stuttering and speech naturalness. J Speech Hear Disord. 1984; 49: 53–58.
19. Yaruss JS, Quesal RW, Coleman C. Overall Assessment of the Speaker's Experience of Stuttering: Ages 7–12 (OASES-S) Response form. Bloomington(MN): Pearson Assessments, 2010(a). (Deutsche Übersetzung: Euler HA, Alpermann A. 2014)
20. Yaruss JS, Quesal RW, Coleman C. Overall Assessment of the Speaker's Experience of Stuttering: Ages 13–17 (OASES-T) Response form. Bloomington(MN): Pearson Assessments, 2010(b). (Deutsche Übersetzung: Euler HA, Alpermann A. 2014)
21. Cook S. Fragebogen zur psychosozialen Belastung durch das Stottern für Kinder und Jugendliche. Logos 2013; 2: 97–105.
22. Sick U. Poltern. Theoretische Grundlagen, Diagnostik, Therapie. 2. Aufl. Stuttgart: Thieme, 2014.
23. Van Zaalen ZY, Reichel RI. Cluttering: A handbook of research, intervention and education. Bloomington (IN): iUniverse, 2015.
24. Pepper J, Weitzman E. It takes two to talk: A practical guide for parents of children with language delays. Toronto: Hanen Center, 2004.
25. Ritterfeld U. Zur Prävention bei Verdacht auf eine Spracherwerbsstörung: Argumente für eine gezielte Interaktionsschulung der Eltern. Frühförderung Interdisziplinär 2000; 2: 82–87.
26. Ritterfeld U. Sprachförderung nach der U7 – Merkblatt für Eltern. Göttingen: Hogrefe, 2000.
27. Buschmann A, Jooss B, Rupp A, Feldhusen F, Pietz J, Philippi H. Parent based language intervention for 2-year-old children with specific expressive language delay: a randomised controlled trial. Arch Dis Child. 2009; 94: 110–116.

28. Neumann K, Keilmann A, Kiese-Himmel C, Rosenfeld J, Schönweiler R. Leitlinien der Deutschen Gesellschaft für Phoniatrie und Pädaudiologie zu Sprachentwicklungsstörungen bei Kindern. 2008. Gelesen am 10.5.2015 unter http://www.dgpp.de/cms/media/download_gallery/SES%20lang.pdf.
29. Zollinger B. Spracherwerbsstörungen. Grundlagen zur Früherfassung und Frühtherapie. 7. Aufl. Bern, Stuttgart: Haupt, 2004.
30. Neumann K, de Langen-Müller U, Noterdaeme M, Kauschke C, Kiese-Himmel C. Diagnostik von (umschriebenen) Sprachentwicklungsstörungen. In: Wirth S, Creutzig U, Kiess W, et al. (Hrsg.), Leitlinien Kinder- und Jugendmedizin (Q21, S. 1–24). München: Elsevier, Urban & Fischer, 2013.
31. de Langen-Müller U, Kiese-Himmel C, Neumann K, Noterdaeme M, Kauschke C. S2k-Leitlinie: Diagnostik von (umschriebenen) Sprachentwicklungsstörungen. 2011. AWMF-Registernummer 049/006.2011; gelesen am 10.5.2015 unter http://www.awmf.org/uploads/tx_szleitlinien/049-006l_S2k_Sprachentwicklungsstoerungen_Diagnostik_2013-06_01.pdf.
32. Barratt J, Littlejohns P, Thompson J. Trial of intensive compared with weekly speech therapy in preschool children. Archives of Disease in Childhood 1992; 67: 106–108.
33. Gemeinsamer Bundesausschuss. Richtlinie des Gemeinsamen Bundesausschusses über die Verordnung von Heilmitteln in der vertragsärztlichen Versorgung in der Fassung vom 20. Januar 2011/19. Mai 2011, veröffentlicht im Bundesanzeiger 2011; Nr. 96 (S. 2247). Gelesen am 10.5.2015 unter http://www.g-ba.de/downloads/62-492-532/HeilM-RL_2011-05-19_bf.pdf.
34. Cirrin FM, Gillam RB. Language intervention practices for school-age children with spoken language disorders: a systematic review. Language, Speech, and Hearing Services in Schools 2008; 39: 110–137.
35. Lenneberg EH. Biological foundations of language. New York: Wiley, 1967.
36. Hartmann B. Die Behandlung eines (s)elektiv mutistischen Mädchens nach dem Konzept der Systemischen Mutismus-Therapie/SYMUT – Teil I. Forum Logopädie 2004; 18: 20–26.
37. Hartmann B. Die Behandlung eines (s)elektiv mutistischen Mädchens nach dem Konzept der Systemischen Mutismus-Therapie/SYMUT – Teil II. Forum Logopädie 2004; 18: 30–35.
38. Katz-Bernstein N (Hrsg.). Mut zum Sprechen finden – Therapeutische Wege bei selektiv mutistischen Kindern. 1. Aufl. München: Reinhardt, 2007.
39. Booth PB, Jernberg AM. Theraplay: Helping Parents and Children Build Better Relationships Through Attachment-Based Play. San Francisco: Wiley 2010.
40. Ritterfeld U, Dehnhardt C. Elternarbeit in der Sprachtherapie. Kindheit & Entwicklung 1998; 7: 163–172.
41. Law J, Garrett Z, Nye C. Speech and language therapy interventions for children with primary speech and language delay or disorder. Cochrane Database of Systematic Reviews 2003; 3: Art. No. CD004110.
42. Goorhuis-Brouwer SM, Knijff WA. Efficacy of speech therapy in children with language disorders: specific language impairment compared with language impairment in comorbidity with cognitive delay. International Journal of Pediatric Audiology 2002; 63: 129–136.
43. Morgan AT, Vogel AP. A Cochrane review of treatment for childhood apraxia of speech. Eur J Phys Rehabil Med. 2009; 45: 103–110.

4.3 Ess-, Trink- und Fütterstörungen im Säuglings- und Kleinkindalter

Claudia Herhold

Obwohl Fütterstörungen sowie Ess- und Trinkstörungen eine lange Geschichte haben, gibt es bisher noch kein allgemeingültiges Klassifikationssystem mit einheitlichen Altersangaben und Symptombeschreibungen [1, 16, 17, 19]. Es handelt sich bei diesen Störungsbildern um Störungen der Nahrungsaufnahme ohne organische Ursachen [16, 17]. Wichtig ist jedoch, diese Störungen ganz klar von den kindlichen Schluckstörungen (Pädysphagien) abzugrenzen [2, 4, 5].

In der ICD-10 sind sowohl Fütterstörungen im Säuglingsalter als auch Ess- und Trinkstörungen bei (Klein-)Kindern allgemein als Fütterstörungen bezeichnet [1, 16, 17], weshalb dieser Begriff im Weiteren einheitlich für beide Gruppen benutzt wird. Gemeint ist hierbei jedoch **nicht** die (kindliche) Anorexie. Fütterstörungen finden innerhalb der Logopädie/Sprachtherapie noch zu wenig Beachtung [3, 5, 17], obwohl sich eine zunehmende Prävalenz zeigt [16, 19].

Fütterstörungen haben multifaktorielle Ursachen, wobei sich sowohl kindliche Faktoren als auch Umweltbedingungen unterscheiden lassen [19]. Zu bedenken ist, dass frühe Verhaltensauffälligkeiten (z. B. Irritabilität, Anpassungsstörungen) zu Interaktionsstörungen führen können [6–10, 18–20]. Posttraumatisch bedingte Fütterstörungen finden sich besonders oft bei Frühgeborenen nach Sondenentwöhnung [3, 16, 17]. Auch wenn z. B. angeborene Stoffwechselerkrankungen eine spezielle Diät erforderlich machen, kann es in der Folge zu gravierenden Fütter- und Essstörungen bei den Kindern kommen. Die spezielle Diät (als Therapieform) kann ihr natürliches Essverhalten nachhaltig stören.

Die Symptomatik ist abhängig vom Alter und Entwicklungsstand des Kindes [16]. Oftmals dauert die einzelne Fütterung/Mahlzeit aber sehr lange (> 45 Minuten), wodurch sich die Intervalle zwischen den Essphasen verkürzen [16–19]. Sollten diese Symptome länger als einen Monat bestehen bleiben, ist von einer Fütterstörung auszugehen [16–19].

Alle Formen der Fütterstörungen sind belastend für die Familie und können einen negativen Einfluss auf die Eltern-Kind-Beziehung ausüben [6, 9–11,16–20].

Bisher liegt noch für keine einzige Altersklasse ein einheitlich standardisiertes Diagnostikmaterial für Fütterstörungen vor. Wichtig ist, auch die Vorgeschichte der Eltern in die Anamnese einfließen zu lassen, da sich hieraus möglicherweise Hinweise auf familiäre Ursachen ergeben (z. B. Anorexie eines Elternteils). Außerdem können Essgewohnheiten und die Interaktion der Bezugspersonen sich wechselseitig beeinflussen [17].

Interventionen sollten eltern- bzw. familienzentrierte, allgemein beratende und multimodale Therapieansätze beinhalten [1] und eine vorhandene Grunderkrankung mit berücksichtigen. Zum Beispiel müssen lange Nüchternphasen bis zum Auftreten eines Hungergefühls bei bestimmten Stoffwechselerkrankungen vermieden werden, da dies lebensbedrohlich sein könnte. Ein multimodaler, interdisziplinärer Behandlungsansatz sollte sowohl auf die individuelle Ätiologie und die spezifische Symptomatik des Kindes als auch auf das Ausmaß der Beziehungsbelastung abgestimmt sein [1, 3]. Hauptziel der Therapie ist eine selbstgesteuerte orale Nahrungsaufnahme [15, 17].

Weitere Ziele der Ess- und Trinktherapie sind:

- Gewöhnung an die orale Nahrungsaufnahme
- Gewöhnung an Nahrung unterschiedlicher Konsistenzen, Temperatur und Geschmacksrichtungen
- Hinwendung der Aufmerksamkeit auf den Mund
- Funktion des Mundes beim Essen kennenlernen
- Hilfestellung beim Saugen, Schlucken, Trinken aus der Tasse, Abbeißen und Kauen.

Die Esstherapie von Fütterstörungen kann folgende Phasen und Elemente beinhalten, die individuell auf das Kind abgestimmt werden müssen [13–15]:

- Strukturierung des Tagesablaufs mit Nahrungspausen, um Hunger zu ermöglichen
- Trennung von Fütter- und Spielphasen
- Vermeidung von Zwang, Druck und Ablenkung
- Förderung einer altersadäquaten, selbstständigen aktiven Beteiligung am Essen
- Kein Nahrungsangebot ohne kindliches Interesse daran
- Elternarbeit: Elternberatungen, Elternanleitungen
- Einzelarbeit mit Kind und Eltern
- Logopädie/Sprachtherapie zur oralen Stimulation [12, 14]
- Interaktionsarbeit im Sinne einer Anleitung der Eltern, wie sie positiv mit ihrem Kind interagieren können, ohne Stress aufkommen zu lassen. Essen soll sowohl dem Kind als auch den Bezugspersonen Spaß machen und nicht zu einer Negativerfahrung werden.
- Multimodale kinderpsychiatrische Entwicklungsförderprogramme (Ergo-, Physio-, Musik-, Kunsttherapie etc. nach Bedarf)

Ansätze, die innerhalb der Sprachtherapie häufig Anwendung finden, haben Morris und Dunn [13] sowie Irene Chatoor [22] beschrieben. Für Essenssituationen schlägt Morris folgende Kriterien vor:

- Unterschiedliche Konsistenzen (z. B. weiche und feste Nahrung) anbieten
- Hilfsmittel (z. B. passende Löffelgröße, Schnabeltasse zum Trinken) verwenden
- Positionierung anpassen (optimale Position des Kindes)
- Wechselndes Tempo (an das Kind angepasst)
- Temperaturen variieren (z. B. warme und kalte Speisen)
- Eltern auf beobachtbare Stärken und Schwächen ihres Kindes aufmerksam machen

Diese Strategien müssen immer reflektiert und adaptiert werden. Wichtig ist dabei, jeden Stress aus der Interaktion zwischen Kind und Bezugsperson zu nehmen und Bezugspersonen ein positives Bild zu vermitteln. Dazu ist es erforderlich, dass die Bezugspersonen nicht das Gefühl haben, der Therapeut würde ihre elterliche Kompetenz anzweifeln oder „bedrohen“ [12, 21, 22].

Fragen zur Wissensprüfung

1. Welche Faktoren begünstigen die Entstehung von Fütterstörungen?
2. Was ist bei der Abklärung von Fütterstörungen zu beachten?
3. Was gilt es in der Therapie zu beachten?

LITERATUR

1. Hommel S. Klassifikation und Diagnostik von frühkindlichen Fütter- und Essstörungen. Pädiatrie 2010; 10 (4/5): 8–16.
2. Motzko M, Weinert M. Pädysphagie – Schluck- und Fütterstörungen bei Kindern. Plädoyer für einen neuen Oberbegriff als Ausdruck einer umfassenden Betrachtung und Aufwertung dieses zersplitterten Fachgebiets. Forum Logopädie 2012; 3 (26): 6–11.
3. Hübl N. Logopädische Arbeit mit Frühgeborenen und Säuglingen. Die Behandlung von Frühgeborenen und Säuglingen auf der pädiatrischen Intensivstation als logopädische Kernaufgabe. Forum Logopädie 2012; 3 (26): 12–16.
4. Frey S. Pädiatrisches Dysphagiemanagement. Eine multidisziplinäre Herausforderung. München: Elsevier, 2011.
5. Geißler M, Winkler S. Dysphagietherapie bei Kindern mit Ess-, Mund- und Trinkstörungen (Zerebralparesen und kraniofaziale Symptome). In: Dysphagie – ein einführendes Lehrbuch (S. 104–123). Idstein: Schulz Kirchner, 2010.
6. Bowlby J. Frühe Bindung und kindliche Entwicklung. München: Reinhardt, 2005.
7. Brisch KH. Bindungsstörungen. Stuttgart: Klett Cotta, 1999.
8. Dornes M. Der kompetente Säugling. Frankfurt: Fischer TB, 2001.
9. Papousek M. Regulationsstörungen der frühen Kindheit. Bern: Hans Huber, 2004.
10. Largo R. Babyjahre. München: Piper TB, 2005.
11. Papousek M. Vom ersten Schrei zum ersten Wort. Bern: Hans Huber, 1994.
12. Castillo-Morales R. Orofaziale Regulationstherapie. München: Pflaum Verlag, 1998.
13. Morris-Evans S, Dunn-Klein M. Mund- und Trinktherapie bei Kindern. Entwicklung, Störung und Behandlung orofazialer Fähigkeiten. München: Urban & Fischer, 2000.
14. Renk S. Hilfestellung für die Nahrungsaufnahme von behinderten und gesunden Kindern. In: Van Teeffelen-Heithoff A, Jacobs P. (Hrsg.), Ernährung auf eine andere Art – Behandlungskonzepte bei gestörter Nahrungsaufnahme. Heilbronn: SPS Verlagsgesellschaft, 2006.
15. Van den Engel-Hoek L. Fütterstörungen – ein Ratgeber für Ess- und Trinkprobleme bei Kleinkindern. Idstein: Schulz Kirchner, 2008.
16. Wilken M. Die Fütteraversionsskala (FAS). Entwicklung und Evaluation eines Verfahrens zur Diagnostik von frühkindlichen Fütterungsstörungen bei Frühgeborenen. Dissertation. Uni Duisburg-Essen, 2008.
17. Baumgartner M. Frühkindliche Ess- und Fütterstörungen. Die Rolle der Logopädie im interdisziplinären Team bei der Sondenentwöhnung von Kleinkindern beruhend auf dem Grazer Modell. Diplomarbeit. Ried im Innkreis, 2007.
18. Berger M, et al. Leitlinien Regulationsstörungen, psychische und psychosomatische Störungen im Säuglings- und frühen Kleinkindalter. Analytische Kinder- und Jugendlichen-Psychotherapie, Heft 132 (S. 545–576). XXXVII. Jg. 4/2006. Frankfurt am Main: Brandes & Apsel Verlag, 2006.
19. Bodeewes T. Fütterinteraktion zwischen Mutter und Kind bei füttergestörten und nicht-füttergestörten Kindern. Dissertation. Medizinische Fakultät der Ludwig-Maximilians-Universität München, 2003.
20. Dogmalla C. Einflüsse psychosozialer Risikofaktoren auf die Qualität der Mutter-Kind-Interaktion. Dissertation. Ludwig-Maximilians-Universität München, 2006.
21. Nonn K. Unterstützte Kommunikation in der Logopädie. Stuttgart: Thieme, 2011.
22. Chatoor I. Diagnosis and Treatment of Feeding Disorders in infants, toddlers and young children. Washington: Zero to Three, 2010.

4.4 Entwicklungsorientierte Sprachdiagnostik und -förderung bei Kindern mit geistiger Behinderung

Maren Aktas

4.4.1 Einleitung

In der sprachtherapeutischen Praxis stellen Kinder mit einer geistigen Behinderung (gB) die Fachleute vor eine Herausforderung: Bewährte diagnostische Vorgehensweisen und therapeutische Ansätze können nicht unmittelbar verwendet werden, weil die Kinder oft aus unterschiedlichen Gründen nicht in der Lage sind, die gestellten Anforderungen zu bewältigen. Zudem unterscheiden sich Kinder mit einer gB erheblich in ihren Kompetenzen, und weder das Lebensalter noch das mentale Alter des Kindes geben zuverlässige Hinweise darauf, auf welchem sprachlichen Entwicklungsstand es sich befindet. Ferner verläuft die kognitive und sprachliche Entwicklung dieser Kinder in der Regel deutlich verlangsamt, sodass Veränderungen nur bei sehr genauer Betrachtung deutlich werden.

Sprachtherapeutische Fachkräfte müssen also über ein sehr gutes Fachwissen sowie ein breites, flexibel anwendbares Methodenrepertoire verfügen, um sich an die individuellen Verarbeitungsfähigkeiten und Verhaltensbesonderheiten des einzelnen Kindes anzupassen.

In diesem Kapitel wird mit dem Konzept der entwicklungsorientierten Sprachdiagnostik und -förderung[2] ein Systematisierungs- und Orientierungsrahmen für die praktische Arbeit mit Kindern mit gB vorgestellt. Nach einer Charakterisierung des Spracherwerbs bei diesen Kindern wird zunächst das theoretische Rahmenmodell beschrieben, das dem Konzept zugrunde liegt. Der sich anschließende diagnostische Leitfaden basiert auf Arbeiten mit Kindern mit Down-Syndrom [2], hat sich aber auch als Eingangsdiagnostik bei Kindern mit anderen Beeinträchtigungen bewährt. Die Ergebnisse der Diagnostik bilden die Grundlage für die entwicklungsorientierte Sprachförderung. In welcher Weise Förderziele und -methoden bei Kindern mit gB ausgewählt werden müssen, wird im letzten Teil des Kapitels anhand eines Fallbeispiels verdeutlicht.

4.4.2 Variabilität in den (Sprach-) Entwicklungsprofilen bei Kindern mit einer geistigen Behinderung

Eine geistige Behinderung wird gemäß den Diagnoserichtlinien der ICD-10 [9] über einen Intelligenzquotienten (IQ) von weniger als 70 Punkten definiert. Darüber hinaus muss eine beeinträchtigte Anpassung an die Anforderungen des alltäglichen Lebens vorliegen. Die Höhe des IQ bzw. das über einen Entwicklungstest bestimmte mentale Entwicklungsalter (MA) ist für die Planung einer Sprachintervention jedoch kaum aussagekräftig, da diese Angaben wenig über die individuellen Verarbeitungsfähigkeiten eines Kindes aussagen. Der IQ-Wert ist nämlich ein Mittelwert, in den die Einzelwerte der verschiedenen Subtests eines Intelligenztests eingehen. Da die Subtests jeweils unterschiedliche Facetten des Konstrukts Intelligenz erfassen, kann ein und derselbe IQ-Wert sehr unterschiedliche Profile kognitiver Stärken und Schwächen beschreiben [20].

Die geistige Behinderung bezeichnet also keineswegs ein einheitliches Störungsbild. Im Gegenteil – die Heterogenität der Entwicklungsverläufe, Symptome und Verhaltensbesonderheiten ist extrem groß. Das ist verständlich, wenn man die unterschiedlichen Ätiologien betrachtet: Einer geistigen Behinderung können genetische Abweichungen (z. B. Down-Syndrom, Fragiles-X-Syndrom), schädigende vorgeburtliche Einflüsse (z. B. fetales Alkoholsyndrom, Rötelnembryopathie), peri- und postnatale Komplikationen (z. B. Hirnblutungen, Sauerstoffunterversorgung) sowie Unfälle, Infektionskrankheiten oder Stoffwechselstörungen zugrunde liegen [1] (vgl. auch die jeweiligen Kapitel in diesem Buch). Bei den meisten Menschen mit einer gB ist die Ätiologie gänzlich unbekannt.

Obwohl die beeinträchtigten kognitiven Fähigkeiten als Kernsymptom einer gB gelten, treten oft weitere Begleitprobleme (Komorbiditäten) auf. Dies können z. B. körperlich-organische Fehlbildungen und Fehlfunktionen sowie motorische Beeinträchti-

[2] Die Begriffe Sprachförderung und Sprachtherapie werden in diesem Text synonym verwendet.

4

gungen sein, die sich zusätzlich negativ auf die kindliche Entwicklung auswirken. Zudem können eingeschränkte Impulskontrolle oder Probleme bei der Aufmerksamkeitssteuerung zu Verhaltensproblemen führen, die die Interaktionen mit dem Kind erschweren. So verwundert es nicht, dass Eltern von Kindern mit gB über eine erhöhte elterliche Belastung berichten [22, 23].

So unterschiedlich wie die Ätiologien, die kognitiven Profile und Begleitprobleme sind auch die sprachlichen Entwicklungsverläufe. Verallgemeinernd lässt sich festhalten, dass eine gB in der Regel mit einer sprachlichen Entwicklungsverzögerung einhergeht. Nicht selten ist es das Ausbleiben der ersten Wörter, das den Eltern ernsthafte Sorgen bereitet und den Anlass für eine umfassende Überprüfung des kindlichen Entwicklungsstands gibt. Nach einem verspäteten Sprechbeginn verläuft auch die weitere Entwicklung in der Regel deutlich verlangsamt. Tatsächlich bleiben einige Menschen mit gB – je nach Schwere der Symptomatik und Begleiterkrankungen – dauerhaft und erheblich in ihrer Kommunikationsfähigkeit eingeschränkt, während andere ein Niveau erreichen, auf dem sie sich erfolgreich verständigen können, wenn auch zumeist in grammatikalisch und/oder inhaltlich einfachen Sätzen.

In den letzten Jahren versucht die Forschung, charakteristische Besonderheiten und typische Entwicklungsprofile bei einzelnen Syndromen herauszuarbeiten. Während in älteren Studien Kinder „mit gB“ und Kinder „ohne gB“ verglichen wurden, werden nun ätiologisch homogene Gruppen gebildet und kontrastiert, z. B. Down-Syndrom vs. Fragiles-X-Syndrom vs. Williams-Beuren-Syndrom (➤ Kap. 3.2). Auf diese Weise lässt sich bei vielen Syndromen ein typisches Profil sprachlicher Stärken und Schwächen beschreiben. So haben z. B. Kinder mit Down-Syndrom besondere Schwächen im morpho-syntaktischen Bereich bei relativ guten kommunikativ-pragmatischen Fähigkeiten, während sich bei Kindern mit Williams-Beuren-Syndrom eher das umgekehrte Bild zeigt [21, 28]. Zudem wird versucht, die sprachlichen Entwicklungsprozesse und -besonderheiten nicht nur zu beschreiben, sondern auch ihre Zusammenhänge zu erklären: Welche genetischen Abweichungen führen zu welchen strukturellen und funktionellen Veränderungen auf der Hirnebene? Wie wirken sich diese auf die Sprachverarbeitung aus und wie passt das zu den beobachtbaren sprachlichen Auffälligkeiten (z. B. [5])?

In ähnlicher Weise werden auch die Profile kognitiven Fähigkeiten syndrom-vergleichend untersucht [8]: Welche behinderungstypischen Besonderheiten liegen z. B. in Bezug auf die Wahrnehmung, Verarbeitung und Speicherung von Informationen, im Bereich des Lernens und Denkens, der exekutiven Funktionen sowie basaler sozial-kognitiver Fähigkeiten vor? Das Wissen hierüber ist auch für sprachtherapeutische Fachkräfte relevant, weil beim Spracherwerb eine Vielzahl nichtsprachlicher Fähigkeiten ineinandergreift (verändert nach [3]).

Sprachrelevante Fähigkeiten

Verarbeitung von Sinneseindrücken	u. a. Differenzierung lautlicher Kontraste, Sensibilität für Prosodie und Sprachrhythmus
Planungs- und Steuerungsprozesse	u. a. Entwickeln und Aufrechterhalten einer Absicht, Selbstkontrolle und Fehlerkorrekturen, zentrale Planung von Sprechbewegungen
Aufmerksamkeitsprozesse	u. a. selektive Aufmerksamkeit und Blicksteuerung, Daueraufmerksamkeit
Imitationsfähigkeiten	u. a. Imitation von Sprachlauten, Wörtern, längeren Äußerungen, Imitation von Gesten und Mimik
Denkfähigkeiten	u. a. mentale Repräsentationen, Symbolverständnis, Kategorisierungsfähigkeit, Entschlüsselung von Bedeutung
Gedächtnisfähigkeiten	u. a. phonologisches Arbeitsgedächtnis, Abruf aus dem Langzeitgedächtnis
Basale sozial-kognitive Fähigkeiten	u. a. soziale Orientierung, Intentionalität, Joint Attention, Imitationsbereitschaft

Diese nichtsprachlichen, aber sprachrelevanten Fähigkeiten müssen bei der Planung einer Intervention zwar auch bei typisch entwickelten Kindern mit einer primären Sprachproblematik (z. B. Beeinträchtigung der auditiven Verarbeitungsfähigkeiten) im

Blick behalten werden. Bei Kindern mit gB haben sie jedoch einen höheren Stellenwert, da per definitionem erhebliche Beeinträchtigungen im Bereich der kognitiven Entwicklung zu erwarten sind.

4.4.3 Folgerungen für die Sprachdiagnostik und Sprachförderung bei Kindern mit einer geistigen Behinderung

Aufgrund der großen Heterogenität der Entwicklungsprofile muss die Förderung stark individualisiert erfolgen, da sich ein Kind mit einer bestimmten Diagnose (z. B. Down-Syndrom) in seinem Förderbedarf stärker von einem Kind mit derselben Diagnose unterscheiden kann als von einem Kind mit einer anderslautenden Diagnose (z. B. gB unklarer Ätiologie). Entscheidend für die Förderplanung ist nicht die Diagnose bzw. Ätiologie der Behinderung, sondern das individuelle Entwicklungsprofil des Kindes.

Daher gilt es im ersten Schritt, dieses Entwicklungsprofil diagnostisch so präzise wie möglich zu beschreiben, sowohl was die sprachlichen Fähigkeiten als auch die nichtsprachlichen Verarbeitungsstärken und -schwächen angeht.

Im zweiten Schritt sind die diagnostischen Ergebnisse theoriegeleitet zu interpretieren: Was sagen die Ergebnisse und Beobachtungen über die Entwicklungsaufgaben aus, an denen das Kind aktuell arbeitet? Worin besteht die sog. Zone der nächsten Entwicklung für dieses Kind? Am Ende dieser Überlegungen steht die Formulierung der individuellen Förderziele.

Schließlich müssen im dritten Schritt geeignete Fördermethoden ausgewählt werden. Kinder mit und ohne gB unterscheiden sich z. T. erheblich darin, von welchen Methoden sie am stärksten profitieren, auch wenn die Förderziele dieselben sind.

MERKE

Die Herausforderung besteht darin, eine optimale Passung zwischen den Eigenschaften des Kindes (Entwicklungsprofil, Begleitprobleme, Persönlichkeit) auf der einen Seite und dem Förderplan (Ziele, Methoden) auf der anderen Seite herzustellen.

Um diese Passung erreichen zu können, ist eine sorgfältige Diagnostik erforderlich, die primär auf folgende Aspekte abzielt:

- Sprachliches Entwicklungsprofil mit den unterschiedlichen Sprachkomponenten
- Entwicklungsprofil der nichtsprachlichen, aber sprachrelevanten Fähigkeiten
- Therapierelevante Merkmale des Kindes wie zusätzliche Begleitprobleme und Persönlichkeit
- Ressourcen des Umfelds, z. B. Eltern, Institutionen

Auch wenn das individuelle Entwicklungsprofil des Kindes – unabhängig von der Ätiologie der gB – im Fokus steht, ist grundlegendes Fachwissen über einzelne Syndrome oder Erkrankungen von großem Nutzen. Wenn man weiß, welche Schwierigkeiten besonders typisch und häufig sind (z. B. Gedächtnisprobleme), ist es sinnvoll, diese Bereiche einer sorgfältigen Diagnostik zu unterziehen. Genauso kann Wissen über den typischen Verhaltensphänotyp einer Behinderung helfen, die Interaktion mit dem Kind und das Setting angemessen zu gestalten. Im Wissen, dass z. B. Kinder mit Fragilem-X-Syndrom durch fremde Personen stark verunsichert werden und zu überschießendem Verhalten neigen, wird die Fachperson die Kontaktaufnahme extrem behutsam gestalten. Beim Erstkontakt mit einem Kind mit fetalem Alkoholsyndrom ist mit einer solchen Scheu nicht zu rechnen. Im Gegenteil, diese Kinder sind häufig sehr kontaktfreudig bis distanzlos [6]. Ausführliche entwicklungspsychologische Beschreibungen genetischer Syndrome finden sich z. B. bei Sarimski [24].

4.4.4 Erweitertes Modell der sprachlichen Repräsentationsveränderungen als theoretische Grundlage

Das in diesem Abschnitt skizzierte Modell [3] bietet den theoretischen Rahmen für die entwicklungsorientierte Sprachdiagnostik und -förderung bei Kindern mit gB. Es basiert auf einem Modell von Karmiloff-Smith [15], in dem davon ausgegangen wird, dass beim Spracherwerb sowohl quantitative als auch qualitative Veränderungen auftreten. Während Kinder in manchen Zeiten lediglich „noch mehr desselben" hinzulernen (z. B. den Wortschatz ausbauen) und somit quantitative Fortschritte machen, finden zu anderen Zeiten qualitative Veränderungen in den Verarbeitungsprozessen statt (sog. Repräsentationsveränderungen). Ein solcher „mentaler Quantensprung" ist z. B. der Erwerb des Symbolverständnisses. Um das ursprüngliche Modell von Karmiloff-Smith an die Erfordernisse von Kindern mit einer geistigen Behinderung anzupassen, wurde es um die frühen, vorsprachlichen Phasen des Spracherwerbs erweitert [2, 3]. Das erweiterte Modell (➤ Abb. 4.8, linker Teil) zeigt das beobachtbare Verhalten der Kinder, ergänzt um Altersangaben für den typischen Spracherwerb. Die sprachlichen Verarbeitungsprozesse und die zugrundeliegenden mentalen Repräsentationen können dagegen nicht unmittelbar erfasst, sondern nur aus dem beobachtbaren Verhal-

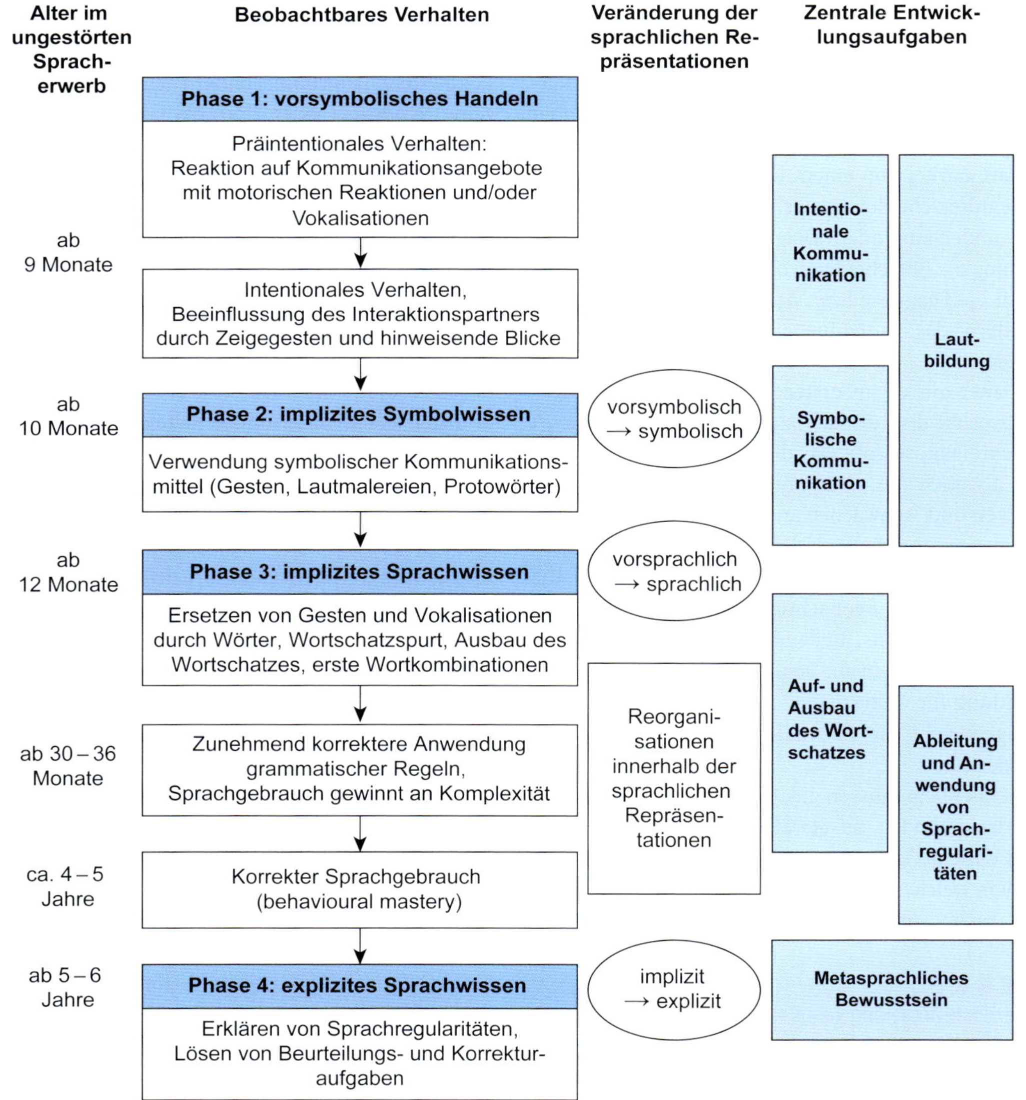

Abb. 4.8 Das erweiterte Modell der sprachlichen Repräsentationsveränderungen bei Kindern mit geistiger Behinderung (nach [3]) [L143]

ten des Kindes gefolgert werden. Die kindlichen Antwortmuster und Reaktionen bei Testaufgaben – besonders auch „falsche Antworten" – geben einen guten Einblick in den kindlichen Geist, ihre Analyse liefert also Hinweise auf die vorhandenen Verarbeitungsfähigkeiten.

Im Modell wird das beobachtbare vorsprachliche und sprachliche Verhalten des Kindes in vier Phasen unterteilt, wobei die Phasen nicht streng abgegrenzt sind, sondern sich auch überschneiden können.

- **Phase 1 Vorsymbolisches Handeln:** Bereits Neugeborene kommunizieren mit ihren Bezugspersonen, indem sie z. B. Geräusche von sich geben, mit Armen und Beinen rudern oder ihren Kopf wegdrehen. Sie drücken ihr Befinden damit zwar aus, jedoch noch nicht mit einer Kommunikationsabsicht, weshalb das Verhalten als *präintentional* bezeichnet wird. Ab etwa neun Monaten beginnt das Kind, Signale *intentional,* also absichtsvoll, einzusetzen. Das heißt, es erkennt, dass es mit bestimmten Äußerungen wie Zeigegesten, Lauten und Blicken eine Reaktion bei seinem Gegenüber hervorrufen kann. Ein Beispiel: Wenn das Kind seinen Trinkbecher haben möchte, zeigt es darauf und lässt seinen Blick zwischen der Mutter und dem Becher hin- und herpendeln. Diese Fähigkeit, Objekte in die Interaktion einzubeziehen (triangulärer Blick) und die Aufmerksamkeit zwischen sich und seinem Kommunikationspartner zu koordinieren (Joint Attention), stellt eine wichtige Errungenschaft in dieser Phase dar. Viele Kinder mit einer gB haben hiermit Schwierigkeiten, z. B. Kinder mit Down-Syndrom.
- **Phase 2 Implizites Symbolwissen:** In Phase 1 müssen die Kommunikationsversuche des Kindes – gemeint ist hier die Kommunikation per Blick, Geste oder Vokalisation – von den Bezugspersonen im unmittelbaren Kontext interpretiert werden. Wenn ein Kind auf ein Spielzeugauto zeigt, kann es mit dieser Geste ausdrücken, dass es das Auto toll findet oder dass es das Auto haben möchte oder dass die Mutter Autogeräusche nachahmen soll (u. v. m.). In Phase 2 erweitert das Kind seine kommunikativen Möglichkeiten um symbolische Mittel, die weniger kontextabhängig sind. Mit der Erkenntnis, dass ein Objekt/Zeichen/Lautbild für etwas anderes stehen kann, erweitert sich die Kommunikationsfähigkeit des Kindes rapide. Der Übergang von der *vorsymbolischen* zur *symbolischen* Kommunikation markiert damit den zweiten großen Repräsentationswechsel in der Sprachentwicklung, der bei typisch entwickelten Kindern mit etwa 10–12 Monaten erfolgt. Symbolische, darstellende Gesten (z. B. Hand öffnen und schließen, um etwas zu erhalten) oder Gebärden (wie „Flügelschlagen" für Vogel oder fliegen) und spezifische Vokalisationen (wie „lulu" für Schnuller) sind Ausdruck dieser neu erworbenen Fähigkeit. Da Wörter nichts anderes als hoch abstrakte Symbole sind, ist die Symbolisierungsfähigkeit eine wichtige Voraussetzung für den Spracherwerb. Aufgrund ihrer verzögerten kognitiven Entwicklung erreichen viele Kinder mit einer gB auch den Meilenstein des Symbolverständnisses und Symbolgebrauchs i. d. R. erheblich verspätet.
- **Phase 3 Implizites Sprachwissen:** Der Eintritt in Phase 3 erfolgt üblicherweise mit etwa einem Jahr, wenn das Kind beginnt, vorsprachliche Symbole wie seine Gesten oder Lautmalereien durch Wörter zu ersetzen. Während Kinder die ersten Wörter langsam erwerben, vergrößert sich ihr Wortschatz ab der Mitte des zweiten Lebensjahres i. d. R. in rasantem Tempo. Bald bilden sie erste Sätze. Mit drei Jahren sprechen viele Kinder in kurzen, überwiegend korrekten Sätzen und haben bereits die wichtigsten grammatischen Regeln der Sprache abgeleitet. Mit etwa fünf Jahren beherrscht das Kind seine Muttersprache weitgehend fehlerfrei.
  Bei Kindern mit einer gB finden sich sehr heterogene sprachliche Fähigkeiten. Manche Kinder (z. B. mit Fragilem-X-Syndrom oder mit Williams-Beuren-Syndrom) lernen formalsprachlich weitgehend korrekt zu sprechen, zeigen aber mitunter gravierende pragmatische Schwierigkeiten, z. B. eine inkohärente, tangentielle Sprache. Andere Kinder mit einer gB bleiben auf einem formal-grammatisch niedrigen Niveau stehen, z. B. indem sie dauerhaft grammatische Funktionswörter auslassen und telegrammstilartig sprechen. Dies ist bei vielen Kindern mit Down-Syndrom der Fall. Schließlich gibt es Kinder mit einer gB erheblichen Ausmaßes oder mit gravierenden Störungen der Lautbildung, die

dauerhaft auf nichtsprachliche kommunikative Mittel angewiesen sind (➤ Kap. 4.7).

- **Phase 4 Explizites Sprachwissen:** Schließlich gelingt es Kindern mit etwa 5–7 Jahren, nicht nur die sprachlichen Regeln korrekt anzuwenden, sondern auch bewusst auf ihr sprachliches Wissen zuzugreifen. Diese Fähigkeit wird z. B. mit einem Test überprüft, in dem das Kind grammatische Fehler in Sätzen erkennen und korrigieren soll. Menschen mit einer gB erreichen – bis auf wenige Ausnahmen – diese Phase vermutlich nicht.

Legt man der Sprachdiagnostik ein solches theoretisches Modell zugrunde, kann im Einzelfall gut ermittelt werden, an welcher Stelle im Spracherwerbsprozess sich ein Kind aktuell befindet, welche Entwicklungsschritte es bereits erfolgreich durchlaufen haben muss und welche Entwicklungsaufgaben nun anstehen.

An dieser Stelle soll der Übergang vom impliziten Symbolgebrauch zum impliziten Sprachgebrauch genauer betrachtet werden, da er für viele Kinder mit einer gB eine erhebliche Hürde darstellt: Welche Fähigkeiten benötigt ein Kind, um nicht nur mit vorsprachlichen Symbolen (z. B. Gesten) zu kommunizieren, sondern die Lautsprache zu verwenden? Tatsächlich sind es zwei Entwicklungsstränge, die in die Lautsprache führen:

- Einerseits benötigt das Kind grundlegende *kommunikative Fähigkeiten:* Es muss ein Interesse an der Interaktion mitbringen, zu intentionalem Verhalten in der Lage sein (Modellphase 1) und erkennen, dass man mit einem Wort, und damit einem Symbol, eine Bedeutung ausdrücken kann (Modellphase 2).
- Andererseits muss es in der Lage sein, *Sprachlaute* so präzise zu produzieren und zu kombinieren, dass sie von anderen Personen verstanden werden (➤ Abb. 4.9).

Es gibt folglich Kinder, die nicht in die Lautsprache kommen, (1) weil sie starke Beeinträchtigungen in den sozial-kommunikativen und kognitiven Vorläuferfähigkeiten haben. Diese Kinder sind nicht in der Lage, Joint Attention herzustellen oder eine Kommunikationsabsicht aufzubauen, sie scheinen insgesamt wenig an sozialen Interaktionen interessiert zu sein. (2) Andere Kinder können mit allen verfügbaren vorsprachlichen Mitteln sehr erfolgreich kommunizieren: Sie verwenden Gesten und kombinieren sie mit Blicken oder ziehen den Erwachsenen am Arm, um mitzuteilen, was sie möchten (u. v. m.). Diese Kinder haben die besten kommunikativen Voraussetzungen für den Spracherwerb, aber erhebliche Probleme mit der Lautbildung. Ihnen gelingt es trotz intensiver Therapie nicht, die entsprechenden Sprachlaute zu bilden, z. B. aufgrund einer Sprechapraxie/verbalen Entwicklungsdyspraxie. (3) Schließlich gibt es Kinder – und das dürfte die Mehrheit sein –, die sowohl im Bereich der Kommunikation beeinträchtigt sind, als auch Probleme mit der Lautbildung haben.

Dem Ausbleiben von Wörtern können also mitunter sehr unterschiedliche Entwicklungshemmnisse zugrunde liegen, die es zunächst zu diagnostizieren und dann bei der Förderung entsprechend zu berücksichtigen gilt.

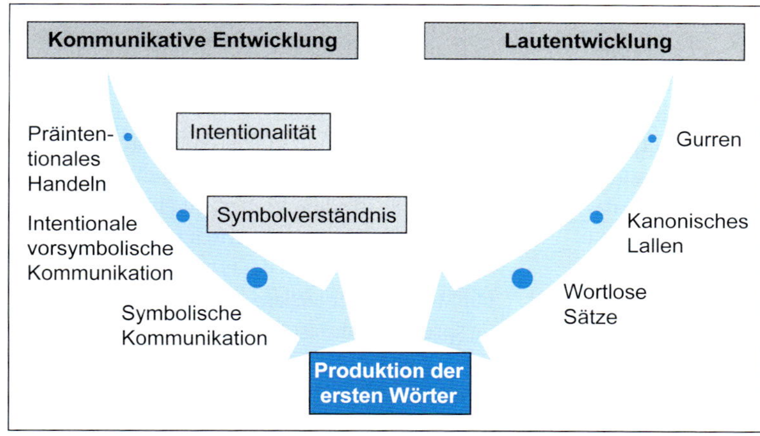

Abb. 4.9 Zwei Entwicklungsstränge führen zu den ersten Wörtern (aus [3]) [L143]

4.4.5 Entwicklungsorientierte Sprachdiagnostik bei Kindern mit einer geistigen Behinderung

Wie lässt sich eine Eingangsdiagnostik so gestalten, dass der sprachliche Entwicklungsstand eines Kindes mit gB aussagekräftig und möglichst zeitökonomisch erfasst werden kann?

Die Herausforderung bei der Eingangsdiagnostik liegt darin, dass das chronologische Alter (CA, Lebensalter) bei Kindern mit einer gB keine Orientierung zur Auswahl geeigneter diagnostischer Verfahren bietet. Auch das mentale Alter (MA) lässt keine sicheren Rückschlüsse zu, über welche sprachlichen Fähigkeiten ein Kind verfügt. In einer Stichprobe von 28 Kindern mit Down-Syndrom zwischen 4;6 und 7;6 Jahren fanden sich sowohl Kinder, die nur wenige Laute produzierten und kaum intentionales Verhalten zeigten, als auch Kinder, die zu längeren Nebensatzkonstruktionen in der Lage waren und nur wenige grammatische Fehler machten [2]. Um auf ein solch breites Spektrum kommunikativer und sprachlicher Fähigkeiten eingestellt zu sein, benötigen Fachpersonen ein entsprechend breitgefächertes Repertoire an diagnostischen Vorgehensweisen und Instrumenten, das sie zudem flexibel anwenden können müssen. Soll das Kind nicht nur in freien Interaktionssituationen beobachtet, sondern auch mit standardisierten Verfahren untersucht werden, ist vorab zu entscheiden, auf welchem Anforderungsniveau mit der Sprachdiagnostik begonnen werden soll: auf der Wortebene oder auf der Satzebene?

Trotz einiger Besonderheiten, die bei Kindern mit einer gB zu beachten sind und die unten in einem „Exkurs" erläutert werden, gelten prinzipiell dieselben Regeln wie für jede (Sprach-)Diagnostik (vgl. [4]):

1. **Jede entwicklungsorientierte (Sprach-) Diagnostik braucht eine theoretische Grundlage.** Nur mit Bezug auf eine Entwicklungstheorie können diagnostische Ergebnisse und Beobachtungen angemessen interpretiert werden. Für Kinder mit einer gB kann man auf bestehende Spracherwerbsmodelle zurückgreifen, da die Ähnlichkeiten mit dem typischen Spracherwerb größer sind als die Unterschiede. Obwohl sie Sprache in der Regel langsamer erwerben und auch die Entwicklungsgeschwindigkeit einzelner Sprachkomponenten (z. B. Sprachverständnis, Lautbildung und Satzproduktion) stärker variieren kann, scheinen die Erwerbsprozesse und Entwicklungsmeilensteine bei Kindern mit Beeinträchtigungen nicht grundsätzlich vom typischen Verlauf abzuweichen.
2. **Jede Diagnostik muss diagnostischen Standards entsprechen.** Das bedeutet, dass alle Kinder, auch jene mit gB, ein Recht darauf haben, mit objektiven Verfahren untersucht zu werden, die erwiesenermaßen zuverlässig sind und auch das messen, was sie zu messen vorgeben (und die damit die Gütekriterien der Reliabilität und der Validität erfüllen) [13].
3. **Jede Diagnostik muss darauf abzielen, das individuelle Entwicklungsprofil der kindlichen Stärken und Schwächen möglichst umfassend und präzise zu beschreiben.** Die Diagnostik erfolgt auf Basis des sprachwissenschaftlichen und entwicklungspsychologischen Fachwissens über die störungstypischen Stärken und Schwächen. Dazu werden aus der Anamnese und aus Vorbefunden alle interdisziplinär verfügbaren Informationen zusammengetragen. Auch die nichtsprachlichen, aber sprachrelevanten Fähigkeiten sind hierbei zu beachten. Zudem sind die Möglichkeiten und Belastungsgrenzen des Umfelds (Familie, Kindergarten, Schule) zu analysieren [12]. So entsteht ein individuelles Profil der Problembereiche, aber auch der Stärken, Interessen und besonderen Fähigkeiten des Kindes, die für die Therapie genutzt werden können.

Standardisierte Sprachtests bei Kindern mit einer geistigen Behinderung

Für die Anamnese und die Beobachtung von Kommunikation und Spontansprache in freien Spiel- und Interaktionssituationen sind keine besonderen Anpassungen bei Kindern mit einer gB erforderlich. Anders verhält es sich beim Einsatz von standardisierten Sprachtests. Diese zählen inzwischen zu Recht zum State-of-the-Art in der Sprachdiagnostik, da sie eine hohe Objektivität und gute Vergleichbarkeit gewährleisten. Zudem kann das Sprachverständnis von Kindern nur mit Tests zuverlässig erfasst werden [7]. Bei Kindern mit einer gB wurde lange Zeit jedoch auf Testverfahren verzichtet, weil man sie für nicht testbar hielt. Diese Auffassung wurde revidiert, und inzwischen werden Aufgaben aus standardisierten Sprachtests bei Kindern mit einer gB routinemäßig eingesetzt, z. B. im Kontext von Unterstützter Kommunikation [16, 27].

Grundsätzlich gilt, dass nur solche standardisierten Testverfahren verwendet werden sollten, die die Gütekriterien der Objektivität, der Reliabilität und der Validität erfüllen (vgl. [19] für eine Erläuterung dieser Kriterien speziell im Bereich der Kinderpsychologie). Im deutschen Sprachraum werden diese Kriterien zwar von einer Reihe von Sprachtests erfüllt, die allerdings nicht alle für den Einsatz bei Kindern mit einer gB geeignet sind. Für Kinder mit einer gB müssen die Aufgaben in Sprachtests maximal kindgerecht sein – mit ansprechend gestaltetem (Bild-)Material und leicht verständlichen Instruktionen. Zudem muss durch verschiedene Schwierigkeitsstufen der Aufgaben ein breites Spektrum an Fähigkeiten abgedeckt werden. Um vor allem die frühen Phasen des Spracherwerbs ausreichend berücksichtigen zu können, müssen die Tests viele „leichte" Aufgaben enthalten. Da auch Schulkinder und Jugendliche mit einer gB meist nicht über die sprachlichen Fähigkeiten normal entwickelter vier- bis fünfjähriger Kinder hinauskommen, bieten Sprachtests, die für das Vorschulalter konzipiert sind, in der Regel ein passendes Anforderungsniveau.

Exkurs: Besonderheiten bei der Durchführung von standardisierten Tests bei Kindern mit geistigen Behinderung

Ein Testverfahren durchzuführen bedeutet, das standardisierte Vorgehen exakt einzuhalten, also identische Bedingungen für alle Kinder zu schaffen und keinerlei Veränderungen vorzunehmen: Die Instruktionen müssen wörtlich vorgesprochen werden, und man darf nur das vorgegebene Material verwenden. Trotz dieser Vorgaben darf die Situation für das Kind nicht künstlich wirken. Je jünger das Kind bzw. je niedriger sein Entwicklungsstand ist, umso spielerischer, natürlicher und lebendiger muss die Interaktion sein. Das setzt voraus, dass günstige Rahmenbedingungen geschaffen werden und das Setting entsprechend vorbereitet ist. Außerdem muss die untersuchende Person so gut mit dem Testverfahren vertraut sein, dass sie sich in der Testsituation ganz auf das Kind konzentrieren kann. Vorgegebene Instruktionen klingen z. B. bei erfahrenen TestleiterInnen, als kämen sie ihnen gerade in den Sinn (vgl. [14] mit konkreten Hinweisen zu psychologischen Testungen bei Kindern).

Wenn ein standardisiertes Verfahren bei Kindern mit einer gB eingesetzt wird, zeigt die Erfahrung, sieht man sich häufig gezwungen, die Standardisierung in der einen oder anderen Weise zu verletzen: Viele Kinder mit einer gB sind durch ihre eingeschränkte Konzentrationsfähigkeit leicht ablenkbar oder können verbal vorgegebenen Anweisungen nicht unmittelbar folgen. So ist es bei Kindern mit einer gB mitunter unerlässlich, von den strengen Vorgaben abzuweichen. Damit werden die Testergebnisse jedoch nicht prinzipiell unbrauchbar, denn nicht jede Änderung an den Vorgaben wirkt sich gleichermaßen aus. Hier stellt sich die Frage, welche Abweichungen von den Standardisierungsbedingungen vergleichsweise unproblematisch sind und welche das Ergebnis grundsätzlich verfälschen. Ein entscheidendes Kriterium ist, ob die Schwierigkeit einer Aufgabe durch eine Abweichung von der Instruktion oder von der Durchführung beeinflusst wird. Zwei Beispiele sollen das verdeutlichen:

- Wenn ein Kind einen Satz nachsprechen soll, ist es unerheblich, ob es am Tisch oder auf dem Fußboden sitzt. Die Aufgabe würde jedoch deutlich erleichtert, wenn man ihm den Satz ein zweites Mal vorsprechen würde; dies wäre somit ein unzulässiger Verstoß gegen die Standardisierungsbedingungen.
- Wenn allgemeine Testinstruktionen („Ich sage dir etwas, und du sollst es genauso nachsagen!") langsamer vorgesprochen werden, um der generell verlangsamten Verarbeitungsgeschwindigkeit des Kindes entgegenzukommen, ist das unproblematisch. Wenn aber der Zielsatz, der nachgesprochen werden soll, langsamer vorgesprochen wird, verändert sich dadurch die Schwierigkeit der Aufgabe. Eine solche Abweichung von der festgelegten Vorgabegeschwindigkeit ist nicht erlaubt.

Zusammenfassend lässt sich festhalten, dass es relativ unproblematisch und sogar sinnvoll ist, Kindern mit einer gB insgesamt mehr Zeit zum Agieren und Reagieren zu geben als üblich – allerdings nur bei Aufgaben ohne Zeitbegrenzung. Außerdem darf man allgemein motivierende Aufforderungen und Nachfragen (z. B. „Na, probier ruhig mal!", „Was meinst Du?") ruhig häufiger wiederholen. Oft ist jedoch nicht leicht zu entscheiden, ob eine Veränderung die Standardisierung bedeutsam verletzt oder nicht. Daher sollte man nur, wenn es unbedingt notwendig ist, von den Vorgaben im Testmanual abweichen.

MERKE

Veränderungen der standardisierten Untersuchungsbedingungen sollten nur im Notfall vorgenommen werden! Es dürfen keine Veränderungen sein, durch die sich die Aufgabenschwierigkeit verändert. Alle Abweichungen müssen sorgfältig dokumentiert werden, um sie bei der Interpretation der Ergebnisse angemessen berücksichtigen zu können.

Tab. 4.4 Ablaufschema der Diagnostik

Diagnostische Schritte	Zielsetzung
1. Elterngespräch	Anamnese, Sichtung von Vorbefunden
2. Untersuchungstermin mit dem Kind	Eingangsaufgabe *Produktion I: Wörter* Parallel dazu: Elternfragebogen (Wortschatz) *Kurze Pause* Durchführung der weiteren Testaufgaben (➤ Abb. 4.10)
3. Normorientierte Auswertung der Testprotokolle	Bestimmung des Entwicklungsalters
4. Qualitative Auswertung einzelner Untertests	Analyse der kindlichen Antwortmuster, Fehleranalysen, Ergebnisse der standardisierten Beobachtungen
5. Zusammenfassung der Ergebnisse	vgl. Checkliste (➤ Abb. 4.12)
6. Einordnung des Kindes im Entwicklungsmodell	Bestimmung der erreichten Entwicklungsphase und Zuordnung der relevanten Entwicklungsaufgaben

Der diagnostische Leitfaden nach Aktas

Der im Folgenden erläuterte Leitfaden nach Aktas [2, 3] bietet eine Systematisierungshilfe, um eine möglichst gut auf den vermuteten Entwicklungsstand zugeschnittene Eingangsdiagnostik durchführen zu können. Der Leitfaden enthält einen festen Ablaufplan (➤ Tab. 4.4), der für alle Kinder gilt, sowie Kriterien für die individualisierte Aufgabenauswahl (➤ Abb. 4.10). Das Flussdiagramm für die Aufgabenauswahl wurde ursprünglich anhand einer Stichprobe von 28 Kindern mit Down-Syndrom im Vorschulalter entwickelt [2], hat sich inzwischen jedoch auch bei Kindern mit anderen geistigen Entwicklungsstörungen [17] und älteren Kindern [18] als praktikabel erwiesen.

Durchführung

Gemäß dem Leitfaden werden die beiden Sprachentwicklungstests für zweijährige bzw. drei- bis fünfjährige Kinder (SETK-2 und SETK 3–5 [26, 25]) sowie die Elternfragebögen zur Früherkennung von Risikokindern (ELFRA [11]) eingesetzt[3]. Der Vorteil dieser Verfahren besteht darin, dass sie eng aufeinander abgestimmt sind (➤ Abb. 4.11): Da die Aufgaben ursprünglich für Kinder zwischen 12 Monaten und 5;11 Jahren entwickelt worden sind, lassen sich damit sowohl sprachliche Vorläuferfähigkeiten als auch die Bereiche Sprachverständnis, Sprachproduktion und Gedächtnis für Sprache erfassen. In jedem Bereich steigen die sprachlichen Anforderungen an das Kind langsam an. Außerdem werden für die unterschiedlichen Altersgruppen unterschiedliche Operationalisierungen gewählt. So wird das Sprachverständnis z. B. bei Kleinkindern noch über die Eltern erfasst. Diese sollen im Fragebogen ankreuzen, wie ihr Kind auf

[3] Der Leitfaden ist mit den genannten Verfahren entwickelt und überprüft worden. Prinzipiell sind aber auch andere Verfahren einsetzbar. Erste Studien zeigen, dass der Leitfaden z. B. an die PDSS (Patholinguistische Diagnostik bei Sprachentwicklungsstörungen) von Kauschke und Siegmüller [29] angepasst werden kann [18, 30]. Insgesamt liegt das Anforderungsniveau bei der PDSS allerdings etwas höher als bei den SETKs.

4

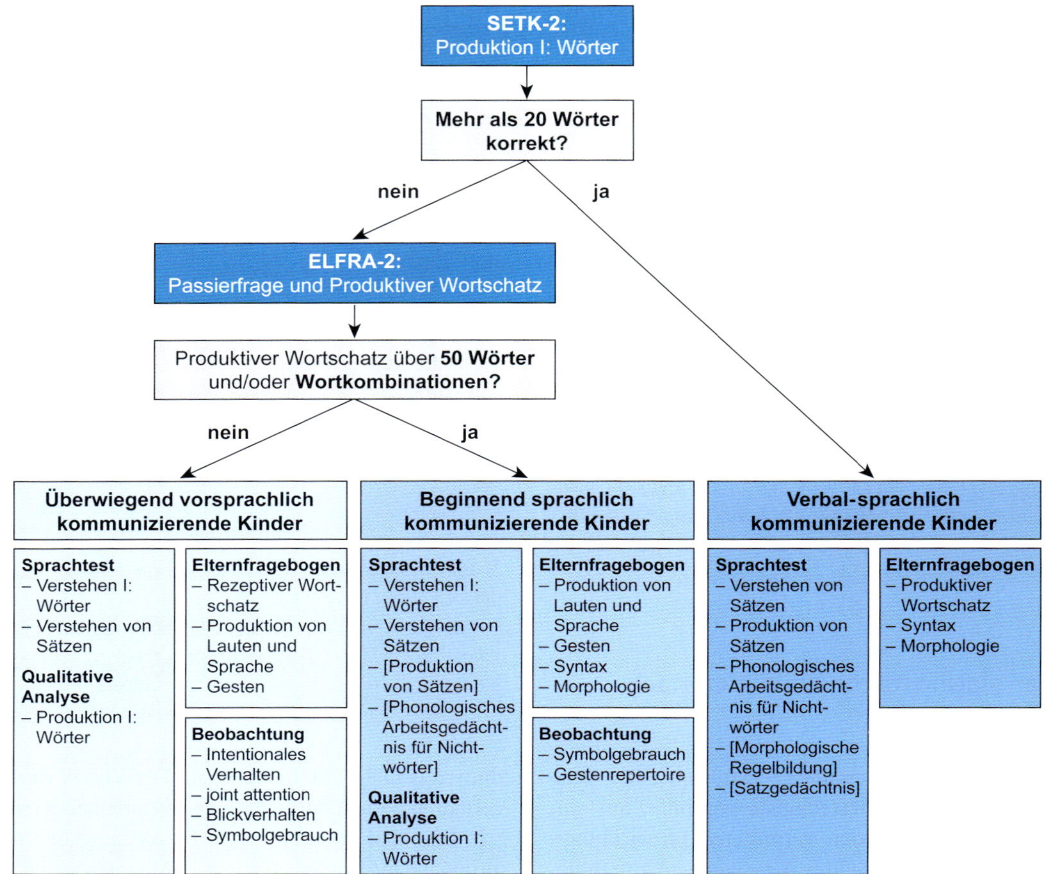

Abb. 4.10 Der diagnostische Leitfaden (aus [3]) [L143]

sprachliche Aufforderungen reagiert und welche Wörter es versteht. Ab zwei Jahren können die Kinder selbst mit einem Wortschatztest untersucht werden, ab drei Jahren wird auch das Verstehen von kurzen, später von komplexeren Sätzen geprüft. Da es z. T. Überschneidungen zwischen den Aufgabensets der unterschiedlichen Altersgruppen gibt, können in einem kombinierten Protokollbogen alle Aufgaben zusammen in eine gemeinsame Schwierigkeitsabfolge gebracht werden (ELFRA-gB und SETK-gB).

Um entscheiden zu können, welche Subtests geeignet sind, in möglichst kurzer Zeit den Sprachentwicklungsstand des einzelnen Kindes zu erfassen, sieht der Leitfaden zunächst für alle Kinder einen Einstiegstest vor. Die Ergebnisse in dieser Aufgabe geben Aufschluss darüber, welche weiteren Untertests bei dem Kind im weiteren Verlauf der Untersuchung durchgeführt werden sollten. Als idealer Einstieg in den diagnostischen Prozess hat sich empirisch der Untertest „Produktion I: Wörter“ aus dem SETK-2, mit dem der produktive Wortschatz eines Kindes überprüft wird, herausgestellt. Die statistische Auswertung der Daten aus der Untersuchungsstichprobe hat ergeben, dass die Punktzahl in diesem Subtest besser noch als das CA oder das MA mit den übrigen sprachlichen Fähigkeiten der Kinder übereinstimmt [2]. Der produktive Wortschatz stellt also in frühen Phasen des Erwerbsprozesses einen guten Marker für den Sprachentwicklungsstand des Kindes dar.

Konkret wird das Kind bei der Aufgabe „Produktion I: Wörter“ aufgefordert, 30 Objekte und Bilder

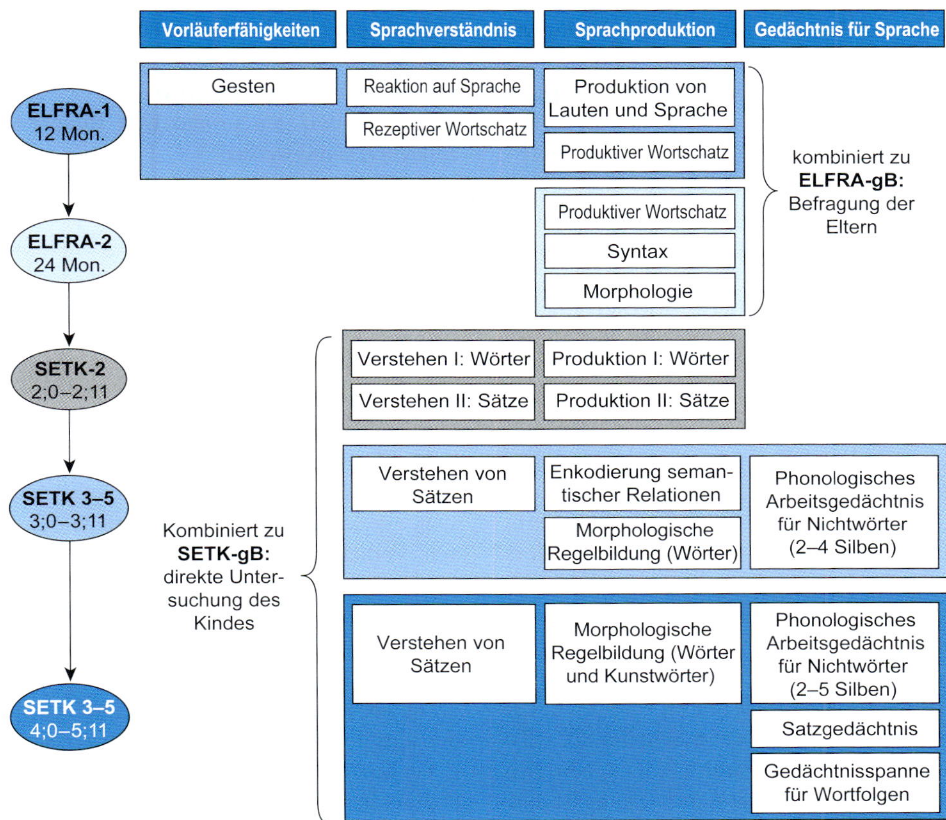

Abb. 4.11 Die im Leitfaden verwendeten Instrumente im Überblick (aus: Maren Aktas: Zum therapiegeleiteten Einsatz standardisierter Sprachtests bei Kindern mit geistiger Behinderung. In: Frühforderung interdisziplinär, Nr. 2/2006. © Ernst Reinhardt GmbH & Co. KG Verlag, München www.reinhardt-verlag.de

zu benennen. Je nachdem, wie das Kind diese Aufgabe meistert, und in Kombination mit den Ergebnissen der Elternbefragung, wird es einer von drei Gruppen zugewiesen:

- Gruppe I: Die *überwiegend vorsprachlich kommunizierenden* Kinder sprechen laut Elternauskunft weniger als 50 Wörter und benennen im Test so gut wie keine Bilder.
- Gruppe II: Die *beginnend sprachlich kommunizierenden* Kinder sprechen laut Elternauskunft mehr als 50 Wörter und erzielen im Test einen Rohwert < 20 Punkten, der etwa dem entspricht, was 2½-jährige typisch entwickelte Kinder zeigen.
- Gruppe III: Die *verbal-sprachlich kommunizierenden* Kinder benennen im Wortschatztest mehr als 20 Objekte korrekt.

Für jede der drei Gruppen lässt sich dann am Leitfaden ablesen, welche sprachlichen bzw. vorsprachlichen Fähigkeiten genauer unter die „diagnostische Lupe“ zu nehmen sind. Zudem enthält der Leitfaden Empfehlungen zu weiteren Aufgaben, mit denen diese Fähigkeiten erfasst werden können. Für jede Gruppe gibt es einen konkreten diagnostischen Fahrplan [3].

Testauswertung und Interpretation

Das Konzept der entwicklungsorientierten Diagnostik ist durch die Kombination einer *quantitativ-normorientierten* mit einer *qualitativ-theoriegeleiteten* Auswertung charakterisiert. Die normorientierte Auswertung erfolgt gemäß den Vorgaben im Testmanual, d.h. jedem Item wird ein Punktwert zuge-

4

wiesen, je nachdem, wie gut das Kind die Aufgabe gelöst hat. Über Umrechnungen können dann Normwerte bzw. das jeweilige Entwicklungsalter ermittelt werden. Bei der qualitativen Auswertung richtet sich das Augenmerk auf die theoriegeleitete, inhaltliche Analyse der verbalen und nonverbalen Äußerungen des Kindes. Hierzu wird die Testsituation im Sinne einer standardisierten Beobachtungssituation betrachtet.

Quantitativ-normorientierte Auswertung: Jedem Testverfahren ist ein Manual beigefügt, in dem die Auswertung erläutert wird. Dazu werden die im Protokollbogen vermerkten Antworten des Kindes in Punkte übertragen. Für jeden Untertest werden die Punkte zur Rohwertsumme addiert und anschließend den Summenwerten entsprechende Normwerte ermittelt. Dafür stehen Normtabellen zur Verfügung, in denen der Summenwert des Kindes mit einer großen Stichprobe gleichaltriger Kinder verglichen werden kann. Übliche Normwerte bei Sprachtests sind z. B. die T-Werte (Mittelwert 50, Standardabweichung 10). Anhand der Normwerte lassen sich die Sprachtestleistungen eines Kindes als unterdurchschnittlich (T < 40), durchschnittlich (T = 40–60) oder überdurchschnittlich (T > 60) bewerten.

Eine solche normorientierte Auswertung ist in jedem Testmanual beschrieben und kann bei Kindern mit einer gB im Prinzip genauso durchgeführt werden. Die Aussagekraft ist in der Regel allerdings begrenzt, da Kinder mit einer gB üblicherweise weit unterdurchschnittlich für ihr Lebensalter abschneiden. Aussagekräftiger ist jedoch das ungefähre *sprachliche Entwicklungsalter* des Kindes, das anhand der Testergebnisse folgendermaßen ermittelt werden kann: Statt für einen Rohwert jeweils den Normwert in der für das Kind gültigen Alterstabelle nachzuschlagen, wählt man den umgekehrten Weg. Das heißt, man sucht in allen verfügbaren Tabellen jene Altersbereiche heraus, in denen dieser Rohwert im Normalbereich liegen würde. Das ließe z. B. für ein sechsjähriges Kind mit Down-Syndrom folgende Aussage zu: Seine Ergebnisse in den Aufgaben zum Sprachverständnis entsprechen in etwa dem Niveau von typisch entwickelten 3- bis 3½-jährigen Kindern.

Ein solches sprachliches Entwicklungsalter ist Eltern und anderen Fachleuten gut vermittelbar – und kann das Ausmaß einer Verzögerung verdeutlichen. Anhand des Sprachentwicklungsalters in verschiedenen Subtests können auch Asynchronien im Entwicklungsprofil (z. B. eine Diskrepanz zwischen den rezeptiven und den produktiven Fähigkeiten des Kindes) erkannt werden.

Qualitativ-theoriegeleitete Auswertung: Gewinnbringender für die Planung der Sprachtherapie ist jedoch die qualitative, *theoriegeleitete* Auswertung der Sprachtestergebnisse. Ausgangspunkt ist ebenfalls die standardisierte Testdurchführung. Allerdings werden nun die Reaktionen und die wörtlichen Antworten des Kindes inhaltlich analysiert und die Testsituation gleichzeitig als *standardisierte Beobachtungssituation* genutzt.

Man kann z. B. den Wortschatz- und den Satzproduktionstest (SETK-2) auf Video aufzeichnen, um später gezielt zu analysieren, welche kommunikativen Verhaltensweisen und Lösungsversuche das Kind bei den verschiedenen Anforderungen gezeigt hat. Sehr gut geeignet sind der Einstiegstest „Produktion I: Wörter“ sowie die Bildbeschreibungsaufgabe. Welche Fähigkeiten analysiert werden, hängt davon ab, welche Bereiche laut Leitfaden näher mit der „diagnostischen Lupe“ zu betrachten sind.

Bei Kindern, die noch überwiegend vorsprachlich kommunizieren (Gruppe I), ist es z. B. wichtig zu prüfen, welche Kommunikationsmittel sie verwenden, d. h. ob und wie ein Kind Gesten verwendet, wie es seinen Blick einsetzt und/oder ob es mit Lauten oder Geräuschen kommuniziert. Eine wichtige Frage ist auch, ob das Kind ein intentionales kommunikatives Verhalten zeigt. Wenn ja, gilt es weiter zu beobachten, ob z. B. bereits erste vorsprachliche symbolische Gesten verwendet werden. Alle Fragen zielen darauf ab, das Kind möglichst präzise im theoretischen Rahmenmodell einordnen zu können.

Bei den beginnend sprachlich kommunizierenden Kindern (Gruppe II) leiten folgende Fragen die Analyse: Welche Gesten und welche Wörter verwenden sie? Kombinieren sie Gesten und/oder Wörter? Werden bereits Verben produziert?

Bei allen Kindern, die schon sprachlich kommunizieren (Gruppe III), ist es schließlich wichtig, die Antworten bei allen Aufgaben qualitativ auszuwerten. Untersucht wird beispielsweise, ob ständig wiederkehrende, typische Fehler (z. B. Übergeneralisierungen von Regeln) auftauchen. Oft geben gerade falsche Antworten gute Hinweise auf die Verarbeitungsprozesse der Kinder. Bei genauerer Analyse der verbalen (z. B. bei der Bildbeschreibungsaufgabe) und der nonverbalen Reaktionen eines Kindes bieten sich oft gute Anknüpfungspunkte für die Planung seiner Sprachförderung.

Fallbeispiel 4.1a

Entwicklungsorientierte Sprachdiagnostik

Vincent ist 6;7 Jahre alt, als er zur Sprachentwicklungsdiagnostik vorgestellt wird (➤ Abb. 4.12). Zunächst versteckt er sich hinter der Mutter und möchte sich nicht an den Tisch setzen, doch dann lockt ihn die „Wundertüte", die zum Einstiegstest „Produktion I: Wörter" gehört.

Untersuchung und Anamnese

Ab diesem Zeitpunkt arbeitet er motiviert mit. Vincents Mutter füllt zeitgleich die Wortschatzliste des ELFRA („Produktiver Wortschatz") aus. Nach dem Einstiegstest wird zur Auswertung eine kurze Pause eingeschoben. Die Ergebnisse zeigen, dass Vincent der Gruppe II (beginnend sprachlich kommunizierende Kinder) zuzuordnen ist (18 Punkte im Sprachtest, 55 produzierte Wörter laut Elternauskunft). Aus diesem Grund werden anschließend Aufgaben zum Wortverständnis und zum Satzverstehen (aus SETK-2 und SETK-3) sowie zur Bildbeschreibung („Produktion II: Sätze" aus dem SETK-2) mit Vincent durchgeführt. Seine Mutter füllt parallel dazu die Fragebogenskalen „Rezeptiver Wortschatz", „Produktion von Lauten und Sprache" und „Gesten" (ELFRA-1) sowie „Syntax" und „Morphologie" (ELFRA-2) aus. Die Testaufgaben dauern ca. 20 Minuten. Während Vincent danach mit bereitgelegten Spielsachen spielt, stellt die Untersucherin der Mutter weitere anamnestisch bedeutsame Fragen.

Dabei wird deutlich, dass Vincent seinen Bedürfnissen recht gut Ausdruck verleihen kann, indem er einzelne Wörter mit vorsymbolischen Gesten kombiniert: So sagt er z. B. „Nudeln!" und bringt einen Topf, wenn er Hunger hat.

Oder er sagt „Nemo" und bringt sein Lieblingsbuch, wenn er es sich gemeinsam mit einer Bezugsperson anschauen möchte. Symbolische Gesten verwendet er kaum, Wörter kombiniert er noch nicht. Seine Sprache kann von vertrauten Bezugspersonen recht gut verstanden werden, von Außenstehenden allerdings nicht, da Vincent sehr undeutlich spricht. Über seine Vorlieben berichtet die Mutter, dass Vincent gerne Bücher anschaue und auf dem Klavier klimpere. Mit seinem zwei Jahre älteren Bruder spiele er viel, sie würden gerne herumtoben und sich raufen.

Auswertung

Die normorientierte Auswertung der Test- und Elternfragebogenergebnisse zeigt, dass Vincents Sprachverständnis etwa auf dem Niveau eines typisch entwickelten 3-jährigen, seine produktiven Fähigkeiten demgegenüber auf dem Niveau eines 2- bis 2½-jährigen Kindes liegen. Damit entsprechen sie in etwa seinem mentalen Alter von 2;2 Jahren, das in einem sozialpädiatrischen Zentrum mit dem Intelligenztest SON-R 2½–7 festgestellt worden war. Zur qualitativen theoriegeleiteten Auswertung werden die Wort- und die Satzproduktionsaufgaben reanalysiert. Vincent hat beim Wortschatztest alle Bilder zu benennen versucht, 18 Äußerungen konnten als korrekte Wörter identifiziert werden. Symbolische Gebärden benutzte er nicht. Bei der Bildbeschreibung bildet er, passend zu den Aussagen der Mutter, noch keine Wortkombinationen. Vincent benennt fast durchgängig das Subjekt der Handlung – Baby, V.fel (Vogel), Ball, Pferd, J.nge (Junge), Ase (Katze), Banewanne, Büschher, Hschn (Häschen) – sowie einige Objekte. Verben verwendet er nur sehr vereinzelt und ausschließlich im Infinitiv (tlettern, bauen).

Nimmt man die Ergebnisse zusammen, so ist Vincent in Phase 3 (Phase des impliziten Sprachwissens) des Modells eingetreten. Anstehende Entwicklungsaufgaben sind bei ihm neben der Lautbildung nun vor allem der Ausbau des Wortschatzes und die Anbahnung der Satzbildung. Vincents weitere Behandlung ist im nächsten Abschnitt beschrieben (➤ Kap. 4.4.6, ➤ Fallbeispiel 4.1b)

Anmerkung: Die Lautbildung wird im Konzept der entwicklungsorientierten Sprachdiagnostik und -förderung nur am Rande behandelt. Hier ist eine spezifische fachgerechte Diagnostik vonnöten.

4

Checkliste – Zusammenfassung der Sprachdiagnostik

Name: Vincent, Down-Syndrom (freie Trisomie 21) Alter: 6 Jahre 7 Monate

Geburtsdatum: ______________ Datum: ______________

1. Ergebnisse der Sprachtests (T-Werte)

		2;0–2;5	2;6–2;11	3;0–3;5	3;6–3;11	4;0–4;5	4;6–4;11	5;0–5;11
Verstehen	Wörter		48					
	Sätze	45	38	⧄	⧄	⧄	⧄	⧄
Produktion	Wörter	35	46					
	Sätze	30	34	32	27			
			Morpho	⧄	⧄	⧄	⧄	⧄
Gedächtnis			PGN	⧄	⧄	⧄	⧄	⧄
					SG	⧄	⧄	⧄

T ≥ 40 30 < T < 40 T < 30 ⧄ nicht durchführbar

Kommentar: J. zeigte eine wechselnde Motivation, konnte aber immer wieder zur Mitarbeit bewegt werden
Produktion Wörter Rohwert = 18; bei allen Wörtern lautsprachlicher Antwortversuch,
keine Gebärden, ab und zu unterstützende Zeigegeste, verwaschene Aussprache, häufiges Auslassen von Vokalen und Konsonanten ("Msser, Stuh, Dif")

2. Ergebnisse der Elternfragebögen (kritische Werte)

		Erreichter Wert	Kritischer Wert für … Monate erreicht? (J/N)		
			12 Monate	18 Monate*	24 Monate
Sprach-verständnis	Reaktion auf Sprache	7 +	(17) J	(82) J	⧄
	Rezeptiver Wortschatz	145 = 152			
Gesten		22	(11) J	(22) J	
Sprach-produktion	Produktion von Lauten und Sprache	11 +	(7) J	(21) J	⧄
	Produktiver Wortschatz	55 = 66			(50) J
	Syntax	0	⧄	⧄	(7) N
	Morphologie	0	⧄	⧄	(2) N

* Vergleichswerte aus ELFRA-Konstruktionsstichprobe (vgl. Doil 2002)

Kommentar: Alle kritischen Werte für 18 Monate werden überschritten, im Bereich der Sprachproduktion wurde eben der kritische Wert für den prod. WS erreicht, laut Elternauskunft noch keine Wortkombinationen

Abb. 4.12a Zusammenfassung der Sprachdiagnostik bei Vincent [P230/P231]

3. Weitere therapierelevante Merkmale des Kindes

Sensorische Beeinträchtigungen: häufige Mittelohrentzündungen, Brille

Wahrnehmung: keine Besonderheiten bekannt

Exekutive Funktionen und Aufmerksamkeit: während der Testung wechselhafte Konzentrationsfähigkeit, Lenkung der Aufmerksamkeit auf relevante Aspekte der Aufgabe möglich bei klarerer Anleitung durch die Teamleitung

Lern- und Denkfähigkeiten: Schätzung des MA per SON-R 2 1/2-7:
Handlungsskala: 2;1 Jahre (am besten: Mosaike: 2;10; am schwächsten: Puzzle < 2;0);
Denkskala: 2;2 Jahre
Überprüfung der Gedächtnisleistung noch ausstehend

Sozial-kognitive Fähigkeiten: Analyse des Subtests Produktion I: Wörter – gute Fähigkeit zu Joint Attention, sucht Blickkontakt, initiiert Interaktionen

4. Sprachlicher Entwicklungsstand laut Modell

☐ Phase 1: vorsymbolisches Handeln

☐ Phase 2: implizites Symbolwissen

☒ Phase 3: implizites Sprachwissen – ganz zu Beginn der Phase!

☐ Phase 4: explizites Sprachwissen

5. Aktuelle Entwicklungsaufgaben

☒ Lautbildung

☐ Intentionalität

☐ symbolische Kommunikation

☒ Auf- und Ausbau des Wortschatzes – Nomen, v.a. Verben, Funktionswörter

☒ Ableitung und Anwendung von Sprachregularitäten – Wortkombinationen

6. Sonstige Anmerkungen

Vincent verwendet Nomen, auch als "Einwortsätze", kombiniert sie mit vorsymbolischen Gesten (z.B. Dinge bringen); er liebt Bücher anschauen und auf dem Klavier spielen; er rauft und rangelt gerne mit seinem kleinen Bruder

Abb. 4.12b Zusammenfassung der Sprachdiagnostik bei Vincent [P230/P231]

4.4.6 Entwicklungsorientierte Sprachförderung bei Kindern mit einer geistigen Behinderung

Die Vielfalt und enorme Heterogenität der sprachlichen und nichtsprachlichen kognitiven Entwicklungsprofile bei Kindern mit einer gB erfordert eine hoch individuell gestaltete Sprachförderung. Der zentrale Ausgangspunkt für die Sprachförderung kann also nichts anderes sein, als das über eine sorgfältige entwicklungsorientierte Diagnostik bestimmte individuelle kommunikative und sprachliche Entwicklungsprofil des Kindes. Aber auch die sprachrelevanten kognitiven Fähigkeiten spielen bei der Therapieplanung eine Rolle. Kinder mit schwachen Kurzzeitgedächtnisleistungen, die einmal Gelerntes aber gut behalten können, benötigen z. B. viele Wiederholungen in kurzen Abständen. Ihnen fällt es dann jedoch vergleichsweise leicht, das Gelernte in anderen Situationen anzuwenden. Wenn Kinder eher Probleme bei der langfristigen Speicherung haben, vergessen sie Gelerntes schnell wieder. Bei ihnen müssen erworbene Fähigkeiten immer wieder aufgefrischt und der Transfer explizit geübt werden.

Der Weg von den Ergebnissen der Sprachdiagnostik zur Planung der Sprachförderung erfolgt über drei Schritte:

1. Einordnung des Kindes im Entwicklungsmodell und Ablesen der aktuellen Entwicklungsaufgaben
2. Formulierung der Förderziele auf der Basis des Entwicklungsprofils
3. Für jedes Förderziel: Auswahl geeigneter Methoden

„Optimal ist eine Interventionsmethode dann, wenn sie angepasst ist an die sprachlichen Kompetenzen und an die für den Interventionsprozess relevanten Persönlichkeitsmerkmale des zu fördernden Kindes (wie z. B. Lern- und Denkfähigkeiten, Gedächtnisfähigkeiten, Aufmerksamkeitsressourcen, Temperament)", postuliert Hildegard Doil (2012, S. 89 [10]).

Doch wie stelle ich diese Passung her? Woran orientiere ich mich?

Das entwicklungsorientierte Sprachförderkonzept sieht vor, unterschiedliche theoretische Ansätze und Therapiesettings zu nutzen und verschiedene Methoden im Hinblick auf die sorgfältig abgeleiteten Förderziele zu kombinieren. Um Fördersituationen derart gezielt und bewusst gestalten zu können, ist es notwendig, aus einem gut definierten Methoden-

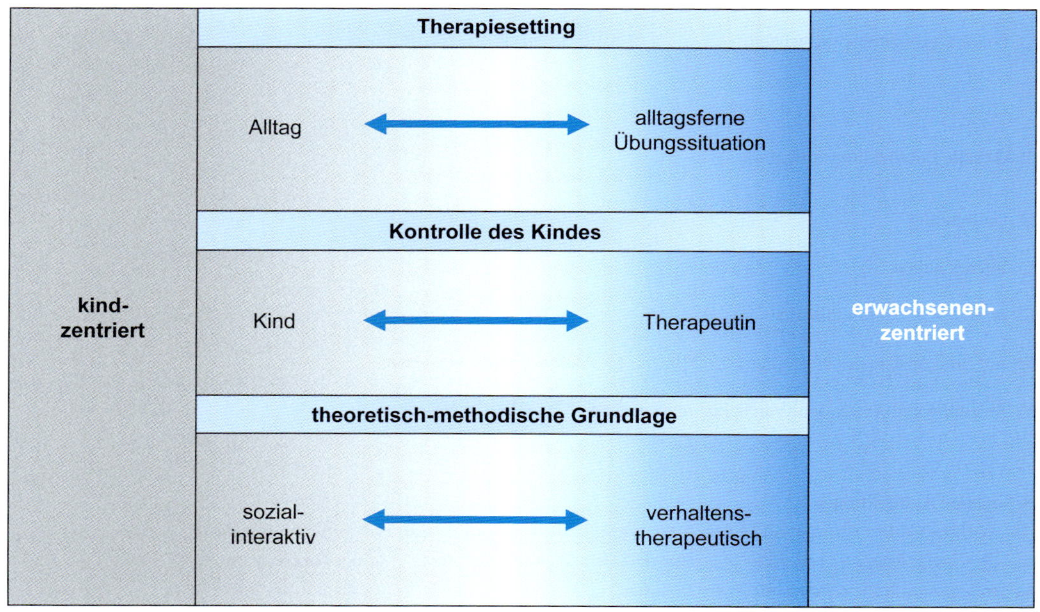

Abb. 4.13 Das Kontinuum der Förderausrichtungen (nach Doil [10]) [L143]

spektrum auszuwählen. Hierfür hat Doil [10] eine Systematisierung unterschiedlicher Ansätze vorgenommen und ein Klassifikationssystem entwickelt, das zwei Förderorientierungen in der sprachtherapeutischen Arbeit beschreibt: In diesem System können Förderangebote auf einem Kontinuum zwischen den beiden Extremen eines stark „kindzentrierten" und eines stark „erwachsenenzentrierten" Vorgehens eingeordnet werden. Förderangebote, die eine Mittelposition einnehmen, bezeichnet sie als „hybrid".

Diese **Förderorientierungen** (➤ Abb. 4.13) unterscheiden sich

- im gewählten Setting (alltagsnahe, naturalistische Settings vs. stark vorstrukturierte Übungssituationen),
- in der Frage, wer in der Interaktion eher die Kontrolle hat (das Kind oder der Erwachsene), und
- in der theoretisch-methodischen Fundierung (interaktionsorientiert vs. verhaltenstherapeutisch).

Bei einer **kindzentrierten** Förderorientierung werden möglichst naturalistische Settings, z. B. dem Kind vertraute Spielsituationen, gewählt. Dem Kind wird die Führung in der Interaktion überlassen, während die Aufgabe der Therapeutin darin besteht, jeweils die Impulse des Kindes aufzugreifen und möglichst (sprach)entwicklungsförderlich darauf zu antworten. Die Prinzipien sind jenen Verhaltensweisen nachempfunden, die sich in natürlichen Eltern-Kind-Interaktionen als entwicklungsförderlich herausgestellt haben (dem Aufmerksamkeitsfokus des Kindes folgen, Sprachlehrstrategien verwenden). Bei einer **erwachsenenzentrierten** Förderorientierung wird die Situation dagegen viel stärker von der Therapeutin kontrolliert. Sie strukturiert die (Übungs-)Situation und lenkt die Interaktion. Diese Förderorientierung basiert in der Regel auf verhaltenstherapeutischen Lernprinzipien, wie Wiederholung und Benutzen von Verstärkern. Die sog. **hybriden Ansätze** nehmen eine Mittelposition ein. Das Setting ist – wie beim kindzentrierten Ansatz – naturalistisch, d. h. an den Interessen des Kindes orientiert und einer natürlichen Eltern-Kind-(Spiel-)Interaktion nachempfunden. Anders als bei der kindzentrierten Orientierung wird die Spielsituation jedoch stärker von der Therapeutin vorstrukturiert, die auch Einfluss auf die Inhalte der Interaktion nimmt. So wählt sie z. B. gezielt Materialien aus, mit denen ein bestimmtes Förderziel besonders gut verfolgt werden kann. Außerdem lässt sie verhaltenstherapeutische Elemente, wie z. B. systematische Wiederholungen und Prompts, in die Interaktion einfließen.

Doil [10] vertritt die Auffassung, dass ein und dasselbe Förderziel mit unterschiedlichen Förderorientierungen verfolgt werden kann. In einer Zusammenschau der Literatur kommt sie zu der Einschätzung, dass bislang wenig empirisch gesicherte Erkenntnisse dazu vorliegen, welche Förderorientierung bei welchem Förderziel am wirksamsten ist. Tendenziell würden kindzentrierte Ansätze eher für Kinder mit einem niedrigen Entwicklungsalter und geringen sprachlichen Fähigkeiten infrage kommen. Um von erwachsenenorientierten, stärker strukturierten Übungssituationen profitieren zu können, müssen die Kinder bereits in der Lage sei, ihre Aufmerksamkeit gut zu fokussieren. Ein weiteres Kriterium für die Wahl der Methode ist zudem, welches Förderziel verfolgt werden soll. So lassen sich spezifische grammatische Strukturen besser in gut strukturierten erwachsenengesteuerten Kontexten erlernen als im freien Spiel. Da sich oft aber nicht schon im Vorhinein bestimmen lässt, von welchem Vorgehen das Kind am besten profitieren wird, schlägt Doil [10] vor, zunächst mehrgleisig zu fahren. Zu Beginn sollte man kindzentrierte, erwachsenenzentrierte sowie hybride Methoden kombinieren, um dann im Verlauf zu sehen, welche Förderorientierung die besten Fortschritte bringt. Wie eine systematische Kombination von Methoden unterschiedlicher Ausrichtung aussehen kann, wird abschließend am Beispiel von Vincent verdeutlicht.

4

Fallbeispiel 4.1b

Entwicklungsorientierte Sprachförderung

Die Ergebnisse der entwicklungsorientierten Diagnostik bei Vincent sind im ➤ Fallbeispiel 4.1a und in einer Checkliste zusammengefasst (➤ Abb. 4.12). Um den Wortschatzausbau und die Satzbildung zu fördern, kommen sowohl Methoden von kindzentrierten als auch erwachsenenzentrierten und hybriden Ansätze zum Einsatz. Im Gespräch mit der Mutter werden folgende Vereinbarungen getroffen: Begonnen wird mit den alltagsrelevanten semantischen Feldern „Schule" und „Alltagsaktivitäten". Da

Vincent Bilderbücher liebt, trifft die Therapeutin eine Vorauswahl von Klapp- und Wimmelbüchern zu diesen Themen. Zudem wird der Stofftier-Fisch „Nemo“ angeschafft, den Vincent besonders liebt. Nemo wird mit Alltags- und Schulgegenständen (Zahnbürste, Kamm, Teller, Schulbus, Tornister, Stift etc.) ausgestattet. Als Belohnung/Verstärker darf Vincent am Ende der Stunde auf dem Klavier „in die Tasten hauen“ oder wahlweise zur Musik der Therapeutin tanzen.

Förderschwerpunkt Wortschatzausbau

Da Vincent bereits eine Reihe von Nomen, aber erst wenige Verben und Funktionswörter kennt, fokussiert die Therapeutin besonders auf diese.

Kindzentriert: Die vorsortierte Bücherkiste steht auf dem Boden, Vincent darf ein Buch auswählen („Bei uns zu Hause“), beginnt darin zu blättern und mit den Klappen zu spielen. Die Therapeutin greift seine fragenden Blicke und Benennversuche auf, ergänzt und wiederholt die Wörter. Wenn es sich ergibt, führt sie Verben ein. (V: „Jnge!“ – Th: „Oh ja, was macht der Junge? Essen! Der Junge isst!“). Gemeinsam erfreuen sie sich an den schönen Bildern.

Hybrid: Nemo und die Alltagsgegenstände liegen auf dem Tisch. Die Therapeutin fragt, was Nemo heute mitgebracht hat. Was macht er damit? (T: „Oh, schau mal. Nemo hat einen *Waschlappen* dabei. Damit kann er sich *waschen.* Willst du Nemo mal *waschen? Waschen,* das ist super! Brrr. Aber kalt!“) Gemeinsam benennen sie die Objekte und die Tätigkeiten. Dann versteckt die Therapeutin die Objekte im Zimmer. Nemo und Vincent suchen sie. Jedes gefundene Objekt und die Tätigkeit werden mehrfach benannt und das Finden wird gebührend bejubelt!

Erwachsenenzentriert: Es wird Bilderlotto mit Gegenständen und Personen aus der Schule gespielt (Schule, Bus, Lehrerin, Busfahrer, Hausmeister, Kinder, Klassenzimmer, Schultüte, Ranzen, Tafel, Kreide, Heft, Stift, Stuhlkreis, Pause, Brotdose). Vincent und die Therapeutin ziehen abwechselnd Bildkarten aus einem Beutel und versprachlichen das Objekt. Wenn Vincent das Objekt korrekt benennt (ungefähre Annäherungen an das Lautbild werden dabei akzeptiert), darf er es auf den zugehörigen Lottokarten suchen und diese Bildkarte ablegen. Gelingt es Vincent nicht auf Anhieb, das Objekt zu benennen, gibt die Therapeutin ihm mit abgestuften Prompts gerade so viel Hilfestellung wie nötig (lautes Vorsprechen des Wortes, flüsterndes Vorsprechen des Wortes, Vorsprechen des Anlauts o. ä.).

Förderschwerpunkt Satzbildung

Kindzentriert. Spontane Äußerungen Vincents werden von der Therapeutin aufgegriffen und erweitert als kurzer Satz zurückgegeben (V: „Mama“ – Th: „Hmm! Die Mama kommt gleich.“ V: „Nemo“ – Th: „Wo ist denn Nemo? Nemo schläft noch.“).

Hybrid: In Erweiterung der Rollenspielsituation führt Vincent verschiedene symbolische Spielhandlungen mit „Nemo“ aus. Dazu werden Alltagsgegenstände ausgewählt, die eine Verwendung einwertiger Verben ermöglichen (Bett, Topf, Brot). Die Therapeutin begleitet Vincents Handlungen sprachlich mit S-V-Sätzen: „Nemo isst“. „Nemo kocht.“ „Nemo trinkt“. „Nemo malt“. „Nemo schläft wieder“ etc.

Erwachsenenzentriert: Vincents Mutter und die Therapeutin fertigen Fotos an, auf denen Vincent oder ein anderes Familienmitglied bei einer Aktivität zu sehen ist (Vincent schläft, Tim schläft, Vincent zieht sich an, Vincent frühstückt, Mama frühstückt, Vincent fährt mit dem Bus, Vincent putzt die Zähne, Tim spielt, Papa kocht, Mama und Vincent lesen etc.). Die Therapeutin gestaltet mit den Fotos ein Suchspiel zum Verstehen von Sätzen: Die Fotos werden an verschiedenen Orten im Raum verteilt. Vincent wird jeweils aufgefordert, das richtige Foto im Raum zu suchen und der Therapeutin zu bringen (Wo ist das Foto „Vincent fährt mit dem Bus“?). Anfänglich gibt die Therapeutin noch Hilfestellungen zum Finden des richtigen Fotos, indem sie die gesuchte Aktivität pantomimisch darstellt; mit wachsendem Sprachverständnis werden diese Prompts ausgeschlichen. Wenn Vincent das richtige Foto bringt, schlagen der Junge und die Therapeutin mit den Händen ein und die Therapeutin ruft „Super!". Dann werden die Rollen getauscht. Vincent verteilt die Bilder und die Therapeutin muss suchen. Die Therapeutin gibt Vincents Aufforderungen dabei per korrektivem Feedback zurück. (V: Jetz du! „Tim schlaf"? – Th: Okay. Wo ist: „Tim schläft"? – Puh. Wo ist das bloß? „Tim schläft". Hier? Nein. „Tim schläft". Ha! Ich hab es!)

Fragen zur Wissensprüfung

1. Welche nichtsprachlichen, aber sprachrelevanten Verarbeitungsfähigkeiten können bei Kindern mit gB beeinträchtigt sein?
2. Worauf müssen Sie bei der Durchführung von Testverfahren bei Kindern mit gB besonders achten?

LITERATUR

1. Aksu F. Neuropädiatrie. Diagnostik und Therapie neurologischer Erkrankungen im Kindes- und Jugendalter. Bremen: UniMed, 2011.
2. Aktas M. Sprachentwicklungsdiagnostik bei Kindern mit Down-Syndrom. Entwicklung eines diagnostischen Leitfadens zum theoriegeleiteten Einsatz standardisierter Verfahren. Dissertation. Universität Bielefeld, 2004.
3. Aktas M (Hrsg.). Entwicklungsorientierte Sprachdiagnostik und -förderung bei Kindern mit geistiger Behinderung. Theorie und Praxis. München: Urban & Fischer, 2012.
4. Aktas M. Entwicklungsorientierte Sprachdiagnostik bei Kindern mit geistiger Behinderung. Spektrum Patholinguistik 2015; 8: 1–19.
5. Bates E. Explaining and interpreting deficits in language development across clinical groups: Where do we go from here? Brain and Language 2004; 88(2): 248–253.
6. Bertrand J, Dang EP. Fetal Alcohol Spectrum Disorders: Review of teratogenicity, diagnosis and treatment issues. In: Hollar D (Ed.), Handbook of Children with Special Health Care Needs (pp. 231–258). New York: Springer, 2012.
7. Buschmann A, Jooss B. Frühdiagnostik bei Sprachverständnisstörungen. Forum Logopädie 2011; 25: 20–27.
8. Costanzo F, Varuzza C, Menghini D, et al. Executive functions in intellectual disabilities: a comparison between Williams syndrome and Down syndrome. Research in Developmental Disabilities 2013; 34(5): 1770–1780.
9. Dilling H, Mombour W, Schmidt MH. Internationale Klassifikation psychischer Störungen. ICD-10, Kapitel V (F). Klinisch-diagnostische Leitlinien. Bern: Huber, 1993.
10. Doil H. Entwicklungsorientierte Sprach- und Kommunikationsförderung. In: Aktas M (Hrsg.), Entwicklungsorientierte Sprachdiagnostik und -förderung bei Kindern mit geistiger Behinderung. Theorie und Praxis (S. 81–115). München: Urban & Fischer, 2012.
11. Grimm H, Doil H. Elternfragebögen zur Früherkennung von Risikokindern. Göttingen: Hogrefe, 2006.
12. Giel B. Sprachtherapeutische Förderung bei Kindern mit Down-Syndrom (SF-KiDS): Miteinander statt nebeneinander. Ein systemisch-lösungsorientierter Ansatz. Spektrum Patholinguistik 2015; 8.
13. Häcker H, Leutner D. Standards für pädagogisches und psychologisches Testen, 1. Aufl. Zeitschrift für differentielle und diagnostische Psychologie 1998; Suppl. 1 (Göttingen: Hogrefe; Bern: Huber [etc.]).
14. Irblich D, Renner G. Wie untersucht man Kinder? In: Irblich D (Hrsg), Diagnostik in der klinischen Kinderpsychologie. Die ersten sieben Lebensjahre (S. 21–32). Göttingen: Hogrefe, 2009.
15. Karmiloff-Smith A. Beyond modularity. A developmental perspective on cognitive science. Learning, development, and conceptual change. Cambridge, Mass: MIT Press, 1996.
16. Liehs A, Marks D. Spezifische Sprachdiagnostik bei UK-Nutzerinnen – Gewusst wie?! LOGOS 2014; 22(3): 208–215.
17. Müller C. Entwicklungsorientierte Diagnostik und Förderung von Kommunikation und Sprache bei minimal verbalen Kindern mit Autismus-Spektrum-Störung. Dissertation. Universität Bielefeld, 2013.
18. Paulousek D. Möglichkeiten der Sprachentwicklungsdiagnostik bei Kindern mit Down-Syndrom. Fallgestützter Vergleich und Erprobung unterschiedlicher Diagnoseverfahren. Unveröffentliche Magisterarbeit. Universität Bielefeld, 2005.
19. Renner G. Testpsychologische Diagnostik bei Kindern. In: Irblich D (Hrsg.), Diagnostik in der klinischen Kinderpsychologie. Die ersten sieben Lebensjahre (S. 73–85). Göttingen: Hogrefe, 2009.
20. Renner G, Mickley M. Intelligenzdiagnostik im Vorschulalter. CHC-theoretisch fundierte Untersuchungsplanung und Cross-battery-assessment. Frühförderung interdisziplinär 2015; 34(2): 67.
21. Rondal JA. Language in mental retardation: Individual and syndromic differences, and neurogenetic variation. Schweizerische Zeitschrift für Psychologie/Revue Suisse de Psychologie 2001; 60(3): 161–178.

22. Sarimski K. Belastung von Müttern von Kindern mit genetisch bedingter Behinderung. Zeitschrift für klinische Psychologie, Psychiatrie und Psychotherapie 1998; 46(3): 233–244.
23. Sarimski K. Mütter mit jungen (schwer) geistig behinderten Kindern: Belastungen, Bewältigungskräfte und Bedürfnisse. Frühförderung interdisziplinär 2010; 29(2): 62–72.
24. Sarimski K. Entwicklungspsychologie genetischer Syndrome. 4. Aufl. Göttingen: Hogrefe, 2014.
25. Grimm H (unter Mitarbeit von Aktas M & Frevert S). Sprachentwicklungstest für drei- bis fünfjährige Kinder. Diagnose von Sprachverarbeitungsfähigkeiten und auditiven Gedächtnisleistungen. Göttingen: Hogrefe, 2001.
26. Grimm H (unter Mitarbeit von Aktas M & Frevert S). Sprachentwicklungstest für zweijährige Kinder (SETK-2). Diagnose rezeptiver und produktiver Sprachverarbeitungsfähigkeiten. Göttingen, Hogrefe, 2000.
27. Suess-Burghard H. Der Sprachtest SETK-2 in der Anwendung bei entwicklungsauffälligen und geistig behinderten Kindern und im Vergleich mit der MFED 2/3. Frühförderung interdisziplinär 2003; 22: 79–85.
28. Ypsilanti A, Grouios G. Linguistic profile of individuals with Down syndrome: comparing the linguistic performance of three developmental disorders. Child Neuropsychology 2008; 14(2): 148–170.
29. Kauschke C, Siegmüller J. Patholinguistische Diagnostik bei Sprachentwicklungsstörungen, 2. Aufl. München: Urban & Fischer in Elsevier, 2010.
30. Eiben L, Zimmer PJ. Sprachentwicklungsdiagnostik bei Kindern mit Down-Syndrom. Eine empirische Überprüfung der Patholinguistischen Diagnostik bei Sprachentwicklungsstörungen unter Anwendung des adaptiven Testens. Bachelorarbeit. Hamburg: Hochschule Fresenius, 2014.

4.5 Diagnostik und Therapie nach Barbara Zollinger

Claudia Herhold

4.5.1 Überblick

Das Entwicklungsprofil nach Zollinger ist ein nichtstandardisiertes Beobachtungsverfahren zur detaillierten Beschreibung von Kindern im Alter von 0–3 Jahren, das aber auch für ältere, stark entwicklungsverzögerte Kinder eingesetzt werden kann [1, 10]. Es eignet sich besonders für Patientengruppen, bei denen man standardisierte Diagnostikverfahren noch nicht gut einsetzen kann, wenn man Vorläuferfähigkeiten für den Spracherwerb (z. B. die Symbolisierungsfähigkeit) und die frühe Sprachfähigkeit untersuchen möchte. Mit dem Profil können die Fähigkeiten des Kindes beschrieben und darauf aufbauend therapeutische Zielsetzungen formuliert werden [1, 10]. Die erste Version erschien 1987 und wurde 1988 in Zusammenarbeit mit Lislott Ruf in die heutige Form gebracht. Vor allem die Beobachtungen im praktisch-gnostischen Bereich sind stark erweitert und differenziert worden [1].

4.5.2 Meilensteine der Sprachentwicklung und Vorläuferfähigkeiten

Wesentliche spracherwerbsbestimmende Prozesse finden schon in den ersten zwei Lebensjahren statt [1–4, 9–10].

Zollinger beschreibt den Spracherwerb als mehrdimensionalen Prozess [1, 2, 4, 9–10], in dem jeder Erwerb einer neuen Fähigkeit von anderen Kompetenzen sowohl unterstützt als auch bedingt wird. Neben den sprachlichen müssen also auch die kognitiven, affektiven und interaktiven Kompetenzen betrachtet werden. Daher ist es wichtig, die motorische, visuelle, auditive, kognitive und sensorische Entwicklung in die Diagnostik mit einzubeziehen [1–4, 9–10].

Zollinger orientiert sich bei der Diagnostik der kognitiven Kompetenzen innerhalb des Spracherwerbs an Piagets Modell [12] der kindlichen Entwicklung, in der sowohl Reifung, aktive Erfahrung und soziale Interaktion als auch das Streben nach Gleichgewicht eine wichtige Rolle spielen [10, 12].

Phasen/Alter	Beschreibung
Sensomotorische Phase (0–2 Jahre)	In den ersten beiden Lebensjahren sammelt ein Kind Erfahrungen mit seinen Sinnesorganen

	und mit seinem Bewegungsapparat. Mit jedem Lebensmonat werden die Bewegungen des Kindes besser, denn es variiert zunehmend und koordiniert verschiedene Möglichkeiten. Die Intelligenz tritt nur in Form von motorischer Aktivität als Reaktion auf sensorische Reizung in Erscheinung.
Prä-operationale Phase (2–7 Jahre)	Das kindliche Denken ist noch voll mit logischen Irrtümern, es wird noch mehr von der Wahrnehmung als von der Logik beherrscht. Das Kind kann sich nun zunehmend komplette Handlungen auf gedanklicher Ebene vorstellen, wenn diese bereits erprobt wurden.
Konkrete Operationen (7–12 Jahre)	Konkrete Denkoperationen werden möglich: Das Kind kann in einer Situation mehrere Dimensionen beachten, z. B. auch Klassen, Serien und Zahlen.
Formale Operationen (ab ca. 12–15 Jahren)	Mit dem Erreichen dieser Phase ist das Individuum in der Lage, Probleme vollständig auf einer hypothetischen Ebene zu lösen. Logische Schlussfolgerungen sind ebenso möglich wie das geistige Variieren von Variablen.

Nach Jean Piaget streben Individuen nach dem Gleichgewicht (Äquilibrium) zwischen Assimilation und Akkommodation [12].

- Assimiliation: Eingliederung neuer Erfahrungen oder Erlebnisse in ein bereits bestehendes Schema
- Akkommodation: Erweiterung bzw. Anpassung eines Schemas (also der kognitiven Strukturen) an eine wahrgenommene Situation, die mit den vorhandenen Schemata nicht bewältigt werden kann

Wichtige spracherwerbsbestimmende und vorsprachliche Prozesse, die betrachtet werden sollten, sind [1–4, 10]:

- Blickkontakt
- Indikative Gesten: natürliche Gestik des Kindes (z. B. Zeigegesten, winke-winke)
- Objektpermanenz: kognitive Fähigkeit zu wissen, dass ein Gegenstand/eine Person auch dann noch existieren, wenn er/sie außerhalb des Wahrnehmungsbereichs ist
- Ursache-Wirkungs-Zusammenhang: Beziehung zwischen Ursache und Wirkung oder „Aktion“ und „Reaktion“
- Triangulierung: Dreiecksbeziehung zwischen der eigenen Person, einem Interaktionspartner und einem Objekt/einer weiteren Person
- Individualisierung/Individuationsprozess: Das Kind entdeckt, dass es keine dyadische Einheit mit der Bezugsperson bildet, sondern dass beide eigenständige Personen sind.
- Dezentrierung (Jean Piaget): Sie stellt einen wesentlichen Schritt in der Überwindung des kindlichen Egozentrismus dar. Das Kind ist nun in der Lage, zwei oder mehr physikalische Dimensionen eines Objekts/Ereignisses wahrzunehmen, zueinander in Beziehung zu setzen und sie auch zu verstehen.
  So kann es z. B. die Größe (Höhe und Umfang) eines Glases berücksichtigen, um einzuschätzen, wie viel Flüssigkeit hineinpasst, was sich im Experiment mit der Umschüttaufgabe demonstrieren lässt.
  Auf der Basis von weniger Wahrnehmungsfehlern kann das Kind dabei geistige Operationen ausführen. Ab dem konkret-operationalen Stadium (7.–12. Lebensjahr) erkennt es das Prinzip der Invarianz (Erhaltung).
- Symbolisierung: Das Kind entdeckt, dass Wörter auf etwas nicht konkret im Raum Vorhandenes verweisen und somit ein Symbol für ein Konzept darstellen.
- Kausalität (Intentionalität) der Sprache: Das Kind entdeckt, dass es durch Sprache etwas bewirken kann. Es versteht auch, dass Bezugspersonen nicht seine Gedanken lesen können und dass es deshalb Sprache als Mittel zum Zweck einsetzen muss.
  Die Intentionalität der Sprache wird durch die Individuation des Kindes vorangetrieben, da es hierbei lernt, dass sich die Gedankenwelt der Bezugsperson und seine eigene Gedankenwelt unterscheiden [1–2, 10].

Wichtig zu bedenken ist laut Zollinger, dass sich nach einem verzögerten Sprachbeginn im späteren Kindesalter oft Sprachentwicklungsstörungen zeigen [3].

4.5.3 Durchführung und Auswertung der Diagnostik

Das Entwicklungsprofil nach Zollinger umfasst eine Zusammenstellung von Fähigkeiten, die das Kind im praktisch-gnostischen, sozial-kommunikativen, symbolischen und sprachlichen Bereich in der vorher genannten Altersspanne erwirbt [1–2, 10]. Zu allen Bereichen kann der Therapeut auch spezielle Beobachtungen ergänzen [1].

Innerhalb des Profils werden verschiedene Items in den Bereichen untersucht, die der für die Entwicklungsphase normalen Entwicklungsstufe mitsamt den Teilaspekten entsprechen [1]. In einer Spielsituation, deren Struktur Zollinger klar beschreibt, wird das Kind nondirektiv mit realen Gegenständen und Spielmaterialien konfrontiert [10]. Das Kind sollte ohne Vorgaben der Erwachsenen mit diesen handeln, sodass der Untersucher einen Überblick über die vorhandenen Kompetenzen bekommt [1, 10]. Wichtig ist, dass bei der Beobachtung der Schwerpunkt darauf liegt, wie das Kind seine Kompetenzen einsetzt [10]. Die Abfolge der Beobachtungskriterien sollte den Interessen des Kindes angepasst werden. Direkte Spielanforderungen werden erst gegeben, wenn das Kind aktiv Kontakt aufnimmt [1]. Konkret bedeutet dies, dass man das Kind zunächst beobachtet. Wenn es sich schwer tut oder kein Interesse zeigt, kann der Therapeut bestimmte Spielzeuge in die Hand nehmen und sie explorieren, um das Interesse des Kindes darauf zu lenken. Dabei sollte er die Handlungen sprachlich begleiten (z. B. „Ach, hier ist ein Stift. Ich schaue ihn mal genau an. Damit kann man malen.“) So wird meist das Interesse des Kindes geweckt und ein Kontakt aufgebaut.

Für die Auswertung des Entwicklungsprofils gibt es einen Anhang mit Erläuterungen und Altersangaben zu den einzelnen Phasen. Es kann sich entweder ein homo- oder ein heterogenes Profil zeigen, wobei die Prognose bei einem homogenen Profil besser ist. Ein heterogenes Profil bedeutet, dass das Kind die Spracherwerbsstörung nicht selbstständig überwinden kann [1, 10].

4.5.4 Therapie

Die Therapie setzt an den Kompetenzen des Kindes an mit dem Ziel, die nächste Phase bzw. den nächsten Meilenstein zu erreichen. Zollinger orientiert sich dabei am Verlauf der Sprachentwicklung, wie sie ihn beschrieben hat [1–4].

Durch die verschiedenen Spielformen (Funktionsspiel, Symbolspiel) soll das Kind die Symbolisierung und Intentionalität der Sprache entdecken. Somit wird das Spiel zum Medium der Therapie (➤ Abb. 4.14).

Wichtig ist aber auch, Handlungen sprachlich zu begleiten, so wie es die intuitive elterliche Didaktik

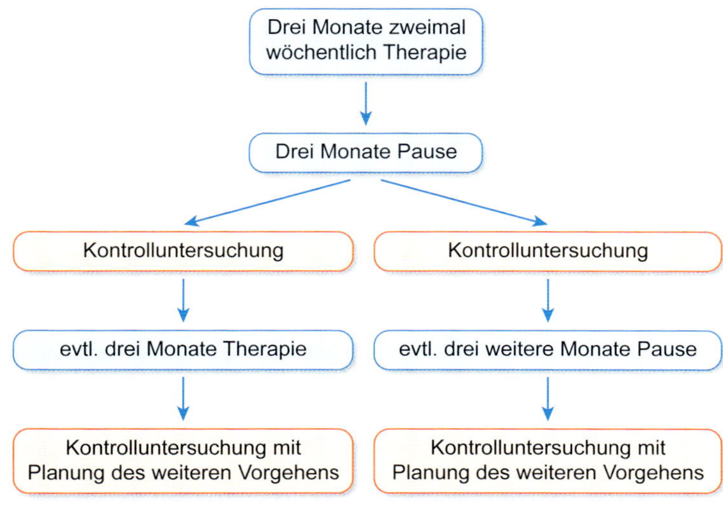

Abb. 4.14 Spielformen (aus [13]) [L231]

Tab. 4.5 Intuitive elterliche Sprachlehrstrategien (aus [13])

Alter des Kindes	Mütterlicher Sprachstil	Hauptmerkmale	Funktionen für den Spracherwerb
Bis ca. 12 Monate	Ammensprache (Baby Talk)	Überzogene Intonationskultur, hoher Tonfall, lange Pausen an Phrasenstrukturgrenzen, einfache Sätze, kindgemäßer Wortschatz	Spracherkennung, zentral: Prosodie und Phonologie
2. Lebensjahr	Stützende Sprache (Scaffolding)	Gemeinsamer Aufmerksamkeitsfokus, Routinen, Formate, Worteinführung	Spracheinführung (Turn-taking), zentral: Wortschatz
Ab 24–27 Monate	Lehrende Sprache (Motherese)	Modellsprache, modellierende Sprachlehrstrategien, Sprachanregung durch Fragen	Sprachanregend und -lehrend, zentral: Grammatik

4

nach Papousek vorsieht [1–5, 8–10]. Das heißt, dass Bezugspersonen und Therapeuten ihre Sprache intuitiv dem Kind anpassen. Eltern setzen in Gesprächssituationen unbewusst intuitive elterliche Sprachlehrstrategien (Motherese) ein, sprechen also aufmerksamkeitszentrierend und den kommunikativen Kompetenzen des Kindes angepasst [1–2, 5–8, 10] (➤ Tab. 4.5):

Wichtig ist die Aufmerksamkeitszentrierung des Kindes durch eine betonte Sprechweise, überdeutliche Mimik/Gestik und dem Sprachniveau des Kindes angepasste Sätze. So können auch die Emotionen des Kindes wahrgenommen und angemessen darauf reagiert werden [11].

Zollinger geht es ganz wesentlich darum, einem Kind **trotz** möglicher Einschränkungen zu helfen, die Welt zu entdecken und sie sich anzueignen [1]. Manchmal können Defizite nicht an die Norm angepasst werden. Eine Therapie ist laut Zollinger immer dann angebracht, wenn das Kind aus eigenen Schritten gemäß seiner Entwicklungsphase nicht mehr an der Erforschung der Welt und der Personen teilnimmt [1]. Die Therapie sollte außerdem in Phasen durchgeführt werden (➤ Abb. 4.15).

Gerade bei Kindern mit Entwicklungsverzögerungen sehen die Bezugspersonen den Therapeuten möglicherweise als Rivalen [1]. Allerdings ist eine gute Beziehung zu den Eltern und zu den Kindern unerlässlich für die (Behandlungs-)Motivation und den Therapieerfolg. Man muss den Bezugspersonen klarmachen, dass man nicht ihre Stelle einnehmen möchte [1].

Wichtig ist auch in der Therapie, mit *Motherese*-Methoden zu arbeiten, um die Aufmerksamkeit des Kindes zu zentrieren und es nicht zu überfordern. Nur so kann seine Motivation zur Entdeckung der Welt und der Intentionalität der Sprache geweckt werden.

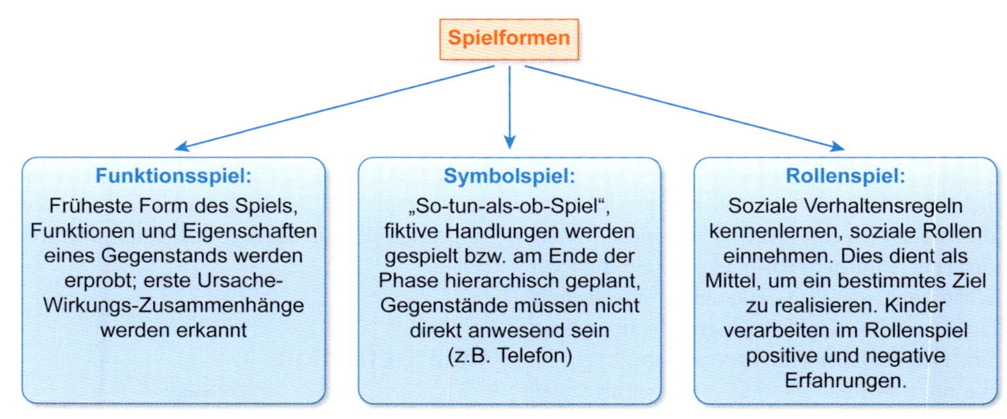

Abb. 4.15 Therapiephasen [L231]

Konkret bedeutet dies, die Interessen des Kindes aufzunehmen und in die therapeutischen Zielsetzungen einzubinden. Das Spiel dient als Medium. Das Interesse des Kindes an der Erforschung der Umwelt wird geweckt, indem der Therapeut als Vorbild fungiert und motiviert Handlungsschritte anbietet. Sprachliches Begleiten der Handlungen hilft, das Interesse und/oder die Aufmerksamkeit des Kindes zu binden.

Manchmal braucht es allerdings viel Zeit, bis kleine Fortschritte sichtbar werden.

Fragen zur Wissensprüfung

1. Für welche Altersgruppe wurde das Entwicklungsprofil entworfen?
2. Kann es auch für andere Altersgruppen angewendet werden? Warum?
3. Welche Meilensteine sollten erreicht werden?
4. Welche Kompetenzen werden als wichtig erachtet?

LITERATUR

1. Zollinger B. Die Entdeckung der Sprache. 8. Aufl. Bern: Haupt Verlag, 2010.
2. Zollinger B. Spracherwerbsstörungen: Grundlagen zur Früherfassung und Frühtherapie. 8. Aufl. Bern: Haupt Verlag, 2008.
3. Zollinger B (Hrsg.). Wenn Kinder die Sprache nicht entdecken. Einblicke in die Praxis der Sprachtherapie. 2. Aufl. Bern: Haupt Verlag, 2002.
4. Zollinger B (Hrsg.). Kinder im Vorschulalter: Erkenntnisse, Beobachtungen und Ideen zur Welt der Drei- bis Siebenjährigen. 3. Aufl. Bern: Haupt Verlag, 2008.
5. Bruner J. Wie das Kind sprechen lernt. Bern: Hans Huber, 2008.
6. Dornes M. Der kompetente Säugling. Frankfurt: Fischer TB, 2001.
7. Largo R. Babyjahre. München: Piper TB, 2005.
8. Papousek M. Vom ersten Schrei zum ersten Wort. Bern: Hans Huber, 1994.
9. Kannengieser S. Sprachentwicklungsstörungen: Grundlagen, Diagnostik und Therapie. 2. Aufl. München: Elsevier, 2012.
10. Böhr M. Das Zollinger-Therapiekonzept als Annäherung an sprachauffällige Kinder. Forum Logopädie 2004; 1 (18): 14–19.
11. Holodynski M. Emotionen – Entwicklung und Regulation. Heidelberg: Springer, 2006.
12. Mönks FJ, Knoers AMP. Lehrbuch der Entwicklungspsychologie. München: Reinhardt, 1996.
13. Grimm H. Störungen der Sprachentwicklung. Göttingen: Hogrefe, 2003.
14. Zollinger B. Die Entdeckung der Sprache. Entwicklungsprozesse, Störungen, Untersuchung, Beurteilung. Pädiatrie up2date 2010; 3: 279–294.

4.6 Aphasie bei Kindern: Erscheinungsbild, Diagnostik und Therapie

Sylvia Costard

4.6.1 Überblick

Kindliche Aphasien sind erworbene Sprachstörungen, die im Rahmen einer Hirnschädigung auftreten, nachdem der Spracherwerb bis zum Zeitpunkt der Hirnschädigung deutlich erkennbar altersgemäß abgelaufen war (➤ Kap. 2.3). Zugrunde liegen kann z. B. ein Schädel-Hirn-Trauma (➤ Kap. 3.11), ein Hirntumor (➤ Kap. 3.10.5), ein Schlaganfall (➤ Kap. 3.10.4), eine Gehirn- oder Hirnhautentzündung (➤ Kap. 3.6), eine Hypoxie oder, wie beim Landau-Kleffner-Syndrom, eine Epilepsie (➤ Kap. 3.9). Demgegenüber bestehen entwicklungsbedingte Sprachstörungen von frühester Kindheit an, und die Abweichung vom altersgemäßen Spracherwerb ist bei gezielter Anforderung an die betroffene(n) sprachsystematische(n) Ebene(n) auch schon früh erkennbar (➤ Kap. 4.2). Im Folgenden werden sprachtherapeutisch relevante Aspekte der Diagnostik, Therapie und Beratung bei kindlichen Aphasien aufgezeigt, die für die o. g. Ätiologien übergreifend gelten.

4.6.2 Definition

Eine „Aphasie“ ist eine Sprachbeeinträchtigung infolge einer Hirnschädigung, die im Jugend- oder Erwachsenenalter – und damit nach bereits abgeschlossenem Spracherwerb – eintritt. Davon abzugrenzen ist der Begriff „kindliche Aphasie" für Sprachbeeinträchtigungen infolge einer Hirnschädigung bei Kindern, deren Spracherwerb noch nicht abgeschlossen ist; er macht den Entwicklungsaspekt deutlich [1].

In Anlehnung an die o. g. Aphasiedefinition wurde der Begriff „kindliche Aphasie" zunächst für Kinder verwendet, die mindestens fünf Jahre alt sind und bei denen der Spracherwerb in weiten Zügen bereits abgeschlossen ist [2]. In neueren Arbeiten wird aber schon ab einem Alter von 24 Monaten von „kindlicher Aphasie" gesprochen, da es ab diesem Zeitpunkt möglich erscheint, zwischen erworbenen und angeborenen Sprachstörungen zu unterscheiden. Als Voraussetzung für die Diagnose einer kindlichen Aphasie gilt dann, dass der Spracherwerb bis zum Zeitpunkt der Hirnschädigung altersgemäß verlief [3]. Ein an der altersgemäßen Sprachentwicklung orientiertes Kriterium für einen erfolgreich begonnenen Spracherwerb bei sehr jungen Kindern könnte sein, dass sie prämorbid spätestens mit 24 Monaten die 50-Wörter-Grenze erreichten, dass ihr Lexikon neben Nomen auch erste Verben und Funktionswörter enthielt und dass sie bereits erste Wortkombinationen produzierten. Wenn dies nicht der Fall war, könnte ebenso eine zuvor bereits bestandene SES im Zusammenhang mit Komorbidität oder USES ursächlich für die Sprachauffälligkeit sein (➢ Kap. 2.3.3).

Ab einem Alter von 12 Jahren spricht man nicht mehr von einer „kindlichen Aphasie", sondern von einer „Aphasie" [3]. Zwar ist der mündliche Spracherwerb bereits mit 8 Jahren selbst in Bezug auf spät erworbene Formen wie Genitiv-, Passiv- und seltene Pluralformen in wesentlichen Zügen abgeschlossen, doch bis zum 12. Lebensjahr finden noch enorme Lernfortschritte im Schriftspracherwerb und im Produzieren und Verstehen komplexer mündlicher und schriftlicher Texte sowie von Redewendungen und Sprichwörtern statt. Im Alter von 12 Jahren ist der Spracherwerb dann aber soweit abgeschlossen, dass der Spracherwerbsaspekt bei der Aphasie nicht mehr im Vordergrund steht [3].

4.6.3 Ätiologie

Eine Aphasie tritt nach einer Schädigung der sprachdominanten Hemisphäre auf, bei Rechtshändern meist der linken Hemisphäre. Die Schädigung betrifft das sprachliche Netzwerk, zu dem die an den Sulcus lateralis cerebri (Fissura Sylvii) angrenzenden Bereiche des Frontal-, Temporal- und Parietallappens, die Inselrinde und die Basalganglien gehören [4]. Als klassische Sprachzentren gelten das Broca-Areal im posterioren Anteil des Gyrus frontalis inferior und das Wernicke-Areal im hinteren Bereich des Gyrus temporalis superior [5]. Die Ursache einer Aphasie bei Kindern und Jugendlichen ist in ca. 80 % der Fälle ein Schädel-Hirn-Trauma (SHT) [6]. Bei Kindern wird es häufig durch Stürze, bei Jugendlichen durch Fahrradunfälle, Autounfälle und Sportverletzungen ausgelöst, wobei besonders 15- bis 25-jährige männliche Jugendliche gefährdet sind [7]. Die Folgen reichen von vorübergehenden leichten kognitiven Beeinträchtigungen bis zu dauerhaften Behinderungen oder tödlichen Verletzungen. Bei SHT, Enzephalitis, Meningitis, Hypoxie, Tumor und selten auch Epilepsie wie beim Landau-Kleffner-Syndrom [8–10] ist die Hirnschädigung meist diffus, sodass klare Symptomenkomplexe wie für das Erwachsenenalter beschrieben kaum vorkommen. Selten kann auch ein Schlaganfall die Ursache für eine Aphasie sein, in Deutschland etwa bei rund 300 Kindern pro Jahr, bei Jugendlichen etwas häufiger [11]. Ein Schlaganfall in der linken A. cerebri media kann zu einer linksseitigen fokalen Läsion im Bereich der Inselregion des Sprachnetzwerks führen. Bei älteren Kindern können sich hierbei die für Erwachsene beschriebenen Symptomenkomplexe wie Broca-, Wernicke-, globale und amnestische Aphasie zeigen. Im Vergleich zu Erwachsenen, bei denen eine Aphasie in ca. 80 % der Fälle durch einen Schlaganfall verursacht wird, sind kindliche Aphasien aufgrund von Schlaganfällen, und damit auch Symptomenkomplexe, also sehr selten [4]. Schlaganfälle bei Kindern sind häufig die Folge von Herz-, Hirnarterien-, Stoffwechselerkrankungen oder Infektionen.

4

4.6.4 Erscheinungsbild

Aphasien wirken sich auf alle sprachsystematischen Ebenen aus. Sie betreffen die rezeptive und die expressive Modalität, die mündliche und die schriftliche Sprachverarbeitung. Neben den sprachlichen Einschränkungen können neurologische Begleitstörungen wie Hemiplegie, Epilepsie, Dysarthrie, Sprechapraxie, Gesichtsfeldeinschränkungen und neuropsychologische Begleitstörungen wie schnelle Ermüdbarkeit, Aufmerksamkeits-/Konzentrationsstörungen und eingeschränkte Merkfähigkeit vorliegen. Verhaltensauffälligkeiten wie Aggression, Niedergeschlagenheit oder Rückzug können zum einen auf Probleme durch die plötzlich eingeschränkte Kommunikationsfähigkeit zurückgeführt werden, zum anderen aber auch eine direkte Folge der Hirnschädigung sein.

Das genaue Erscheinungsbild und der Verlauf bzw. die Rückbildung einer Aphasie hängen u. a. vom Alter des Kindes zum Zeitpunkt des Ereignisses, von der Ursache und vom Schweregrad der Hirnschädigung ab. Dabei spielen zerebrale (Re-) Organisationsprozesse eine entscheidende Rolle.

(Re-)Organisation sprachlicher Funktionen im Gehirn

Bei 96 % der Menschen ist die linke Hemisphäre sprachdominant, bei Rechtshändern ist das nahezu immer, bei Linkshändern zu rund 60 % der Fall [12]. Obwohl auch die rechte Hemisphäre bis zu einem gewissen Grad zur Sprachverarbeitung fähig ist, ist sie bei sprachgesunden Erwachsenen nur in geringem Maße an der Sprachverarbeitung beteiligt. Vermutlich werden bilateral angelegte Sprachfunktionen im gesunden Gehirn durch die linke Hemisphäre aktiv unterdrückt. Dies gilt z. B. für die Aktivierung der bilateral repräsentierten Wortbedeutungen. Sublexikalische Einheiten wie Phoneme sind nur im Wortformlexikon der linken Hemisphäre kodiert. Da die Wortformen in der rechten Hemisphäre eher holistisch repräsentiert sind, ist ein analytischer Zugriff auf Phoneme über die rechte Hemisphäre nicht möglich [13]. Allerdings scheint der rechte Temporallappen zentral am Verstehen des Sinnzusammenhangs von Texten beteiligt zu sein [13].

Die klare linkshemisphärische Dominanz für Sprache besteht allerdings nicht von Geburt an. So ist die Sprache im Verlauf der Hirnreifung zunächst bilateral angelegt: Kontralateral zu den linkshemisphärischen Sprachareal en sind in den entsprechenden Bereichen der rechten Hemisphäre basale, vermutlich eher ganzheitliche Sprachfunktionen repräsentiert [14]. Die linke Hemisphäre übernimmt aber sehr früh die sprachliche Verarbeitung, denn bereits bei 1,5 Monate alten Kindern zeigt sich eine deutliche linkshemisphärische Lateralisation für Sprache [15], die sich im Laufe der Kindheit immer weiter ausprägt, bis schließlich die im Erwachsenenalter beschriebene klare Dominanz der linken Hemisphäre besteht.

Nach einer Hirnschädigung können die geschädigten Areale ihre Funktionen beibehalten, oder es kommt zu kompensatorischen Reorganisationsprozessen, damit diese Funktionen, zumindest bis zu einem gewissen Grad, von anderen Bereichen übernommen werden, die hierfür ursprünglich nicht vorgesehen waren. Diese Fähigkeit des ZNS, durch Reorganisationsprozesse dynamisch auf neue Anforderungen und Veränderungen zu reagieren, bezeichnet man als „Plastizität des Gehirns“, wobei zwischen „neuronaler Plastizität“, die zelluläre, neurochemische und neuroanatomische Prozesse umfasst, und „funktionaler Plastizität“ im Sinne der Veränderung oder Verbesserung von Funktionen unterschieden wird [16]. Veränderte neuronale Aktivitäten bei der Verarbeitung von Sprache führen entweder zu einer Zunahme der Aktivität in der Umgebung des Läsionsorts innerhalb der linken Hemisphäre, also zu einer intrahemisphärischen Reorganisation, und/oder zu einer stärkeren Beteiligung homologer Regionen der rechten Hemisphäre, also zu einer interhemisphärischen Reorganisation [17, 18].

Interhemisphärische Reorganisationsprozesse werden bei unilateralen Hirnschädigungen während der Kindheit beschrieben, z. B. nach einer Hemisphärektomie zur Verminderung epileptischer Anfälle. Sie gehen häufig mit einer verminderten Sprachfunktion einher [19]. Dass die rechte Hemisphäre zumindest über einige sprachliche Fähigkeiten verfügt, zeigen einige Studien bei Kindern mit Epilepsie [20, 21] bzw. nach einem Schlaganfall [15, 22].

Intrahemisphärische Reorganisationsprozesse finden sich meist, wenn nach unilateralen fokalen Läsionen neben dem zerstörten Gewebe noch gesundes Gewebe vorhanden ist, das die Funktionen der geschädigten Areale übernehmen kann. Dann kann der weitere Spracherwerb recht erfolgreich verlaufen. Dies ist insbesondere bei frühen postnatalen Hirnschädigungen durch Dysplasien, Schlaganfälle und Tumoren der Fall [15, 23].

Eine Reihe von Studien legt also die Vermutung nahe, dass komplexe Sprache tatsächlich nur in der linken Hemisphäre effektiv verarbeitet werden kann. Obwohl es nach einer linkshemisphärischen Schädigung zu einer kompensatorischen Aktivierung der basalen Sprachfunktionen durch die rechte Hemisphäre kommen kann, ist eine effektive Verarbeitung von Sprache erst wieder nach der Funktionsübernahme durch die hochspezialisierten sprachlichen Funktionen der linken Hemisphäre möglich. Demnach ist die Reorganisation der linken Hemisphäre für die Rückbildung von Aphasien von entscheidender Bedeutung [24]. So zeigte sich in einigen Studien im ersten Jahr nach dem Ereignis zwar eine erhöhte Aktivität in der rechten Hemisphäre, die sich danach aber kontinuierlich in die linke Hemisphäre verlagerte [17]. Das heißt, die allmähliche Rückgewinnung sprachlicher Fähigkeiten geht mit einer stärkeren linkshemisphärischen Lateralisierung einher [24]. Mit zunehmenden Fortschritten in der Therapie nimmt die Beteiligung der rechten Heimsphäre an Sprachaufgaben immer weiter ab [25].

Auswirkungen auf sprachliche Fähigkeiten

Mündliche Sprache. Initial kommt es bei Aphasie häufig zu einem hirnorganisch bedingten Mutismus mit völligem Fehlen expressiver Sprache aufgrund einer schweren Sprachantriebsstörung, einer sprechmotorischen Störung oder einer schweren aphasischen Störung [26]. Im weiteren Verlauf geht der Mutismus meist zurück. Nun lassen die verbalen Äußerungen expressive und rezeptive Wortschatz- und Grammatikprobleme, phonologische Entstellungen von Wörtern sowie eine verlangsamte Verarbeitungsgeschwindigkeit erkennen. Gestik und Mimik sind häufig gut erhalten. In der Akutphase (ca. 2–6 Wochen nach dem Ereignis) und in der frühen Postakutphase (1–4 Monate nach dem Ereignis) setzt durch die Reorganisationsprozesse im Gehirn eine Spontanremission ein, also eine Verbesserung, die sich auch ohne Behandlung einstellen kann, aber durch die Therapie noch deutlich unterstützt wird. Bei länger bestehender Störung spricht man spätestens nach einem Jahr von einer chronischen Aphasie [27]. Auch hier können mit einer intensiven Therapie häufig noch deutliche Verbesserungen erzielt werden. Es können deutliche sprachliche Beeinträchtigungen auf allen sprachsystematischen Ebenen zurückbleiben, aber auch sehr milde Formen sind möglich. Aber auch wenn sich die Sprachverständnisstörung im weiteren Verlauf gut zurückbildet, was häufig der Fall ist [1], kann sie in Situationen erhöhter Anforderung wieder sichtbar werden. Bei milden Formen bleibt das gesamte Ausmaß der Verständnisprobleme dann im Familienalltag und in der Schule mitunter verborgen. Da die betroffenen Kinder sich viele Informationen aus Schlüsselwörtern und aus dem Kontext erschließen können, werden ihre Fähigkeiten von Familienangehörigen und Lehrern häufig überschätzt. Im weiteren Verlauf können diese Kinder im Alltag schließlich völlig unauffällig erscheinen.

Schriftsprache. Als Langzeitfolge kindlicher Aphasien kommt es sehr häufig zu Problemen im schriftsprachlichen Bereich, und zwar unabhängig davon, ob der Schriftspracherwerb zum Zeitpunkt der Hirnschädigung bereits eingesetzt hatte oder nicht [28–30], und selbst dann, wenn in der mündlichen Sprache bei alltäglichen Anforderungen keine Auffälligkeiten mehr erkennbar sind [30–32]. Womöglich werden für die Rückbildung der mündlichen Sprache Hirnareale genutzt, die bei unbeeinträchtigter Entwicklung für den Lese- und Rechtschreiberwerb vorgesehen waren [33].

4.6.5 Anamnese

Die Anamnese wird wie bei Kindern mit Sprachentwicklungsstörungen erhoben, jedoch müssen einige zusätzliche Aspekte berücksichtigt werden. So sollte erfragt werden, wie sich das Familienleben durch das Ereignis verändert hat. Anders als bei entwicklungsbedingten Sprachstörungen wird die Familie bei einer Aphasie meist plötzlich und völlig unerwartet mit der Sprachstörung des Kindes konfrontiert, das zuvor einen altersgemäßen Spracherwerb durchlief. Die Eltern wissen häufig noch nicht, ob das Kind wieder vollständig genesen wird, ob es später einmal selbstständig leben kann und ob sie in der Lage sein werden, die unerwarteten Herausforderungen zu meistern [34]. Nicht zuletzt hatten sie vielleicht schon vor der Hirnschädigung bewusst oder unbewusst eine Reihe von Erwartungen und Hoffnungen in das Kind gesetzt, die sie nun zurückschrauben müssen. Dies gilt sowohl für die schulische Laufbahn als auch für Freizeitaktivitäten wie Musik oder Sport [35].

Meist ist die Ursache der Aphasie bekannt. Wenn dies nicht der Fall ist, sollte in der Anamnese gezielt erfragt werden, ob schon zu einem früheren Zeitpunkt der Verdacht auf eine Hirnschädigung bestand, auch wenn der Spracherwerb danach unauffällig erschien. In manchen Fällen wird von den Eltern eine Sprachstörung ohne gezielte Nachfrage nicht mit dem ursächlichen Ereignis in Verbindung gebracht, insbesondere wenn dies schon lange zurückliegt. Gerade Schriftsprachstörungen oder Störungen der expressiven oder rezeptiven Textverarbeitung können Langzeitfolgen einer zunächst als folgenlos angesehenen früheren Hirnschädigung sein.

Die Eltern werden zudem nach dem aktuellen Sprachstand des Kindes auf den einzelnen sprachsystematischen Ebenen vor und unmittelbar nach dem Ereignis gefragt, und auch danach, welche Fortschritte sich in der Sprachentwicklung seit dem Ereignis gezeigt haben. Insbesondere bei einer schweren Form der Aphasie sollte geklärt werden, wie das Kind im Alltag im familiären und schulischen Umfeld kommuniziert und seine Wünsche äußert, ob vorwiegend verbal oder nonverbal, und ob ggf. schon die Verwendung von unterstützter Kommunikation (UK) angedacht ist (➢ Kap. 4.7).

Bei einem Schulkind mit Aphasie muss auch die Schullaufbahn angesprochen werden, insbesondere, ob geplant ist, das Kind auf der Regelschule zu lassen, ob es seine bisherige Klasse weiter besuchen oder zurückgestuft werden soll, ob der Besuch einer Förderschule angedacht oder schon in die Wege geleitet ist. Auch sollte erfragt werden, ob die Schulleistungen des Kindes sich seit dem Ereignis verschlechtert haben, und ob es zunehmend ein Vermeidungsverhalten in Bezug auf die Schule zeigt. Besonders sorgfältig ist nach Problemen beim Lesen oder Schreiben sowie in der mündlichen und schriftlichen Textverarbeitung zu fragen. Es sollte ebenfalls angesprochen werden, ob ein Antrag auf Nachteilsausgleich und Notenschutz gestellt wurde oder angedacht ist.

Da es sich bei einer kindlichen Aphasie um ein seltenes Störungsbild handelt, das dem familiären Umfeld und auch den Lehrern in der Regel unbekannt ist, sollte zudem danach gefragt werden, ob die Familie hierzu zusätzliche Informationen benötigt.

4.6.6 Diagnostik

Ein speziell zur Sprachuntersuchung von Kindern und Jugendlichen mit Aphasie entwickelter Test liegt nicht vor. Die Diagnostik wird mit Sprachentwicklungstests und, je nach Alter, mit Aphasietests für Erwachsene durchgeführt. Insbesondere der Token Test aus dem Aachener Aphasietest (AAT) [36, 37] differenziert in hohem Maße zwischen aphasischen und nicht-aphasischen Patienten. Neuere Normdaten aus dem niederländischen Sprachraum liegen für Kinder von 6 bis 16 Jahren vor [38]. Der AAT ist für Jugendliche ab 14 Jahren einsetzbar.

In der Diagnostik werden alle sprachsystematischen Ebenen mit einer Spontansprachanalyse sowie mit standardisierten Tests rezeptiv und produktiv untersucht (➢ Kap. 4.2, ➢ Kap. 4.4). Bei einem sehr jungen Kind oder einem Kind mit sehr schweren sprachlichen Beeinträchtigungen geht es insbesondere darum, seine präverbale und verbale Kommunikationsfähigkeit einzuschätzen und, wenn lexikalische Einträge vorhanden sind, den Umfang, die Zusammensetzung und die Organisation des expressiven und rezeptiven Wortschatzes zu ermitteln. Ein orientierender Eindruck hierzu kann über einen Elternfragebogen gewonnen werden.

Bei etwas älteren oder leichter beeinträchtigten Kindern sollte nach Möglichkeit neben dem Wortschatz insbesondere das Verständnis grammatischer Strukturen auf Satz- und Textebene überprüft werden, selbst wenn kein Verdacht auf eine Störung in diesem Bereich besteht, daneben natürlich auch die expressiven satz- und textgrammatischen Fähigkeiten und das phonologische Arbeitsgedächtnis. Bei Schulkindern wird darüber hinaus die Lese- und Rechtschreibfähigkeit untersucht, je nach Bedarf von der Laut-Buchstaben-Zuordnung bis hin zur Textebene, sowie ggf. die phonologische Bewusstheit.

4.6.7 Therapie

Die Form der Therapie hängt vom Alter des Kindes, dem Schweregrad der Aphasie und dem individuellen Störungsmuster ab.

Mündliche Sprache. Bei schweren Sprachstörungen, wie sie häufig nach bilateralen Hirnschädigungen vorkommen, steht die Vermittlung von Möglichkeiten, sich im Alltag mitzuteilen, im Vordergrund, z. B. über unterstützte Kommunikation mit körpereigenen Mitteln, Kommunikationstafeln oder elektronische Kommunikationshilfen (➤ Kap. 4.7).

Bei weniger schweren Formen oder im weiteren Verlauf besteht das Therapieziel darin, den prämorbiden sprachlichen Entwicklungsstand wieder zu erreichen und die Spracherwerbsschritte, die durch die Hirnschädigung verpasst wurden, nachzuholen [3]. Die Sprachtherapie ist, wie bei Kindern mit Sprachentwicklungsstörungen, entwicklungsorientiert, d. h. es wird auf allen betroffenen sprachsystematischen Ebenen jeweils die nächste Entwicklungsstufe angestrebt. Wortfindungsstörungen und morphosyntaktische Probleme stehen bei der Therapie häufig im Vordergrund. Ein besonderer Fokus liegt auf der Förderung der Alltagskommunikation in der Familie und mit Gleichaltrigen, der Förderung der verbalen und nonverbalen Kommunikationsfähigkeit, dem Wecken von Sprechfreude, der Stärkung des Selbstvertrauens, aber auch in der Förderung eines angemessenen Umgangs der Familie mit den sprachlichen und neuropsychologischen Einschränkungen [3]. Oft leiden Kinder und Eltern darunter, dass eine Reihe von Fähigkeiten, auf die das Kind prämorbid bereits sicher und leicht zugreifen konnte, in der Therapie mit großer Anstrengung wiedergewonnen werden müssen. Im Beratungsgespräch sollten Wortfindungsprobleme, Einschränkungen im phonologischen Arbeitsgedächtnis und in der Konzentration und Aufmerksamkeit thematisiert werden.

Bei leichten Formen der Aphasie zeigen sich Sprachverarbeitungsprobleme erst bei höheren Anforderungen, häufig nur auf der Textebene, und zwar sowohl rezeptiv als auch expressiv. Um Problemen auf der Textebene entgegenzuwirken, hilft neben einer strukturierten Therapie auch der elterliche Input. So konnte in einer Studie mit 14 Kindern, die prä- oder perinatal eine unilaterale Hirnverletzung erlitten hatten, gezeigt werden, dass fünfjährige Kinder, deren Eltern in ihren Äußerungen häufig über den situativen Kontext hinausgingen, im weiteren Verlauf bessere narrative Fähigkeiten entwickelten als Kinder, deren Eltern im Gespräch stärker in der konkreten Situation blieben. In einem kontextenthobenen Gespräch können die Eltern über das „Hier und Jetzt" hinaus mit ihren Kindern über die Vergangenheit und die Zukunft, über abstrakte Ideen, Vorstellungen u. ä. sprechen. In der Untersuchung zeigte sich, dass hirnverletzte Kinder geringere narrative Fähigkeiten aufwiesen als sprachgesunde Kinder der Kontrollgruppe, während sich die Gruppen in Bezug auf Wortschatz und Syntax nicht unterschieden. Es zeigte sich auch, dass die hirnverletzten Kinder sogar stärker als die Kinder mit altersgemäßer Entwicklung von der kontextenthobenen elterlichen Sprache profitierten [39].

Schriftsprache. Eine Hirnschädigung gilt als hoher Risikofaktor für die Ausbildung einer erworbenen Schriftsprachstörung. Schriftsprachliche Probleme entstehen nicht erst im Schulalter, sondern sind häufig eine Langzeitfolge der Hirnschädigung. In zwei Einzelfallstudien zeigt sich, dass eine spezifische, eng am Störungsmuster des Kindes orientierte Schriftsprachtherapie sehr effektiv ist [40].

Fallbeispiel 4.2

Schriftsprachtherapie – Lesen

Der von Fiori et al. [30] vorgestellte CK erlitt während eines kleinen chirurgischen Eingriffs im Alter von 6;3 Jahren – und damit kurz vor Beginn des Schriftspracherwerbs – einen Schlaganfall im Bereich der linken A. cerebri media, u. a. mit Schädigung des kompletten Gyrus frontalis inferior sowie der anterioren Anteile des Gyrus temporalis superior. Am Ende des ersten Schuljahres im Alter von 8 Jahren zeigten sich vor allem Probleme beim Leseerwerb, der in der Schule traditionell über den Aufbau der segmentalen Route erfolgte. Anders als bei den vielen Kindern mit entwicklungsbedingten Schriftsprachstörungen bestanden bei CK keine Probleme in der phonologischen Bewusstheit. Doch sein phonologisches Arbeitsgedächtnis war so stark eingeschränkt, dass er nicht mehr als drei Phoneme synthetisieren konnte, sodass der Aufbau eines orthografischen Netzwerks nicht möglich war.

Daher wurde in der Schriftsprachtherapie von einem Aufbau der segmentalen Route abgesehen und stattdessen das Lesen kompensatorisch über die lexikalische Route aufgebaut. Zunächst wurde an einem Sichtwortschatz gearbeitet und anschließend anhand des Sichtwortschatzes das Lesen von Silben geübt. Im weiteren Verlauf zeigte sich eine deutliche Steigerung der Leseleistung.

4

Fallbeispiel 4.3

Schriftsprachtherapie – Schreiben

Die von Kohnen et al. [29] beschriebene KM erlitt im Alter von vier Jahren bei einem Autounfall ein SHT, das mit einer kleinen Kontusion im linken Parietallappen und einer rechtshemisphärischen parietalen Subarachnoidalblutung einherging. Im Alter von 9 Jahren hatte KM noch immer einen eingeschränkten expressiven Wortschatz und leichte phonetisch-phonologische Probleme. Ihr rezeptiver Wortschatz und die morpho-syntaktischen Fähigkeiten waren unauffällig. Beim Schreiben von regulären Wörtern und Pseudowörtern waren ihre Leistungen unauffällig, bei irregulären Wörtern jedoch im unterdurchschnittlichen Bereich. Aufgrund einer einseitigen Bevorzugung der segmentalen Route und der Unfähigkeit, die lexikalische Route zu benutzen, wurde bei KM eine Oberflächendysgraphie diagnostiziert. Das phonologische Arbeitsgedächtnis war unbeeinträchtigt. Um das orthografische Lexikon aufzubauen, wurde in der Therapie zwei Wochen lang in 10 Sitzungen das Schreiben von irregulären Wörtern geübt. Die Übung bestand darin, dass KM kurz zuvor gezeigte Wörter aus dem Gedächtnis aufschreiben und laut buchstabieren sollte. Neben einer Verbesserung bei trainierten Wörtern zeigten sich Generalisierungseffekte auf ungeübte Wörter.

Fragen zur Wissensprüfung

1. In welchem Alter spricht man frühestens von einer kindlichen Aphasie?
2. Was ist bei Kindern die häufigste Ursache für eine kindliche Aphasie?
3. Welche Formen der funktionalen (Re-)Organisation nach eine Hirnschädigung sind Ihnen bekannt?
4. An welche neuropsychologischen Begleitstörungen sollte bei der Diagnostik und Therapie von Kindern mit Aphasie gedacht werden?

LITERATUR

1. Van Hout A. Acquired aphasia in children. In: Segalowitz SJ, Rapin I. (eds.), Handbook of Neuropsychology, Vol. 7 (pp. 281–303). Amsterdam: Elsevier, 1992.
2. Leischner A. Aphasien und Sprachentwicklungsstörungen. Klinik und Behandlung. Stuttgart: Thieme, 1987.
3. Möhrle C, Spencer PG. Kinder und Jugendliche mit Aphasie. Forum Logopädie 2007; 6(21): 6–12.
4. Grande M, Huber W. Aphasie. In: Schneider F, Fink G. (Hrsg.), Funktionelle MRT in Psychiatrie und Neurologie (S. 429–442). Heidelberg: Springer, 2007.
5. Amunts K, Heim S, Fink GR. Funktionelle Neuroanatomie der Sprache. In: Schneider F, Fink G. (Hrsg.), Funktionelle MRT in Psychiatrie und Neurologie (S. 310–320). Heidelberg: Springer, 2007.
6. Spencer PG. Kindliche Aphasie. Hintergründe und Praxis. Not 2006; 3: 24–26.
7. Thurman DJ. The Epidemiology of Traumatic Brain Injury in Children and Youths: a Review of Research since 1990. Journal of Child Neurology 2016; 31(1): 20–27.
8. Deonna T, Roulet-Perez E. Early-onset acquired epileptic aphasia (Landau-Kleffner Syndrome, LKS) and regressive autistic disorders with epileptic EEG abnormalities: the continuing debate: Brain Development 2010; 32(9): 746–752.

9. Pullens P, Pullens W, Blau V, Sorger B, Jansma BM, Goebel R. Evidence for normal letter-sound-integration, but altered language pathways in a case of recovered Landau-Kleffner Syndrome. Brain & Cognition 2015; 99: 32–45.
10. Stefanotos G. Changing perspectives on Landau-Kleffner syndrome. Clincial Neuropsychologist 2011; 25(6): 963–988.
11. Hofmann Stocker E. Zum Arbeiten mit ausbildungsbezogenen Texten in der Aphasietherapie. Teil 1: Textverstehen und sprachliches Lernen bei Aphasie. Aphasie und verwandte Gebiete 1990; 3(3): 22–39.
12. Hartje W. Funktionelle Asymmetrie der Großhirnhemisphären. In: Hartje W., Poeck K. (Hrsg.), Klinische Neuropsychologie (S. 67–92). Thieme: Stuttgart, 2002.
13. Vigneau M, Beaucousin V, Hervé PY, et al. What is right-hemisphere contribution to phonological, lexicosemantic, and sentence processing? Insights from a meta-analysis. Neuroimage 2011; 54(1): 577–593.
14. Springer L, Huber W, Schlenck KJ, Schlenck C. Agrammatism: Deficit or compensation? Consequences for aphasia therapy. Neuropsychological Rehabilitation 2000; 10: 279–309.
15. Ilves P, Tomberg T, Kepler J, Laugesaar R, Kaldoja ML, Keper K, Kolk A. Different Plasticity Patterns of Language Function in Children With Perinatal and Childhood Stroke. Journal of Child Neurology 2014; 29(6): 756–764.
16. Anderson V, Spencer-Smith M, Wood A. Do children really recover better? Neurobehavioural plasticity after early brain insult. Brain 2011; 134: 2197–2221.
17. Saur D, Lange R, Baumgaertner A, et al. Dynamics of language reorganization after stroke. Brain 2006; 129: 1371–1384.
18. Thivard L, Hombrouck J, du Montecel S, et al. Productive and perceptive language reorganization in temporal lobe epilepsy. NeuroImage 2005; 24: 841–851.
19. Bulteau C, Grosmaitre C, Save-Pédebos J, et al. Language recovery after left hemispherotomy for Rasmussen encephalitis. Epilepsy & Behavior 2015; 53: 51–57.
20. Datta AN, Oser N, Ramelli GP, et al. BECTS evolving to Landau-Kleffner syndrome and back by subsequent recovery: A longitudinal language reorganization case study using fMRI, source EEG, and neuropsychological testing. Epilepsy & Behavior 2013; 27(1): 107–114.
21. Lillywhite LM, Saling MM, Harvey AS, et al. Neuropsychological and functional MRI studies provide converging evidence of anterior language dysfunction in BECTS. Epilepsia 2009; 50(10): 2276–2284.
22. Szaflarski JP, Allendorfer JB, Byars AW, Vannest J, Dietz A, Hernando KA, Holland SK. Age at stroke determines post-stroke language lateralization. Restor Neurol Neurosci. 2014; 32(6): 733–742.
23. Satz P, Strauss E, Hunter M, et al. Re-examination of the crowding hypothesis: Effects of age of onset. Neuropsychology 1994; 8: 255–262.
24. Elkana O, Frost R, Kramer U, Ben-Bashat D, Hendler T, Schmidt D, Schweiger A. Cerebral reorganization as a function of linguistic recovery in children: An fMRI study. Cortex 2011; 47: 202–216.
25. Richter M, Miltner WHR, Straube T. Association between therapy outcome and right-hemispheric activation in chronic aphasia. Brain 2008; 131: 1391–1401.
26. Huber W, Poeck K, Springer L. Klinik und Rehabilitation der Aphasie. Stuttgart: Thieme, 2006.
27. Kertesz A. Recovery from aphasia. In: Rose FC (ed.), Progress in Aphasiology (pp. 23–39). New York: Raven, 1984.
28. Brousseau G, Buchanan L, Saunders C. An investigation into early acquired dyslexia. Neurocase 2009; 15(2): 126–134.
29. Kohnen S, Nickels L, Coltheart M, Brunsdon R. Predicting generalization in the training of irregular-word spelling: Treating lexical spelling deficits in a child. Cognitive Neuropsychology 2008; 25(3): 343–375.
30. Fiori A, Huber W, Dietrich T, Schnitker R, Shah J, Herpertz-Dahlmann B, Konrad K. Acquired Dyslexia after Stroke in the Prereading Stage. A Singe Case Treatment Study with fMRI. Neurocase 2006; 12(4): 252–262.
31. Pitchford NJ. Spoken language correlates of reading impairments acquired in childhood. Brain and Language 2000; 72: 129–149.
32. Gloning K, Hift E. Beitrag zur Therapie der erworbenen Aphasie bei Kindern im Vorschulalter. In: Peuser G. (Hrsg.), Studien zur Sprachtherapie (S. 235–239). München: Fink, 1979.
33. Martins IO, Ferro JM. Recovery of aphasia in children. Aphasiology 1992; 6: 431–448.
34. Rasch M. Mein Kind hat Aphasie. Selbsthilfegruppen für Eltern zur Unterstützung der Sprachtherapie. Saarbrücken: VDM Verlag Dr. Müller, 2007.
35. Friede S, Kubandt M. Diagnostik der Aphasie bei Kindern und Jugendlichen. Überblick, Möglichkeiten und Grenzen. Forum Logopädie 2011; 6(25): 18–25.
36. Huber W, Poeck K, Weniger D, Willmes K. Der Aachener Aphasietest. Göttingen: Verlag für Psychologie, 1983.
37. Gutbrod K, Michel M. Zur klinischen Validität des Token-Tests bei hirngeschädigten Kindern mit und ohne Aphasie. Diagnostica 1986; 32(2): 118–128.
38. Paquier PF, van Mourik M, van Dongen HR, Catsman-Berrevoets C, Creten WL, van Borsel J. Normative data of 300 Dutch-speaking children on the Token Test. Aphasiology 2009; 23(4): 427–437.
39. Demir ÖE, Rowe ML, Heller G, Goldin-Meadow S, Levine. Vocabulary, syntax, and narrative development in typically developing children and children with early unilateral brain injury: Early parental talk about the there-and-then matters. Dev. Psychol. 2015; 51(2): 161–175.
40. Costard S. Problembereiche und Therapieansätze bei entwicklungsbedingten Schriftsprachstörungen. Sprache Stimme Gehör 2015; 39: 15–18.

4.7 Unterstützte Kommunikation (UK)

Claudia Herhold

Unter Unterstützter Kommunikation (UK) fasst man alternative und/oder ergänzende Kommunikationsformen zusammen, die nicht- oder nur wenig sprechenden Menschen die Möglichkeit geben, mit bekannten und auch fremden Personen in Kontakt treten zu können. Die 1970 in den USA initiierte Unterstützte Kommunikation (engl. „Augmentative and Alternative Communication", AAC) entstand maßgeblich unter dem Einfluss einer Gesetzgebung, die eine weitgehende Integration behinderter Menschen in die Gesellschaft forderte [1, 2]. Ein wichtiger Hintergrund dafür ist, dass Menschen primär über Sprache kommunizieren, Kommunikation und Sprache also unser Leben in der Gesellschaft durchdringen. Menschen, die sich nicht selbstständig äußern können, können somit weder ihre sprachliche und kognitive Kompetenz zeigen noch (gesellschaftlich) partizipieren [1, 3, 6].

Wichtig ist zu bedenken, dass sich die Dialogstruktur bei UK grundlegend von der normalen unterscheidet [8]:

- Der nicht-sprechende Partner verhält sich passiver und initiiert seltener Gespräche.
- Atypisches Rollenverhalten: Der sprechende Partner neigt dazu, „für" den nicht-sprechenden Partner zu sprechen.
- Es kommt zu langen Pausen, die als unangenehm empfunden werden.
- Der sprechende Partner muss Aussagen des nicht-sprechenden immer wieder kokonstruieren, um sicherzustellen, dass sie richtig verstanden werden.

Das heißt, eine nicht-sprechende Person wird nicht aktiv Gespräche initiieren und somit weniger mit der Umwelt in Kontakt treten und sozial partizipieren. Da lange Pausen als unangenehm empfunden werden, spricht meist der sprechende Partner und nimmt dem Betroffenen oftmals die Möglichkeit eines eigenständigen Kommunikationsaufbaus. Das Kokonstruieren der Aussagen des Betroffenen (Wiedergabe in eigenen Worten) ist oftmals zeitintensiv und kann ohne Vorwissen des Gesprächspartners über den Alltag der nicht-sprechenden Person oft zu Missverständnissen führen.

Unterstützte Kommunikation soll die kommunikativen Fähigkeiten von nicht sprechenden Menschen, bei denen sowohl rezeptive als auch expressive Modalitäten betroffen sein können, verbessern [1, 12]. Gerade bei Kindern, die aufgrund ihrer Behinderung oftmals mit veränderten Signalen auf elterliche Kontaktversuche reagieren, kommt es zu Unsicherheiten auf Seiten der Bezugspersonen, da sie die intuitive elterliche Didaktik (➤ Kap. 4.5.4) nicht anwenden können. Hier ist es besonders wichtig, schon frühzeitig alternative Kommunikationsformen einzusetzen und somit die Interaktion zu fördern.

Die Zielgruppe ist inhomogen: Unterstützte Kommunikation kann sowohl bei Kindern als auch Jugendlichen und Erwachsenen ressourcenorientiert zum Einsatz kommen [1, 12, 13]. Dazu gehören auch Personen, die auf zusätzliche Kommunikationsmittel zur selbstständigen Kommunikation angewiesen sind, um ihre Lebensqualität zu verbessern [1, 4, 5, 6]. Die UK kann zeitlich begrenzt (z. B. bei Rekurrensparese nach Operationen) oder dauerhaft (z. B. bei Zerebralparesen) erforderlich sein [1, 12]. Eine Mindestvoraussetzung gibt es nicht [1, 7].

Innerhalb der UK lassen sich drei Hauptgruppen von Kommunikationsformen unterscheiden [1, 12]:

1. Körpereigene Kommunikationsformen (z. B. Gesten, Gebärden)
2. Nicht-elektronische Kommunikationsformen, z. B. motorisch-haptische Systeme (dreidimensionale Objekte) und grafisch-visuelle Systeme (➤ Abb. 4.16)
3. Elektronische Kommunikationsformen (z. B. Taster, Talker)

Das Spektrum reicht von einfachen Kommunikationsformen für Einsteiger bis hin zu komplexen elektronischen Geräten. Das Angebot an elektronischen Formen hat sich ständig verbessert und durch neue Technologien erweitert [1]. Wichtig ist, dass UK multimodal ist, dass also immer mehrere Komponenten gleichwertig genutzt werden [1]. So kann ein Patient mit einer elektronischen Kommunikationshilfe und gleichzeitig mit einer nicht-elektronischen Form (z. B. Kölner Kommunikationsordner) versorgt werden, um auch bei einem Ausfall des elektronischen Geräts eine alternative Kommunikationsmöglichkeit zu haben.

Elektronische Kommunikationshilfen gehören zu den verordnungsfähigen Hilfsmitteln und werden

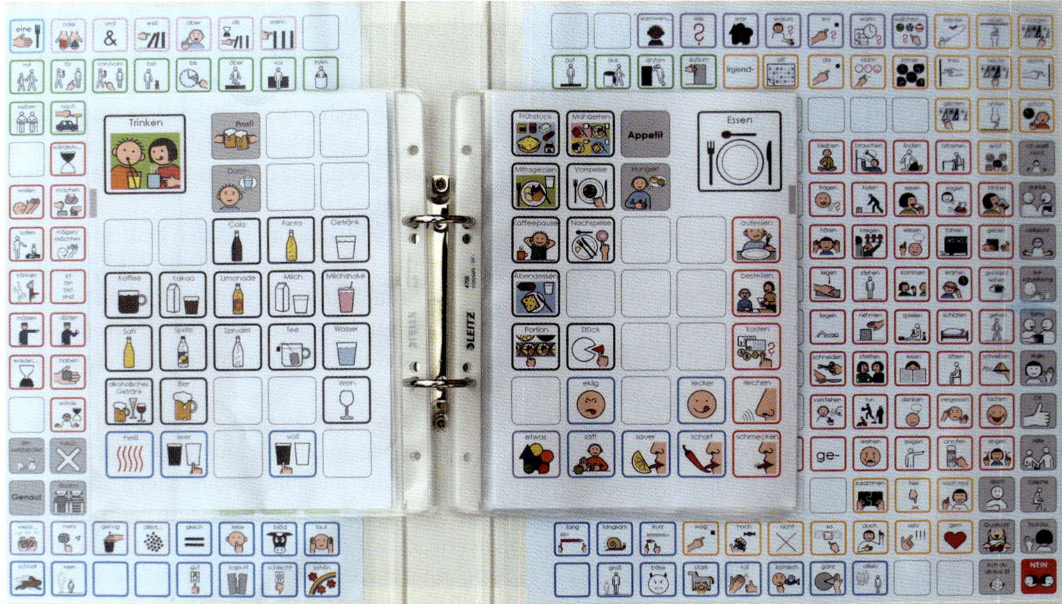

Abb. 4.16 Nicht elektronische Kommunikationsform [T841]

auf der Grundlage verschiedener Sozialgesetzbücher (SGB V §33 und §128, SGB VII §31, SGB XI §40) von den Krankenkassen erstattet [1, 12]. Wichtig ist, dass die privaten Krankenkassen nicht an den gesetzlich vorgeschriebenen Hilfsmittelkatalog gebunden sind [1]. Zur Beantragung einer Kommunikationshilfe werden folgende Dinge benötigt [1, 12]:

- Kostenvoranschlag der entsprechenden Hilfsmittelfirma
- Ärztliche Verordnung mit einer genauen Hilfsmittelbezeichnung
- Sprachtherapeutisches/logopädisches Gutachten
- Evtl. medizinisches und sonderpädagogisches Gutachten

Diagnostik und Therapie im Bereich UK

Es gibt viele verschiedene Diagnostikmaterialien und Untersuchungsmethoden [1, 11]. Ziel der Behandlung ist in jedem Fall, die kommunikativen Fähigkeiten der Betroffenen auszubauen. Bisher gibt es noch kein einheitliches standardisiertes Diagnostikverfahren, da die Zielgruppe so inhomogen ist. Zum Einsatz kommen vorwiegend Fragebögen, die möglichst interdisziplinär ausgefüllt werden sollten. Eine ausführliche Übersicht findet sich in Nonn [1] und Sachse [11].

Folgende Bereiche sollten interdisziplinär in die Datenerhebung einfließen [1, 9, 10]:

- Vorgeschichte/Anamnese
- Diagnostikverfahren, adaptiert an das Patientenalter. Hier können bereits existierende Verfahren (z. B. SETK 3–5) adaptiert und verwendet werden.
- Beratung und Beginn der Arbeit im Kernteam (Bezugspersonen/Eltern, Therapeuten, Ärzte, Erzieher, Lehrer)

Außerdem sind vorhandene Kompetenzen in den Bereichen Motorik, Kognition, Sprache und soziales Umfeld zu überprüfen. Diese Bereiche sind in den Diagnostikverfahren nicht immer enthalten, da jedes Diagnostikverfahren unterschiedliche Schwerpunkte setzt.

Die Therapie wird individuell an die Ergebnisse der Untersuchung angepasst. Ihr Ziel ist, die vorhandenen Kompetenzen zu fördern und auszubauen. Dabei ist jedoch zu beachten, dass sich die Gesprächssituation grundlegend von der normalen unterscheidet. Der Therapeut muss daher zuhören und kokonstruieren können [1]. Das heißt, er muss immer wieder das Gehörte mit eigenen Worten zu-

4

sammenfassen und sich durch Nachfragen rückversichern, ob er es richtig interpretiert. Auch die Rollen unterscheiden sich [1].

Damit es so früh wie möglich zu erfolgreichen Kommunikationserfahrungen kommt, sollten die primären Bezugspersonen einbezogen werden [1]. Für die Eltern ist es wichtig, die (oft veränderten) Signale des Kindes deuten und adäquat darauf reagieren zu können. Der Therapeut hilft ihnen dabei, ihre elterliche Responsivität zurückzuerlangen und einen guten Kontakt mit dem Kind aufzubauen. Die Bezugspersonen sollten die Bereitschaft zur aktiven Mitarbeit in die Therapie einbringen, denn die Kommunikationsstrategien werden auch ihnen vermittelt [1]. Die Interventionen erfolgen multimodal, mit verschiedenen Methoden, um den Erwerb kommunikativer und sprachlicher Fähigkeiten intensiv zu unterstützen. So lernen die Betroffenen, mit einem multimodalen Kommunikationssystem deutlich, zielgerichtet und angenehm zu kommunizieren [1], sie können die Kommunikationsformen in jeder alltäglichen Situation einsetzen und werden auch von Personen, die nicht zum direkten Umfeld gehören, verstanden.

Die Therapie sollte personenzentriert ausgerichtet sein und folgende Punkte beinhalten [1]:

- Alltägliche Ereignisse der Betroffenen stehen im Mittelpunkt.
- Die Kommunikation im sozialen Umfeld und in der Familie ist relevanter als die in der Sprachfördersituation. Somit liegt der Schwerpunkt auf spontanen Interaktionen mit den Bezugspersonen. Kommunikationsanlässe müssen geschaffen werden.
- Im Rahmen der Diagnostik werden auch die Bezugspersonen analysiert, und dementsprechend sind sie in die Therapie einzubeziehen.

Das Kommunikationssystem wird kontinuierlich weiterentwickelt mit dem Ziel, es sinnvoll bei Kommunikationsanlässen einzusetzen und somit gesellschaftlich partizipieren zu können [1].

Fragen zur Wissensprüfung

1. Wie unterscheidet sich die Gesprächssituation der UK von der „normalen“?
2. Was gilt es bei der Abklärung zu beachten?
3. Was gilt es in der Therapie zu beachten?

LITERATUR

1. Nonn K. Unterstützte Kommunikation in der Logopädie. Stuttgart: Thieme, 2011.
2. Braun U. Kleine Einführung in die Unterstützte Kommunikation. In: Braun U. (Hrsg.), Unterstützte Kommunikation. Selbstbestimmtes Leben (S. 3–9). Düsseldorf: ISAAC-Deutschland, 1994.
3. Boenisch J. Kinder ohne Lautsprache. Grundlagen, Entwicklungen und Forschungsergebnisse zur Unterstützten Kommunikation. Karlsruhe: Von Loeper, 2009.
4. Mayer M. Lautsprachunterstützendes Gebärden. Eine Handreichung für die Praxis. Karlsruhe: Von Loeper, 2007.
5. Lage D. Unterstützte Kommunikation und Lebenswelt. Eine kommunikationstheoretische Grundlegung für eine behindertenpädagogische Konzeption. Bad Heilbrunn: Julius Klinkhardt, 2006.
6. Bollmeyer H, et al. (Hrsg.). UK inklusive. Teilhabe durch Unterstützte Kommunikation. Karlsruhe: Von Loeper, 2011.
7. Braun U, Kristen U. Körpereigene Kommunikationsformen. Handbuch der Unterstützten Kommunikation. Karlsruhe: Von Loeper, 2003.
8. Braun U. Besonderheiten der Gesprächssituation. Handbuch der Unterstützten Kommunikation. Karlsruhe: Von Loeper, 2008.
9. Baumgartner S. Kindersprachtherapie. Eine integrative Grundlegung. München: Reinhardt, 2008.
10. Heim M. Ein Interventionsprogramm für nichtsprechende Personen und ihre Kommunikationspartner. Handbuch der Unterstützten Kommunikation. Karlsruhe: Von Loeper, 2005.
11. Sachse S. Interventionsplanung in der Unterstützten Kommunikation. Aufgaben im Kontext der Beratung. Karlsruhe: Von Loeper, 2010.
12. Otto K, Wimmer B. Unterstützte Kommunikation. Ein Ratgeber für Eltern, Angehörige sowie Therapeuten und Pädagogen. 4. Aufl. Idstein: Schulz Kirchner, 2013.
13. Weid-Goldschmidt B: Zielgruppen Unterstützter Kommunikation. Fähigkeiten einschätzen – Unterstützung gestalten. Karlsruhe: Von Loeper, 2013.

4.8 Sprachförderung bei Kindern aus herausfordernden psychosozialen Kontexten

Nina Gawehn

Wenngleich der Erwerb von Sprache biologisch fundiert ist [1], findet er – analog zur allgemeinen kindlichen Entwicklung – im Kontext (sprachlich) anregungsreicher, aber auch anregungsarmer oder sogar hinderlicher psychosozialer Umgebungsbedingungen statt, zunächst im Austausch mit den primären Bezugspersonen, später auch mit anderen Interaktionspartnern. Dabei kann die Wahrscheinlichkeit für abweichende sprachliche Entwicklungsverläufe durch verschiedene Einflussfaktoren erhöht oder vermindert werden.

4.8.1 Risiko- und Schutzfaktoren in der kindlichen Entwicklung

Das entwicklungspsychopathologische Modell [2] benennt personale und umgebungsbezogene Risiko- und Schutzfaktoren für die kindliche Entwicklung. Risikofaktoren werden als krankheitsbegünstigende und entwicklungshemmende Merkmale definiert, von denen potenziell eine Gefährdung der gesunden Entwicklung des Kindes ausgehen kann [3]. Somit können Risikofaktoren die Wahrscheinlichkeit einer Entwicklungsabweichung erhöhen.

Schutzfaktoren können Risikofaktoren entgegenwirken, indem sie z. B. deren (schädlichen) Einfluss mindern oder kompensieren. Risiko- und Schutzfaktoren können als personale (Vulnerabilität oder Resilienz) oder umweltbezogene (Stressoren oder Ressourcen) Faktoren vorliegen.

Risikofaktoren

Die folgende Liste zeigt eine exemplarische Auswahl bedeutsamer Risikofaktoren in der kindlichen Entwicklung (nach Wustmann [4], S. 38–39).

Vulnerabilitätsfaktoren

- Prä-, peri- und postnatale Faktoren (z. B. Frühgeburt, Geburtskomplikationen, niedriges Geburtsgewicht, Ernährungsdefizite, Erkrankungen des Säuglings)
- Neuropsychologische Defizite
- Psychophysiologische Faktoren (z. B. sehr niedriges Aktivitätsniveau)
- Genetische Faktoren (z. B. Chromosomenanomalien)
- Chronische Erkrankungen (z. B. Asthma, Neurodermitis, Krebs, schwere Herzfehler, hirnorganische Schädigungen)
- Schwierige Temperamentsmerkmale, frühes impulsives Verhalten, hohe Ablenkbarkeit
- Unsichere Bindungsorganisation
- Geringe kognitive Fähigkeiten: niedriger Intelligenzquotient, Defizite in der Wahrnehmung und sozial-kognitiven Informationsverarbeitung
- Geringe Fähigkeiten zur Selbstregulation von Anspannung und Entspannung

Risikofaktoren

- Niedriger sozioökonomischer Status, chronische Armut
- Aversives Wohnumfeld (Wohngegenden mit hohem Kriminalitätsanteil)
- Chronische familiäre Disharmonie
- Elterliche Trennung und Scheidung
- Wiederheirat eines Elternteils, häufig wechselnde Partnerschaften der Eltern
- Arbeitslosigkeit der Eltern
- Alkohol-/Drogenmissbrauch der Eltern
- Psychische Störungen oder Erkrankungen eines bzw. beider Elternteile
- Kriminalität der Eltern
- Obdachlosigkeit
- Niedriges Bildungsniveau der Eltern
- Abwesenheit eines Elternteils/alleinerziehender Elternteil
- Erziehungsdefizite/ungünstige Erziehungspraktiken der Eltern (z. B. inkonsequentes, zurückweisendes oder inkonsistentes Erziehungsverhalten, Uneinigkeit der Eltern in Erziehungsmethoden, körperliche Strafen, zu geringes Beaufsichtigungsverhalten, Desinteresse/Gleichgültigkeit gegenüber dem Kind, mangelnde Feinfühligkeit und Responsivität)
- Sehr junge Elternschaft (vor dem 18. Lebensjahr)
- Unerwünschte Schwangerschaft
- Häufige Umzüge, häufige Schulwechsel

- Migrationshintergrund
- Soziale Isolation der Familie
- Adoption/Pflegefamilie
- Verlust eines Geschwisters oder engen Freundes
- Geschwister mit einer Behinderung, Lern- oder Verhaltensstörung
- Mehr als vier Geschwister
- Mobbing/Ablehnung durch Gleichaltrige
- Außerfamiliäre Unterbringung

Schutzfaktoren

4

Im Bereich der Schutzfaktoren sind neben umgebungsbezogenen Faktoren (z. B. stabile emotionale Beziehung zu einer Bezugsperson, soziale Unterstützung, Modelle für positives Bewältigungsverhalten) auch kindbezogene Schutz- und Resilienzfaktoren festzuhalten [4]. Ann Masten [5] bezeichnet Resilienz als einen *„Prozess, [eine] Fähigkeit oder [ein] Ergebnis erfolgreicher Adaptation angesichts herausfordernder oder bedrohender Umstände im Sinne inneren Wohlbefindens und/oder effektiver Austauschbeziehungen mit der Umwelt"* (S. 426).

Im Rahmen empirischer Studien ließen sich unter anderem Problemlösefähigkeiten, Selbstwirksamkeitsüberzeugungen, Selbstkonzept, Fähigkeit zur Selbstregulation und Kontrollüberzeugungen als wichtige Resilienzfaktoren nachweisen [4]. Die folgende exemplarische Auswahl bedeutsamer personaler und umgebungsbezogener Schutzfaktoren in der Entwicklung ist angelehnt an Wustmann [4] (S. 46–47) sowie Fröhlich-Gildhoff und Rönnau-Böse [6] (S. 29).

Personale Ressourcen

Kindbezogene Faktoren

- Positive Temperamentseigenschaften
- Intellektuelle Fähigkeiten
- Erstgeborenes Kind
- Weibliches Geschlecht

Resilienzfaktoren

- Selbstwahrnehmung
- Selbstwirksamkeit
- Selbststeuerung
- Soziale Kompetenz
- Umgang mit Stress
- Problemlösefähigkeit

Umgebungsbezogene Faktoren

In der Familie

- Mindestens eine stabile Bezugsperson, die Vertrauen und Autonomie fördert
- Autoritativer/demokratischer Erziehungsstil
- Zusammenhalt, Stabilität und konstruktive Kommunikation in der Familie
- Enge Geschwisterbindungen
- Altersangemessene Verpflichtungen des Kindes im Haushalt
- Hohes Bildungsniveau der Eltern
- Harmonische Paarbeziehung der Eltern
- Unterstützendes soziales Netzwerk (Verwandtschaft, Freunde, Nachbarn)
- Hoher sozioökonomischer Status

In der Bildungsinstitution

- Klare, transparente und konsistente Regeln und Strukturen
- Wertschätzendes Klima (Wärme, Respekt und Akzeptanz gegenüber dem Kind)
- Hoher, angemessener Leistungsstandard
- Positive Verstärkung der Leistungen und Anstrengungsbereitschaft des Kindes
- Positive Peerkontakte/positive Freundschaftsbeziehungen
- Förderung der Basiskompetenzen (Resilienzfaktoren)
- Zusammenarbeit mit dem Elternhaus und anderen sozialen Institutionen

Im weiteren sozialen Umfeld

- Kompetente und fürsorgliche Erwachsene außerhalb der Familie, die Vertrauen fördern, Sicherheit vermitteln und als positive Rollenmodelle dienen (z. B. Erzieherinnen, Lehrerinnen, Nachbarn)
- Ressourcen auf kommunaler Ebene (Angebote der Familienbildung, Beratungsstellen, Frühförderstellen, Gemeindearbeit usw.)
- Gute Arbeits- und Beschäftigungsmöglichkeiten
- Vorhandensein prosozialer Rollenmodelle, Normen und Werte in der Gesellschaft

Bedeutung von Schutz- und Risikofaktoren für die kindliche Entwicklung

Die Bilanz der bei einem Kind vorliegenden personalen und umgebungsbezogenen Risiko- und Schutzfaktoren ermöglicht – unter Beachtung des Zeitpunkts des Auftretens, der Intensität und Anzahl – eine Prognose für seine weitere Entwicklung bzw. für die Anstrengung, die erforderlich wäre, um eine bestimmte Entwicklungsabweichung zu überwinden. Negative Entwicklungsprognosen sind besonders dann zu erwarten, wenn mehrere Risiken kumulieren [4, 7–9].

Besondere Bedeutung psychosozialer Risikofaktoren

Gerade für den späteren postnatalen Entwicklungsverlauf gibt es viele Hinweise, dass psychosoziale Umgebungsfaktoren mehr Varianz des kindlichen Entwicklungs-Outcomes aufklären können als die biologische Disposition, wenn nicht schwerwiegende biologische Risiken (z. B. schwere Hirnblutung) vorliegen. Die besondere Bedeutung psychosozialer Risiken wird durch die Ergebnisse verschiedener Längsschnittstudien [10–12] untermauert. Im Rahmen der Mannheimer Risikokinderstudie [8, 10], in der unter anderem ein niedriges elterliches Bildungsniveau, beengte Wohnverhältnisse, psychische Störungen der Eltern, disharmonische Partnerschaft, frühe Elternschaft, Ein-Eltern-Familie und eine unerwünschte Schwangerschaft als psychosoziale Risikoindikatoren definiert waren, zeigte sich, dass durch diese psychosozialen Risikobedingungen bis zu 22 % der Varianz des Outcomes in der motorischen, kognitiven und sozial-emotionalen Entwicklung erklärt werden konnte. Kinder aus sozial benachteiligten Familien und aus Familien mit Migrationshintergrund sind besonderen Entwicklungsrisiken ausgesetzt [13]. Die Prävalenz abweichender kindlicher Entwicklungsverläufe ist deutlich abhängig vom sozialen Status der Familie, in der es aufwächst. So ergab die KIGGS-Studie (Kinder- und Jugendgesundheitssurvey), dass fast ein Viertel der Kinder mit niedrigerem sozialem Status psychische Auffälligkeiten aufweisen, was im Vergleich dazu nur auf 8,1 % der Kinder aus Familien mit hohem sozialem Status zutrifft [14].

MERKE

In herausfordernden psychosozialen Kontexten kumulieren Entwicklungsrisiken. Kinder aus herausfordernden psychosozialen Kontexten sind besonders gefährdet für abweichende Entwicklungsverläufe, wenn sie nicht über ausreichende personale oder soziale Schutzfaktoren verfügen.

4.8.2 Sprachentwicklung in herausfordernden psychosozialen Kontexten

Sprachliche Defizite können sowohl ein Ergebnis abweichender Entwicklung als auch ein Risikofaktor sein, der diese weiter begünstigen. Exemplarisch sollen hier Abweichungen in der Eltern-Kind-Interaktion als Risikobedingungen für die Entwicklung sprachlicher Kompetenzen erörtert werden, wobei der Fokus primär auf der Interaktion zwischen Mutter und Kind liegt.

Mütter stellen in der Interaktion mit ihrem Kind durch ihr eigenes kommunikatives Handeln typischerweise intuitiv ideale sozial-kommunikative Bedingungen für die kindliche (Sprach-)Entwicklung her. Zum Repertoire dieses intuitiven Verhaltens [15] gehören z. B. die übertriebene Darbietung des elterlichen Gesichts und der Mimik („Augenbrauengruß"), das Sprechen in hoher Stimmlage, mit überzogener Prosodie, häufigen Wiederholungen und längeren Pausen (*Motherese*) (➤ Kap. 4.5.4) sowie ein insgesamt langsames Handlungs- und Sprechtempo in der Interaktion mit dem Kind. Dieses präverbale und verbale elterliche Verhalten, die sinnvolle Lenkung des kindlichen Aufmerksamkeitsfokus über die Herstellung von Blickkontakt oder den Gebrauch von Gesten (Joint Attention) einschließt, besitzt eine intuitive didaktische Funktion für kindliche Lern- und Entwicklungsprozesse, insbesondere für die Lautbildung und die Informationsaufnahme. Intuitives Elternverhalten ist universell zu beobachten, es wird unbewusst genutzt und muss nicht erlernt werden [15]. Es dient der Regulation kindlicher Verhaltenszustände im Rahmen synchroner (sich gegenseitig aufgreifender) Interaktionen zwischen Mutter und Kind.

Dieses intuitive Elternverhalten ist jedoch durch Risikofaktoren störbar, sodass sich einige Mütter besonders herausgefordert fühlen, ideale Entwicklungsbedingungen für ihre Kinder herzustellen. Hierzu zwei Beispiele:

- **Depressive Mütter** verhalten sich in der Interaktion mit ihrem Kind vermindert responsiv und feinfühlig, unbeteiligt, mitunter auch intrusiv-bedrängend [16, 17]. Interaktionssignale des Kindes interpretieren sie im Rahmen ihrer eigenen depressiven kognitiven Verarbeitungsschemata. So können sie z. B. eine Blickabwendung ihres Kindes als Ablehnung ihrer Person interpretieren. In der Interaktion mit dem Kind lassen sich weniger Vokalisationen, weniger Blickkontakt, eine variationsarme Mimik und seltenere Verwendung der Ammensprache beobachten [18–20]. Auch die verbalen oder nonverbalen Interaktionssignale des Kindes werden von ihnen weniger aufgegriffen [21].
  Das hat erhebliche Auswirkungen auf die kindliche Entwicklung. Eine ähnlich eingeschränkte elterliche Didaktik zeigt sich auch bei Müttern mit anderen psychischen Störungen (z. B. Alkohol-, Drogenabhängigkeit) und bei Müttern mit kognitiven Einschränkungen.
- Die Kinder von Eltern mit **niedrigem Bildungsstand** erhalten in der Interaktion häufig weniger sprachliche Anregung als die Kinder von Eltern mit höherem Bildungsstand. So wird ihnen z. B. seltener vorgelesen, es gibt zu Hause meist weniger Bücher und auch die Anzahl der Wörter, die sie in ihrer Umgebung hören, ist geringer. Als Folge wird z. B. eine verlangsamte Entwicklung des Wortschatzes beschrieben [22].

MERKE

Durch ein auf die jeweiligen Entwicklungsbedingungen ihres Kindes abgestimmtes Elternverhalten stellen Mütter intuitiv ideale Lern- und Entwicklungsbedingungen her. In der Interaktion zwischen Mutter und Kind entsteht ein sprachförderlicher Dialog. Intuitives Elternverhalten ist universell und unbewusst, es muss nicht erlernt werden, kann aber durch (psychische, soziale) Belastungsfaktoren gestört werden, sodass es infolge asynchroner Mutter-Kind-Interaktionen auch zu Entwicklungsabweichungen des Kindes kommen kann.

4.8.3 Implikationen für die Sprachförderung

Die Arbeit mit Kindern aus herausfordernden psychosozialen Kontexten und ihren Familien beinhaltet für die Sprachtherapeutin einige Besonderheiten. In herausfordernden psychosozialen Kontexten kumulieren oder begünstigen sich nicht selten verschiedene Risikofaktoren gegenseitig (sog. „Multiproblemfamilien“). Daher müssen in Ergänzung der „reinen“ Sprachförderung auch die psychosozialen Entwicklungsbedingungen Berücksichtigung finden, damit die Sprachförderung ihre volle Wirksamkeit entfalten kann. Folgende Aspekte sind hierbei besonders bedenkenswert:

Ganzheitlichkeit: In der Sprachförderung von Kindern aus herausfordernden psychosozialen Kontexten sollte die Sprachtherapeutin neben dem primären logopädischen Befund auch den jeweiligen Entwicklungskontext des Kindes beachten und ihre diagnostische und therapeutische Arbeit an die vorhandenen kindlichen oder familienbezogenen Ressourcen und Risiken anpassen. Vor allem Schutz- und Resilienzfaktoren gilt es zu identifizieren und in der Förderplanung bzw. im Verlauf der Förderung zu nutzen.

Interdisziplinarität: Kinder aus herausfordernden psychosozialen Kontexten haben ein erhöhtes Risiko für mehr als (nur) eine Entwicklungsabweichung. Die Sprachförderung sollte ggf. in ein interdisziplinär abgestimmtes Fördersetting eingebettet werden. Dies ist z. B. im Rahmen der interdisziplinären Frühförderung besonders gut umsetzbar. So lässt sich die Sprachtherapie mit anderen indizierten Entwicklungsfördermaßnahmen kombinieren (z. B. Heilpädagogik, Ergo- oder Physiotherapie, psychosoziale Begleitung der Familie).

Familienorientierte Arbeit: Neben der eigentlichen sprachtherapeutischen Fördereinheit bergen die häuslichen Entwicklungsbedingungen ein hohes förderliches oder hemmendes Potenzial. Die Sprachtherapeutin kann, indem sie diese familiären Bedingungen und Ressourcen identifiziert, das Setting und die Ziele der Förderung darauf abstimmen und dabei berücksichtigen, was die jeweilige Familie im Förderprozess leisten kann.

Wichtig sind z. B. folgende Aspekte:

- Vorhandene psychosoziale Schwellenängste erkennen und ggf. abfedern
- Kennenlernen der häuslichen Umgebung (inkl. Spielzeug und Bücher)
- Elterliches Sprachvorbild und elterliche sprachliche Anregungen
- Einbeziehung der Eltern in die Förderung, um ihnen im sprachlichen Kontakt ein Modell zu sein oder um sie in spezifischen sprachförderlichen Techniken (z. B. korrektives Feedback, Lernspiele zur Förderung von Sprech- und Sprachkompetenzen) anzuleiten und somit ihre sprachliche Anregung des Kindes zu stärken

Beobachtung der Eltern-Kind-Interaktion: Die Sprachtherapeutin sollte im Förderprozess auf Anzeichen für Störungen der Eltern-Kind-Interaktion (wie vermindertes intuitives Elternverhalten, verminderte Didaktik, verminderte Feinfühligkeit) und auf Anzeichen von Vernachlässigung oder Misshandlung achten. Im Rahmen eines gut funktionierenden interdisziplinären Netzwerks kann eine psychosoziale, pädagogische oder psychologische Fachkraft zur Beratung hinzugezogen werden. Zur Stärkung der Eltern-Kind-Interaktion haben sich ressourcenorientierte Vorgehensweisen und Video-Feedback als effektive Methoden erwiesen. Hier bieten Konzepte wie Marte Meo [23, 24], STEEP™ [25] oder Entwicklungspsychologische Beratung (EPB) [26] Anregungen für grundsätzliche Handlungsmöglichkeiten.

- Bei Verdacht auf eine Gefährdung des Kindeswohls (Vernachlässigung, Misshandlung) ist aber unbedingt eine erfahrene Kinderschutzfachkraft des Jugendamts zur kollegialen Beratung und Handlungsplanung hinzuzuziehen.

Zeitpunkt und Dauer der Förderung: Aus der Forschung zur Effektivität von Förderprogrammen für Kinder mit psychosozial bedingten Entwicklungsbeeinträchtigungen ist bekannt, dass diese Kinder am ehesten von Förder- und Bildungsangeboten profitieren, die möglichst frühzeitig, in hoher Frequenz und über eine längere Dauer angeboten werden [27, 28] und zudem den Sozialraum und die Lebenswelt des Kindes berücksichtigen [29].

Fragen zur Wissensprüfung

1. Was sind „herausfordernde psychosoziale Kontexte“?
2. Was gilt es in der Sprachförderung mit Kindern aus herausfordernden psychosozialen Kontexten zu beachten?
3. Was wird unter „intuitivem Elternverhalten“ verstanden? Unter welchen Bedingungen kann dieses gestört sein?

LITERATUR

1. Weinert S, Grimm H. Sprachentwicklung. In: Schneider W, Lindenberger U. (Hrsg.), Entwicklungspsychologie (S. 433–456). 7. Aufl., Weinheim: Beltz, 2012.
2. Petermann F, Resch F. Entwicklungspsychopathologie. In: Petermann F. (Hrsg.), Lehrbuch der Klinischen Kinderpsychologie (S. 53). 6. Aufl. Göttingen: Hogrefe, 2008.
3. Holtmann M, Schmidt M. Resilienz im Kindes- und Jugendalter. Kindheit und Entwicklung 2004; 13(4): 195–200.
4. Wustmann C. Resilienz – Widerstandsfähigkeit von Kindern in Tageseinrichtungen fördern. In: Fthenakis W. (Hrsg.), Beiträge zur Bildungsqualität. Berlin: Cornelsen, 2004.
5. Masten AS, Best KM, Garmezy N. Resilience and development: Contributions from the study of children who overcome adversity. Development and Psychopathology 1990; 2: 425–444.
6. Fröhlich-Gildhoff K, Rönnau-Böse M. Resilienz. Stuttgart: Reinhardt UTB, 2009.
7. Lösel F, Bliesener T. Aggression und Delinquenz unter Jugendlichen. Untersuchungen von kognitiven und sozialen Bedingungen. München: Luchterhand, 2003.
8. Laucht M, Schmidt MH, Esser G. Risiko- und Schutzfaktoren in der Entwicklung von Kindern und Jugendlichen. Frühförderung interdisziplinär 2000; 19: 97–108.
9. Rutter M. Studies of psychosocial risk: The power of longitudinal data. Cambridge: University Press, 1988.
10. Laucht M, Esser G, Schmidt MH. Was wird aus Risikokindern? Ergebnisse der Mannheimer Längsschnittstudie im Überblick. In: Opp G, et al. (Hrsg.), Was Kinder stärkt. Erziehung zwischen Risiko und Resilienz (S. 71–93). München: Ernst Reinhardt, 1999.
11. Meyer-Probst N, Reis O. Von der Geburt bis 25: Rostocker Längsschnittstudie (ROLS). Kindheit & Entwicklung 1999; 8: 59–68.

4

12. Werner E. Entwicklung zwischen Risiko und Resilienz. In: Opp G, et al. (Hrsg.), Was Kinder stärkt, Erziehung zwischen Risiko und Resilienz (S. 25–36). München: Ernst Reinhardt, 1999.
13. Bundesministerium für Arbeit und Soziales. Lebenslagen in Deutschland – 4. Armuts- und Reichtumsbericht der Bundesregierung, Berlin 2013; https://www.bmas.de/SharedDocs/Downloads/DE/PDF-Publikationen-DinA4/a334-4-armuts-reichtumsbericht-2013.pdf.
14. Schlack R, Hölling H. Psychische Auffälligkeiten und Schutzfaktoren für die psychische Gesundheit von Kindern und Jugendlichen. Aktuelle Zahlen aus dem Kinder- und Jugendgesundheitssurvey KIGGS. Die Kerbe 2009; 27(2): 5–9.
15. Papousek H, Papousek M. Intuitive parenting. A dialectic counterpart to the infant's integrative competence. In: Osofsky JD (Ed.), Handbook of infant development (2nd ed, pp. 669–720). New York: Wiley, 1987.
16. Murray L, Cooper P, Wilson A, Romaniuk H. Controlled trial of the short- and long-term effect of psychological treatment of post-partum depression. 2. Impact on the mother-child relationship. British Journal of Psychiatry 2003; 182: 420–427.
17. Tronick E, Reck C. Infants of depressed mothers. Harvard Reviews of Psychiatry 2009; 17: 147–157.
18. Deneke C, Lüders B. Besonderheiten der Interaktion zwischen psychisch kranken Eltern und ihren kleinen Kindern. Praxis der Kinderpsychologie und Kinderpsychiatrie 2003, 52: 171–181.
19. Papousek M. Wochenbettdepression und ihre Auswirkung auf die kindliche Entwicklung. In: Braun-Scharm H. (Hrsg.), Depressionen und komorbide Störungen bei Kindern und Jugendlichen (S. 1–22). Stuttgart: Wissenschaftliche Verlagsgesellschaft, 2002.
20. Reck C. Postpartale Depression: Mögliche Auswirkungen auf die frühe Mutter-Kind-Interaktion und Ansätze zur psychotherapeutischen Behandlung. Praxis der Kinderpsychologie und Kinderpsychiatrie 2007; 3: 234–244.
21. Hwa-Froelich D, Loveland Cook D, Flick L. Maternal sensitivity and communication styles. Mothers with depression. Journal of Early Intervention 2008; 31: 44–66.
22. Hart B, Risley T. Meaningful differences in the everyday experience of young American children. Baltimore, MD: Brookes, 1995.
23. Aarts M. Marte Meo Guide. Harderwijk: Aarts Publisher, 1996.
24. Aarts M. Marte Meo Basic Manual. Harderwijk: Aarts Publisher, 2000.
25. Erickson MF, Egeland B. STEEP™ Facilitators' Guide. A Comprehensive Guide to Working with Parents from Pregnancy through the first two Years of the Child's Life. ICD, University of Minnesota, 2002.
26. Ziegenhain U, Fries M, Bütow B, Derksen B. Entwicklungspsychologische Beratung für junge Eltern. Grundlagen und Handlungskonzepte für die Jugendhilfe. Weinheim: Juventa, 2004.
27. Campbell FA, Ramey CT, Pungello E, Sparling J, Miller-Johnson S. Early childhood education: Young adult outcomes from the Abecedarian Project. Applied Developmental Science 2002; 6: 42–57.
28. Loeb S, Bridges M, Bassok D, Fuller D, Rumberger RW. How much is too much? The influence of preschool centers on children's social and cognitive development. Economics of Education Review 2007; 26: 52–66.
29. Weiß H. Was brauchen kleine Kinder und ihre Familien? Frühförderung interdisziplinär 2007; 26(2): 78–86.

Anhang

Verzeichnis der Abkürzungen

AABR automatisiert ausgewertete auditory brainstem responses
AAC Augmentative and Alternative Communication
AAT Aachener Aphasietest
ABA Applied Behavior Analysis
ADEAF autosomal-dominante Epilepsie mit auditorischen Merkmalen
ADEM akut disseminierte Enzephalomyelitis
ADHS Aufmerksamkeitsdefizit-Hyperaktivitäts-Syndrom
ADNFLE autosomal-dominante nächtliche Frontallappen-Epilepsie
ADS Aufmerksamkeitsdefizit-Syndrom
AEP akustisch evozierte Potenziale
AK-Titer Antikörpertiter
ANS Atemnotsyndrom
AS Angelman-Syndrom
AS/AN auditorische Synaptopathie/Neuropathie
ASSR auditory steady state responses
AV-Kanal Atrioventrikularkanal
AVM arteriovenöse Malformationen
AVWS auditive Verarbeitungs- und Wahrnehmungsstörungen
BERA brainstem-evoked response audiometry
BOLD-Effekt Blood Oxygen Level-Dependent MRI Contrast
BOR-Syndrom branchio-oto-renales Syndrom
BPD bronchopulmonale Dysplasie
CA chronologisches Alter
cCT kraniale Computertomografie
CERA cortical evoked response audiometry
cMRT kraniale Magnetresonanztomografie
CMV(-Infektion) Zytomegalie-Virus-Infektion
CO_2 Kohlendioxid
CP Zerebralparese
CPP zerebraler Perfusionsdruck
CSWS kontinuierliche Spikes and Waves im Schlaf
CT Computertomografie
D1, D2 dorsale Fasersysteme
daPa Dekapascal (Maßeinheit des Drucks)
dB Dezibel
DCDQ-G Developmental Coordination Disorder Questionnaire – German (dt. Version)
DESK 3–6 Dortmunder Entwicklungsscreening für den Kindergarten
DMD Dystrophinomyopathie Duchenne
DNA Desoxyribonukleinsäure
DNT dysembryoplastische neuroepitheliale Tumoren
DPOAE Distorsionsprodukte otoakustischer Emissionen
DS Down-Syndrom
DSA digitale Subtraktionsangiografie
E. coli Escherichia coli (Darmkeim)
ECochG Elektrocochleografie
EEG Elektroenzephalogramm/-grafie
ELFRA Elternfragebögen zur Erkennung von Risikokindern
EKP ereigniskorrelierte Potenziale
EME Frühe (early) myoklonische Enzephalopathie
EMG Elektromyografie
ENG Elektroneurografie
EPB Entwicklungspsychologische Beratung
ERP event-related potentials
ET Entwicklungstag
FAEP frühe akustisch evozierte Potenziale
FAS fetales Alkoholsyndrom
FCD fokale kortikale Dysplasie
FFEVF familiäre fokale Epilepsie mit variablen Foci
FISH Fluoreszenz-in-situ-Hybridisierung

fMRT	funktionelle Magnetresonanztomografie
FSME	Frühsommer-Meningoenzephalitis
fTCD	funktionelle transkranielle Doppler-Sonografie
FXS	Fragiles-X-Syndrom
GABA	Gamma-Amino-Buttersäure
gB	geistige Behinderung
G-BA	Gemeinsamer Bundesausschuss (der Ärzte und Krankenkassen)
GCS	Glasgow Coma Scale
GEFS	genetische Epilepsie mit Fieberkrämpfen
GLUT-1	Glukose-Transporter 1
GMFCS	Gross Motor Function Classification System
GOT	Glutamat-Oxalacetat-Transaminase
GuK	Gebärdenunterstützte Kommunikation
HIV	Human Immunodeficiency Virus
HNO	Hals-Nasen-Ohren(-Heilkunde)
HSV	Herpes-simplex-Virus
ICD	Internationale Klassifikation der Erkrankungen
ICP	infantile Zerebralparese oder auch: intrakranieller Druck
IHS	International Headache Society
ILAE	International League Against Epilepsy
IQ	Intelligenzquotient
ITB	intrathekale Baclofen-Therapie
IVH	intraventrikuläre Hämorrhagie
J1, J2	Vorsorgeuntersuchungen für Jugendliche
J_I–J_V	Jewett-Wellen
KIGGS	Kinder- und Jugendgesundheitssurvey
KiSS.2	Kindersprachscreening
LAM	Lymphangioleiomyomatosis
Lj.	Lebensjahr
LKS	Landau-Kleffner-Syndrom
MA	mentales Alter
M-ABC-2	Movement Assessment Battery for Children 2
MAEP	mittlere akustisch evozierte Potenziale
MAP	mittlerer arterieller Druck, arterieller Mitteldruck
MD	Muskeldystrophie Duchenne
MLPA	Multiplex Ligation-dependent Probe Amplification
MLRA	middle latency response audiometry
MMC	Myelomeningozele
MMN	mismatch negativity
MOCS	mediales olivokochleäres System
MRT	Magnetresonanztomografie (auch: Kernspinresonanztomografie)
MS	Multiple Sklerose
N.	Nervus
NEC	nekrotisierende Enterokolitis
NF	Neurofibromatose
NGF	Nerve Growth Factor (Nervenwachstumsfaktor)
NGS	Next Generation Sequencing
NME	neuromuskuläre Erkrankungen
OAE	otoakustische Emissionen
OASES	Overall Assessment of the Speakers' Experience with Stuttering
pCO_2	Kohlendioxid-Partialdruck
PCR	Polymerase-Kettenreaktion (polymerase chain reaction)
PDSS	Patholinguistische Diagnostik bei Sprachentwicklungsstörungen
PECS	Picture Exchange Communication System
PEG-Sonde	perkutane endoskopische Gastrostomie-Sonde
PHS	Pitt-Hopkins-Syndrom
PNET	primitiver neuroektodermaler Tumor
PNS	peripheres Nervensystem
PVL	periventrikuläre Leukomalazie
PWS	Prader-Willi-Syndrom
RKI	Robert-Koch-Institut
RPM	Retinopathia praematurorum
SAB	subarachnoidale Blutung

SAEP späte akustisch evozierte Potenziale

SAP Summenaktionspotenzial

SBE-2-KT Sprachbeurteilung durch Eltern, Kurztest für die U7

SCPE Surveillance of Cerebral Palsy (EU-geförderte Arbeitsgruppe)

SDR selektive dorsale Rhizotomie

SEGA subependymale Riesenzellastrozytome

SEN subependymale Noduli

SES Sprachentwicklungsstörungen

SETK Sprachentwicklungstest für Kinder

SGB Sozialgesetzbuch

SHT Schädel-Hirn-Trauma

SMA spinale Muskelatrophie

SSES spezifische Sprachentwicklungsstörungen

SSI-4 Stuttering Severity Instrument – Fourth edition

SSPE subakut-sklerosierende Panenzephalitis

SSW Schwangerschaftswoche

STIKO Ständige Impfkommission des Robert-Koch-Instituts (RKI)

SW Spikes and Waves/Sharp Waves

SYMUT Systemische Mutismus-Therapie

TEACCH Treatment and Education of Autistic and related Communication-handicapped Children

TENS transkutane elektrische Nervenstimulation

TEOAE transitorisch evozierte otoakustische Emissionen

TOCS Test of Childhood Stuttering

TSC Tuberöse-Sklerose-Komplex

U1–U11 Vorsorgeuntersuchungen für Kinder

UEMF umschriebene Entwicklungsstörung motorischer Funktionen

UK unterstützte Kommunikation

USES umschriebene Sprachentwicklungsstörungen

V1, V2 ventrale Fasersysteme

VA-Shunt ventrikuloatrialer Shunt

VED verbale Entwicklungsdyspraxie

VEP visuell evozierte Potenziale

VLBW(-Kinder) very low birth weight infants

VNS Vagusnerv-Stimulation

VP-Shunt ventrikuloperitonealer Shunt

WBS Williams-Beuren-Syndrom

WHO World Health Orgaization (Weltgesundheitsorganisation)

ZNS zentrales Nervensystem

Hier nicht genannte Abkürzungen für Elternfragebögen und weitere (sprachdiagnostische) Erhebungsinstrumente sind in Kap. 4.2 (Tab. 4.2 und Tab. 4.3) aufgelistet.

Fachbegriffe

Abdomen Bauchraum

Abort Fehlgeburt

Acylcarnitin Transportform von Fettsäuren, um in die Mitochondrien zu gelangen

Adduktion Heranführen eines Körperteils an die Körper- oder Gliedmaßenachse (Gegenteil von Abduktion, also Wegbewegen des Körperteils von der Achse)

Adenoide Vergrößerung des Drüsengewebes im Rachen

Adjuvante Therapie „unterstützende" Therapie nach einer Operation, meist Bestrahlung und/oder Chemotherapie

Adrenogenitales Syndrom (AGS) Hormonsynthesestörung der Nebennierenrinde

Adrenoleukodystrophie Stoffwechseldefekt der überlangkettigen Fettsäuren

Afferenzen zum ZNS führende Nervenfasern; *affere* (lat.): Hinführung

Agonisten, Antagonisten für die Ausführung einer Bewegung zusammenspielende bzw. gegensätzlich wirkende Muskeln

Aktionspotenzial Erregungswelle einer Nervenzelle, kurzzeitige Abweichung des Membranpotenzials einer Zelle von ihrem Ruhepotenzial

Alport-Syndrom Erbkrankheit (X-chromosmal-dominant oder autosomal-rezessiv vererbt oder durch Neumutation, selten autosomal-dominant) mit chronisch-progredienter Nierenerkrankung bis hin zum Nierenversagen und beidseitiger Innenohrschwerhörigkeit

Alström-Syndrom autosomal-rezessive Erbkrankheit mit Beteiligung von Augen (Lichtscheu, Nystagmus, Erblindung) und Ohren (sensorineurale Hörstörungen, chronische Mittelohrentzündung), Herz, Nieren, Leber, Stoffwechsel- und Hormonsystem

Aminoazidopathie Störung im Abbau von Aminosäuren, den Eiweißbausteinen

Amitriptylin trizyklisches Antidepressivum mit gutem Einfluss auf die Schmerzwahrnehmung und -verarbeitung

Amniozentese Fruchtwasserpunktion ab der 14.–15. SSW zur genetischen Untersuchung des fetalen Gewebes

Anaerobier bakterielle Erreger, die ohne Sauerstoff leben

Analgesie Aufhebung bzw. Unterdrückung der Schmerzempfindung

Analgetikum Schmerzmittel

Anämie Blutarmut

Anenzephalie (oder Anenzephalus) völliges Fehlen des Großhirns und weiterer wesentlicher Teile des Gehirns; besonders schwerer Neuralrohrdefekt

Aneurysma dünnwandige Aussackungen in den Wänden von größeren Arterien, die durch Einrisse zu schwerwiegenden Blutungen führen können

Anfall, generalisierter tonisch-klonischer (früher als „Grand Mal" bezeichnet) großer epileptischer Krampfanfall mit plötzlichem Verlust des Bewusstseins und der motorischen Kontrolle; anfangs Armbeugung und Beinstreckung (tonische Phase), dann rhythmische Zuckungen (Kloni)

Angiofibrome gutartige Bindegewebsgeschwulst (Angio = mit Gefäßanteilen)

Angiomyolipome der Nieren gutartige Tumoren, aus Gefäßen, glatter Muskulatur und Fettgewebe

Anorexie (altgriech. „Verlangen") medizinischer Fachbegriff für Appetitlosigkeit. Dass die Magersucht (Anorexia nervosa), eine psychisch bedingte Sonderform der Anorexie, manchmal ebenfalls verkürzend als „Anorexie" bezeichnet wird, ist medizinisch gesehen nicht korrekt.

Anoxie Fehlen von Sauerstoff (z. B. unter der Geburt)

Antiemetikum Medikament gegen Brechreiz

Antiepileptikum Medikament gegen Epilepsie

Antikonvulsivum (Mehrzahl: Antikonvulsiva) Medikament zur Behandlung epileptischer Anfälle; in der Regel synonym mit Antiepileptika verwendet

Antizipation von einer Generation zur nächsten stärkere Ausprägung einer Erbkrankheit, die klinisch und auch genetisch erkennbar wird

Aortenisthmusstenose Verengung der Aorta (Ausflussbahn der linken Herzkammer)

Apnoe Atempausen und Atemflussstörungen, die zu einer Sauerstoffunterversorgung des Organismus führen können

Aquäduktstenose Verengung/Verlegung der Verbindung zwischen III. und IV. Hirnventrikel, die zur Störung des Liquorflusses (mit Liquorstau) und zu einem Hydrocephalus internus führt

Array-CGH Darstellung von Verlust oder Zugewinn genetischen Materials durch Dosisvergleich mit „gepoolter normaler DNA Menge"

Aseptisch ohne Beteiligung von Erregern

Asphyxie Sauerstoffmangel (z. B. unter der Geburt)

Aspiration Eindringen von Material (z. B. Nahrung, Flüssigkeit oder Fremdkörpern) in die Atemwege

Astrozyt sternförmige Gliazelle; *astro* (griech.): Stern; *kytos* (griech.): Zelle. Astrozyten sind als Mehrheit der Gliazellen an Stoffwechselprozessen, der Ernährung von Neuronen sowie der Neuromodulation im Gehirn beteiligt.

Astrozytom Tumor, der von Stützzellen des Nervengewebes, den Astrozyten, ausgeht

Asynchronien zeitliche Verschiebungen/Diskrepanzen zwischen sonst parallelen Entwicklungsverläufen (Gegenteil: synchrone Verläufe)

Ataxie gestörte Koordination von Bewegungsabläufen, der Haltungs- und Bewegungskontrolle

Atemnotsyndrom (ANS) Unreife der Lunge des Frühgeborenen aufgrund eines Surfactant-Mangels

Audiogramm grafische Darstellung des Hörvermögens eines Menschen, zeigt das Ausmaß eines Hörverlusts an; z. B. horizontale Achse: Frequenzen (empfunden als Tonhöhen), vertikale Achse: Schallpegel; für AEP-Messungen lassen sich die Reizantwortschwelle (in dB nHL – Dezibel normalized hearing level) bzw. die abgeleitete Hörschwelle (in dB HL – Dezibel hearing level) darstellen

Auditorische Agnosie Unfähigkeit, Töne, Klänge oder Geräusche zu erkennen oder zuzuordnen

Aura In der Medizin (1) neurologische Störung vor oder während der Kopfschmerzattacke im Rahmen einer Migräne (z. B. visuell, sensibel oder motorisch); (2) Sinneswahrnehmungen oder Gefühle vor Beginn eines epileptischen Anfalls

Autoimmunologische Erkrankungen durch vom Körper selber gebildete Abwehrkörper gegen körpereigene Gewebe ausgelöste Erkrankungen

Autosomal-dominanter Erbgang Form der Vererbung, bei der im Falle einer Erbkrankheit bereits ein defektes Allel auf einem der beiden homologen Chromosomen zur Merkmals- bzw. Symptomausprägung genügt

Autosomal-rezessiver Erbgang Form der Vererbung, bei der im Falle einer Erbkrankheit das defekte Allel (Ausprägungsform eines Gens) auf beiden homologen Chromosomen (gentragende DNA-Stränge) bzw. Autosomen (nicht an der Ausbildung des Geschlechts beteiligte Chromosomen, beim Menschen 22 Paare) vorliegen muss, damit die Krankheit bzw. das Merkmal zum Ausbruch kommt; nur homozygote (Erbgut einer Zelle trägt zwei gleiche Kopien eines bestimmten Gens auf den beiden Chromosomen) Träger des betroffenen Allels erkranken

Axon langer informationsleitender Nervenzellfortsatz; (griech.): Achse

Babinski-Reflex durch Bestreichen der Fußaußenkante auslösbares Spreizen und leichtes Beugen der Zehen II–V und Anheben der Großzehe

Baclofen Medikament gegen Spastik, das die Muskulatur „weicher" macht

Balancierte Inversion Verlagerung von genetischem Material eines Chromosoms in ein anderes Chromosom, ohne dass es zu einem Verlust von genetischem Material kommt

Balancierte Translokation Austausch ohne Verlust von genetischem Material zwischen zwei Chromosomen

Bandheterotopie, subkortikale Form der Lissenzephalie, bei der im Großhirn (meist nur in einer Region) unterhalb der normalen Hirnrinde eine zweite Schicht grauer Substanz liegt

Basalganglien in beiden Gehirnhälften gelegene Nervenzellkerngebiete, die an motorischen, kognitiven und limbischen Funktionen beteiligt sind; *basis* (griech.): Sockel, Grundlage; *ganglion* (lat.): Nervenknoten, Geschwulst

Basen Nukleotidbausteine, aus denen die DNA zusammengesetzt ist, jeweils 3 Basen bestimmen eine Aminosäure

Betablocker Medikamente, die β-Rezeptoren im autonomen Nervensystem blockieren; primär bei Herz-Kreislauf-Erkrankungen eingesetzt; auch in der Prophylaxe der Migräne etabliert

Bifrontal beide Seiten der Stirn betreffend

Biotinidase-Mangel Stoffwechselstörung von Biotin (Vitamin H), die zu Störungen im Eiweiß-, Kohlenhydrat- und Fettstoffwechsel führt

Bipolare Störungen Gruppe von Störungsbildern, die einerseits mit Hochstimmung im Sinne von Manie und andererseits mit Niedergeschlagenheit im Sinne von Depression einhergehen

Bitemporal beide Schläfen betreffend

Borrelien durch Zecken übertragene Erreger, die z. B. Neuroborreliose und die sog. „Wanderröte“ verursachen

Botulinumtoxin lähmendes Nervengift, führt zu Muskelschwäche

Brachyzephalus flaches Hinterhaupt

Bradykardie langsamer Herzschlag; Abfall der Herzfrequenz

Branchio-oto-renales (BOR-)Syndrom autosomal-dominante Erbkrankheit mit Kiemenbogenanomalien, Ohrmuschelfehlbildungen, Präaurikularfisteln und Hautanhangsgebilden im Ohrmuschelbereich, Schwerhörigkeit (Schallempfindungs- Schallleitungs- oder kombinierte Schwerhörigkeit) und Nierenerkrankung (meist beidseitige Nierenhypoplasie)

Broader Autism Phenotype auffälliges Kommunikationsverhalten bei Familienmitgliedern von Menschen mit ASS, ohne dass bei ihnen alle Kriterien einer ASS erfüllt sind

Bronchopulmonale Dysplasie (BPD) chronische Lungenerkrankung, die infolge von Beatmung und Sauerstoffgabe vor allem bei sehr früh und extrem früh geborenen Kindern entstehen und zu unterschiedlich schweren Beeinträchtigungen führen kann

Café-au-lait-Flecken Milchkaffee-farbig pigmentierte Flecken

Carboplatin Zytostatikum, d. h. zur Bekämpfung von Krebserkrankungen eingesetztes Medikament (Chemotherapie) mit ototoxischer Nebenwirkung

Carnitin Trägereiweiß von Fettsäuren, um diese in die Mitochondrien zu bringen

Carnitinpalmitoyltransferase-Mangel (CPT-I-/CPT-II-Mangel), Translokase-Mangel Carnitin-Stoffwechselstörungen, die konsekutiv den Fettsäureabbau beeinträchtigen

Chiari-Malformation (Typ I bis IV) Hirnfehlbildung mit Verlagerung von Kleinhirnteilen ins Foramen magnum

Choreoathetose plötzlich einschießende Überbewegungen

Chorionzottenbiopsie Punktion der Plazenta in der 11.–12. SSW zur genetischen Untersuchung des fetalen Materials

Cluster-Kopfschmerz Erkrankung mit wiederkehrenden Attacken sehr heftiger Kopfschmerzen, mit trigeminoautonomen Symptomen verbunden

Cogan-I-Syndrom Autoimmunerkrankung mit Beteiligung von Augen (Hornhautentzündung) und Ohren (Schwindel, Ohrgeräusche, Hörschäden)

Connexin 26 Connexine sind eine Familie von Transmembranproteinen, die Gap Junctions (Zell-zu-Zell-Kanäle) zwischen benachbarten Zellen bilden und den Austausch von Molekülen zwischen ihnen ermöglichen. Eine Mutation des vornehmlich im Innenohr lokalisierten Connexin 26 ist für 11–37 % aller rezessiv vererbten, nicht-syndromalen Schwerhörigkeiten verantwortlich.

Corpus callosum „Balken“, Verbindung zwischen den beiden Großhirnhälften

De- und Repolarisationsvorgänge durch akustische Reizung ausgelöste reizkorrelierte rasche Wechselspannungsänderungen an inneren und äußeren Haarzellen, die durch den Ein- und Ausstrom von Ionen bei der Abscherung der Stereozilien der Haarzellen während des Hörvorgangs entstehen

Deletion Verlust genetischen Materials

Demyelinisierung Untergang der Ummantelung von Nervenzellfortsätzen, also dem Myelin der Nervenscheiden

Dendriten Zellfortsätze der Nervenzellen, über die Kontakt zu den Nachbarzellen und Signalaufnahme erfolgen

Dienzephalon Zwischenhirn, zwischen Telenzephalon und Mesenzephalon gelegen; *di* (griech.): zweifach, dazwischen

Dimenhydrinat gängiges Antiemetikum (z. B. auch in Reisetabletten enthalten)

Duodenalatresie Verschluss/Anlagestörung des Zwölffingerdarms

Dura mater encephali harte Hirnhaut

Dysarthrie Störung des Sprechens (vgl. Aphasie)

Dyskalkulie Rechenschwäche

Dyskinesie auffällige Bewegungsabläufe durch Störungen der Basalganglien

Dysmetrie Bewegungsstörung mit überschießender Zielbewegung

Dysmorphien Auffälligkeiten der äußeren Gestalt, v. a. im Gesicht (z. B. Verlauf der Lidachsen beim Down-Syndrom, schmale Oberlippe beim fetalen Alkoholsyndrom, auffällig geformte Ohrmuscheln)

Dystonie Bewegungsstörung mit Verkrampfung und Fehlhaltungen verschiedener Körperregionen (z. B. Schreibkrampf)

Ektoderm äußeres der drei Keimblätter eines Embryos, aus dem u. a. Haut, Nervensystem und Zähne entstehen

Elektroenzephalografie (EEG) Beurteilung der elektrischen Aktivität des Gehirns durch Messung von Spannungsschwankungen an der Kopfoberfläche

Elektrolyt In der Medizin Bezeichnung für die in den Körperflüssigkeiten gelösten Ionen (z. B. Natrium, Kalium, Chlorid, Kalzium, Magnesium), deren Balance für die Körperfunktionen von zentraler Bedeutung ist.

Embolisation Verschluss eines Blutgefäßes bzw. einer pathologischen Gefäßveränderung

Embryonalzeit Zeitraum von der Empfängnis (bzw. Einnistung der Blastozyste in die Gebärmutter) bis zum Ende der 8. SSW

Emery-Dreifuss-Muskeldystrophie angeborene Muskelerkrankung mit Muskelschwäche, Gelenkversteifungen und Störungen der elektrischen Herz-Erregung

Endokrinopathie Hormonstörung

Enteroviren virale Erreger, die z. B. Infektionen des oberen Atemtrakts, aber auch Meningitiden verursachen können

Enzephalitis Hirnentzündung; die Endung -itis bedeutet „Entzündung“

Enzephalon (griech.): Gehirn; *en:* im; *kephalé:* Kopf

Enzephalopathie unspezifische Erkrankung/Funktionsstörung des Gehirns

Ependym Grenzschicht zwischen Hirnventrikeln und Hirngewebe

Epigenetik Zweig der Genetik, der sich mit Genausprägungen beschäftigt, die nicht mit einer Veränderung der DNA-Sequenz einhergehen; *epigenesis* (griech.): nachträgliche Entstehung

Epikanthusfalte Hautfalte am inneren Augenwinkel

Epithalamus Hirnregion oberhalb/hinter dem Thalamus, z. B. Steuerung des Tag/Nacht-rhythmus

Exekutivfunktionen kognitive Prozesse, die z. B. einer vorausschauenden und zielorientierten Handlungsplanung, der Fokussierung von Aufmerksamkeit, Arbeitsgedächtnisleistungen, aber auch der Initiierung, Sequenzierung, Kontrolle und Inhibierung von Verhaltensweisen dienen

Exon kodierender Abschnitt eines Gens

Fazialisparese Lähmung des Gesichtsnervs (N. VII)

Fernfeld (hier) Die Reizantwort auf einen akustischen Reiz wird mittels Oberflächenelektroden entfernt vom Ort ihrer Entstehung an der Schädeloberfläche registriert.

Fetalzeit Zeitraum vom Beginn der 9. SSW bis zur Geburt

FISH-Analyse (Fluoreszenz-in-situ-Hybridisierung) Anfärbung bestimmter chromosomaler Regionen durch Farbstoffe und Darstellung unter dem Mikroskop. Die Methode wird u. a. zur Darstellung von Mikrodeletionen benutzt.

Flexion Beugung eines Körperteils im Gelenk (Gegenteil von Extension, also Streckung eines Körperteils im Gelenk)

Flunarizin Kalziumantagonist, der in der Prophylaxe der Migräne eingesetzt wird

Fokale kortikale Dysplasie (FCD) angeborene Hirnfehlbildung mit Ansammlungen abnormer Neurone in umschriebenen Hirnbereichen, die nicht der üblichen Architektur des Großhirns entsprechend geschichtet und fehlerhaft verknüpft sind

Fontanelle im ersten Lebensjahr tastbare, noch nicht verknöcherte Lücke zwischen verschiedenen Schädelknochen

Foramen magnum größte Öffnung im Schädelknochen an der Schädelbasis, durch die das Rückenmark und die Arteria vertebralis als Versorgungsgefäß hindurchziehen

Freckling, inguinales oder axilläres sommersprossenartige Pigmentierung der Leisten (inguinal) oder Achselhöhlen (axillär)

Galaktosämie Abbaustörung des Zuckers Galaktose

GAMT-Defekt Guanidinoacetat-Methyltransferase Defekt; Kreatinsynthesedefekt

Gehörgangsatresie angeborene Ohrfehlbildung, bei der der äußere Gehörgang nicht angelegt oder verschlossen ist; häufig vergesellschaftet mit Fehlbildungen von Ohrmuschel (Mikrotie, Anotie) und Mittelohr

Genom Summe aller Gene

Genotyp genetische Information, meist auf ein bestimmtes Gen bezogen

Germinom Keimzelltumor im ZNS

Glasgow Coma Scale (GCS) Skala zur Beurteilung der Bewusstseinsbeeinträchtigung bei Patienten, z. B. nach Hirnblutung oder Schädel-Hirn-Trauma; reicht von 15 Punkten (= unbeeinträchtigt) bis 3 Punkten (= tief komatös)

Glaukom („Grüner Star") Augenerkrankung, die zu einer Sehnervenschädigung führt und meist mit erhöhtem Druck im Augapfel verbunden ist

Gliazellen Zellen im Gehirn, die sich funktionell und strukturell von den Nervenzellen unterscheiden; *glia* (griech.): Leim

Glutarazidurie Störung im Abbau der Aminosäuren Lysin und Tryptophan

Gonadendysgenesie Fehlentwicklung mit Funktionsstörung der Eierstöcke (bzgl. Hormon- und Eizellproduktion)

Gonosomen Geschlechtschromosomen X und Y

Gyrus praecentralis Windung vor der Zentralfurche (lat. Sulcus centralis), primär-motorischer Kortex

Haemophilus influenzae bakterieller Erreger

Hamartom fehlentwickeltes embryonales Keimgewebe

Hämorrhagische Läsion Schädigung des Gehirngewebes durch eine Blutung

Hemiparese auf eine Körperhälfte begrenzte leichte und unvollständige Lähmung eines oder mehrerer Muskeln oder einer Extremität

Hemiplegie halbseitige Lähmung

Hereditär angeboren

Hernie Bruch (z. B. Leistenbruch), d. h. unvollständiger Verschluss bestimmter Körperengen

Heterogenie Auslösung eines Merkmals oder einer Krankheit durch eine Reihe von Genen; eine heterogen vererbte Krankheit (Mutationen verschiedener Gene) ist z. B. die erbliche Taubheit

Heterotopie, subkortikale fokale kleine Ansammlung normal ausgebildeter und prinzipiell funktionsfähiger Hirnnervenzellen in atypischer Lage unterhalb der Großhirnrinde; häufig Ausgangspunkt epileptischer Aktivität

Hippokampus Hirnregion, die vornehmlich für das Gedächtnis verantwortlich ist

Hirndrucktherapie Oberkörperhochlagerung, Entwässerung, abschwellende Maßnahmen

Hirnplastizität Fähigkeit des ZNS, dynamisch auf neue Anforderungen und Veränderungen zu reagieren, wobei zwischen neuronaler und funktionaler Plastizität unterschieden wird

Hirnventrikel mit Liquor gefüllte Hohlräume des Gehirns; Verkleinerungsform von *venter* (lat.): Bauch, Kammer

Histogenese *histos* (griech.): Gewebe; *genesis* (griech.): Entstehung

Hochdurchsatz-Sequenzierung auch als Next-Generation-Sequencing (NGS) bezeichnetes neueres Verfahren zur massiven parallelen Sequenzierung von Millionen DNA-Fragmenten in einem einzigen Sequenzierungslauf; eine DNA-Sequenzierung (Bestimmung der Nukleotid-Abfolge in einem DNA-Molekül) wird u. a. zur Untersuchung auf genetisch bedingte Erkrankungen benutzt

Holoprosenzephalie Hirnanlagestörung, bei der wesentliche Teile des Großhirns und des Zwischenhirns nicht normal ausgebildet sind; häufigste angeborene Hirnfehlbildung (ca. 1 von 1.000 Schwangerschaften); bei der schwersten Form sind die Kinder nicht lebensfähig; leichtere Formen können nur mit geringeren Entwicklungsstörungen einhergehen

Hydrozephalus („Wasserkopf") Erweiterung der inneren und/oder äußeren Liquorräume des Gehirns

Hygrom Flüssigkeitsansammlung unter der harten Hirnhaut

Hyperaktivität herumzappeln, auf dem Stuhl herumrutschen, aufstehen und herumlaufen in unpassenden Situationen

Hyperbilirubinämie Erhöhung der Gesamtbilirubinkonzentration im Blut über 1,1 mg/dl; Bilirubin ist ein Abbauprodukt des roten Blutfarbstoffs (Hämoglobin)

Hyperkinesie Bewegungsunruhe

Hyperphagie Essdrang bei unstillbarem Hunger

Hypertonus krankhaft erhöhter Blutdruck

Hyperventilation beschleunigte Atmung, „Hechelatmung"

Hypnotherapie Psychotherapieform, die über veränderte Bewusstseinsformen auf unbewusste Vorgänge Einfluss nimmt

Hypogenitalismus Unterentwicklung des äußeren Geschlechts (und Hodenhochstand bei männlichen Betroffenen)

Hypoglykämie („Unterzuckerung"): zu niedriger Blutzuckerspiegel bzw. zu geringe Glukosekonzentration im Blut

Hypokalzämie Kalziummangel im Blut

Hypothalamus Hirnregion unterhalb des Thalamus, steuert die vegetativen Funktionen des Körpers

Hypothyreose mangelnde Versorgung des Körpers mit den Schilddrüsenhormonen Trijodthyronin (T3) und Thyroxin (T4), meist durch eine Schilddrüsenunterfunktion

Hypoxie Sauerstoffmangel im Blut und im Gehirn, z. B. während oder nach der Geburt; kann je nach Schwere und Dauer vorübergehende Symptome (z. B. Krampfanfälle) oder dauerhafte Schäden (z. B. Zerebralparese, Kap. 3.12) bewirken

Immunglobulintherapie Verabreichung von Abwehreiweißen

Immunsuppressiva (Singular Immunsuppressivum) Medikamente, die die Abwehr des Körpers dämpfen

Innenohrschwerhörigkeit Schallempfindungsschwerhörigkeit

Intraparenchymatöse Blutung Hirnblutung direkt in das Hirngewebe

Intrathekale Baclofen-(ITB-)Therapie Gabe von Baclofen direkt in den Liquor über einen Spinalkatheter

Intrauterin innerhalb der Gebärmutter

Intraventrikuläre Hämorrhagien (IVH) Hirnblutungen unterschiedlichen Schweregrades, subependymal oder in Seitenventrikeln des Gehirns

Inzidenz Häufigkeit von Neuerkrankungen

Irritabilität Überempfindlichkeit und abnorm starke Reaktion auf äußere Reize, z. B. langes heftiges Weinen als Reaktion auf leise Geräusche oder leichte Berührungen

Isovalerianazidämie Stoffwechselstörung im Abbau der verzweigtkettigen Aminosäure Leucin

Jamais-vu (wörtl. „nie gesehen") die Empfindung, ein Ereignis noch nicht erlebt zu haben, obwohl man es erlebt hat; Gegenteil des bekannteren Déjà-vu-Phänomens

Joint Attention gemeinsame Aufmerksamkeitsausrichtung von Kind und Interaktionspartner auf einen Bezugspunkt (Gegenstand, Ereignis)

Kalziumantagonist (Kalziumkanalblocker) Medikament, das den Kalziumkanal an der Zellmembran blockiert, wird vor allem bei Herz-Kreislauf-Erkrankungen eingesetzt. Bei der Behandlung von Kopfschmerzerkrankungen spielen Flunarizin und Verapamil eine Rolle.

Katabol Hungerstoffwechsel

Katarakt Linsentrübung

Kavernom pathologisches Gefäßknäuel aus kleinsten Blutgefäßen

Keimzellmosaik genetische Veränderung, die nicht in allen Körperzellen, sondern nur in den Eizellen oder den Samenzellen vorliegt

Kernikterus Schädigung der Basalganglien im Neugeborenenalter durch sehr hohe Konzentrationen des Bilirubins im Blut

Kindliche Aphasie erworbene Sprachstörung im Rahmen einer Hirnschädigung, nachdem der Spracherwerb bis zum Zeitpunkt der Hirnschädigung deutlich erkennbar altersgemäß verlief

Klinodaktylie seitliche „Verbiegung" eines Fingerglieds (meist Endglied des Kleinfingers)

Kloni langsame und grobschlägige Muskelzuckungen im Unterschied zu Myoklonien

Knochenleitung in Vibrationen umgesetzter Schall wird (über die Schädelknochen) direkt an das Innenohr transportiert

Kognitive Verhaltenstherapie Therapieform, die sich aus der behavioristischen (verhaltensverändernden) Therapie entwickelt hat und zusätzlich Kognitionen (Gedanken, Einstellungen und Überzeugungen) einbezieht

Kokonstruktion Äußerungen sind oft mehrdeutig, insbesondere bei Unterstützter Kommunikation. Bei geringem Vokabular müssen z. B. Begriffe oft umschrieben werden. Durch Nachfragen und andere Klärungsstrategien des Gesprächspartners kann herausgefunden werden, was mit der Äußerung gemeint ist.

Kombinierte Hörstörung Hörminderung, kombiniert aus Schallleitungs- und Schallempfindungsstörung, mit Ursachen im äußeren und/oder Mittel- und Innenohr

Kommunikationshilfe Hilfsmittel zur Erweiterung der Kommunikationsmöglichkeiten. Man unterscheidet nicht-elektronische (Buchstabentafeln, Bild- und Symbolkarten/-tafeln, Kommunikationsbücher) und elektronische Kommunikationshilfen (Sprachausgabegeräte).

Komorbidität Begleiterkrankung, zusätzliche Erkrankung

Kompensatorische Reorganisationsprozesse Prozesse, bei denen ein Hirnareal – zumindest bis zu einem gewissen Grad – die Funktion eines geschädigten Areals übernimmt; diese Prozesse führen aber nicht notwendig zu optimalen Leistungen in Bezug auf diese Funktion

Kongenitale Muskeldystrophie Muskelerkrankung mit fortschreitender Muskelgewebezerstörung; zu den kongenitalen Myopathien gehörend

Kongenitale Myopathie bereits vor oder kurz nach der Geburt auffällige Muskelerkrankung mit Muskelschwäche

Konsanguinität Verwandtschaft innerhalb der Familie

Kornealreflex Lidschlussreflex

Kortex Hirnrinde; *cortex* (lat.): Rinde

Kortikale Tuber Hamartome im Gehirn

Kortikosteroid Hormon der Nebennierenrinde bzw. chemisch vergleichbares künstlich hergestelltes Medikament, das z. B. entzündungshemmende Wirkung haben kann

Kraniektomie Schädeleröffnung. Als dekompressive Kraniektomie mit Entfernen des Knochen und Eröffnen der Hirnhaut, um Hirndrucksteigerungen zu behandeln

Kraniofaziale Fehlbildung komplexe angeborene Fehlbildung von Schädel und Gesicht, häufig verbunden mit weiteren Fehlbildungen, z. B. der Finger und Zehen; Beispiele: Apert-Syndrom, Carpenter-Syndrom, Crouzon-Syndrom, Pfeiffer-Syndrom, Saethre-Chotzen-Syndrom

LAM: Abk. für Lymphangioleiomyomatosis gutartige, verdrängend wachsende, z. T. zystisch veränderte Tumoren der glatten Muskulatur in der Lunge

Laryngomalazie angeborene krankhafte Erweichung des Kehlkopfs durch unzureichenden Kalziumeinbau; betrifft supraglottische Strukturen wie den Kehldeckel und die Stellknorpel und führt zu einer inspiratorisch stridorösen (pfeifenden) Atmung mit möglicher Zyanose bildet sich in der Regel spontan zurück und bedarf selten einer Operation

Leukodystrophie Gruppe von Erkrankungen, bei denen das Myelin der Nerven-Markscheiden nicht normal gebildet oder zerstört wird; die Kinder entwickeln schwere, im Verlauf zunehmende neurologische Symptome (z. B. spastische Lähmungen); Ursache sind meist sehr seltene angeborene Stoffwechselkrankheiten/genetische Störungen

Leukozytose Vermehrung der weißen Blutkörperchen im Blut

Limbisches System anatomisch nicht eindeutig abzugrenzender Funktionskreis des Gehirns (u. a. Gyrus cinguli, Gyrus parahippocampalis, Hippocampus, Mandelkerne, Mamillarkörper), von dem Gefühle, Emotionen und Triebverhalten gesteuert werden

Liquor (cerebrospinalis) Nervenwasser; füllt die inneren und äußeren Liquorräume von Gehirn und Rückenmark

Lisch-Knötchen Café-au-lait-Flecken der Iris

Lissenzephalie (wörtl. „glattes Gehirn“): Form neuronaler Migrationsstörungen, bei der die Gyri des Großhirns vermindert oder gar nicht ausgeprägt sind, was zu einem glatten Aussehen der Hirnoberfläche führt

Listerien Erreger, die beim Menschen die Listeriose verursachen; Aufnahme z. B. über kontaminierte Rohmilchprodukte

Luftleitung Antransport des Schalls an das Innenohr (über die Luft) durch das äußere Ohr und das Mittelohr

Lumbalpunktion Entnahme einer Liquorprobe durch Punktion des Rückenmarkkanals in Höhe der Lendenwirbelsäule

Lymphozyten, Granulozyten weiße Blutkörperchen

Lysosomal in den Lysosomen (den „Verdauungsorganen“ der Zellen) gelegen

Lysosomen und Peroxisomen spezialisierte Zellorganellen

Magnetresonanzspektroskopie bildgebende Technik, mit der verschiedene Metabolite (z. B. im Gehirn oder Muskel) aufgrund ihrer biochemischen Eigenschaften identifiziert und quantifiziert werden

Magnetresonanztomografie (MRT) Verfahren zur Darstellung der Körpers in Schnittbildern mittels starker Magnetfelder, daher ohne Strahlenbelastung

Makrozephalus (wörtl. „großer Hirnschädel“): Kopfumfang oberhalb der 97. Perzentile

Mastoid Warzenfortsatz im Bereich des Schläfenbeins hinter dem Ohr

MCAD-(Middle-Chain-)/LCHAD-(Long-Chain-Hydroxy-)/VLCAD-(Very-Long-Chain-Acyl-CoA-Dehydrogenase-)Mangel, MTP-Mangel (mitochondriales trifunktionales Protein) Abbaustörungen mittel- und langkettiger Fettsäuren

Meningeom Tumor, der von den Hirnhäuten ausgeht

Meningismus schmerzhafte Einschränkung der Kopfbeweglichkeit durch Verspannung der Nackenmuskulatur; typisches Zeichen bei Hirnhautentzündung und Hirnblutungen

Meningitis („Hirnhautentzündung“): Entzündung der Hüllen von Gehirn und Rückenmark

Meningoenzephalitis kombinierte Hirnhaut- und Gehirnentzündung

Meningokokken, Pneumokokken, Staphylokokken bakterielle Erreger, die Infektionen des Nervensystems verursachen können

Mesenzephalon Mittelhirn, Teil des Hirnstamms, zwischen Pons und Dienzephalon gelegen; *mesos* (griech.): in der Mitte

Metabolit Stoffwechselprodukt

Metenzephalon Hinterhirn, kranialer Abschnitt des Rhombenzephalons; *meta* (griech.): hinter

Mikrozephalus (wörtl. „kleiner Hirnschädel“): Kopfumfang unterhalb der 3. Perzentile

Miller-Dieker-Syndrom sehr ausgeprägte Form der Lissenzephalie in Kombination mit äußeren Auffälligkeiten (hohe Stirn, prominenter Hinterkopf, schmale Nase und Kinn) und weiteren Organfehlbildungen

Mitochondrien (Sing. Mitochondrium) Zellkraftwerke/Zellorganellen, in denen Energie für den Zellstoffwechsel gewonnen wird

Mitochondriopathie angeborene Funktionsstörung der Mitochondrien, Symptome häufig in Organen mit hohem Energiebedarf (Muskel, Leber, Herz und Gehirn)

Mittelohrbelüftungsstörung Störung der kontinuierlich nötigen Auffüllung des Mittelohrs mit Luft, tritt meist im Kleinkindalter auf, vor allem wegen des spezifischen Verlaufs der Tuba Eustachii und enger anatomischer Verhältnisse von Mittelohr und Tube bei jüngeren Kindern, gehäufter Infekte und häufiger Verlegung der pharyngealen Tubenöffnung durch Sekret oder vergrößerte Rachenmandeln (Adenoide);

MLPA (multiple ligationsabhängige Sondenamplifikation) Untersuchungsmethode zum Nachweis von Dosisveränderungen genetischen Materials (Duplikation/Deletion)

Monogen Vererbungsmodus mit Ausbildung eines Merkmals durch ein einziges Gen

Morbus Alexander genetisch bedingte Form der Leukodystrophie, bei der ein Abbau der weißen Substanz in Gehirn und Rückenmark zu unaufhaltsam fortschreitenden, schweren neurologischen Symptomen führt; besonderes Merkmal ist ein deutlicher Makrozephalus

Morbus Pompe Erkrankung aufgrund einer Abbaustörung der Stärkespeicher in Muskeln

Moro-Reflex durch „Erschrecken“ des Neugeborenen auslösbare Reaktion mit symmetrischer rascher Seitwärtsbewegung beider Arme und sofortigem Wiederheranführen der Arme zum Körper. Dieser primitive Reflex verschwindet nach wenigen Lebensmonaten.

Mukopolysaccharidosen Gruppe lysosomaler Speicherkrankheiten, bei denen der Abbau von komplexen Kohlenhydraten gestört ist

Multimodale Kommunikation Gebrauch verschiedener Kommunikationsmodi. So kann der Nutzer unterschiedliche Kommunikationsformen, -strategien und -techniken, die ihm zur Verfügung stehen, jeweils auf Kommunikationspartner und -situation abstimmen.

Multizystische Enzephalopathie Hirnschädigung mit Untergang von Parenchym und konsekutiven Defekten

Muskeleigenreflexe durch Dehnung auslösbare Muskelkontraktion, wird typischerweise mit dem Reflexhammer geprüft

Muskelhypertonie und -hypotonie pathologische Steigerung („Hyper-“) oder Erniedrigung („Hypo-“) der Grundspannung von Muskeln (= Muskeltonus)

Myasthenia gravis durch Antikörper ausgelöste Störung der Informationsübertragung vom Nervenende zum Muskel, mit wechselnd ausgeprägten Schwächesymptomen

Myasthenie („Muskelschwäche") Symptom verschiedener Erkrankungen mit belastungsabhängiger, abnorm rascher Ermüdung bzw. Schwächung von Muskeln

Myelenzephalon Markhirn = Medulla oblongata (verlängertes Rückenmark); *myelos* (griech.): Mark; *medulla* (lat.): Mark; *oblongata* (lat.): verlängert

Myelinisierung mehrfache Umwicklung von Axonen mit lipidhaltigen Gliazellen (Oligodendrozyten) zur elektrischen Isolation, wodurch die Leitungsgeschwindigkeit erhöht wird (saltatorische Erregungsleitung); *myelos* (griech.): Mark

Myoklonien schnelle Muskelzuckungen mit relativ kleinen Bewegungen im Unterschied zu Kloni

Myotone Dystrophie angeborene Muskelerkrankung, die zu Muskelschwund führt, aber auch andere Organsysteme betrifft; typisch ist auch Myotonie

Myotonie fehlende Entspannung der Muskeln nach Bewegung

Nahfeld (hier) Die Reizantwort auf einen akustischen Reiz wird mittels Nadelelektroden an der Mittelohrwand zum Innenohr oder mit Gehörgangselektroden in direkter Nachbarschaft zum Ort ihrer Entstehung, dem Innenohr, registriert.

Nekrotisierende Enterokolitis (NEC) schwere Darmentzündung bei Frühgeborenen, die zu Darmnekrose führen kann

Nephrokalzinose Verkalkung der Niere

Neumutation Genveränderung, die bei dem betroffenen Kind neu aufgetreten und nicht von einem Elternteil ererbt ist

Neuralgie Schmerz durch direkte Nervenreizung

Neuralplatte Teil des Ektoderms der Embryonalanlage, aus dem das ZNS entsteht; bildet sich am 19. ET erstmals aus und schließt sich ab dem 25. Tag zum Neuralrohr

Neuralrohr aus ihm entstehen später Gehirn und Rückenmark

Neuroborreliose auf das Nervensystem bezogene Infektion durch das Bakterium Borrelia burgdorferi. Die Übertragung erfolgt meist über den gemeinen Holzbock (Zecke).

Neurofibrom gutartige Geschwulst, die aus dem „Stützgewebe" der Nervenfasern hervorgeht

Neurogenese Ausbildung/Entstehung der Nervenzellen

Neurulation Vorgang, bei dem das Neuralrohr aus der Neuralplatte gebildet wird; *neuron* (griech.): Sehne, Nerv

Nucleus caudatus tiefgelegene Hirnregion, die u. a. für die Kontrolle willkürlicher Bewegungen (mit)verantwortlich ist

Nucleus dentatus ein Kleinhirnkern

Nystagmus unkontrollierbare rhythmische Bewegungen der Augen, z. B. als Folge einer Kleinhirnschädigung

Objektive Hörtests ohne aktive Mitwirkung des Untersuchten ablaufende audiometrische Verfahren wie die Impedanzaudiometrie, die Messung otoakustischer Emissionen (OAE) und die Ableitung akustisch evozierter Potenziale (AEP)

Obstipation Verstopfung

Okzipital in Richtung bzw. im Bereich des Hinterhaupts

Operantes Verstärkungsverfahren (hier) Eine visuelle Belohnung ruft eine Verstärkung der auditiven Reizantwort (Kopfhinwendung zur Schallquelle) hervor.

Ophthalmologie Augenheilkunde

Optikusgliome Tumoren des Sehnervs (N. opticus)

Orbita Augenhöhle

Organische Säuren Zwischenprodukte des Zellstoffwechsels, deren Menge im Urin Hinweise auf bestimmte Zellstoffwechselerkrankungen geben kann

Organoazidurie Sammelbegriff für Stoffwechselstörungen, die zur Ausscheidung bestimmter Substanzen im Urin führen; meist ist der Eiweißstoffwechsel betroffen

Orthesen medizinische Hilfsmittel zur Vermeidung von Fehlbelastungen oder Fehlfunktionen bei Erkrankungen des Halte- und Bewegungsapparats (z. B. Korsett bei Wirbelsäulenverkrümmung)

Osteopetrose („Marmorknochenkrankheit") Gruppe von Erkrankungen, bei denen zu viel und meist abnorm brüchiges Knochengewebe gebildet wird; Symptome treten – je nach Erkrankungstyp – schon kurz nach der Geburt oder erst später im Leben auf und reichen von häufigen Knochenbrüchen über Störungen der Knochenmarkfunktion (Blutarmut u. a.) bis zu Einengungen des Foramen magnum mit Kompression des Rückenmarks

Ototoxische Medikamente Medikamente, die das Innenohr schädigen; vor allem die bei Neugeboreneninfektionen häufig eingesetzten Aminoglykosid-Antibiotika, aber auch entwässernde Medikamente (Schleifendiuretika), wie sie bei Frühgeburtlichkeit und anderen neonatalen Komplikationen angewendet werden; auch Zytostatika wirken ototoxisch

Pädysphagie kindliche Schluckstörung; zusammengesetzter Begriff aus „päd-" (griech. für Knabe, Kind) und „Dysphagie" (griech. „dys-" für krankhaft, von der Norm abweichend, und „phagos" für Essen).

Papillenödem Schwellung der Sehnervenaustrittsstelle am Augenhintergrund

Parästhesie (Miss-)Empfindung auf der Haut ohne entsprechenden Reiz

Parenchym organspezifisches Gewebe

Paroxysmale Hemikranie Kopfschmerzerkrankung mit wiederkehrenden Attacken sehr heftiger Kopfschmerzen, die mit trigeminoautonomen Symptomen verbunden sind. Die Attacken sind meist kürzer als beim Cluster-Kopfschmerz.

Pathognomonisch richtungsweisend für die Diagnose

Paukenerguss Flüssigkeitsansammlung im Mittelohr

PEG-Sonde (PEG = perkutane endoskopische Gastrostomie) Magensonde, die von außen durch die Bauchhaut direkt in den Magen führt; dazu wird ein Endoskop durch die Speiseröhre in den Magen geschoben und meist ein Faden durch die Bauchdecke gelegt, an dem die Sonde dann von innen nach außen gezogen wird

Pendred-Syndrom autosomal-rezessive Erbkrankheit mit Beteiligung der Schilddrüse (Struma mit Jod-Fehlverwertung und späterer Schilddrüsenunterfunktion – Hypothyreose) und meist schwerer Schallempfindungsschwerhörigkeit bei Innenohrfehlbildung

Peptid kleines Eiweißmolekül

Perinatal zum Zeitpunkt der Geburt

Periphere Fazialisparese Gesichtslähmung durch Schädigung des Gesichtsnervs (N. VII) im (peripheren) Verlauf ab seinem Kerngebiet im Hirnstamm abwärts. Klinisch diagnostisch fällt auf, dass im Gegensatz zur zentralen Lähmung die Stirn beidseits nicht gerunzelt werden kann.

Peritoneum („Bauchfell"): kleidet den Bauchraum vom Zwerchfell bis zum kleinen Becken aus; kann Flüssigkeit resorbieren, z. B. wenn Liquor über einen ventrikuloperitonealen Shunt aus den Hirnventrikeln abgeleitet wird

Periventrikuläre germinative Zone („germinale Matrix") um die Hirnventrikel herum gelegene Keimzone, aus der während der embryonalen und fetalen Hirnentwicklung die meisten Hirnzellen entstehen und zu ihrem Zielort im Gehirn wandern

Periventrikuläre Leukomalazie (PVL) Gewebsschädigung/-untergang der weißen Substanz im dorsalen und lateralen Teil der Seitenventrikel durch Sauerstoffmangel (Minderperfusion)

Perstimulatorische oder stationäre AEP-Reizantworten während einer akustischen Reizung dauerhaft über Messelektroden registrierte akustisch evozierte Potenziale (AEP)

Phänotyp klinisches Erscheinungsbild

Phenylketonurie (PKU) eine der häufigsten angeborenen Stoffwechselstörungen, die unbehandelt eine schwere, nicht-reversible Hirnschädigung mit geistiger Behinderung und Epilepsie zur Folge hat; aufgrund eines Enzymdefekts sammeln sich toxische Abbauprodukte der Aminosäure Phenylalanin an. Die Krankheit wird durch das Neugeborenen-Screening (Kap. 3.4) in den ersten Lebenstagen erfasst und macht eine spezielle phenylalaninarme Diät erforderlich.

Plakode verdickte Ektodermregion, aus der Sinnesorgane oder Ganglien entstehen; *plakos* (griech.): Platte

Pleozytose vermehrte Anzahl weißer Blutkörperchen im Nervenwasser (Liquor)

Pneumonie Lungenentzündung

Polymerase Chain Reaction (PCR) Methode, um DNA in vitro zu vervielfältigen

Pons Brücke (lat.), wichtige Umschaltstation zwischen Großhirn und Kleinhirn

Postnatal nach der Geburt

Poststimulatorische oder transiente (flüchtige) AEP-Reizantworten direkt nach einer akustischen Reizung zeitweilig registrierte akustisch evozierte Potenziale (AEP)

Potenzialmorphologie Form und Amplitude der akustisch evozierten Potenziale (AEP), die typische Wellenmuster bilden; gibt Auskunft über den Reifungszustand und pathologische Veränderungen der Hörbahn

Pränatal vor der Geburt

Präimplantationsdiagnostik genetische Untersuchung des Embryos im Rahmen einer künstlichen Befruchtung vor Implantation der befruchteten Eizelle

Präintentionales Verhalten absichtsloses Verhalten

Prälingual vor dem Spracherwerb

Pränataldiagnostik vorgeburtliche Untersuchung

Prävalenz Krankheitshäufigkeit innerhalb einer Gruppe (wie viele Menschen in einer bestimmten Gruppe erkrankt sind)

Progredient fortschreitend i. S. einer Verschlechterung einer Erkrankung

Proliferation auch Zellproliferation, Zellteilung und -wachstum; *proles* (lat.): Nachkomme; *ferre* (lat.): tragen

Pronation Einwärtsdrehung von Gliedmaßen (Gegenteil von Supination, also der Auswärtsdrehung von Gliedmaßen), z. B. im Handgelenk

Prosenzephalon Vorderhirn, das erste der drei primären Hirnbläschen, aus dem Telenzephalon und Dienzephalon entstehen

Protein Eiweiß, aus verschiedenen Aminosäuren zusammengesetzt

Ptosis unwillkürliches Hängen des Oberlids

Pulmonalstenose Verengung der Pulmonalarterie und/oder der Pulmonalklappe (Ausflussbahn der rechten Herzkammer)

Pupillenstörungen Störung der Motorik der Pupillen, diese sind entweder zu weit oder zu eng; bei einer Seitendifferenz tritt dann eine Anisokorie auf, d. h. die beiden Pupillen sind ungleich groß

Pyramidenbahnzeichen bei der neurologischen Untersuchung auslösbare, jenseits des Säuglingsalters pathologische Reflexe, die auf eine Schädigung der Pyramidenbahn hinweisen (z. B. Babinski-Reflex)

Recruitment bei Innenohrschwerhörigkeit steilerer Anstieg der empfundenen Lautheit eines Schallereignisses mit zunehmenden Schallpegeln als bei Hörgesunden

Reflexanfälle Anfälle, die objektivierbar und regelhaft durch einen bestimmten Reiz oder eine Handlung des Patienten ausgelöst werden. Dies können Lichtblitze, Melodien oder komplexere Handlungen wie Lesen oder Schachspielen sein.

Reflexzone Muskelbereich, in dem ein Muskeleigenreflex ausgelöst werden kann (normalerweise umschrieben und begrenzt)

Refsum-Syndrom autosomal-rezessive Erbkrankheit mit Störung des Fettstoffwechsels und folgenden Symptomen: Retinopathia pigmentosa mit Nachtblindheit und zunehmenden Gesichtsfeldeinschränkungen, periphere Polyneuropathie, zerebelläre Ataxie, progredienter Taubheit und evtl. weiteren Symptome der Augen, der Haut, des Skeletts und des Geruchssinns

Regression Verlust erworbener Fähigkeiten

Rekurrierend wiederkehrend

Repeat-Expansion längere Wiederholung einer Basensequenz (z. B. CGG) über den Normalbereich hinaus

Respiratorischer Distress Atemanpassungsschwierigkeiten in der Neugeborenenphase mit Beatmungsnotwendigkeit

Retinopathia pigmentosa Absterben der Photorezeptoren des Auges

Retinopathia praematurorum (RPM) Reifungsstörung der Netzhaut des Auges

Rhabdomyome gutartige Tumoren der Herzmuskulatur

Rhombenzephalon Rautenhirn, das dritte der primären Hirnbläschen, aus dem Metenzephalon und Myelenzephalon entstehen; *rhombus* (lat.): Raute

Rotation Drehbewegung in einem Gelenk, z. B. Innen- oder Außenrotation der Hüfte

Rumpfataxie rumpfbetonte Bewegungsstörung

Salutogenese von Aaron Antonovsky (1923–1994) geprägter Begriff, der im Unterschied zur Pathogenese (wie wird man krank?) die Entstehung und Erhaltung von Gesundheit in den Mittelpunkt stellt. Dabei stellt Gesundheit keinen Zustand, sondern einen Prozess dar.

Schallempfindungsstörung Hörminderung mit Ursache im Innenohr, im Hörnerv und/oder in anderen Teilen der Hörbahn

Schallleitungsstörung Hörminderung mit Ursache im äußeren und/oder Mittelohr

Schmalbandrauschen Geräusch, das aus mehreren benachbarten Tonfrequenzen einer Frequenz (physikalisches Maß dafür, wie schnell bei einem periodischen Vorgang wie Schall die Wiederholungen aufeinander folgen) oder eines engen Frequenzbereichs besteht

Schwankschwindel Schwindel mit dem Gefühl, den Boden unter den Füßen zu verlieren

Schwannom Tumor, der von Stützzellen peripherer Nerven ausgeht

Sedierung Behandlung mit einem beruhigend wirkenden Medikament

SEGA/SEN subependymale Riesenzellastrozytome/subependymale Knötchen

Sepsis schwere Entzündungsreaktion des Körpers auf eine Infektion

Serogruppe auf der Oberfläche von Erregern vorhandenes Erkennungsmerkmal

Serös ohne Beteiligung bakterieller Erreger

Sharp Wave/Spike steile Wellen im EEG, die man als epilepsietypische Potenziale bezeichnet, weil sie zumeist bei Patienten mit Epilepsie auftreten, aber in einigen Fällen auch bei Patienten ohne Epilepsie nachweisbar sind. Die Unterscheidung zwischen Sharp Wave und Spike anhand der Dauer von 80 ms ist nicht physiologisch zu begründen und daher wenig bedeutsam.

Shuntdysfunktion nicht mehr ausreichende oder völlig fehlende Funktion eines ventrikuloperitonealen Shunts; hat meist einen potenziell lebensgefährlichen Hirndruckanstieg zur Folge und erfordert in der Regel eine Shuntrevision

Shuntrevision Erneuerung eines ventrikuloperitonealen Shunts oder einzelner Teile

Skoliose seitliche Verbiegung der Wirbelsäule

Skotom Ausfall oder Abschwächung eines Teils des Gesichtsfelds (Flimmerskotom)

Somatisches Mosaik nur in einem Teil der Körperzellen vorhandene Mutation mit einem zusätzlichen Chromosom (z. B. mit drei Chromosomen 21)

Somatogramm Darstellung von Körpergewicht, Körpergröße und Kopfumfang als Diagramm

Sotos-Syndrom genetische Erkrankung mit charakteristischen Dysmorphien (Makrozephalus), beschleunigtem Körperwachstum und allgemeiner Entwicklungsstörung

Spastik Störung der langen motorischen Bahnen, z. B. bei der infantilen Zerebralparese (Kap. 3.12)

Sphenoid-Dysplasie oder Kortikalis-Verdünnung typische Knochenveränderungen im Bereich der Nasen- und Unterschenkelknochen

Spinalkatheter Schlauchsystem für das Infundieren von Medikamenten in den spinalen Intrathekalraum

Spitzfuß angeborene oder erworbene Fehlstellung des Fußes mit Fersenhochstand und Fußbeugung im oberen Sprunggelenk

Sprechapraxie zentral bedingte Sprechstörung; Störung von Planung und Programmierung der Sprechbewegungen nach abgeschlossenem Spracherwerb

Stent zum Offenhalten eines verengten Blutgefäßes bzw. zum Ausschließen einer Gefäßaussackung vom Blutkreislauf dienendes Implantat

Stereotypien sich wiederholende, ziellose Bewegungen z. B. reibende Handbewegungen

Steroide gebräuchliche Bezeichnung für eine Gruppe von Medikamenten, die eine ähnliche Wirkung wie Hormone der Nebennierenrinde (Kortikosteroide) haben

Störung mit oppositionellem Trotzverhalten Kennzeichnend ist nach DSM-5 ein Interaktionsmuster, das durch ärgerliche oder gereizte Stimmung, streitsüchtiges oder trotziges Verhalten und Rachsucht beeinträchtigt ist (über mindestens 6 Monate).

Strabismus Schielen

Strecksynergismen spastische Streckhaltung der Extremitäten infolge einer funktionellen Entkopplung des Hirnstamms vom Großhirn (Dezerebration)

Streptokokken, Staphylokokken bakterielle Erreger

Subarachnoidale Blutung (SAB) Hirnblutung in den Subarachnoidalraum, meist als Folge einer Ruptur einer Gefäßmalformation

Subependymal unterhalb des Ependyms gelegen

Subjektive Hörtests audiometrische Verfahren, die der aktiven Mitwirkung des Untersuchten bedürfen, wie die konditionierte Verhaltens-Reaktions-Audiometrie, konditionierte Spielaudiometrie, Tonschwellenaudiometrie und Sprachaudiometrie

Submikroskopische Veränderung kleine genetische Veränderung, die bei der standardmikroskopischen Untersuchung nicht erkennbar ist

Subthalamus Kerngebiete unterhalb des Thalamus, die die Motorik unterstützen

Suppression Unterdrückung

Supravalvuläre Aortenstenose Verengung der Aorta direkt im Anschluss an die Aortenklappe

Surfactant in der Lunge (ab einer bestimmten SSW) gebildete Substanz, die zur Oberflächenspannung der Lungenbläschen beiträgt

Tachykardie Beschleunigung der Herzfrequenz über das altersphysiologische Maß hinaus

Tectum Dach (lat.), rostro-dorsaler Teil des Mittelhirns; wichtige Umschaltstation der Seh- und Hörbahn

Tegmentum Haube (lat.), ventro-kaudaler Teil des Mittelhirns; enthält wichtige Strukturen des motorischen Systems und Hirnnervenkerne

Telenzephalon End- oder Großhirn; *telos* (griech.): Ziel, Ende

Tethered cord Anheftung des unteren Rückenmarks an knöcherne Strukturen; beim Längenwachstum des Körpers bzw. der Wirbelsäule entstehender Zug am Rückenmark hat neurologische Störungen (z. B. zunehmende Lähmung in den Beinen) zur Folge

Thalamus tief unter der Hirnrinde gelegenes größtes Kerngebiet des Dienzephalons; wichtige Umschaltstation für Informationen aus dem Körper und den Sinnesorganen einerseits und der Großhirnrinde andererseits

Therapierefraktäre Epilepsie nicht oder unzureichend auf eine medikamentöse Therapie ansprechende Epilepsie; wenn mit 2 der üblichen antiepileptischen Medikamente kein Therapieerfolg erreicht wird, sind ggf. epilepsiechirurgische Maßnahmen indiziert

Thrombophilie erhöhte Neigung zur Thrombose

Thymushypoplasie Anlagestörung mit Unterfunktion der Thymusdrüse

Thyreoiditis Schilddrüsenentzündung

Tinnitus Ohrgeräusch

Topiramat Antiepileptikum mit Effekt in der Prophylaxe der Migräne

Tortikollis Schiefhals

Toxoplasmose Infektion mit dem Parasiten Toxoplasma gondii, der v. a. durch Katzenkot übertragen wird. Bei immunologisch gesunden Menschen verläuft die Infektion meist symptomlos oder nur mit leichten Allgemeinsymptomen; bei Schwangeren kann eine Erstinfektion zur schweren Schädigung des Kindes (v. a. Gehirn, Leber, Augen, Herz und Lunge) führen, in der Frühschwangerschaft oft zur Fehlgeburt.

Tracheostoma künstliche Luftröhrenöffnung nach außen

Transkutane elektrische Nervenstimulation (TENS) elektrische Reizstromtherapie zur Reduzierung der Schmerzwahrnehmung

Transportproteine, Membranproteine Eiweiße, die bestimmte Substanzen z. B. über die Zellaußenwand (also die Zellmembran) transportieren

Triangulärer Blick Einbeziehen eines dritten Elements in den Blickkontakt/Blickwechsel von Kind und Bezugsperson

Trigeminoautonome Symptome in der Regel einseitige Symptome im Ausbreitungsgebiet des N. trigeminus, die einer Störung des autonomen Nervensystems entsprechen: gerötete Bindehaut, Tränen, verstopfte oder „laufende" Nase, Lidschwellung, Schwitzen oder Rötung im Stirnbereich oder im Gesicht, Druckgefühl im Ohr, Verengung der Pupille, hängendes Oberlid

Trigeminozervikaler Komplex Kerngebiet des N. trigeminus im unteren Hirnstamm im Übergang zum Rückenmark

Trigeminus (N. trigeminus, V. Hirnnerv) führt vor allem sensible Fasern zu weiten Teilen des Kopfes (z. B. zu den Hirnhäuten) sowie motorische Fasern zur Kaumuskulatur

Triptan Medikament zur Behandlung von Attacken bei Migräne oder Cluster-Kopfschmerz; wirkt durch Reizung spezieller Serotoninrezeptoren. In der Pädiatrie sind Sumatriptan, Zolmitriptan und Rizatriptan etabliert.

Tuberkulin-Hauttest Hauttest zum Nachweis einer Tuberkulose-Infektion

Tuberkulös durch Tuberkulosebakterien verursacht

Tuberkulostatika Medikamente gegen Tuberkulosebakterien

Umgebungsprophylaxe antibiotische Therapie initial betreuender Personen

Unterstützte Kommunikation (UK) Sie orientiert sich an einem humanistischen Menschenbild und geht davon aus, dass jeder Mensch ein Kontakt- und Kommunikationsbedürfnis hat. Dabei werden anhand aktueller Kompetenzen einer Person individuelle Maßnahmen für eine bessere Verständigung und mehr Mitbestimmung im Alltag entwickelt. UK muss die individuelle Art zu kommunizieren nicht ersetzen, sondern kann sie ergänzen und unterstützen.

Usher-Syndrom autosomal-rezessive Erbkrankheit mit angeborener Innenohrschwerhörigkeit oder Taubheit und Sehstörung (Retinopathia pigmentosa mit fortschreitender Nachtblindheit, Gesichtsfeldeinschränkung und – je nach Usher-Subtyp – Erblindung)

Valsalva-Manöver Versuch, gegen den geschlossenen Mund und die zugehaltene Nase bei gleichzeitigem Einsatz der Bauchpresse kräftig auszuatmen

Vaskulitis Gefäßentzündung

Vasospasmus vermutlich durch Abbauprodukte des aus einem Aneurysma ausgetretenen Blutes im Subarachnoidalraum entstehende Verengung der Hirnarterien, die im schlimmsten Fall durch kompletten Verschluss einer Arterie zum Schlaganfall führen kann

Ventrikuloperitonealer Shunt System zur Ableitung von Liquor aus den inneren (seltener äußeren) Liquorräumen in die Bauchhöhle, wo er vom Peritoneum resorbiert wird

Verapamil Kalziumantagonist (zur Behandlung des Cluster-Kopfschmerzes)

Vermis Kleinhirnwurm

Verschlusshydrozephalus Abflussbehinderung der ableitenden Liquorwege

Very low birth weight infants (VLBW) Frühgeborene mit Geburtsgewicht unter 1.500 g

Vierfingerfurche Furche der Handinnenfläche, die 4 Finger umfasst (häufig bei Trisomie 21)

Vigilanz Bewusstseinszustand oder „Wachheit", reicht von wach und adäquat über somnolent (schläfrig, aber erweckbar) und soporös (kaum erweckbar) bis tief komatös

Waardenburg-Syndrom Erbkrankheit mit variabler Kombination von Pigmentstörungen der Augen, der Haut und der Haare, Innenohrschwerhörigkeit und Gesichtsfehlbildungen (Gesichtsdysmorphien)

Wellen JI–JV nach Jewett Die frühen akustisch evozierten Potenziale (FAEP) mit Latenzzeiten zwischen 1 und 8 ms werden nach Jewett [40] bzw. Jewett und Williston [41] mit fortlaufenden römischen Ziffern (I–V), gelegentlich auch mit J1–J5 bezeichnet.

White spots („weiße Flecken") depigmentierte Hautregionen

X-chromosomaler Erbgang gonosomale Form der Vererbung, bei der das merkmalstragende Gen auf dem X-Chromosom, einem Geschlechtschromosom, liegt (das menschliche Genom besteht aus 22 autosomalen Chromosomenpaaren und 1 gonosomalen Chromosomenpaar); die meisten dieser Erbgänge sind X-chromosomal-rezessiv

Zentrale Kohärenz Fähigkeit, Einzelheiten in einem Gesamtzusammenhang wahrzunehmen und einzuordnen

Zerebellum Kleinhirn; ist an der Koordination und Modulation von Bewegungsabläufen sowie kognitiven Prozessen beteiligt

Zerumen Ohrschmalz

Zöliakie Überempfindlichkeit des Darms auf das Eiweiß Gluten

Zyanose „Blaufärbung" des Körpers bei Sauerstoffmangel

Zytomegalie Zytomegalievirus-(CMV-)Infektion; die Erstinfektion verläuft bei immunologisch gesunden Menschen meist symptomlos oder nur mit leichten Allgemeinsymptomen; bei Erstinfektion einer Schwangeren wird das Virus oft auf den Embryo/Fetus übertragen; dies führt im 1. und 2. Trimenon häufig zu schweren Schäden an fast allen Organsystemen (u. a. Gehirn, Augen, Muskeln, Skelett, Herz-Kreislauf-System, Leber und Milz)

Lösungen zu den Fragen zur Wissensprüfung

Kap. 1

1: Pädiatrische Neurologie, Kinderneurologie, Kinder- und Jugendneurologie, Neuromedizin des Kindes- und Jugendalters
2: Spezielle Entwicklungsneurologie, neonatale Neurologie, Zerebralparesen, Fehlbildungen des ZNS, erworbene/traumatisch bedingte Erkrankungen des ZNS, (neuro)genetische Erkrankungen, akut- und chronisch-entzündliche Erkrankungen des zentralen und peripheren Nervensystems (z. B. autoimmunentzündlich-neuroimmunologisch, infektiös)
3: siehe ➢ Abb. 1.1
4: Schwangerschaft, Geburt, frühkindliche Entwicklung, Grenzsteine, Familienanamnese, Infektionen
5: Gehör
6: Gehirn beim Säugling
7: Muskelerkrankungen, Stoffwechselerkrankungen
8: Folgende Aspekte

- Verhalten und Stimmung (z. B. müde, hungrig, weinerlich)
- Haltungskontrolle von Rumpf und Kopf (z. B. beim Aufrichten)
- Spontanmotorik in Bauch- und Rückenlage
- Aktiver und passiver Muskeltonus
- Muskeleigen- und Fremdreflexe: Gibt es z. B. Hinweise auf Asymmetrien oder eine Spastik?
- Ist das Kind übermäßig schreckhaft?
- Neonatale Reaktionen/Reflexe und Automatismen

9: Asymmetrien, Muskelhypotonie, Muskelhypertonie, Stereotypien usw.
10: Gemeinsames Büchervorlesen/dialogisches Betrachten von Büchern
11: Neugeborenen Screening auf Stoffwechselerkrankungen, Hörscreening, Hüftsonografie
12: Das Hörscreening ist wichtig

- zum Ausschluss von Hörstörungen, die die Sprachentwicklung negativ beeinflussen
- um ggf. frühzeitig eine Förderung einleiten/Hörgeräteversorgung planen zu können

Kap. 2

Kap. 2.1

1: Entwicklungsphasen vor der Geburt sind:

- 1. Pränatalphase (1. Trimenon) vom 15. ET bis zur 12. SSW
- 2. Pränatalphase (2. Trimenon) von der 13. SSW bis zum Ende der 28. SSW
- 3. Pränatalphase (3. Trimenon) von der 29. SSW bis zum Ende der 40. SSW

2: Darunter versteht man den Vorgang, bei dem das Neuralrohr aus der Neuralplatte gebildet wird.
3: in der 24. SSW
4: das Telenzephalon (Endhirn), das Dienzephalon (Zwischenhirn), das Mesenzephalon (Mittelhirn), das Metenzephalon (Hinterhirn) und das Myelenzephalon (Markhirn, Medulla oblongata)
5: Die wichtigsten Vorgänge in der Neurogenese sind

- Neuronendifferenzierung, zu der Neuronenbildung bzw. -wachstum (Proliferation) und Neuronenwanderung (Migration) gehören, und
- neuronale Reifung, bei der sich Zellfortsätze der Neuronen bilden.

6: Die Bildung synaptischer Verbindungen beginnt je nach Hirnregion zwischen der 20. und 30. SSW. In der Sehrinde erreicht die Synapsenbildung vier Monate postnatal einen Höhepunkt, in den ersten zwei Lebensjahren geht die synaptische Dichte um fast 50 % zurück. In der Hörrinde ist der Höhepunkt der Synapsenbildung um den 3. Lebensmonat zu verzeichnen, in den präfrontalen und temporalen Regionen liegen die Höhepunkte nicht vor dem 15. Lebensmonat. Vor allem in den frontalen Hirnbereichen hält die Synapsenbildung etwa bis zum 6. Lebensjahr an.
7: mit etwa 5 bis 6 Jahren

Kap. 2.2

1: a, b und c sind richtig.
2: b und c sind richtig.
3: a und b sind richtig.
4: a und c sind richtig.
5: c ist richtig.
6: b ist richtig (a und c sind aber ebenfalls dringend für alle Schwangeren zu empfehlen!).
7: a und c sind richtig. b ist falsch! Bei der Versorgung dieser Patienten ist ganz besonders auf gute Handhygiene zu achten!
8: a, b und c sind richtig.

Kap. 2.3

1: Die Kinder sprechen in bestimmten Situationen (vor allem mit Familienmitgliedern), während sie in anderen Situationen (Kindergarten, Schule) bzw. gegenüber anderen Personengruppen (Fremde) schweigen; dies ist oft mit Sozialangst, Empfindsamkeit, Rückzug oder Widerständen verbunden. Meist gibt es eine familiäre Disposition zu Gehemmtheit, kommunikativem und sozialem Rückzug, eigenbrötlerischem Verhalten, Ängsten und Depressionen bzw. gehäuft auffällig schüchterne Familienangehörige. Wenn aufrechterhaltende Bedingungen wie verstärkte Aufmerksamkeit, Mittelpunktstellung in der Familie, Sonderrollen und Befreiung von Pflichten hinzukommen, finden mutistische Kinder oft nicht mehr von selbst aus dem Schweigen heraus.
2: Es handelt sich um eine tiefgreifende Entwicklungsstörung aufgrund einer Enzephalopathie, die X-chromosomal-dominant vererbt wird und wegen des intrauterinen Fruchttods männlicher Embryonen fast ausschließlich bei Mädchen vorkommt. Nach anfänglich regelrechter Entwicklung verliert das Kind zwischen 7. Lebensmonat und 2. Lebensjahr bereits erlernte Fähigkeiten wieder, insbesondere sprachliche (produktive und z. T. rezeptive), aber auch kognitive Fähigkeiten und den Gebrauch der Hand. Die Kinder zeigen autistische Symptome und können i. d. R. nur wenige Wörter produzieren, manche gar keine Lautsprache; daher neigen sie zu nonverbaler Kommunikation durch Gesten, Berührung von Gegenständen und Blickbewegungen. Weitere mögliche sprachrelevante Symptome sind geistige Behinderung, Hirnfehlbildungen, Ataxie, Handstereotypien (mit Bewegungen wie beim Händewaschen), Apraxie, epileptische Anfälle.
3: Erworbenes neurogenes Stottern wird durch eine akute oder chronische Hirnschädigung verursacht. Sie betrifft in der Mehrzahl die linke Hemisphäre, kann aber prinzipiell in nahezu allen Hirnregionen ein- oder beidseitig vorliegen und umschrieben oder diffus sein. Im Kindes- und Jugendalter sind akute Hirnschädigungen (z. B. Schlaganfall, intrazerebrale Blutung, Asphyxie oder Schädel-Hirn-Trauma) oder chronische Hirnerkrankungen (z. B. Tourette-Syndrom), selten auch Drogen oder Medikamente die Ursache.
4: Als umgebungsbedingt oder soziogen werden Sprachauffälligkeiten bezeichnet, die durch ein sozial schwaches Umfeld oder unzureichenden Erwerb der Verkehrssprache bei Mehrsprachigkeit entstehen. Umgebungsbedingte Sprachauffälligkeiten erfordern pädagogische Sprachfördermaßnahmen mit erhöhtem Input in der Zielsprache, Sprachentwicklungsstörungen benötigen hingegen eine Therapie.

Kap. 3

Kap. 3.1.1

1: der APGAR-Score, ein 5-Minuten-APGAR unter 4 ist prognostisch ungünstig in Bezug auf die weitere motorische und auch kognitive Entwicklung
2: eine kongenitale CMV-Infektion
3: Frühgeburtlichkeit, kongenitale Infektionen und Hirnschädigungen durch Hypoxie, Hirnblutung oder Ischämie
4: Die klinische Auswirkung einer Hirnschädigung kann aufgrund der Plastizität des kindlichen Gehirns (sodass nichtbetroffene Hirnbereiche Funktionen der geschädigten Region übernehmen können) von der bei älteren Kindern oder Erwachsenen abweichen.
5: Neugeborenen-Stoffwechsel-Screening, Hörscreening und Hüftscreenng
6: General-Movement-Analyse nach Prechtl

Kap. 3.1.2

1: Das Risiko für Entwicklungsabweichungen nach Frühgeburt hängt von Geburtsgewicht, Gestationsalter, Reifestatus und weiteren medizinischen Komplikationen ab. Grundsätzlich steigt das Morbiditätsrisiko mit niewdrigem Geburtsgewicht, kürzerer Gestationsdauer bzw. geringerem Reifestatus. In der Gruppe der extrem früh geborenen Kinder ist ein schlechteres Entwicklungs-Outcome zu erwarten als in der Gruppe der sehr früh geborenen. Gleichzeitig müssen biologisch-medizinische Komplikationen wie z. B. Hirnblutungen angeführt werden.

2: Frühgeborene profitieren bereits auf der Neugeborenen-Intensivstation vom elterlichen Sprachinput. Ihr auditives System ist bereits zwischen der 23. und 26. SSW soweit ausgereift, dass sie akustische Reize wahrnehmen und ab der 35. SSW die Prosodie ihrer Muttersprache erlernen können. Wie Reifgeborene zeigen auch Frühgeborene eine Präferenz für die Stimme ihrer Mutter. Bei Frühgeborenen, die auf der Neugeborenen-Intensivstation Geräuschen ihrer Mutter exponiert waren, traten seltener Bradykardien oder Apnoen auf. Da Frühgeborene in Abhängigkeit davon, wie häufig ihre Eltern sie auf der Station besuchen, zu vokalisieren beginnen, sollten Eltern Frühgeborener unbedingt ermutigt werden, ihre Kinder häufig zu besuchen, mit ihnen zu sprechen und auf Vokalisationen zu reagieren, um ihnen bedeutsame Anreize für die Entwicklung ihrer sprachlichen Kompetenzen zu bieten.

3: Frühgeborene haben ein erhöhtes Risiko für Entwicklungsabweichungen. Somit ist die Sprachförderung mit hoher Wahrscheinlichkeit in ein interdisziplinäres Förderkonzept einzubetten. Ein frühes Screening sprachlicher Leistungen nach Frühgeburt ist sinnvoll und sollte im Zusammenhang mit einem Screening der allgemeinen Entwicklung (das z. B. im Rahmen von Frühgeborenen-Nachuntersuchungen in Perinatal- oder sozialpädiatrischen Zentren ab 24 Monaten standardisiert durchführbar ist) und der Hörleistungen interpretiert werden. Die Auswahl des geeigneten Sprachfördersettings und der Interventionsziele richtet sich nach der vorliegenden Sprachproblematik, wobei für die Therapie möglicher oral-motorischer Dysfunktionen zu beachten ist, dass der Mund-Nasen-Bereich eines Frühgeborenen nach aversiven Stimulationen empfindlich sein kann.

Kap. 3.2

1: Durch eine Kombination von Fehlbildungen, körperlichen Auffälligkeiten und Entwicklungsstörungen infolge einer genetischen Veränderung
2: z. B. Chromosomenstörungen (mikroskopisch und submikroskopisch), Genmutationen, Repeatexpansionen oder Störungen der elterlichen Prägung
3: z. B. das Williams-Beuren-Syndrom
4: bei der Mikrodeletion 22q11.2 (DiGeorge-, Sphrintzen-Syndrom)
5: z. B. beim Angelman-Syndrom, Rett-Syndrom

Kap. 3.3.1

1: Eine Verzögerung der Sprachentwicklung oder das völlige Ausblieben der Sprachentwicklung. Wenn bis zum Alter von drei Jahren erlernte Wörter und Zweiwortsätze wieder verloren gehen, kann das auch auf Autismus hinweisen.

2: Das Kind reagiert nicht auf seinen Namen. Es folgt Zeigegesten oder der Blickrichtung des Interaktionspartners nicht und nimmt keinen Blickkontakt auf, wenn dieser mit ihm redet. Das Kind initiiert keine Joint Attention. Es hält beim Vokalisieren die Turn-taking-Regeln nicht ein. Auch produziert es vermehrt Idiosynkrasien, Neologismen und Echolalien. Daneben zeigt es unkooperatives Spielverhalten. Seine Interessen sind eingeschränkt und fixiert, das Verhalten in Kindergarten, Schule oder auf Geburtstagsfeiern erscheint oft nicht situationsangemessen.

3: Autismusspezifische Screening-Fragebögen und Elterninterviews einerseits und neuropsychologische, molekularbiologische, metabolische, neurologische (EEG) und bildgebende Untersuchungsverfahren (MRT des Gehirns) andererseits

4: Beeinträchtigungen in der sozialen Kommunikation und Interaktion sowie rezeptives und restriktives Verhalten

5: ADHS, Angststörungen, Depression, Bindungsstörungen, Sozialphobie und Mutismus

6: Applied Behaviour Analysis (ABA-)Training des Lovaas-Programm, Pivotal Response Training (PRT), Picture Exchange Communication System (PECS)

Kap. 3.3.2

1: Unaufmerksamkeit und Desorganisation sowie Hyperaktivität und Impulsivität
2: mangelnde Fähigkeit, Kommunikation zu initiieren, angemessene Antworten zu geben und die Aufmerksamkeit während der Kommunikation ausreichend lange aufrechtzuerhalten
3: vorwiegend unaufmerksamer Typus, vorwiegend hyperaktiv-impulsives Erscheinungsbild und gemischtes Erscheinungsbild
4: selbstverletzendes Verhalten, früherer Substanzmissbrauch sowie Störungen des Sozialverhaltens und oppositionelles Verhalten
5: multimodales Konzept: Psychoedukation, Einzeltherapie (kognitive Verhaltenstherapie), Ergotherapie, medikamentöse Therapie (Methylphenidat, Atomoxetin, Lisdexamphetamin), Sprachtherapie, Biofeedback

Kap. 3.4

1: Gab es Auffälligkeiten in der Schwangerschaft? Gibt es betroffene Familienangehörige? Wie verlief die frühkindliche Entwicklung, gibt es krisenhafte Verschlechterungen? Besteht eine Aversion gegen bestimmte Nahrungsmittel?
2: Intoxikationstyp, Energiemangeltyp, Unterzuckerungstyp, Speichererkrankungen, Störungen der Botenstoffe im Gehirn
3: siehe ➤ Tab. 3.4.1
4: Linsentrübung, Leberversagen; Therapie: Diät
5: Spracherwerbsstörungen, Verhaltensauffälligkeiten, Schlafstörungen;
Therapie: Sprach- und Ergotherapie, ggf. KMT
6: X-ALD; mentaler Abbau, Gangstörungen, Nebennierenrindeninsuffizienz;
Therapie: frühzeitige KMT, supportive interdisziplinäre Therapie

Kap. 3.5

1: In der Schwangerschaft deuten vermindert spürbare Kindsbewegungen oder zu viel Fruchtwasser unter Umständen auf eine NME hin. Atemprobleme, Trinkprobleme und eine auffällig geringe Spontanmotorik bei einem sehr hypotonen Kind sind Symptome einer NME im Säuglingsalter. Eine verzögerte Entwicklung der Aufrichtung und aktiven Fortbewegung kann im Kleinkindalter auf eine NME hinweisen.
2: Gelenkverkürzungen und Fehlstellungen; Ernährungsprobleme mit Gedeihstörung, Mangelsymptomen oder Untergewicht, verminderte Knochendichte mit Schmerzen und sehr leicht entstehenden Knochenverletzungen, Atemschwäche
3: Fördern und Erhalten der Bewegungsfähigkeit, unterstützt durch Physiotherapie, Behandlung und Vorbeugen von Folgeschäden, Unterstützung und Erhalt der Atemfunktion, Unterstützung und Erhalt der nonverbalen und verbalen Kommunikation. In Einzelfällen gibt es spezielle Medikamente, die die Symptome der Erkrankung mildern oder das Fortschreiten der Erkrankung bremsen.

Kap. 3.6

1: Fallbeispiel Notaufnahme
  a. V. a. Meningitis; geprüft wird daher, ob der Junge nackensteif ist, d. h. den Kopf schmerzbedingt nicht mit dem Kinn zur Brust herunterbeugen kann.
  b. Blutentnahme zur Bestimmung der Entzündungsparameter, je nach klinischem Zustand ggf. Lumbalpunktion zur Liquoruntersuchung
  c. unbedingt
  d. bei Nachweis von Meningokokken antibiotische Prophylaxe der initial betreuenden Personen

2: Fallbeispiel Masern-Enzephalitis
  e. Probleme in der Erzählfähigkeit, Einschränkungen im Rechtschreiberwerb
  f. Zu beachten ist, dass bei Anna neben den sprachlichen Einschränkungen auch neuropsychologische Begleitstörungen vorliegen. Bei der Auswahl der Übungsitems und Aufgaben sowie bei der zeitlichen Planung der Therapiestunde müssen die geringe Belastbarkeit sowie die eingeschränkte Konzentrations- und Merkfähigkeit von Anna berücksichtigt werden.

3: Fallbeispiel Kopfschmerzen und Erbrechen
  g. Vigilanz, Augenhintergrund mit Hinweisen auf ein Papillenödem
  h. Raumforderungen wie ein Hirntumor, Hirnabszess
  i. Bildgebung wie ein CT oder MRT des Schädels

Kap. 3.7

1: Sehstörungen, Sensibilitätsstörungen, Ataxie, Abgeschlagenheit
2: Physiotherapie, Sprachtherapie, Ergotherapie
3: Förderung der Mundmotorik mit Erhalt von Schluckfähigkeit und Sprachfunktionen

Kap. 3.8

1: b) 10–20 Jahre
2: a) leichte Kopfschmerzen
3: d) Ausbreitung der Symptome über Sekunden
4: b) Vor einem Analgetikum wird immer ein Medikament gegen Übelkeit gegeben.
5: a) Verhaltensmedizinische Maßnahmen haben keine ausreichende Wirkung!
6: e) Fehlsichtigkeit ist kein Auslöser von Kopfschmerzen.

Kap. 3.9

1: Epilepsie ist eine Hirnfunktionsstörung, die durch die dauerhafte Veranlagung zu epileptischen Anfällen gekennzeichnet ist, sowie durch die daraus resultierenden neurobiologischen, kognitiven, psychologischen und sozialen Konsequenzen.
2: Fokale Anfälle entstehen in einem epileptogenen Netzwerk, das maximal eine der beiden Hemisphären umfasst.
3: Das LKS ist eine erworbene Aphasie, die im Kindesalter beginnt und auf einem fokalen Status epilepticus in der Wernicke-Region beruht. Es gehört zu den epileptischen Enzephalopathien.
4: Der Wada-Test ist die invasive Klärung der essenziell sprachtragenden Hemisphäre mittels Injektion von Amobarbital in die Arteria carotis interna.

Kap. 3.10

1: Im Schädel steht ein bestimmtes Volumen zur Verfügung („rigid box") mit relativ festen Mengenanteilen für Blut, Liquor und Hirngewebe. Jede Volumenvermehrung oder Raumforderung führt zur Kompression von Hirngewebe mit Hirndrucksymptomen. Der noch weiche und verformbare Schädel des Säuglings stellt eine gewisse Ausnahme dar.
2: Vorteile der CT: überall und schnell verfügbar in Notfallsituationen, Verletzungen und Blutungen können gut diagnostiziert werden; Nachteil: Röntgenstrahlung
Vorteile der MRT: genauere Darstellung der Hirnstrukturen und von Tumoren o. ä., keine Röntgenstrahlung; Nachteile: lange Untersuchungsdauer, nicht überall verfügbar, daher nicht für die Notfallsituation geeignet
3: Fehlbildungen der Blutgefäße: arteriovenöse Malformationen (AVM), Kavernome, sehr selten Aneurysmen
4: in infratentoriellen Hirnanteilen, d. h. im Kleinhirn und Hirnstamm
5: Durch den Tumor wird der Liquorabfluss vom Bildungsort zum Resorptionsort versperrt, und dementsprechend kommt es zu einem Aufstau.
6: Postoperative Kommunikationsstörung nach Eingriffen im Bereich des Kleinhirns, mit weitgehend unklarer Ursache. Zu den Symptomen gehören Sprechantriebsverlust, Dysarthrie, Verhaltensstörungen und kognitive Störungen. Der auch „posterior fossa syndrome" genannte Symptomkomplex tritt postoperativ bei etwa einem Drittel der pädiatrischen Patienten auf, Erwachsene sind sehr selten betroffen.

Kap. 3.11

1: Die heute auch international gebräuchlichste Klassifikation ist die „Glasgow Coma Scale" (GCS). Sie ermöglicht eine aktuelle Einschätzung des neurologischen Zustands des Patienten anhand einfach zu erhebender Parameter und dient in erster Linie dazu, eine sofortige Therapieentscheidung zu treffen.
2: Auch nach einem leichten SHT können Folgeschäden auftreten, sind aber weniger wahrscheinlich.
3: Prognostisch ist die GCS nur von eingeschränktem Wert. Der 24 Stunden nach dem Trauma ermittelte GCS-Wert hat wahrscheinlich einen höheren prognostischen Wert als der direkt nach einem Unfall erhobene GCS-Wert, da die Entwicklung gerade in den ersten Stunden nach einem SHT eine erhebliche Dynamik aufweist.

4: Ein indirektes Trauma ist prognostisch schwerwiegender, da durch indirekte Gewalteinwirkung oft eine diffuse Hirnschädigung mit axonalen Verletzungen entsteht.
5: Die psychiatrischen Störungen überdauern häufig andere funktionelle Störungen und bestimmen damit oft den Langzeitverlauf nach einer Hirnschädigung.

Kap. 3.12

1: Die motorischen Leistungsfähigkeiten müssen deutlich unter denen von Gleichaltrigen liegen und das Kind muss dadurch im Alltag **beeinträchtigt** sein! (Wenn das Kind motorisch nur auffällig, aber nicht beeinträchtigt ist, wird diese Diagnose nicht vergeben!)
2: Ja, das männliche Geschlecht ist mehr betroffen.
3: Frühgeburt, angeborene Hirnfehlbildungen etc.
4: Spastik, Hypotonie im Rumpfbereich, myofunktionelle Probleme, Schluckkoordinationsstörung
5: bilateral-spastisch/unilateral-spastisch/dyskinetisch/ataktisch
6: Anbahnung der Sprache, myofunktionelle Therapie/Ess- und Fütterstörung behandeln
7: Krankengymnastik, Lioresal, Botulinumtoxin, Baclofen intrathekal

Kap. 4

Kap. 4.1

1: Ereigniskorrelierte Potenziale (EKP) sind späte akustisch evozierte Potenziale. Sie werden endogen durch zentrale Verarbeitungsprozesse akustischer Reize (z.B. von Sprachsignalen) erzeugt. Zu ihrer Generierung tragen bewusste und vorbewusste Diskriminationsleistungen, Kurzzeitgedächtnis- und gezielte Aufmerksamkeitsleistungen bei. EKP dienen der Untersuchung von Reifungsprozessen, plastischen Veränderungen sowie von Störungen der Detektion und Diskrimination akustischer Signale im Bereich des zentralen Hörsystems, aber auch zur Beurteilung der Risiken für und der Auswirkungen von Sprachentwicklungsstörungen, Lese-Rechtschreib-Störungen, AVWS, der Auswirkungen peripherer Hörstörungen auf zentral-auditive Verarbeitungs- und Wahrnehmungsleistungen, Prozesse wie Sprachverarbeitung, Musikwahrnehmung, Richtungshören und die zentrale Analyse akustischer Szenen.
2: Zwei objektive Methoden kommen als kurze Hörtests für das Neugeborenen-Hörscreening zum Einsatz: (1) automatisiert ausgewertete transitorisch evozierte otoakustische Emissionen (ATEOAE) und (2) automatisiert ausgewertete *auditory brainstem response* (AABR). Sie sollen Neugeborene mit Hörverlusten ab 35 dB HL identifizieren, die dann einer weiteren pädaudiologischen Abklärung zugeführt werden. Mit TEOAE (aktiven Schallaussendungen des Innenohrs) wird die Funktionsfähigkeit der äußeren Haarzellen gemessen. AABR geben die elektrischen Reizantworten des Hörsystems auf eine akustische Reizung als Ausdruck der zeitlich und räumlich überlagerten Aktivität des Hörnervs und der zentralen Hörbahn bis in den auditorischen Hirnstamm wieder.
3: Beim Down-Syndrom, bei dem Hörstörungen in 28–73 % der Fälle berichtet werden, besteht häufig eine Schallleitungs- oder kombinierte Hörstörung, seltener auch eine rein sensorineurale Hörstörung. Oft kommt es zu Mittelohrbelüftungsstörungen mit oder ohne Paukenergüssen, (mit)verursacht durch anatomischen Anomalien (z. B. flach verlaufende Eustachische Tube, tiefstehende mittlere Schädelgrube, flacher Gaumen, Makroglossie) und Mundmotorikstörungen.

Kap. 4.2

1: Entsprechend dem diagnostischen Algorithmus (➤ Abb. 4.6) würde zunächst in einer pädaudiologischen Diagnostik das Hörvermögen des Kindes überprüft werden. Kann es durch subjektive Audiometrie und objektive Kurztests nicht sicher bestimmt werden, ist eine BERA- bzw. eine ASSR-Messung am schlafenden oder sedierten Kind oder in Vollnarkose erforderlich (➤ Kap. 2.3). Nach Ausschluss einer Hörstörung schließt sich eine sorgfältige Anamneseerhebung und Untersuchung des Kindes an. Die neuropädiatrische Diagnostik umfasst Entwicklungsdiagnostik, Schlaf- und Wach-EEG, MRT des Gehirns, Stoffwechsel- und humangenetische Diagnostik zur Ursachenabklärung. Dann sollte ein Therapie- und Förderkonzept mit den beteiligten Neuropädiatern, Phoniatern-Pädaudiologen, ggf. weiteren Ärzten, Therapeuten, Pädagogen und Eltern erstellt werden, das therapeutische und pädagogische Maßnahmen in angemessenem Verhältnis beinhaltet.

2: Zur Anwendung sollten kommen:

- orientierende Spontansprachuntersuchung bzw. ein informelles Verfahren zur Beurteilung der allgemein-kommunikativen Fähigkeiten und der Pragmatik
- Test des aktiven, ggf. auch passiven Wortschatzes (z. B. AWST-R, PDSS)
- Test der morphologisch-syntaktischen Fähigkeiten (rezeptiv und expressiv), z. B. SETK 3–5
- Test des phonetisch-phonologischen Entwicklungsstandes (z. B. PLAKKS, PDSS)
- ggf. Test des phonologische Arbeits- bzw. Kurzzeitgedächtnisses (z. B. Mottier-Test)

3: Maßnahmen bei Cornelia-de-Lange-Syndrom

- (Logopädische) Therapie des Sprachentwicklungsrückstands, ggf. mit Mitteln der Unterstützten Kommunikation
- Orofaziale Regulationstherapie nach Castillo-Morales oder myofunktionelle Therapie, ggf. Ergotherapie sowie Nahrungsanpassung bezüglich der Schluckstörung
- Heilpädagogische (Früh-)Förderung
- Angepasstes Kindergartenkonzept: Einzelintegration oder heilpädagogischer Kindergarten oder Sonderkindergarten

Regelmäßige Kontrolluntersuchungen bei Neuropädiatern, Gastroenterologen, Phoniatern-Pädaudiologen (ggf. Kieferchirurgen/Kieferorthopäden, insbesondere bei Gaumenspalte) und interdisziplinäre Abstimmung des Behandlungskonzepts

Kap. 4.3

1: kindliche Faktoren (Irritabilität, Anpassungsstörungen) und Umweltbedingungen

2: Es gibt noch keine einheitliche standardisierte Diagnostik für alle Altersklassen, die Familiengeschichte muss bei der Anamnese ebenfalls Beachtung finden.

3: In einem multimodalen Ansatz werden auch die Eltern mit einbezogen. Hierzu sollte man in der Therapie behutsam vorgehen und den Eltern einen Weg zur positiven Interaktion mit dem Kind aufzeigen.

Kap. 4.4

1: Verarbeitung von Sinneseindrücken, Planungs- und Steuerungsprozesse, Aufmerksamkeitsprozesse, Imitationsfähigkeiten, Denkfähigkeiten, Gedächtnisfähigkeiten, basale sozial-kognitive Fähigkeiten

2: Allgemeine Durchführungshinweise darf man vereinfachen, mit Gesten unterstreichen oder wiederholen, die einzelnen Testaufgaben dürfen nicht verändert werden.

Kap. 4.5

1: 0–3 Jahre

2: Ja, es kann auch für stark entwicklungsverzögerte Kinder genutzt werden, mit denen keine standardisierte Diagnostik möglich ist. Das Profil beschreibt den normalen Verlauf der Sprachentwicklung und zeigt die Fähigkeiten des Kindes auf.

3: Blickkontakt, indikative Gesten, Objektpermanenz, Ursache-Wirkungs-Zusammenhang, Triangulierung, Individualisierung, Dezentrierung, Symbolisierung, Kausalität (Intentionalität) der Sprache

4: Gute Beziehung zum Kind und auch zu den Eltern aufbauen, die Fachkräfte häufig als Rivalen wahrnehmen; Nutzung der intuitiven Motherese, um die Motivation zur Entdeckung der Welt und zur Nutzung der Sprache zu wecken.

Kap. 4.6

1: Man spricht ab einem Alter von 24 Monaten von einer kindlichen Aphasie, aber nur dann, wenn der Wortschatzerwerb erkennbar eingesetzt hat.

2: Ein Schädel-Hirn-Trauma ist bei Kindern die häufigste Ursache für eine Aphasie. Es liegt in 80 % der Fälle vor.

3: (1) interhemisphärische Reorganisationsprozesse, (2) intrahemisphärische Reorganisationsprozesse, (3) Beibehaltung der Funktion am geschädigten Ort

4: schnelle Ermüdbarkeit, Aufmerksamkeits-/Konzentrationsstörungen, eingeschränkte Merkfähigkeit

Kap. 4.7

1: Die Dialogstruktur bei der UK unterscheidet sich grundlegend von der normalen: Der nicht-sprechende Partner verhält sich passiver und initiiert seltener Gespräche; der sprechende Partner neigt dazu, „für" ihn zu sprechen (atypisches Rollenverhalten); es kommt zu langen Pausen, die als unangenehm empfunden werden. Der sprechende Partner muss die Aussagen des nicht-sprechenden immer wieder kokonstruieren, um richtiges Verstehen sicherzustellen.
2: Es gibt bisher kein einheitliches standardisiertes Diagnostikverfahren aufgrund der Inhomogenität der Zielgruppe. Man kann vorhandene Diagnostikverfahren adaptieren und muss innerhalb der Anamnese einige Punkte beachten.
3: Die Therapie wird individuell an die Untersuchungsergebnisse der Diagnostik angepasst. Das Ziel ist, die vorhandenen Kompetenzen zu fördern und auszubauen.

Kap. 4.8

1: Herausfordernde psychosoziale Kontexte umfassen Entwicklungsbedingungen, in denen verschiedene Risikofaktoren in der sozialen Umwelt eines Kindes teilweise auch gehäuft auftreten können (z. B. das Aufwachsen in chronischer Armut, familiärer Disharmonie, Bildungsferne oder Trennung, Scheidung, Arbeitslosigkeit, somatische oder psychische Erkrankung der Eltern). Das Aufwachsen in herausfordernden psychosozialen Kontexten kann die Entwicklung des Kindes gefährden, wenn es nicht über ausreichende personale und soziale Ressourcen verfügt, um die Risikobedingungen abzufedern.
2: Da in herausfordernden psychosozialen Kontexten Risikofaktoren nicht selten kumulieren, sollten in der Sprachförderung auch die psychosozialen Entwicklungsbedingungen des Kindes Berücksichtigung finden. Bei Kindern aus herausfordernden Bedingungen ist zu erwarten, dass die Förderung ihre Wirksamkeit besonders gut entfalten kann, wenn die Interventionen ganzheitlich, interdisziplinär vernetzt, familienorientiert, frühzeitig, länger andauernd, höher frequent und sozialraumorientiert sind.
3: Durch intuitiv auf die jeweiligen Entwicklungsbedingungen des Kindes abgestimmtes Elternverhalten stellen Eltern unbewusst ideale Lern- und Entwicklungsbedingungen in der Interaktion mit ihrem Kind her. Zum intuitiven Elternverhalten gehören spezifische präverbale und verbale Verhaltensweisen, die Eltern in der Interaktion mit ihren Kindern zeigen. Intuitives Elternverhalten ist universell, unbewusst und muss nicht erlernt werden, es kann jedoch durch verschiedene Belastungsfaktoren gestört werden. Exemplarisch zu nennen sind Mütter, die aufgrund einer depressiven Erkrankung seltener die Interaktionssignale ihres Kindes aufgreifen und in ihrem eigenen Interaktionsverhalten ihren Kindern gegenüber z. B. seltener Blickkontakt bzw. eine variationsarme Mimik zeigen, seltener vokalisieren und weniger häufig die Ammensprache benutzen.

Abbildungs- und Tabellennachweis

Abbildungen

Der Verweis auf die jeweilige Abbildungsquelle befindet sich bei allen Abbildungen im Werk am Ende des Legendentextes in eckigen Klammern. Alle nicht besonders gekennzeichneten Grafiken und Abbildungen © Elsevier GmbH, München.

E331 Lissauer, T./Clayden, G.: Illustrated Textbook of Paediatrics, 3. Aufl., 2011, Elsevier/Mosby, with permission from Elsevier.

E406–04 Crossman A R, Neary D. Neuroanatomy. 4th edition. Philadelphia: Churchill Livingstone, 2010, with permission from Elsevier

E422 Weston, W. L./Lane, A. T./Morelli, J. G.: Color Textbook of Pediatric Dermatology, 4. Aufl., 2007, Elsevier/Mosby, with permission from Elsevier.

E874–06 Carlson E. R. et al. in: Regezi, J. A.: Oral Pathology: Clinical Pathologic Correlations, 6th ed. 2012, Elsevier/Saunders.

F312–001 Laan L. A. E. M et al.: Angelman Syndrom: a review of clinical and genetic aspects, 101(3): 161–170, 1999, with permssion from Elsevier.

F705–004 Heinen et al: Grafikgestützter Konsensus für die Behandlung von Bewegungsstörungen bei Kindern mit bilateralen spastischen Zerebralparesen (BS-CP), Therapiekurven CP-Motorik. Monatsschrift Kinderheilkunde 2009; 157 (8): 789–794. With permission of Springer.

F918–001 Brauer J. et al.: Dorsal and ventral pathways in language development, Brain and Language, 127 (2): 289–295; 2013, with permission from Elsevier.

F919–001 Lipson M. H.: Common neonatal syndromes, Seminars in Fetal and Neonatal Medicine; 10 (3): 221–231, 2005, with permission from Elsevier.

G515 Turnpenny P. D., Ellard S.: Emery's Elements of Medical Genetics, 14th edition, 2012, Elsevier/Churchill Livingstone, with permission from Elsevier.

G516 Percy A. K.: Rett syndrome Current status and new vistas, Neurologic Clinics; 20(4): 1125–41, 2002, with permission from Elsevier

G544 de Langen-Müller U, Kiese-Himmel C, Neumann K, Noterdaeme M, Kauschke C (equal authorship) Diagnostik von (umschriebenen) Sprachentwicklungsstörungen: Eine interdisziplinäre Leitlinie. Frankfurt am Main: Peter Lang, 2012.

G545 Aktas, M.: Zum theoriegeleiteten Einsatz standardisierter Sprachtests bei Kindern mit geistiger Behinderung: Neue Möglichkeiten für die Praxis durch einen diagnostischen Leitfaden. Frühförderung Interdisziplinär, Nr. 2/2006, 79–91. © Ernst Reinhardt Verlag München

G561 Hoth, Müller, Neumann, Walger: Objektive Audiometrie im Kindesalter, 2014, with permission of Springer

G582 Petermann F., Macha T.: Psychologische Tests für Kinderärzte, 2005, Göttingen: Hogrefe

J787–032 Coulourbox.com/Denys Kuvaiev

L143 Heike Hübner, Berlin

L157 Susanne Adler, Lübeck

L190 Gerda Raichle, Ulm

L215 Sabine Weinert-Spieß, Neu-Ulm

L231 Stefan Dangl, München

O1030 Fam. Eibbach, Haigerloch

P226 PD Dr. Sabine Weiss, Universität Bielefeld, Fakultät für Linguistik und Literaturwissenschaft, Bielefeld

P227 Prof. Dr. Dr. Horst M. Müller, Universität Bielefeld, Fakultät für Linguistik und Literaturwissenschaft, Bielefeld

P228 Dr. med. Susanne Morlot, Med. Hochschule Hannover, Institut. für Zell- u. Molekularpathologie, Hannover

P229 Priv. Doz. Dr. med. Sabine Illsinger, Hannover

P230 Dr. Maren Aktas, Hilden

P231 Dr. Hildegard Doil, Dießen a. Ammersee

T841 Kölner Kommunikationsordner (© Boenisch, FBZ-UK, Universität zu Köln/Sachse 2011)

T842 Klinik für Neurochirurgie, Knappschaftskrankenhaus Bochum

T844 Kidron & Päd. Prächirurgische Diagnostik, Krankenhaus Mara gGmbH, Epilepsiezentrum Bethel, Bielefeld

T845–001 Institut für Humangenetik, Medizinische Hochschule Hannover (MHH)

T845–02 Mit freundlicher Genehmigung von Prof. Dr. Doris Steinemann, Institut für Humangenetik, Medizinische Hochschule Hannover (MHH)

T852 Prof. Dr. med. Christoph von Ilberg, Kronberg

T856 Prof. Dr. Sebastian Hoth, HNO-Klinik, Funktionsbereich Audiologie, Heidelberg

W993 Neumann K., Euler H.A., Bosshardt H.G., Cook S., Sandrieser P., Schneider P., Sommer M., Thum G. (Hrsg: Deutsche Gesellschaft für Phoniatrie und Pädaudiologie). Pathogenese, Diagnostik und Behandlung von Redeflussstörungen. Evidenz- und konsensbasierte S3-Leitline, AWMF-Register-Nr. 049-013, Version 1.2016

X221–007 Mitteilung der Ständigen Impfkommission am Robert Koch-Institut (RKI): Empfehlungen der Ständigen Impfkommission (STIKO) am Robert Koch-Institut, Epidemiologisches Bulletin, 25. August 2014/Nr. 34

Tabellen

Der Verweis auf die jeweilige Tabellenquelle befindet sich bei entsprechenden Tabellen im Werk am Ende des Legendentextes in eckigen Klammern.

F210–010 Teasdale GM et al.: ASSESSMENT OF COMA AND IMPAIRED CONCIONSNESS a pactical scale, The Lancet, 304, 1974, with permission from Elsevier

F934–001 Jungmann, T. (2006). Unreife bei der Geburt. Ein Risikofaktor für Sprachentwicklungsstörungen? Kindheit und Entwicklung; 15 (3): 182–194.

G543 Abdruck erfolgt mit Genehmigung vom Hogrefe Verlag Göttingen aus dem Diagnostic and Statistical Manual of Mental Disorders, Fifth Edition, © 2013 American Psychiatric Association, dt. version © 2015 Hogrefe Verlag.

Register